全国中医药行业高等教育"十四五"规划教材

全国高等中医药院校规划教材（第十一版）

中医外科学

（新世纪第五版）

（供中医学、针灸推拿学、中西医临床医学等专业用）

主　编　陈红风

U0313017

中国中医药出版社

·北 京·

图书在版编目（CIP）数据

中医外科学 / 陈红风主编 .—5 版 .—北京：
中国中医药出版社，2021.6（2024.9重印）
全国中医药行业高等教育"十四五"规划教材
ISBN 978-7-5132-6857-8

Ⅰ.①中…　Ⅱ.①陈…　Ⅲ.①中医外科学—
中医药院校—教材　Ⅳ.① R26

中国版本图书馆 CIP 数据核字（2021）第 053581 号

融合出版数字化资源服务说明

全国中医药行业高等教育"十四五"规划教材为融合教材，各教材相关数字化资源（电子教材、PPT 课件、视频、复习思考题等）在全国中医药行业教育云平台"医开讲"发布。

资源访问说明

扫描右方二维码下载"医开讲 APP"或到"医开讲网站"（网址：www.e-lesson.cn）注
册登录，输入封底"序列号"进行账号绑定后即可访问相关数字化资源（注意：序列号
只可绑定一个账号，为避免不必要的损失，请您刮开序列号立即进行账号绑定激活）。

资源下载说明

本书有配套 PPT 课件，供教师下载使用，请到"医开讲网站"（网址：www.e-lesson.cn）认证教师身份后，
搜索书名进入具体图书页面实现下载。

中国中医药出版社出版

北京经济技术开发区科创十三街 31 号院二区 8 号楼
邮政编码　100176
传真　010-64405721
北京联兴盛业印刷股份有限公司印刷
各地新华书店经销

开本 889 × 1194　1/16　印张 26.5　彩插 1　字数 745 千字
2021 年 6 月第 5 版　2024 年 9 月第 6 次印刷
书号　ISBN 978-7-5132-6857-8

定价　96.00 元
网址　www.cptcm.com

服 务 热 线　010-64405510　　微信服务号　zgzyycbs
购 书 热 线　010-89535836　　微商城网址　https://kdt.im/LIdUGr
维 权 打 假　010-64405753　　天猫旗舰店网址　https://zgzyycbs.tmall.com

如有印装质量问题请与本社出版部联系（010-64405510）

版权专有　侵权必究

全国中医药行业高等教育"十四五"规划教材
全国高等中医药院校规划教材（第十一版）

《中医外科学》
编 委 会

主 编

陈红风（上海中医药大学）

副主编

裴晓华（北京中医药大学）　　　　　杨素清（黑龙江中医药大学）

陈明岭（成都中医药大学）　　　　　成秀梅（河北中医学院）

梁沛华（广州中医药大学）　　　　　刘佃温（河南中医药大学）

姚　昶（南京中医药大学）

编 委（以姓氏笔画为序）

王　刚（天津中医药大学）　　　　　王万春（江西中医药大学）

王用峰（陕西中医药大学）　　　　　王丽新（宁夏医科大学）

王思农（甘肃中医药大学）　　　　　石　荣（福建中医药大学）

石志强（内蒙古医科大学）　　　　　刘　明（山东中医药大学）

孙　颖（长春中医药大学）　　　　　李杰辉（广西中医药大学）

李焱风（云南中医药大学）　　　　　杨　凡（贵州中医药大学）

杨　成（重庆医科大学）　　　　　　杨德群（湖北中医药大学）

吴雪卿（上海中医药大学）　　　　　张　琦（安徽中医药大学）

周　泠（遵义医科大学）　　　　　　柳越冬（辽宁中医药大学）

贾　颖（山西中医药大学）　　　　　夏仲元（中日友好医院）

徐旭英（首都医科大学）　　　　　　曹　晖（湖南中医药大学）

曹　毅（浙江中医药大学）

学术秘书

吴晶晶（上海中医药大学）

《中医外科学》
融合出版数字化资源编创委员会

全国中医药行业高等教育"十四五"规划教材
全国高等中医药院校规划教材（第十一版）

主　编

陈红风（上海中医药大学）

副主编

姚　昶（南京中医药大学）　　　　裴晓华（北京中医药大学）

杨素清（黑龙江中医药大学）　　　陈明岭（成都中医药大学）

成秀梅（河北中医学院）　　　　　梁沛华（广州中医药大学）

刘佃温（河南中医药大学）

编　委（以姓氏笔画为序）

王　刚（天津中医药大学）　　　　王万春（江西中医药大学）

王用峰（陕西中医药大学）　　　　王丽新（宁夏医科大学）

王思农（甘肃中医药大学）　　　　石　荣（福建中医药大学）

石志强（内蒙古医科大学）　　　　刘　明（山东中医药大学）

孙　颖（长春中医药大学）　　　　李杰辉（广西中医药大学）

李焱风（云南中医药大学）　　　　杨　凡（贵州中医药大学）

杨　成（重庆医科大学）　　　　　杨德群（湖北中医药大学）

吴雪卿（上海中医药大学）　　　　张　琦（安徽中医药大学）

周　泠（遵义医科大学）　　　　　柳越冬（辽宁中医药大学）

贾　颖（山西中医药大学）　　　　夏仲元（中日友好医院）

徐旭英（首都医科大学）　　　　　曹　晖（湖南中医药大学）

曹　毅（浙江中医药大学）

学术秘书

吴晶晶（上海中医药大学）

全国中医药行业高等教育"十四五"规划教材
全国高等中医药院校规划教材（第十一版）

专家指导委员会

名誉主任委员

余艳红（国家卫生健康委员会党组成员，国家中医药管理局党组书记、局长）

王永炎（中国中医科学院名誉院长、中国工程院院士）

陈可冀（中国中医科学院研究员、中国科学院院士、国医大师）

主任委员

张伯礼（天津中医药大学教授、中国工程院院士、国医大师）

秦怀金（国家中医药管理局副局长、党组成员）

副主任委员

王　琦（北京中医药大学教授、中国工程院院士、国医大师）

黄璐琦（中国中医科学院院长、中国工程院院士）

严世芸（上海中医药大学教授、国医大师）

高　斌（教育部高等教育司副司长）

陆建伟（国家中医药管理局人事教育司司长）

委　员（以姓氏笔画为序）

丁中涛（云南中医药大学校长）

王　伟（广州中医药大学校长）

王东生（中南大学中西医结合研究所所长）

王维民（北京大学医学部副主任、教育部临床医学专业认证工作委员会主任委员）

王耀献（河南中医药大学校长）

牛　阳（宁夏医科大学党委副书记）

方祝元（江苏省中医院党委书记）

石学敏（天津中医药大学教授、中国工程院院士）

田金洲（北京中医药大学教授、中国工程院院士）

仝小林（中国中医科学院研究员、中国科学院院士）

宁　光（上海交通大学医学院附属瑞金医院院长、中国工程院院士）

匡海学（黑龙江中医药大学教授、教育部高等学校中药学类专业教学指导委员会主任委员）

吕志平（南方医科大学教授、全国名中医）

吕晓东（辽宁中医药大学党委书记）

朱卫丰（江西中医药大学校长）

朱兆云（云南中医药大学教授、中国工程院院士）

刘　良（广州中医药大学教授、中国工程院院士）

刘松林（湖北中医药大学校长）

刘叔文（南方医科大学副校长）

刘清泉（首都医科大学附属北京中医医院院长）

李可建（山东中医药大学校长）

李灿东（福建中医药大学校长）

杨　柱（贵州中医药大学党委书记）

杨晓航（陕西中医药大学校长）

肖　伟（南京中医药大学教授、中国工程院院士）

吴以岭（河北中医药大学名誉校长、中国工程院院士）

余曙光（成都中医药大学校长）

谷晓红（北京中医药大学教授、教育部高等学校中医学类专业教学指导委员会主任委员）

冷向阳（长春中医药大学校长）

张忠德（广东省中医院院长）

陆付耳（华中科技大学同济医学院教授）

阿吉艾克拜尔·艾萨（新疆医科大学校长）

陈　忠（浙江中医药大学校长）

陈凯先（中国科学院上海药物研究所研究员、中国科学院院士）

陈香美（解放军总医院教授、中国工程院院士）

易刚强（湖南中医药大学校长）

季　光（上海中医药大学校长）

周建军（重庆中医药学院院长）

赵继荣（甘肃中医药大学校长）

郝慧琴（山西中医药大学党委书记）

胡　刚（江苏省政协副主席、南京中医药大学教授）

侯卫伟（中国中医药出版社有限公司董事长）

姚　春（广西中医药大学校长）

徐安龙（北京中医药大学校长、教育部高等学校中西医结合类专业教学指导委员会主任委员）

高秀梅（天津中医药大学校长）

高维娟（河北中医药大学校长）

郭宏伟（黑龙江中医药大学校长）

唐志书（中国中医科学院副院长、研究生院院长）

彭代银（安徽中医药大学校长）

董竞成（复旦大学中西医结合研究院院长）

韩晶岩（北京大学医学部基础医学院中西医结合教研室主任）

程海波（南京中医药大学校长）

鲁海文（内蒙古医科大学副校长）

翟理祥（广东药科大学校长）

秘书长（兼）

陆建伟（国家中医药管理局人事教育司司长）

侯卫伟（中国中医药出版社有限公司董事长）

办公室主任

周景玉（国家中医药管理局人事教育司副司长）

李秀明（中国中医药出版社有限公司总编辑）

办公室成员

陈令轩（国家中医药管理局人事教育司综合协调处处长）

李占永（中国中医药出版社有限公司副总编辑）

张岿宇（中国中医药出版社有限公司副总经理）

芮立新（中国中医药出版社有限公司副总编辑）

沈承玲（中国中医药出版社有限公司教材中心主任）

编审专家组

全国中医药行业高等教育"十四五"规划教材
全国高等中医药院校规划教材（第十一版）

组　长

余艳红（国家卫生健康委员会党组成员，国家中医药管理局党组书记、局长）

副组长

张伯礼（天津中医药大学教授、中国工程院院士、国医大师）

秦怀金（国家中医药管理局副局长、党组成员）

组　员

陆建伟（国家中医药管理局人事教育司司长）

严世芸（上海中医药大学教授、国医大师）

吴勉华（南京中医药大学教授）

匡海学（黑龙江中医药大学教授）

刘红宁（江西中医药大学教授）

翟双庆（北京中医药大学教授）

胡鸿毅（上海中医药大学教授）

余曙光（成都中医药大学教授）

周桂桐（天津中医药大学教授）

石　岩（辽宁中医药大学教授）

黄必胜（湖北中医药大学教授）

前　言

为全面贯彻《中共中央 国务院关于促进中医药传承创新发展的意见》和全国中医药大会精神，落实《国务院办公厅关于加快医学教育创新发展的指导意见》《教育部 国家卫生健康委 国家中医药管理局关于深化医教协同进一步推动中医药教育改革与高质量发展的实施意见》，紧密对接新医科建设对中医药教育改革的新要求和中医药传承创新发展对人才培养的新需求，国家中医药管理局教材办公室（以下简称"教材办"）、中国中医药出版社在国家中医药管理局领导下，在教育部高等学校中医学类、中药学类、中西医结合类专业教学指导委员会及全国中医药行业高等教育规划教材专家指导委员会指导下，对全国中医药行业高等教育"十三五"规划教材进行综合评价，研究制定《全国中医药行业高等教育"十四五"规划教材建设方案》，并全面组织实施。鉴于全国中医药行业主管部门主持编写的全国高等中医药院校规划教材目前已出版十版，为体现其系统性和传承性，本套教材称为第十一版。

本套教材建设，坚持问题导向、目标导向、需求导向，结合"十三五"规划教材综合评价中发现的问题和收集的意见建议，对教材建设知识体系、结构安排等进行系统整体优化，进一步加强顶层设计和组织管理，坚持立德树人根本任务，力求构建适应中医药教育教学改革需求的教材体系，更好地服务院校人才培养和学科专业建设，促进中医药教育创新发展。

本套教材建设过程中，教材办聘请中医学、中药学、针灸推拿学三个专业的权威专家组成编审专家组，参与主编确定，提出指导意见，审查编写质量。特别是对核心示范教材建设加强了组织管理，成立了专门评价专家组，全程指导教材建设，确保教材质量。

本套教材具有以下特点：

1.坚持立德树人，融入课程思政内容

将党的二十大精神进教材，把立德树人贯穿教材建设全过程、各方面，体现课程思政建设新要求，发挥中医药文化育人优势，促进中医药人文教育与专业教育有机融合，指导学生树立正确世界观、人生观、价值观，帮助学生立大志、明大德、成大才、担大任，坚定信念信心，努力成为堪当民族复兴重任的时代新人。

2.优化知识结构，强化中医思维培养

在"十三五"规划教材知识架构基础上，进一步整合优化学科知识结构体系，减少不同学科教材间相同知识内容交叉重复，增强教材知识结构的系统性、完整性。强化中医思维培养，突出中医思维在教材编写中的主导作用，注重中医经典内容编写，在《内经》《伤寒论》等经典课程中更加突出重点，同时更加强化经典与临床的融合，增强中医经典的临床运用，帮助学生筑牢中医经典基础，逐步形成中医思维。

3.突出"三基五性"，注重内容严谨准确

坚持"以本为本"，更加突出教材的"三基五性"，即基本知识、基本理论、基本技能，思想性、科学性、先进性、启发性、适用性。注重名词术语统一，概念准确，表述科学严谨，知识点结合完备，内容精炼完整。教材编写综合考虑学科的分化、交叉，既充分体现不同学科自身特点，又注意各学科之间的有机衔接；注重理论与临床实践结合，与医师规范化培训、医师资格考试接轨。

4.强化精品意识，建设行业示范教材

遴选行业权威专家，吸纳一线优秀教师，组建经验丰富、专业精湛、治学严谨、作风扎实的高水平编写团队，将精品意识和质量意识贯穿教材建设始终，严格编审把关，确保教材编写质量。特别是对32门核心示范教材建设，更加强调知识体系架构建设，紧密结合国家精品课程、一流学科、一流专业建设，提高编写标准和要求，着力推出一批高质量的核心示范教材。

5.加强数字化建设，丰富拓展教材内容

为适应新型出版业态，充分借助现代信息技术，在纸质教材基础上，强化数字化教材开发建设，对全国中医药行业教育云平台"医开讲"进行了升级改造，融入了更多更实用的数字化教学素材，如精品视频、复习思考题、AR/VR等，对纸质教材内容进行拓展和延伸，更好地服务教师线上教学和学生线下自主学习，满足中医药教育教学需要。

本套教材的建设，凝聚了全国中医药行业高等教育工作者的集体智慧，体现了中医药行业齐心协力、求真务实、精益求精的工作作风，谨此向有关单位和个人致以衷心的感谢！

尽管所有组织者与编写者竭尽心智，精益求精，本套教材仍有进一步提升空间，敬请广大师生提出宝贵意见和建议，以便不断修订完善。

国家中医药管理局教材办公室

中国中医药出版社有限公司

2023 年 6 月

编写说明

　　《中医外科学》是全国中医药行业高等教育"十四五"规划教材之一。为深入贯彻新时代全国高等学校本科教育工作会议和全国中医药大会精神，坚持"以本为本"，推进"四个回归"，培养适应新时代中医药事业发展需求的高素质中医药人才，在国家中医药管理局宏观指导下，国家中医药管理局教材办公室和中国中医药出版社启动了全国中医药行业高等教育"十四五"规划教材的编写工作，并将本教材列为中医学专业核心示范教材。根据全国中医药行业高等教育"十四五"规划教材编写的基本要求，遵循突出中医思维和科学思维培养、助力推进课程思政建设、与医师规范化培训和执业医师资格考试接轨等编写基本原则，本教材编委会经过充分讨论，确定了本教材编写原则、要求和编写内容，在此基础上编写出版了本教材。本教材供全国高等中医药院校中医学、针灸推拿学、中西医临床医学等专业教学使用。

　　中医外科学是中医学专业的主干课程，是后期教学中重要的临床专业课，在培养学生的中医临床思维方式和实践技能方面起着至关重要的作用。同时中医外科学有其独特的理论体系和诸多验之有效的内、外治法，其特点是强调用人体内外统一的理论去认识疾病的发生和发展，重视辨病与辨证相结合及局部辨证，用全身治疗和局部治疗相结合的方法防治疾病。

　　针对学生特点，本教材在编写中既体现中医外科学知识的系统性、完整性，又紧密结合临床，体现实用性，重视启发式教学，突出对学生临床思辨能力与实践技能的培养，注意处理与相关课程的衔接。为体现"立德树人"的根本任务，教材中还融入了课程思政内容。

　　本教材分总论和各论两部分。总论5章，内容包括：中医外科学发展概况；中医外科范围、疾病命名及基本术语；中医外科疾病的病因病机；中医外科疾病的辨证；中医外科疾病的治法。各论9章，分疮疡、乳房疾病、瘿、瘤岩、皮肤及性传播疾病、肛肠疾病、泌尿男性生殖系疾病、周围血管及淋巴管疾病、其他外科疾病，均按病设节。每节主要包括疾病的概述、病因病机（必要的西医病因病理）、辨病、治疗、预防与调护等。教材尽量处理好继承和发扬的关系，客观反映中医外科学的学术成就，共95种疾病（另附病8种），其中本次新增疾病有2种，包含表格8张、示意图22幅，附疾病典型表现彩图85张。本教材是对前版教材的修订，主要针对前版教材评价提出的问题，进行了完善和修正。

　　本教材由全国30所高等医药院校的中医外科学教授参加编写，分工如下：第一至三章由陈红风、石志强、王丽新编写；第四章由梁沛华、杨成编写；第五章由刘佃温、贾颖编写；第六章由成秀梅、王万春、王思农、王刚编写；第七章由姚昶、吴雪卿编写；第八章由夏仲元编写；第九章由裴晓华、周冷编写；第十章由陈明岭、杨素清、曹毅、杨凡、王用峰、孙颖编写；第十一章由刘佃温、柳越冬、石荣、杨德群、曹晖编写；第十二章由梁沛华、李焱风编写；第十三章由成秀梅、徐旭英、刘明编写；第十四章由裴晓华、李杰辉、王万春、张琦编写。

本教材同时附有融合出版数字化资源，是在"十三五"本教材数字化资源建设的基础上，对部分资源进行优化，配套提供纸质教材电子版、课程介绍、教学大纲、教学 PPT、教学视频、复习思考题、图片等教学资源，供学生在网上学习使用，也可供中医外科医务人员学习参考。

本教材编写过程中得到了全国各高等中医药院校和部分高等医学院校的大力支持，更得到了国家中医药管理局人事教育司和中国中医药出版社领导与编辑的指导和帮助，褚美玲、程一凡、金岚和代秋颖医师也做了大量工作，在此一并表示衷心感谢！

教材中难免还有不妥或疏漏之处，诚望各院校师生和广大读者多提宝贵意见，以便今后再版时进一步修订完善。

《中医外科学》编委会
2021 年 5 月

目 录

扫一扫，查阅
本书数字资源

上篇 总 论

第一章 中医外科学发展概况 …………… 3
　　一、中医外科学的起源　　　　3
　　二、中医外科学的形成　　　　3
　　三、中医外科学的发展　　　　4
　　四、中医外科学的成熟　　　　5
　　五、中华人民共和国成立以来的发展状况　　　6

第二章 中医外科范围、疾病命名及基本术语 …………… 8
　　第一节 中医外科范围　　　　8
　　　　一、传统中医外科的范围　　　8
　　　　二、现代中医外科学的范围　　8
　　第二节 疾病命名原则　　　　9
　　第三节 基本术语　　　　9

第三章 中医外科疾病的病因病机 …… 12
　　第一节 致病因素　　　　12
　　　　一、外感六淫　　　　12
　　　　二、外来伤害　　　　13
　　　　三、感受特殊之毒　　　13
　　　　四、情志内伤　　　　13
　　　　五、饮食不节　　　　14
　　　　六、劳伤虚损　　　　14
　　　　七、痰饮瘀血脓毒　　　14
　　第二节 发病机理　　　　15
　　　　一、邪正盛衰　　　　15
　　　　二、气血凝滞　　　　15

　　　　三、经络阻塞　　　　16
　　　　四、脏腑失和　　　　16

第四章 中医外科疾病辨证 …………… 17
　　第一节 辨病　　　　17
　　　　一、详询病史　　　　17
　　　　二、全面体检　　　　17
　　　　三、注重局部　　　　18
　　　　四、选用新技术和必要的辅助检查　　18
　　　　五、综合分析　　　　18
　　第二节 阴阳辨证　　　　18
　　　　一、阴阳是外科疾病辨证的总纲　　18
　　　　二、辨阴证阳证　　　　18
　　第三节 部位辨证　　　　19
　　　　一、上部辨证　　　　20
　　　　二、中部辨证　　　　20
　　　　三、下部辨证　　　　20
　　第四节 经络辨证　　　　20
　　　　一、人体各部所属经络　　21
　　　　二、十二经脉气血之多少　　21
　　　　三、引经药　　　　21
　　第五节 局部辨证　　　　22
　　　　一、辨肿　　　　22
　　　　二、辨肿块、结节　　　23
　　　　三、辨痛　　　　24
　　　　四、辨痒　　　　25
　　　　五、辨麻木　　　　25
　　　　六、辨脓　　　　26
　　　　七、辨溃疡　　　　27

八、辨出血　　　　　　　　　28
第六节　善恶顺逆辨证　　　　28
一、辨善恶　　　　　　　　28
二、辨顺逆　　　　　　　　29

第五章　中医外科疾病治法　　30
第一节　内治法　　　　　　　30
一、内治法的三个总则　　　30
二、内治法的具体应用　　　31
第二节　外治法　　　　　　　36
一、药物疗法　　　　　　　37
二、手术疗法　　　　　　　42
三、其他疗法　　　　　　　45

下篇　各　论

第六章　疮疡　　　　　　　　53
第一节　疖　　　　　　　　　54
第二节　疔　　　　　　　　　56
一、颜面部疔疮　　　　　　57
二、手足部疔疮　　　　　　58
三、红丝疔　　　　　　　　61
四、烂疔　　　　　　　　　62
五、疫疔　　　　　　　　　64
第三节　痈　　　　　　　　　65
一、颈痈　　　　　　　　　67
二、腋痈　　　　　　　　　69
三、脐痈　　　　　　　　　70
四、委中毒　　　　　　　　71
第四节　发　　　　　　　　　72
一、锁喉痈　　　　　　　　72
二、臀痈　　　　　　　　　74
三、手发背　　　　　　　　75
四、足发背　　　　　　　　77
第五节　有头疽　　　　　　　78
第六节　流注　　　　　　　　80
第七节　发颐　　　　　　　　83
第八节　丹毒　　　　　　　　85
第九节　无头疽　　　　　　　87

一、附骨疽　　　　　　　　87
二、环跳疽　　　　　　　　90
第十节　走黄与内陷　　　　　91
一、走黄　　　　　　　　　91
二、内陷　　　　　　　　　92
第十一节　流痰　　　　　　　94
第十二节　瘰疬　　　　　　　97
第十三节　窦道　　　　　　　99
第十四节　褥疮　　　　　　　101

第七章　乳房疾病　　　　　　103
第一节　乳痈　　　　　　　　106
附：乳发　　　　　　　　108
第二节　粉刺性乳痈　　　　　109
第三节　乳痨　　　　　　　　111
附：乳漏　　　　　　　　113
第四节　乳癖　　　　　　　　113
第五节　乳疬　　　　　　　　115
第六节　乳核　　　　　　　　117
第七节　乳岩　　　　　　　　118
附：乳衄　　　　　　　　121

第八章　瘿　　　　　　　　　122
第一节　气瘿　　　　　　　　123
第二节　肉瘿　　　　　　　　125
第三节　瘿痈　　　　　　　　126
第四节　慢性淋巴细胞性甲状腺炎　128
第五节　石瘿　　　　　　　　129

第九章　瘤、岩　　　　　　　132
第一节　血瘤　　　　　　　　134
第二节　肉瘤　　　　　　　　136
第三节　筋瘤　　　　　　　　137
第四节　脂瘤　　　　　　　　139
第五节　失荣　　　　　　　　140
第六节　肾岩　　　　　　　　142

第十章　皮肤及性传播疾病　　145
第一节　热疮　　　　　　　　152
附：生殖器疱疹　　　　　　154

第二节 蛇串疮 154
第三节 疣 156
附：尖锐湿疣 159
第四节 黄水疮 160
第五节 癣 162
第六节 虫咬皮炎 166
第七节 疥疮 167
第八节 日晒疮 169
第九节 湿疮 171
附：婴儿湿疮 175
第十节 接触性皮炎 175
第十一节 药毒 177
第十二节 瘾疹 181
第十三节 猫眼疮 184
第十四节 葡萄疫 186
第十五节 瓜藤缠 189
第十六节 风瘙痒 190
第十七节 牛皮癣 192
第十八节 白疕 195
第十九节 风热疮 198
第二十节 紫癜风 200
第二十一节 白驳风 202
第二十二节 黧黑斑 204
第二十三节 粉刺 206
第二十四节 白屑风 208
第二十五节 酒齇鼻 210
第二十六节 油风 212
第二十七节 红蝴蝶疮 214
第二十八节 淋病 218
附：非淋菌性尿道炎 220
第二十九节 梅毒 220
第三十节 艾滋病 224

第十一章 肛肠疾病 229
第一节 痔 237
一、内痔 237
二、外痔 242
三、混合痔 246

第二节 肛痈 247
第三节 肛漏 251
第四节 肛周坏死性筋膜炎 256
第五节 肛裂 259
第六节 脱肛 262
第七节 息肉痔 265
第八节 便秘 267
第九节 锁肛痔 271

第十二章 泌尿男性生殖系疾病 275
第一节 子痈 276
第二节 囊痈 278
附：脱囊 279
第三节 子痰 279
第四节 阴茎痰核 281
第五节 水疝 282
第六节 尿石症 284
第七节 男性不育症 286
第八节 阳痿 289
第九节 血精 292
第十节 精浊 294
第十一节 精癃 297
第十二节 前列腺癌 299

第十三章 周围血管及淋巴管
疾病 302
第一节 臁疮 308
第二节 青蛇毒 310
第三节 股肿 312
第四节 脱疽 315
一、血栓闭塞性脉管炎 315
二、下肢动脉硬化闭塞症 318
三、糖尿病足 320
第五节 淋巴水肿 322

第十四章 其他外科疾病 326
第一节 冻疮 326
第二节 烧伤 329
第三节 毒蛇咬伤 335

第四节　破伤风　342

第五节　肠痈　344

第六节　胆石症　347

第七节　痛风　350

附录　中医外科常用方剂 ……………… 355

主要参考书目 ………………………… 407

上篇

总　论

第一章
中医外科学发展概况

扫一扫，查阅本章数字资源，含PPT、音视频、图片等

中医外科学是以中医药理论为指导，研究外科疾病发生、发展及其防治规律的一门临床学科。其内容丰富，包括疮疡、乳房疾病、瘿、瘤、岩、皮肤及性传播疾病、肛肠疾病、泌尿男性生殖系疾病、周围血管和淋巴管疾病及其他外科疾病等。在历史上，金刃刀伤、跌打损伤、耳鼻喉眼口腔等疾病曾统属于外科范围，随着医学的发展，以上疾病先后分化归属于有关专科。

中医外科学历史悠久，几千年来经历了起源、形成、发展、逐渐成熟等不同阶段，取得了巨大的成就。历代外科医家以解救民众疾苦、保障百姓健康为己任的医者精神，经过大量临床实践逐渐凝练而成的辉煌学术成就，均值得我们学习传承、弘扬创新，从而不断满足广大人民群众日益增长的医疗卫生健康需求。

一、中医外科学的起源

在原始社会，人们在劳动和生活中与野兽搏斗，与恶劣的自然环境抗争，不可避免地会形成各种创伤，从而产生了用植物包扎伤口、拔去体内异物、压迫伤口止血等最初的外科治疗方法。以后，发展到用砭石、石针刺开脓肿以排脓。这些原始的治疗可以说就是外科的起源。殷商时期的甲骨文已有外科病名的记载，如"疾自（鼻）、疾耳、疾齿、疾舌、疾足、疾止（指或趾）、疥、疕"等。外科成为专科是在周代，在《周礼·天官冢宰》中有食医、疾医、疡医和兽医之分，其中"疡医"即外科医生，主治肿疡、溃疡、金疡和折疡。如载"疡医下士八人""疡医掌肿疡、溃疡、金疡、折疡之祝药劀杀之齐"（祝药即敷药，劀是刮去脓血，杀是用药蚀去腐肉或剪去腐肉。齐是疮面平复；一说是指药剂，此义后来写作"剂"）。

成书于秦汉以前的《五十二病方》是我国目前发现最早的一部医学文献，书中有痈、疽、创伤、痔疾、皮肤病等许多外科病的记载，并叙述了砭法、灸法、熨法、熏法、角法、按摩等疗法。在"牝痔"中记载了割治疗法，如"巢塞者，杀狗，取其脬（膀胱），以穿籥（竹管），入脏中，炊（吹）之，引出，徐以刀劙去其巢，冶黄黔（芩）而娄（屡）傅之"。对犬咬伤者，用酒洗伤口消毒，并扩创排毒。可见，当时外科已有相当的治疗水平。

二、中医外科学的形成

《黄帝内经》的问世标志着中医药学建立了系统的理论基础。该书涉及的外科疾病近30种，其中《素问》记载了疔、痤、痹、痔、口疮、疝、疠风、瘰等，《灵枢·痈疽》专论痈疽，记载了人体不同部位的痈疽17种。其阐述的疮疡的病因病机，奠定了外科疮疡类疾病证治的理论基础，如《素问·生气通天论》中的"营气不从，逆于肉理，乃生痈肿"等。书中还记载了针砭、按摩、猪膏外敷等多种外治方法，并最早提出用截趾手术治疗脱疽。

东汉末年张仲景的《伤寒杂病论》提出的辨证论治理论，对外科疾病的证治具有重要的指导意义。该书对肠痈、寒疝、浸淫疮等外科病证的诊治做了比较详细的论述，所载大黄牡丹皮汤、薏苡附子败酱散等至今仍为临床所采用，并记载蜜煎导方、灌肠法、坐药法、鼻饲、人工呼吸等急救技术等。汉末华佗（141—203）是我国历史上最著名的外科医生，他首创麻沸散作为全身麻醉剂，进行死骨剔除术、剖腹术等，堪称"外科鼻祖"。《后汉书·列传》载："若疾发结于内，针药所不能及者，乃令先以酒服麻沸散，即醉无所觉，因刳破腹背，抽割积聚。或在肠胃，则断截湔洗，除去疾秽，既而缝合，傅以神膏，四五日创愈，一月之间皆平复。"这是世界上最早的剖腹手术。

西汉前后的《金创疭瘛方》是我国第一部外科学专著，据《汉书·艺文志》记载，其有30卷，可惜没有保存下来。

由此可见，到了汉代，从理论、实践、药物、手术、著作等多方面来看，中医外科已初步形成了一个独立的学科。

三、中医外科学的发展

晋代葛洪所著《肘后备急方》记载了许多简易有效的医方与急症治疗技术。他提出用海藻治瘿，是世界上最早应用含碘食物治疗甲状腺疾病的记载；提出用狂犬脑组织外敷伤口治疗狂犬咬伤，开创了用免疫法治疗狂犬病的先河。由晋末刘涓子编著、南齐医家龚庆宣于449年重新编次厘定的《刘涓子鬼遗方》是我国现存第一部外科学专著。书中主要内容是痈疽的鉴别诊断与治疗，并总结了许多治疗金疮、疮疖、皮肤病等经验，载有内治、外治处方140首；该书最早记载了用局部有无"波动感"辨脓，并指出破脓时切口应选在下方；首创用水银膏治疗皮肤病，比其他国家早了6个世纪。

隋代巢元方等所著《诸病源候论》（610）是我国现存最早论述病因病理的专著，书中对许多外科疾病，包括40余种皮肤病的病因病理进行了阐述，已显示出一定的科学水平。如指出疥疮、癣由虫引起，对于炭疽的感染途径，认识到"人先有疮而乘马乃得病"；在"金疮肠断候"中已有肠吻合术的记载，如"肠两头见者，可速续之，先以针缕如法，连续断肠，便取鸡血涂其际，勿令气泄，即推内之"。说明当时腹部手术已有相当高的水平。

唐代孙思邈的《备急千金要方》（652）是一部临床实用百科全书，书中记载的手法整复下颌关节脱位的方法与西医学的手法复位相似；而其用葱管导尿治疗尿潴留的记载，比1860年法国发明橡皮管导尿早1200多年；该书记载的脏器疗法，如食用动物肝脏治疗夜盲症等经验，被后世医家证实了其科学性及有效性。此外，王焘的《外台秘要》（752）载方6000余首，其中有不少是外科方剂。

宋代外科医家在病机分析上重视局部与整体的关系，治疗上注重扶正与祛邪相结合、内治与外治相结合。《太平圣惠方》（992）提出了判断外科疾病转归及预后的"五善七恶"学说，还记载了用砒剂治疗痔核、用烧灼法消毒手术器械等。《圣济总录》（1111—1117）明确提出内消托里、扶正祛邪等内治法则。宋代外科专著颇多，其中《卫济宝书》专论痈疽，并记载了很多医疗器械，如灸板、消息子、竹刀、炼刀、小钩等的用法。李迅的《集验背疽方》（1196），对背疽的病因、症状、治疗做了全面论述。陈自明撰《外科精要》（1263），强调痈疽应根据脏腑经络虚实、寒热轻重辨证施治，重视整体疗法，载有托里排脓多个方药，至今仍在临床中应用。

金元时期的医学门派对当时的外科学发展也有较大影响。刘完素《素问病机气宜保命集》（1186）根据疮疡的不同情况，确立托里、疏通、行荣卫的治疗法则。张元素《医学启源》

（1186）提出治疗疮疡宜以苦寒为君，大辛解结为臣，甘温为佐，辛温活血去瘀，并参辨表里、部位及证候用药，丰富了疮疡的内治法。这一时期外科学的代表著作还有朱震亨的《外科精要发挥》、齐德之的《外科精义》（1335）、杨清叟的《仙传外科集验方》（1378）及危亦林的《世医得效方》（1337）等。其中以《外科精义》影响较大，该书首次把26部脉象变化和外科临床紧密结合，强调整体观念，还指出外科疾病是由于阴阳不和、气血凝滞所致。《仙传外科集验方》详论痈疽阴阳虚实，保存了不少民间验方。《世医得效方》对医学各科皆有论述，对外科手术麻醉药的组方、适应证、剂量均有具体说明。

四、中医外科学的成熟

明代，中医外科学的发展达到了历史繁盛时期。外病内治方药丰富，中小手术技法巧妙，外科专著涌现，名医辈出。如薛己的《外科枢要》（1517）、《外科心法》（1525）、《外科发挥》（1528）等外科专著，记载了诸多外科病的理论、经验、方药。汪机的《外科理例》（1531），强调"外科必本于内，知乎内，以求乎外"，主张外科病治疗要调补元气为先，慎用寒凉攻利之品；并首创玉真散治疗破伤风。申拱辰的《外科启玄》（1604）因绘图较多，又称《图像外科启玄》，提倡外科手术疗法及煮针消毒，重视外科疾病的预防和早期治疗，改进吸脓方法等。但以陈实功的《外科正宗》（1617）成就最大。其他还有窦梦麟的《疮疡经验全书》（1569）、王肯堂的《疡医证治准绳》（1608）、张景岳的《外科钤》（1624）、陈文治的《疡科选粹》（1628）等各有特色。陈司成的《霉疮秘录》（1632）是我国第一部论述梅毒的专著，书中指出梅毒由性交传染且可遗传，并详细记录了应用砷、汞剂治疗梅毒的方法。

清代，中医外科学高度重视外病内治，方药疗法丰富。如祁坤的《外科大成》（1665）、陈士铎的《洞天奥旨》（1694）、吴谦等著的《医宗金鉴·外科心法要诀》（1742）、顾世澄的《疡医大全》（1760）等均有翔实的内容。而有独到见解、影响较大的当数王维德的《外科证治全生集》（1740）、高秉钧的《疡科心得集》（1805）。吴师机的《理瀹骈文》（1864）是外治法专著，该书集外治法之大成，主张以外治法通治内、外、妇、儿、伤、五官等科疾病。此外，还有余听鸿的《外证医案汇编》（1894）、马培之的《外科传薪集》（1892）。

近代张寿颐于1927年所著的《疡科纲要》，内容精当，立论、辨证、制方用药均有特色，对外科发展具有一定的影响。

明清时期，中医外科学术思想活跃，出现了不同的学术流派，最具代表性的外科三大学术流派为正宗派、全生派和心得派。

"正宗派"以明代陈实功（1555—1634）的《外科正宗》为代表。该书4卷，细载病名，各附治法，内容丰富，条理清晰，体现了明以前外科学的主要成就，被后世医家评价为"列证最详，论治最精"，对中医外科学的发展影响深远。书中认为"痈疽虽属外科，用药即同内伤"，强调"盖疮全赖脾土，调理必要端详"，指出"盖脾胃盛则多食而易饥，其人多肥，气血亦壮；脾胃弱则少食而难化，其人多瘦，气血亦衰"。外治方面，其主张"使毒外出为第一"，常用刀针、扩创引流及腐蚀药清除坏死组织；外治法有熏、洗、熨、照、湿敷等，并记载了多种手术方法，如鼻息肉摘除术、气管或食管缝合术、下颌关节脱臼复位法等都很有实用价值。

"全生派"以清代王维德（1699—1749）的《外科证治全生集》为代表。其主要学术思想为"阴虚阳实论"，创立了外科证治中以阴阳为核心的辨证论治法则，指出"红痈乃阳实之证，气血热而毒滞；白疽乃阴虚之证，气血寒而毒凝"。对阴疽的治疗，提出"阳和通腠，温补气血"的法则，并主张"以消为贵，以托为畏"，反对滥用刀针；所载阳和汤、阳和解凝膏、犀黄丸和小金丹等治疗阴疽名方，至今仍广为运用。

　　"心得派"以清代高秉钧（1755—1829）的《疡科心得集》为代表。其学术思想为"外疡实从内出论"，对外科疾病病因病机的阐释，注重外证与内证的关系，指出"夫外疡之发也，不外乎阴阳、寒热、表里、虚实、气血、标本，与内证异流而同源者也"。并将温病学说引入外科疾病的诊治，在临证中善于应用治疗温病的犀角地黄汤、紫雪丹、至宝丹等治疗疔疮走黄。用分部辨证揭示了外科病因与发病部位的规律，指出"疡科之症，在上部者，俱属风温风热，风性上行故也；在下部者，俱属湿火湿热，水性下趋故也；在中部者，多属气郁火郁，以气火俱发于中也"。

五、中华人民共和国成立以来的发展状况

　　新中国成立以后，随着中医药事业的发展，中医外科学也进入了一个崭新的发展时期，在队伍建设、人才培养、科学研究、专科专病建设等方面都取得了显著的成就。

　　1955年首先在北京成立中医研究院。1956年开始，各地相继建立了中医学院，聘请了一批著名的中医外科专家到中医学院任教，开始较为全面系统地传授中医外科理论知识和临床经验。1988年南京中医学院还首次创办了中医外科专业，在中医外科学本科教育方面做出了有益的尝试。许多中医研究单位和医疗机构都设有中医外科，有些地方还成立了中医外科的专病研究所或医院，为中医外科的临床实践及科学研究提供了基地。此外，中华中医药学会设有中医外科及相关学科的分会，为广泛开展中医外科学术交流，促进中医外科学术的繁荣创造了条件。

　　在人才培养和教材建设方面都取得了显著成绩。七十年来，在总结历代医家外科专著的基础上，对中医外科学的理论体系及临床常见疾病的辨证论治规律进行归纳、总结，编写了中医外科学的系列教材。包括1960年《中医外科学简编》，1960年、1964年《中医外科学讲义》，1974年《中医外科学》，1980年《外科学》（中医专业用），1986年《中医外科学》（五版），1997年《中医外科学》（六版），均为全国中医院校中医外科学的统编教材。2002年在教育部、原卫生部、国家中医药管理局的指导下，组织全国中医院校外科专家编写出版了新世纪全国高等中医药院校本科规划教材和21世纪课程教材《中医外科学》。2005年出版了普通高等教育"十五"国家级规划教材《中医外科学》（七年制），2007年出版了普通高等教育"十一五"国家级规划教材《中医外科学》和全国普通高等教育中医药类精编教材《中医外科学》，2009年出版了首部研究生规划教材《中医外科临床研究》，2012年出版了全国高等中医药院校规划教材《中医外科学》（九版），2016年出版了全国中医药行业高等教育"十三五"规划教材《中医外科学》（十版）及配套数字化教材，在全国众多中医院校中使用，并作为国家中医药类执业医师考试和职称考试的参考用书。此外，部分中医药院校还自编了《中医外科学》教材，均为中医外科学的发展与中医人才的培养作出了重要贡献。目前，中医外科学专业已有多个硕士培养点、博士培养点和博士后流动站，为培养中医外科高层次人才奠定了基础。

　　在临床方面也取得了很大进展，主要体现在一些特色鲜明、优势明显的专科专病的建设上，部分科研成果已达到世界先进水平。

　　中医中药治疗体表化脓性疾病，包括疽毒内陷、疔疮走黄、烧伤等外科危重急症，除有直接的抑菌和抗病毒作用外，更能调动机体抗病能力，通过促进非特异性或特异性细胞、体液免疫功能，间接杀灭病原体，清除毒素，从而促进机体恢复。在"祛腐生肌"理论的基础上，提出"祛瘀""补虚"而"生肌"的治法，明显促进了下肢静脉曲张性溃疡、糖尿病性溃疡、化疗性溃疡、蛇伤性溃疡等难治性慢性溃疡的愈合。中药冲洗灌注加药捻疗法、拖线疗法、治疗感染、外伤和

外科手术后等所形成的复杂性窦道或瘘管等，均取得了满意的效果。

中医中药防治乳腺增生病临床疗效良好，在疏肝解郁、理气止痛治法的基础上，20世纪60年代增加了调摄冲任法，进一步提高了临床疗效，研究证实能有效调节患者神经内分泌功能，减轻乳腺增生。采用中医切开扩创加拖线法等多种外治方法，配合分期辨证内治，治疗非哺乳期乳腺炎具有疗效好、复发率低、乳房变形少等优点。针对乳腺癌手术后的中医药调治也取得可喜进步，在减少因手术、放疗、化疗、内分泌治疗所产生的毒副作用，提高生活质量，减少复发转移等方面具有积极作用。

中医药防治肛肠疾病取得了显著成果，如切开挂线法治疗高位肛瘘，硬化注射法、套扎法治疗内痔等。近年开展了对复杂性肛瘘外科治疗最佳式的临床研究及隧道式引流的研究，减少了肛门瘢痕变形，保护了肛门功能。采用痔上黏膜环切术治疗内痔或以内痔为主的混合痔，不仅缩短治疗时间，而且不会损伤肛管衬垫。

中医诊治泌尿男性生殖系疾病进展迅速。20世纪70年代初采用中西医结合总攻疗法治疗尿石症，提高了排石率，缩短了疗程。对慢性前列腺炎的临床研究表明，瘀阻、湿热、肝郁及肾虚为其主要病机，治疗均宜佐以疏肝解郁之法。对男性不育症的治疗，从纯补转向攻补兼施，以健脾益肾、活血养精之法治疗无症状性少精不育症已达成专家共识。在治疗性功能障碍和其他男性生殖系疾病方面，也取得了长足进步。

20世纪50年代从中医药治疗血栓闭塞性脉管炎开始，发展到治疗闭塞性动脉硬化症、糖尿病足等多种周围血管疾病，均显示出中医中药的综合优势。确立了活血化瘀的治疗总则，并总结了一定水平的辨证论治规律。将中药敷贴、溻渍与超声清创、负压吸引等进行有机结合，大大提高了创面愈合速度与效果。以中药内服为主导，必要时配合手术、介入等腔内治疗，有效改善了肢体血循环，降低了复发率和致残、致死率。

20世纪60年代中西医结合抢救大面积重度烧伤病例的成功，充分体现了中医药的巨大优势。中医"湿润疗法"治疗中小面积烧伤经验丰富，各地有许多不同配方组成、不同剂型的中草药制剂，临床疗效好、瘢痕少。中西医结合治疗毒蛇咬伤优势显著，中医药治疗毒蛇咬伤既可以有效地改善局部症状，又能明显减轻全身中毒症状，有中医药干预的综合治疗能明显提高患者治愈率和缩短治愈时间，降低患者死亡率、肢体伤残率和危重症发生率。

中医为主的中西医结合治疗急腹症取得显著成就。在"六腑以通为用"理论指导下，运用通里攻下、活血化瘀、清热解毒为主的治法，以中药口服或配合针刺、中药灌肠、中药腹部外敷等方法，治疗炎症性（急性阑尾炎、急性胆道感染、急性胰腺炎）、穿孔性（急性消化道穿孔）、梗阻性（肠梗阻、胆道梗阻）等疾病，探索了中医药治疗急腹症的指征选择、理法方药及作用机制等。

在皮肤病的治疗方面，通过不断挖掘与创新，应用中医药治疗湿疹、荨麻疹、银屑病、白癜风、黄褐斑、脱发等许多顽固性皮肤病都有明显疗效。对于系统性红斑狼疮等结缔组织病，雷公藤制剂及辨证运用中药对改善症状、调节机体免疫功能等均有良好的作用，也引起国内外学者的关注。中医药对一些性传播性疾病的治疗也有一定作用。

【复习思考题】

1. 中医外科学发展史各个阶段的特点及与之相关的原因是什么？

2. 历代中医外科的主要学术成就、著述和创造发明有哪些？

3. 明清时期中医外科三大学术流派的代表著作与学术思想是什么？对后世的影响如何？

4. 中医外科学与中医其他临床学科相比较，其特点与联系有哪些？

扫一扫，查阅本章数字资源，含PPT、音视频、图片等

第一节　中医外科范围

一、传统中医外科的范围

中医外科历史悠久，历代在医事制度上的分科变革较多，加之外科专著所收载的疾病范围亦有差异，因此传统外科的范围划分界限并不明确。

我国医事分科最早始于周代，在《周礼·天官冢宰》中有疡医的记载，主治肿疡、溃疡、金疡和折疡。肿疡与溃疡是指痈、疽、疔、疖等病未溃与已溃，金疡是指被刀、釜、剑、矢等利物所伤，折疡是指击仆、坠跌等所致的损伤。唐代，外科则称疮肿科，范围变化不大，仍包括疮疡、骨伤及金创等。宋代，太医局设疮肿兼折伤科，外科范围主要是疮疡及骨伤，包括肿疡、溃疡、皮肤病、骨折、创伤等。元代医事分为13科，其中有疮疡科、正骨兼金镞科，分立外科与伤科。至明清时期，医事分科更细，骨伤、耳鼻咽喉、眼科等疾病一般开设专科分治。这一时期，外科统称为疮疡科，其范围以疮疡、皮肤和肛肠疾病为主体，但在当时的许多外科专著中所论述的病种却大大超出这一范围。如明代《外科正宗》和清代《疡科心得集》中所论病种，除疮疡、皮肤、肛肠疾病外，还包括男性前阴、乳房、颈部、四肢等各部疾病，以及金创、跌仆、烧伤、虫咬、岩瘤、内痈等。顾世澄的《疡医大全》更是集古今医家之大成，论述范围涉及人体内、外各部疾病。

虽然，传统中医外科的范围随着历代医事制度的变革而有所变化，但其学科界限划分的主要依据是大多发在体表，也有发于脏腑，凭肉眼可见、局部有形可征，或需要以外治为主要疗法的疾病。正如明代汪机《外科理例·前序》所说："外科者，以其痈疽疮疡皆见于外，故以外科名之。"主要包括了疮疡、肛肠、皮肤、男性前阴、乳房、周围血管与淋巴管疾病，瘿、瘤、岩，口、眼、耳、鼻、咽喉等部位的疾病，以及跌仆闪挫、金刃损伤、水火烫伤、虫兽咬伤等。

二、现代中医外科学的范围

随着社会的进步和学术的发展，现代中医外科学的范围也有所调整，原来的金刃刀伤、跌打损伤、耳鼻喉眼口腔等病先后分化归属有关专科。根据国务院学位办公室下发的有关文件，中医外科学属于中医学的二级学科，是以中医药理论为指导，阐述外科疾病证治规律和预防保健的一门临床主干学科。结合近几十年的临床实际和学科发展状况，现代中医外科学的范围除了疮疡、瘿、瘤、岩、皮肤、乳房、肛肠、男性前阴、周围血管与淋巴管疾病及其他外伤性疾病外，还应

包括内痈（如肠痈等）、急腹症、疝、泌尿生殖疾病和性传播疾病等。

当然，学科范围的界定不是一成不变的，随着医学的发展，各个学科都在不断分化，新的学科逐步产生，而且学科之间的相互交叉和渗透越来越普遍，中医外科的范围内涵也会随之而不断地变化和调整。

第二节　疾病命名原则

中医外科历史悠久，著作丰富，加之我国幅员辽阔，地理环境差别较大，气候不同，方言各异，而中医又多以师承家授相传，所以外科疾病的命名繁多而不统一，并且存在同病异名、同病多名或异病同名等现象，甚至一个病名有时包括多种性质的疾病，给后学者带来了一定困难。然而，外科疾病的命名仍是有一定规律可循的。一般是依据其发病部位、穴位、脏腑、病因、症状、形态、颜色、特征、范围、病程、传染性等分别加以命名。

以部位命名者，如乳痈、子痈、臁疮等。

以穴位命名者，如人中疗、委中毒、环跳疽等。

以脏腑命名者，如肠痈、胆石症等。

以病因命名者，如破伤风、冻疮、漆疮等。

以症状命名者，如乳漏、黄水疮、麻风等。

以形态命名者，如蛇头疔、鹅掌风、岩等。

以颜色命名者，如白驳风、丹毒、黧黑斑等。

以疾病特征命名者，如烂疗、流注、湿疮等。

以范围大小命名者，如小者名疖，大者为痈，更大者称发。

以病程长短命名者，如千日疮等。

以传染性命名者，如疫疗等。

另外，两种命名方法同时应用者也经常存在，如火毒流注、肺风粉刺是病因分别与特征、症状相结合命名的，乳岩、肾岩翻花等则既含有部位，又具有疾病的特征。

第三节　基本术语

在阅读中医外科专著中，常常会遇到一些专用术语，为了便于学习和领会其中的内涵，有必要将临证中常用的基本术语介绍如下：

疮：一是指体表皮肉发生的各种损害性疾病的统称，包括创伤、疮疡、皮肤病等。如《外科启玄·名疮疡标本论》曰："疮者伤也，肌肉腐坏，痛痒苦楚，伤烂而成，故名曰疮也。疮之一字，所包者广矣。虽有痈疽、疔疖、瘰疬、疥癣、痘疹等分其名，亦止大概而言。"二是专指皮肤浅表起丘疹、疱疹等的疾病，如湿疮、疥疮、黄水疮等，《诸病源候论》专列"疮病诸候"，载有六十五论。

疡：又称外疡，是一切外科疾病的总称。古代疡科指外科，疡医即外科医生。

疮疡：广义上是一切体表外科疾患的总称；狭义是指发于体表的化脓性疾病。

肿疡：指体表外科疾病尚未溃破的肿块。

溃疡：指一切外科疾病溃破的疮面。

痈：痈者，壅也，指气血被邪毒壅聚而发生的化脓性疾病。一般分为外痈和内痈两大类。外痈是指生于体表皮肉之间的化脓性疾患，内痈是指生于脏腑的化脓性疾患。

疽：疽者，阻也，指气血被毒邪阻滞而发于皮肉筋骨的疾病。常分为有头疽和无头疽两类。有头疽是发生在肌肤间的急性化脓性疾病，相当于西医学的痈；无头疽是指多发于骨骼或关节间等深部组织的化脓性疾病，相当于西医学的骨髓炎、化脓性关节炎等。

发：病变范围较痈为大，初起在皮下疏松的部位，突然红肿蔓延成片，中央明显，四周较淡，边缘不清，灼热疼痛，3～5日皮肤湿烂，随即变黑腐溃，伴见明显的全身症状。

根脚：指肿疡之基底根部。根脚收束突起多为阳证，根脚软陷为成脓，根脚散漫开大或塌陷多提示可能发生险证。

根盘：指肿疡基底部周围之坚硬区。根盘收束者多为阳证，根盘平塌者多为阴证。

应指：指患处已化脓（或有其他液体），用手按压时有波动感。

护场："护"有保护之意，"场"为斗争场所。所谓护场，是指在疮疡的正邪交争中，正气能够约束邪气，使之不至于深陷或扩散所形成的局部作肿范围。有护场说明正气充足，疾病易愈；无护场说明正气不足，预后较差。如《疡医证治准绳·疔疮》："凡生疔疮，身热头疼，手足温和，饮食如常，疔之四围赤肿，名曰护场可治。"

袋脓：溃后疮口较小，或切口不当，而脓腔较大，犹如口袋之形，导致脓液不易排出而蓄积袋底。

胬肉：指疮疡溃破后，出现过度生长而高突于疮面或暴翻于疮口之外的腐肉，称为胬肉。与中医眼科疾病胬肉攀睛（即翼状胬肉）所指的胬肉不同。

缸口：慢性溃疡长期不愈，疮口边缘增厚，犹如大缸环口之状者，称为缸口。如臁疮周边多有缸口。

瘰核：当某部位感染时，继发的引起颈颌部、肘部、腋窝部、腘窝部、腹股沟等相应部位出现的大小不等的硬结，称为瘰核。其表面光滑、质中，按之作痛等。相当于西医学的淋巴结炎。

走黄：由于疔毒走散入血、内攻脏腑而引起的一种全身性危急证候。一般以颜面部疔疮合并走黄者最为多见。

内陷：凡疮疡疾患过程中，因正气不足，火毒炽盛，正不胜邪，毒不外泄，反陷入里，客于营血，内传脏腑而引起的一种全身性危急证候。除疔疮毒邪走散入血称为"走黄"外，其他疮疡引起毒邪内传脏腑者均称为"内陷"。临床上因有头疽并发者多见，故又称"疽毒内陷"。

痔：痔有峙突之意，凡肛门、耳道、鼻孔等孔窍中有小肉突起者，古代均称为痔。如生于鼻腔内者称鼻痔（鼻息肉），生于耳道内者称耳痔（耳道息肉）等。以发生在肛门部的痔最多见。

漏：指溃口处脓水淋沥经久不止，犹如滴漏。它包括两种不同性质的病理改变。一是瘘管，指体表与有腔脏器之间的病理性管道，伴有脓水淋漓，具有内口和外口；或空腔脏器之间的病理性管道。二是窦道，指深部组织通向体表的病理性盲管，伴脓水淋沥，一般只具有外口而无内口，不与体内有腔脏器相通。

疳：凡黏膜部发生浅表溃疡，呈凹形有腐肉而脓液不多的称为疳。如发于口腔的称口疳，发于牙龈部的称牙疳，发于龟头黏膜部的称下疳。

结核：即结聚成核、结如果核之意，泛指一切皮里膜外浅表部位的病理性肿块；非等同于西医学的结核病。如形容瘰疬之肿大淋巴结为"结核累累，有如串珠"；描述乳房内肿块性疾病"乳中结核，形如丸卵……皮色不变，其核随喜怒为消长"等。

瘤：瘤者留也，畜也。凡瘀血、浊气、痰滞停留于人体组织之中，聚而成形结成块物者称为瘤。本病随处可生，多发于皮肉筋骨之内，古代文献中分有六瘤，即气瘤、肉瘤、筋瘤、骨瘤、血瘤、脂瘤。

岩：病变部肿块坚硬如石，高低不平，固定不移，形似岩石，破溃后疮面中间凹陷较深，状如岩穴，故称为岩。岩与癌相同。

痰：外科之痰多指发于皮里膜外、筋肉骨节之间，或软或硬，或按之有囊性感的包块，属有形之征，多为阴证。临证中以痰取名的疾病归纳起来大致有两类：一类是疮痨性病变，如流痰、子痰等；另一类是囊肿性病变，如痰包、痰核等。还有一些疾病虽不以痰命名，但其病因与痰有关，如气瘿、肉瘿、乳核等。

毒：凡是导致机体阴阳平衡失调，对机体产生不利影响的因素统称为毒。中医外科以毒取名的疾病很多，包括范围较广，通常是指有传染性的疾病，如时毒；或火热症状明显、发病迅速的一类疾病，如丹毒、委中毒；或某些疾病尚难以定出确切病名者，如无名肿毒等。

风：外科以风命名的疾病很多，病种广泛，缘由"风为百病之长"，包括疮疡、皮肤、口腔、肛门等疾病。如破伤风、骨槽风（下颌骨骨髓炎）、麻风、白驳风、鹅掌风、赤白游风、喉风、唇风（剥脱性唇炎）、肠风等。这些以风取名的疾病的共同特点就是发病多与风邪有关，多为起病较急、发展较快的急性疾患。

【复习思考题】

1. 传统中医外科范围的划分界限依据是什么？现在发生了哪些变化？
2. 中医外科疾病有哪些命名方法？试举例说明。

扫一扫，查阅本章数字资源，含PPT、音视频、图片等

第一节 致病因素

外科疾病的发生大致有外感六淫、感受特殊之毒、外来伤害、情志内伤、饮食不节、劳伤虚损、痰饮瘀血脓毒等七个方面的因素。

一、外感六淫

六淫邪毒能直接或间接地侵害人体，发生外科疾病。《外科启玄·名疮疡当分三因论》云："天地有六淫之气，乃风寒暑湿燥火，人感受之则营气不从，逆于肉理，变生痈肿疔疖。"六淫致病因素只有在人体抗病能力低下时，才能成为发病的条件。但有时可因六淫邪毒的毒力强盛，超过了人体正常的抗病能力，也能造成外科疾病的发生和发展。六淫致病感而随发者多，也有感之不发，邪气客于体内日久，或待内伤，或因外感，邪气触而发之。且六淫邪毒所致的疾病大多具有一定的季节性。

1.风邪 风为阳邪，善行而速变，故发病迅速，多为阳证；风性燥烈，风性上行，多侵犯人体上部，如颈痈、头面丹毒等病。风邪致病特点是其肿宣浮，患部皮色或红或不变，痛无定处，走注甚速，伴恶风、头痛等全身症状。

2.寒邪 具有"寒主收引""寒胜则痛"的特征，且侵袭人体易致局部气血凝滞，血脉运行失常，故易生冻疮、脱疽、流痰等；寒为阴邪，其病一般多为阴证，常侵袭人体的筋骨关节，患部特点多为色紫青暗或苍白，不红不热，其肿木硬，肿势散漫，痛有定处，得暖则减，化脓迟缓，常伴恶寒、四肢不温、小便清长等全身症状。

3.暑邪 夏季多暑热，且暑多夹湿。由于暑热外受，蕴蒸肌肤，汗出过多，或汗出不畅，以致暑湿逗留，易发生暑疖，甚至形成暑湿流注。同时，皮肤经常处于潮湿的环境，影响阳气通达于肌表，降低了局部的抵抗力，故易为外邪所侵。暑为阳邪，具有热微则痒、热甚则痛、热胜肉腐等特征，多为阳证，表现为患部焮红、肿胀、灼热、糜烂流脓或伴滋水，或痒或痛，其痛遇冷则减，常伴口渴、胸闷、神疲乏力等全身症状。

4.湿邪 冒雨涉水或居处潮湿等均可感受湿邪。湿性趋下，故生于身体下部的外科疾病，多与湿邪有关。湿邪致病，又常与风、寒、暑、热兼夹为患，外科疾病中以湿热致病多见。湿热流注于下肢与二阴，可发臁疮、脱疽、下肢丹毒及囊痈等病；湿热下注于膀胱，则见尿频、尿急、尿痛、尿血等症，如血淋、石淋等。湿侵肌肤，郁结不散，与气血相搏，可发生湿疮、水疱、脓疱疮、渗液等损害。且湿性黏滞，着而难去，致病每多缠绵难愈，或反复发作。患部表现为局部

肿胀、起水疱、糜烂、渗液、瘙痒，常伴纳差、胸闷腹胀、大便黏滞、四肢困倦、舌苔厚腻、脉濡或缓等全身症状。

5. 燥邪　秋季多燥，燥有凉燥与温燥之分。秋风初凉，西风肃杀，感之者多病凉燥；若久旱无雨，天时风热过胜，感之者多为温燥，在外科疾病中以属温燥者居多。燥邪易致皮肤干燥皲裂，外邪乘机侵袭，易致生痈或引起手足部疔疮等病。燥邪易伤人体阴液，侵犯皮肤，致患部干燥、枯槁、皲裂、脱屑等，常伴口干唇燥、咽喉干燥或疼痛等全身症状。

6. 火邪　火邪的特征是属热，热为火之轻，火为热之重，两者仅在程度上有差别。其患病大多由于直接感受温热之邪而引起，如疔疮、有头疽、痈、药毒、丹毒等。火为阳邪，其病一般多为阳证，特点多为发病迅速，来势猛急，焮红灼热，肿势皮薄光亮，疼痛剧烈，容易化脓腐烂，或有皮下瘀斑，常伴口渴喜饮、小便短赤、大便干结等全身症状。

总之，六淫邪毒均可成为外科疾病的致病因素。在发病过程中，由于风、寒、暑、湿、燥诸邪毒均能化热生火，所以疮疡的发生尤以"热毒""火毒"最为常见，正如《医宗金鉴·外科心法要诀》所说"痈疽原是火毒生"。

二、外来伤害

凡跌仆损伤、沸水、火焰、寒冻及金刃竹木创伤等一切物理和化学因素都可直接伤害人体，引起局部气血凝滞、郁久化热、热胜肉腐等，导致瘀血流注、水火烫伤、冻伤、外伤染毒等外伤性疾病；同时也可因外伤而再感受毒邪，发生破伤风或手足疔疮等；或因损伤致脉络瘀阻，气血运行失常，筋脉失养而发生脱疽等。

三、感受特殊之毒

特殊之毒不仅包括虫毒、蛇毒、疯犬毒、药毒、食物毒，还有疫毒。外科疾病中可因虫兽咬伤，感受特殊之毒而发病，如毒蛇咬伤、狂犬病；接触疫畜如牛、马、羊而感染疫毒的疫疔；因虫螫后引起的虫咬皮炎；某些人由于禀性不耐，接触生漆后而发漆疮，如《诸病源候论·漆病诸候》说："漆有毒，人有禀性畏漆，但见漆便中其毒……亦有性自耐者，终日烧煮竟不为害也。"或服用某些药物或食物后可中毒；或因禀性不耐而引起某些皮肤病；等等。此外，凡未能找到明确致病的病邪者也称为毒，如无名肿毒。由毒而致病的特点是一般发病迅速，有的可具有传染性，常伴有局部疼痛、瘙痒、麻木，以及发热、口渴、便秘等全身症状。古代医家在长期的医疗实践过程中，观察到某种致病因素不能概括在六淫之中，因而另创立了毒邪发病学说，这也是病因学方面的一大发展，为后世提供了辨证和治疗的依据。

四、情志内伤

情志是指人体的内在精神活动，包括喜、怒、忧、思、悲、恐、惊，又称七情。在一般情况下，大多属于生理活动的范围，并不足以致病。相反，由于长期的精神刺激或突然受到剧烈的精神创伤，超过了人体生理活动所能调节的范围，可使体内的气血、经络、脏腑功能失调而发生外科疾病。如郁怒伤肝，肝气郁结，郁久化火，肝郁伤脾，脾失健运，痰湿内生，以致气郁、火郁、痰湿阻于经络，气血凝滞，结聚成块，形成痰核或引起疼痛等。又如肝主疏泄，能调节乳汁的分泌，若产妇过度精神紧张，易致肝胃不和，使乳汁积滞，乳络不畅，瘀久化热，邪热蕴蒸，以致经络阻塞，气血凝滞，导致乳痈的发生。再如瘿病，多由于忧愁郁怒，情志内伤，以致肝脾气逆，脏腑失和而生。至于肿瘤的发病更与情志内伤有关，朱丹溪认为乳岩是由于"忧怒郁闷，朝夕积累，脾气消阻，肝气横逆"所致；关于失荣之病，《医宗金鉴·外科心法要诀·项部》指出是"由忧思、恚怒、气郁、血逆与火凝结而成"。总之，由情志内伤所致的外科疾病，大多发生在乳房、胸胁、颈部两侧等肝胆经循行部位，患处肿胀，或软如馒，或坚硬如石，常皮色不变，或伴精神抑郁，或急躁易怒、喉间梗塞等症状。

五、饮食不节

恣食膏粱厚味、醇酒炙煿或辛辣刺激之品，可使脾胃功能失调，湿热火毒内生，若同时感受外邪则易发生痈、有头疽、疔疮等疾病，故《素问·生气通天论》说："高粱之变，足生大丁。"而且由于饮食不节，脾胃火毒所致的痈、有头疽、疔疮等病，较之单由外邪所引起的更为严重，如消渴病合并有头疽。内痔的发生也与饮食不节有关，故《素问·生气通天论》说："因而饱食，筋脉横解，肠澼为痔。"皮肤病中的粉刺、酒齄鼻的发生，多与过食醇酒炙煿、辛辣刺激之品有关。若纳少食差，气血化生不足，正气亏虚，则易受外邪侵袭。

六、劳伤虚损

劳伤虚损主要是指劳力、劳神、房事过度等因素，导致脏腑气血受损，阴阳失和，使正气亏损而发生疾病。如肾主骨，肾虚则骨骼空虚，风寒痰浊乘隙入侵而生流痰；肾阴不足，虚火上炎，灼津为痰，痰火凝结而生瘰疬，且瘰疬治愈之后可因体虚而复发；肝肾不足，寒湿外侵，凝聚经络，闭塞不通，气血运行不畅而成脱疽，或致阳痿；劳力过度或久立久行，筋脉不和，气血运行失畅，阻滞于筋脉络道，可引起下肢筋瘤等。

七、痰饮瘀血脓毒

痰饮、瘀血均是脏腑功能失调的病理产物，在一定的条件下，又能作用于某些器官而导致新的病理变化，产生继发病证。临床上痰与瘀常相兼致病，互为因果。外科所涉及之痰主要指凝聚于肌肉、经络、骨节之间，有征可凭的有形之痰，所致疾病具有起病缓慢、病程较长、早期症状多不明显等特点。至于具体表现，因痰凝部位和所致病证的不同而各异。痰阻阳明、少阳之经，可致瘰疬；痰凝乳络，可生乳核、乳癖；痰凝肌肤，可发为肢体结节肿块；痰留骨节，可发为流痰；等等。某些外科疾病是由痰引起的，所以直接以痰命名，如子痰、流痰、阴茎痰核等；还有一些疾病虽非以痰命名，但其发病与痰有关，如气瘿、肉瘿、石瘿、气瘤、肉瘤、骨瘤等。西医学所称的一些囊肿性病变，如甲状腺囊肿、腱鞘囊肿、坐骨结节囊肿等，中医学认为其发病也与痰有关。

瘀血致病范围广，病种多，症状复杂，涉及人体内外上下、脏腑经络、皮肉筋脉，除具有疼痛、结块、出血紫暗或夹有血块、面唇青紫，舌质紫暗或有瘀斑、瘀点，以及脉涩或迟、沉、弦、结代等一般特点外，还因瘀血所在部位不同而各具特点。瘀阻皮肤可发生白疕、油风、瓜藤缠、药毒等；血阻肌肤，营气不从，逆于肉理，乃生痈肿等；瘀阻趾端，血行闭塞，可发生脱疽；脉络滞塞不通，则发恶脉、胸痹；瘀血滞留肛门不散，脉络曲张，则发为痔；下焦蓄血，瘀阻膀胱，则致癃闭；瘀血阻于肠胃，血热相结，可发肠痈、肠结。肾岩、乳岩等恶性肿瘤，瘀血更是重要的致病原因。

脓液是由热胜肉腐蒸酿而成，排脓则是机体正气载毒外出的一种佳象。如果脓液已成，蓄积局部不能及时排出，反而会腐蚀好肉，症见局部疼痛不减，红肿不消，反而扩大；如果脓毒走窜入血，内攻脏腑，则会出现局部肿势扩大，陷黑无脓，全身高热不退，烦躁不安，甚至神昏谵语等。

以上各种致病因素可以单独致病，也可以几种因素同时致病，并且内伤和外感常常相合而成。所以对每一种外科疾病的致病因素应该具体分析，分别对待。

第二节　发病机理

由于各种致病因素侵袭作用于机体，与机体正气相争，邪胜正负则引起气血凝滞、经络阻塞、营气不从、脏腑失和，导致阴阳失调，产生各种病理变化，从而发生外科疾病。研究其发病机理的目的是通过探讨外科疾病的发生、发展和传变的规律，从而揭示外科疾病的本质，并进一步为临床辨证论治提供根据。外科疾病的发病机理主要涉及邪正盛衰、气血凝滞、经络阻塞、脏腑失和四个方面。

一、邪正盛衰

外科疾病与其他任何疾病一样，自始至终都存在着邪正斗争的基本矛盾，它不仅关系着疾病是否发生，而且还决定着证候"邪气盛则实""精气夺则虚"的特性，另外还直接影响着疾病的预后与转归。"正气存内，邪不可干。"若正气充盛，抗邪有力，则病邪难以入侵，即不发病。若邪气偏盛，正气相对不足，邪胜正负则发生外科疾病。发病后正气充盛，临床多为阳证、实证，发展顺利，预后良好。全身症状有高热、烦躁、便结、溲赤、苔黄、舌红、脉实有力等；局部症状因病而异，如邪实正盛的阳证疮疡，则见局部高肿根束，焮热灼痛，脓出稠厚，易溃易敛。正气不足则表现为阴证、虚证，正虚邪实或正虚邪恋则容易逆变，预后不良。全身症状见面黄神倦，或潮热盗汗，舌红或淡，脉虚无力等；局部多见患处色白、平塌或坚硬结肿，不红不热，不痛或微痛，溃后脓水清稀淋漓，久不收口，迁延难愈，或毒盛内陷脏腑而为败证。

外科疾病过程中，邪正盛衰的变化受治疗用药的影响较大。如阳证疮疡初期，一味地内服大剂量寒凉克伐药物，常使正气内伤，气血凝滞而毒聚不散；又如疮疡脓成，无论阳证、阴证，不用托法，或溃后排脓不畅，或未及时切开引流，均可致毒留肌肤、筋骨，甚而内攻脏腑。重症或久病伤正之后，或热毒伤阴，或脓泄大伤气血，则阳证实证可转为阴证虚证，从而导致正邪关系的本质发生动态变化。

二、气血凝滞

气血凝滞是指气血生化不及或运行障碍而致其功能失常的病理变化。疾病的发生和发展为动态的变化，因而病理过程也在不断地发展和变化。当致病因素造成了局部气血凝滞之后，可出现疼痛、肿胀、结节、肿块、出血、皮肤增厚、紫斑等。如果通过治疗，去除致病因素，使气血运行正常，则外科疾病会消散吸收而痊愈。气血阻滞于人体，因部位不同而各具临床特征。如阻于肺则咳喘咯血；阻于肝则胁痛；阻于脾胃则呕吐腹胀；阻于膀胱则淋浊、癃闭、血尿；阻于肌肤则刺痛、肿胀、瘀斑、皮肤增厚、结节；阻于筋骨则酸胀疼痛；阻于经脉则肢体拘急、活动不利，甚则麻木冷痛。气血凝滞，郁而化热，热胜肉腐，血肉腐败，则蒸酿液化为脓。

外科疾病的发生与否，与人体的气血盛衰有着密切的关系。气血盛者，即使外感六淫邪毒、内伤七情也不一定发病；反之则易发病。此外，气血的盛衰直接关系着外科疮疡的起发、破溃、收口等，对整个病程的长短有着一定的影响。如气血充足，外科疮疡不仅易于起发、破溃，而且也易于生肌长肉而愈合；如气虚则难于起发、破溃；血虚则难以生肌收口；气虚下陷可致脱肛；血虚不润可致皮肤干燥、脱屑、瘙痒。可见气血的盛衰对外科疾病的预后和治疗都有着密切关系。

三、经络阻塞

局部经络阻塞是外科疾病总的发病机理之一，同时身体经络的局部虚弱也能成为外科疾病发病的条件。如外伤瘀阻后形成瘀血流注、白驳风，头皮外伤血肿后常可导致油风的发生等，所谓"至虚之处，便是容邪之所"。此外，患处部位所属经络与外科疾病的发生发展也有着重要的联系。如有头疽生于项之两侧者，为足太阳膀胱经所属，该经为寒水之经，也为多血少气之经，所以难以起发。臁疮本属难以愈合之病，而外臁与内臁相比，则较易收口，原因是外臁为足三阳经所属，为多气多血之经，而内臁为足三阴经所属，为多气少血之经。再则经络也是传导邪毒的通路，它具有运行气血、联络人体内外各组织器官的作用，故体表的邪毒可由外传里而内攻脏腑，脏腑内在病变也可由里达表，均是通过经络的传导而形成的。由此可见，经络与外科疾病的发生、变化有着密切的联系。

四、脏腑失和

人体是一个完整统一的有机体，外科疾病虽然绝大多数发于体表的皮、肉、脉、筋、骨的某一部位，但与内在的脏腑有着密切的联系。脏腑功能失调，可以导致外科疾病的发生。《素问·至真要大论》曰："诸痛痒疮，皆属于心。"《外科启玄·明疮疡大便秘结论》亦云："大凡疮疡皆由五脏不和，六腑壅滞，则令经络不通而所生焉。"如心火亢盛、脾胃湿热火毒等可导致疮疡的发生；肠胃湿热蕴蒸，可发为粉刺；肺肾两亏，可发生瘰疬、流痰。故有"有诸内必形诸外""有诸外必本诸内"之说。因此，外科疾病的发生与脏腑功能失调有关。

脏腑内在的病变可以反映于体表，而体表的毒邪通过经络的传导也可以影响脏腑而发生病变。如有头疽、颜面疔疮、疫疔、毒蛇咬伤等可因热毒、疫毒、蛇毒的毒邪炽盛，或因体虚正不胜邪而使毒邪走散，内攻脏腑。如毒邪攻心，蒙蔽心包，扰乱神明，则出现神昏谵语；毒邪犯肺可见咳嗽、胸痛、血痰等，形成走黄、内陷危证。故古代医家有"五善""七恶"的精辟论述。

总之，从外科疾病的发生、发展、变化的过程来看，它与气血、脏腑、经络、正气的关系是极其密切的。局部的气血凝滞，营气不从，经络阻塞，以及脏腑功能失和等，虽是总的发病机理，但概括而言，脱离不了阴阳的平衡失调，因为阴阳平衡失调是疾病发生、发展的根本原因，气血、脏腑、经络均是寓于阴阳之中。气为阳，血为阴；腑属阳，脏属阴；经络之中有阳经、阴经之分，它们之间相互依存、相互制约和相互转化。由于各种致病因素破坏了这种关系，造成了阴阳的平衡失调，就能导致疾病的发生。因此，临床病象尽管千变万化，总是能以阴阳来分析疾病的基本性质，属阴证或阳证，为阴虚或阳虚。在"审证求因"过程中要抓住八纲辨证中的总纲，才不致有误。

【复习思考题】

1. 中医外科疾病的致病因素有哪些？与内科疾病致病因素有何异同？
2. 外科疾病常见病因的致病特点如何？
3. 结合"诸痛痒疮，皆属于心"，试说明其中蕴含的外科疾病病机。
4. 气血、脏腑、经络、正气与外科疾病发生、发展及其预后的关系如何？

扫一扫，查阅本章数字资源，含PPT、音视频、图片等

第一节 辨 病

中医学重视辨证，认为只有辨证，才能抓住疾病的本质，抓住动态变化中的相对静止，而后从根本上指导临床施治。而中医外科学强调辨病，如《疡科心得集·疡证总论》中说："凡治痈肿，先辨虚实阴阳（辨证）。经曰：诸痛为实，诸痒为虚，诸痛为阳，诸疽为阴。又当辨其是疖、是痈、是疽、是发、是疔等证（辨病）。"早在《灵枢·痈疽》就列举了人体不同部位的17种痈疽疾病，对其各自的临床特点作了扼要的阐述，并对痈疽进行了鉴别。所谓辨病，就是辨识具体的疾病，任何疾病都有一定的临床特点，其发生、发展及转归、预后也有一定的规律。辨病的目的在于掌握疾病发生、发展的规律，和与之相关疾病的鉴别诊断。例如均为疔疮，但疫疔、手足疔疮、颜面疔疮的症状表现、施治方法和预后转归等是不同的。因此，中医外科学的辨证特点首先强调辨病与辨证相结合，先辨病后辨证。其次是局部辨证与全身辨证相结合，尤以局部辨证为主。如：流痰发病缓慢，局部不红不热，化脓也迟，溃后脓稀薄如痰，不易收口，以阴阳辨证来辨属阴证。但结合全身症状来辨，疾病后期，如日渐消瘦、精神委顿、面色无华、形体畏寒、心悸、失眠、自汗，舌淡红、苔薄白，脉濡细或虚大者，属气血两亏；如午后潮热、夜间盗汗、口燥咽干、食欲减退，或咳嗽痰血，舌红少苔，脉细数者，则属阴虚内热。最后强调阶段性辨证（分期辨证），任何疾病都有一个发生发展和转变传化的过程。中医外科疾病多有局部症状可凭，因此更易直观地划分出不同的阶段。比如化脓性疾病多有初期、成脓、溃后三个明显不同的阶段；皮肤病同样具有较为明显的阶段性；肛门直肠疾病中内痔有Ⅰ、Ⅱ、Ⅲ三期，肛裂分早期和陈旧两类。

具备上述条件，临床辨病须按以下程序进行：

一、详询病史

主要是从本次发病的原因或诱因开始，细致而有重点地询问发病的过程、疾病的变化，从中抓住可以决定或提示诊断的关键线索，为辨病提供依据。对过去的病史（包括个人生活史）、做过的诊断、治疗的经过和效果，亦应加以询问，以资参考。例如：有足癣的患者，突然出现下肢红肿，多数为丹毒。

二、全面体检

在询问病史的同时，对每位患者均进行全面体检，既可以了解患者的一般状况，又可以全面搜

集临床体征，以提供分析、判断的资料，避免漏诊或误诊，从而达到准确辨病的目的。如对乳房肿块的患者，细致诊察全身和乳房局部情况及区域浅表淋巴结的变化，有助于乳癖和乳岩的鉴别。

三、注重局部

外科疾病的最大特点是局部症状与体征，不同的疾病局部表现各异，同一种疾病不同阶段也表现不一，因此重点诊察局部特征是辨病的关键。局部表现对确定是否属于外科病、是哪种疾病、处于哪一阶段都是至关重要的。同时，详查局部又可积累外科临床经验、验证疗效。

四、选用新技术和必要的辅助检查

新技术是四诊的发展和延伸，并可提供疾病微观状态不同侧面的真实情况，因此合理选用新技术和辅助检查对辨病和辨证是必要的。当然，有些新技术的特点是有创伤性、价格昂贵，而且需要具备一定的条件等，因此临床选用时必须了解新技术的原理、目的、适应证、注意事项、不良反应等。

五、综合分析

辨病时运用望、闻、问、切四诊的方法，取得临床第一手资料是至关重要的，会直接影响辨病的准确性。中医外科临床时难免接触疮面、皮损、肿块、脓液、滋水、分泌物等，应当树立全心全意为人民服务的思想，不怕脏累，详问细查，保证临床资料的完整、全面、准确。四诊合参，综合分析，准确辨病，才能恰当施治，从而为保障人民的身体健康提供优质服务。

第二节　阴阳辨证

一、阴阳是外科疾病辨证的总纲

阴阳是八纲辨证的总纲。一般情况下，在辨清疾病的表、里、寒、热、虚、实之后，即可判明是阴证或阳证，或半阴半阳证。但外科在辨别阴阳属性上还有自己的特点，即根据疾病的发生、发展、症状和转归等各方面的相对性，可直接辨认其为阳证或阴证。《外科正宗》《外科大成》《医宗金鉴》等外科重要文献着重论述阴证阳证，而略于表里、寒热、虚实；而《外科证治全生集》仅以阴阳为辨证论治法则，从而说明外科疾病的阴证、阳证确有一定的独立性。所以，后世医家将阴证阳证放在外科八纲辨证的第一位。如《外科正宗》中的"痈疽阳证歌""痈疽阴证歌"等，明确系统地把阴阳学说作为外科疾病的辨证原则；《疡医大全·论阴阳法》则曰："凡诊视痈疽，施治必须先审阴阳，乃为医道之纲领，阴阳无谬，治焉有差。医道虽繁，而可以一言蔽之者，曰阴阳而已。"进一步指出阴阳在外科疾病辨证方面的重要性。所以，阴阳不仅是八纲辨证的总纲，也是一切外科疾病辨证的总纲。

二、辨阴证阳证

中医外科疾病的阴阳辨证重点在于局部症状，其辨别要点概括如下：
1. 发病缓急　急性发作的病属阳；慢性发作的病属阴。
2. 病位深浅　病发于皮肉的属阳；发于筋骨的属阴。
3. 皮肤颜色　红活焮赤的属阳；苍白、紫暗或皮色不变的属阴。

4. 皮肤温度　灼热的属阳；冷、不热或微热的属阴。

5. 肿形高度　肿胀形势高起的属阳；平坦下陷的属阴。

6. 肿胀范围　肿胀局限，根脚收束的属阳；肿胀范围不局限，根脚散漫的属阴。

7. 肿胀硬度　肿胀软硬适度，溃后渐消的属阳；坚硬如石，或柔软如棉的属阴。

8. 疼痛感觉　疼痛比较剧烈的属阳；不痛、隐痛、酸痛或抽痛的属阴。

9. 脓液稀稠　溃后脓液稠厚的属阳；稀薄或纯血水的属阴。

10. 病程长短　阳证的病程比较短；阴证的病程比较长。

11. 全身症状　阳证初起常伴有形寒发热、口渴、纳呆、大便秘结、小便短赤，溃后症状逐渐消失；阴证初起一般无明显病状，酿脓期常有骨蒸潮热、颧红，或面色㿠白、神疲、自汗、盗汗等症状，溃脓后更甚。

12. 预后顺逆　阳证易消、易溃、易敛，预后多顺（良好）；阴证难消、难溃、难敛，预后多逆（不良）。

在阴阳辨证中注意以下几点：

一是局部和全身相结合。虽然阴阳辨证以局部症状为主，但不能孤立地以局部症状为依据，还要从整体出发，全面地了解、分析、判断。以乳疽为例，由于病位深在，初期时表现多似阴证，实属阳证。

二是辨别真假。不能只从局部着眼，要深入分析，抓住疾病的实质，才不会被假象所迷惑。如流注，初期多为局部色白、漫肿、隐痛，到了化脓时才微红微热，容易误作阴证；其实流注病灶深在肌肉，红热虽不显露，但化脓很快，脓质稠厚，溃后也易收口，同时伴有急性热病的全身症状。

三是消长与转化。在疾病发展变化过程中，阴证和阳证之间是可以互相转化的，这是由于阴阳与病位之深浅、邪毒之盛衰有关；或是疾病的自身转化，如寒化为热、阴转为阳的瘰疬，脑疽之实证阳证转化为虚证阴证；或是治疗后的转化，如本属阳证，若临床上给服大量苦寒泻火之剂，外敷清凉消肿解毒之药（或者使用大量抗生素后），红热疼痛等急性症状消失，炎症局限，逐渐形成一个稍红微热隐痛的木硬肿块，消之不散，亦不作脓，这是阳证转为半阴半阳证的表现。但是，阳证由于失治或误治而转化为阴证或半阴半阳证，是应极力避免发生的。临证中凡不属典型阴证或阳证的，即介于两者之间表现者，称之为半阴半阳证。

第三节　部位辨证

所谓部位辨证，是指按外科疾病发生的上、中、下部位进行辨证的方法，又称"外科三焦辨证"。外科疾病的发生部位不外乎上部（头面、颈项、上肢）、中部（胸腹、腰背）、下部（臀腿、胫足）。部位辨证的思想源于《素问·太阴阳明论》"伤于风者，上先受之。伤于湿者，下先受之"及《灵枢·百病始生》"风雨则伤上，清湿则伤下……清湿袭虚，则病起于下；风雨袭虚，则病起于上"等之说。而清代高秉钧在《疡科心得集》例言中云："盖疡科之证，在上部者，俱属风温风热，风性上行故也；在下部者，俱属湿火湿热，水性下趋故也；在中部者，多属气郁火郁，以气火之俱发于中也。其间即有互变，十证中不过一二。"首先归纳上、中、下三部的发病特点，进而提出外科病位辨证的思想，以上、中、下三个部位作为探讨其共同规律的出发点，与其他辨证方法相互补充、相互联系，对临床应用具有简洁而有效的指导作用。其具体辨证内容如下：

一、上部辨证

人体上部包括头面、颈项及上肢。按照经络运行图分析，生理状态的人体应为上肢上举，而非下垂，故归入上部。从三焦功能看，"上焦如雾"，而人体上部生理特点是属于阳位，阳气有余，阴精不足，卫阳固护，营阴内守，营卫互相为用，始自上焦，宣达布散于全身。

病因特点：风邪易袭，温热多侵。风邪易袭阳位，温热其性趋上，故病因多为风温、风热。当然绝不是说上部发病无寒邪、湿邪，只是相对而言。

发病特点：上部疾病的发生一般来势迅猛。因风邪侵袭常发于突然之间，而起病缓慢者风邪为患则较少。

常见症状：发热恶风，头痛头晕，面红目赤，口干耳鸣，鼻燥咽痛，舌尖红而苔薄黄，脉浮而数。局部红肿宣浮，忽起忽消，根脚收束，肿势高突，疼痛剧烈，溃疡则脓稠而黄。

常见疾病：头面部疖、痈、疔诸疮；皮肤病如油风、黄水疮等；颈项多见瘰、瘤等；上肢多见外伤染毒，如疖、疔等。

二、中部辨证

人体中部包括胸、腹、腰、背，是五脏六腑所居之处，也是十二经所过部位，是人体气机升降出入的枢纽，也是气血化生、运行、转化的部位。发于中部的外科疾病绝大多数与脏腑功能失调关系密切。

病因特点：七情内伤、五志不畅可致气机郁滞，过极则化热生火；或由于饮食不节、劳伤虚损、气血郁阻、痰湿凝滞而致脏腑功能失和。多为气郁、火郁。

发病特点：中部疾病的发生常于发病前有情志不畅的刺激史，或素有性格郁闷。一般发病时常不易察觉，一旦发病，情志变化可影响病情。

常见症状：中部疾病症状比较复杂，由于影响脏腑功能，症状表现轻重不一。概括之主要有：情志不畅，呕恶上逆，胸胁胀痛，腹胀痞满，纳食不化，大便秘结或硬而不爽，腹痛肠鸣，小便短赤，舌红，脉弦数。局部初觉疼痛灼热，继则红肿起疱，或流滋水；或局部高肿，触之硬痛，脓腔深在，脓液稠厚，或伴鲜血；或局部肿物，随喜怒消长，忽大忽小等。

常见疾病：乳房肿物、腋疽、胁疽、背疽、急腹症、缠腰火丹及癥瘕积聚等。

三、下部辨证

人体下部指臀、前后阴、腿、胫、足，其位居下，阴偏盛，阳偏弱，阴邪常袭。

病因特点：寒湿、湿热多见。由于湿性趋下，故下部疾病者多夹湿邪。

发病特点：起病缓慢，初觉沉重不爽，继则症形全现。病程缠绵不愈，反复发作，或时愈时发。

常见症状：患部沉重不爽，二便不利，或肿胀如棉，或红肿流滋，或疮面紫暗、腐肉不脱、新肉不生，疮面时愈时溃。

常见疾病：臁疮、脱疽、股肿、子痈、子痰、水疝等。

第四节　经络辨证

经络是体表组织与脏腑器官之间的重要联络渠道。经络辨证是指根据中医经络学说，对临床四诊资料进行分析、归纳、综合，从而判断出外科疾病所属经络寒热、虚实及其与脏腑的联系，从而指导临床治疗的方法。一是探求局部病变与脏腑器官之间的内在联系，以了解疾病传变规律。体表病变在多数情况下是脏腑病变的反映，可谓"有诸内必形诸外"，如肝病见少腹痛，胃火见牙痛等。据此，通过经络辨证，从体表局部症状测知脏腑功能盛衰。二是依据所患疾病部位和经络在人体的循行分布，从局部症状所循经络了解脏腑的病变，在经络循行的部位或经气聚集的某些穴位处存在明显压痛或局部形态的变化，反映了不同脏腑的病变，亦有助于诊断。如胆囊炎在右肩胛处压痛，肠痈在阑尾穴处压痛。三是经络气血的多少与疾病的性质密切相关，气血盛衰关系到疾病的发生与转归，依据疾病所属经络，结合疾病发展特点、性质等情况，可以明确地指导用药。如《灵枢·官能》谓："察其所痛，左右上下，知其寒温，何经所在。"有头疽好发于项部，此乃足太阳膀胱经循行之处。

一、人体各部所属经络

头顶：正中属督脉经；两旁属足太阳膀胱经。
面部、乳部：属足阳明胃经（乳房属胃经，乳外属足少阳胆经，乳头属足厥阴肝经）。
耳部前后：属足少阳胆经和手少阳三焦经。
手、足心部：手心属手厥阴心包经；足心属足少阴肾经。
背部：属阳经（因背为阳，中行为督脉之所主，两旁为足太阳膀胱经）。
臂部：外侧属手三阳经；内侧属手三阴经。
腿部：外侧属足三阳经；内侧属足三阴经。
腹部：属阴经（因腹为阴，中行为任脉之所主）。
其他：如生于目部为肝经所主；生于耳内为肾经所主；生于鼻内为肺经所主；生于舌部为心经所主；生于口唇为脾经所主。

二、十二经脉气血之多少

手足十二经脉有气血多少之分。手阳明大肠经、足阳明胃经为多气多血之经；手太阳小肠经、足太阳膀胱经、手厥阴心包经、足厥阴肝经为多血少气之经；手少阳三焦经、足少阳胆经、手少阴心经、足少阴肾经、手太阴肺经、足太阴脾经为多气少血之经。

凡外疡发于多血少气之经者，血多则凝滞必甚，气少则外发较缓，故治疗时注重破血，注重补托。发于多气少血之经者，气多则结必甚，血少则收敛较难，故治疗时要注重行气，注重滋养。发于多气多血之经者，病多易溃易敛，实证居多，故治疗时要注重行气活血。如乳痈所患部位属足阳明胃经，治宜行气通乳；瘰疬所患部位属足少阳胆经，治宜行滞、滋养。

三、引经药

由于疮疡所发生部位和经络的不同，治则就有分别，须结合经络之所主的一定部位而选用引经药物，使药力直达病所，从而收到显著的治疗效果。如手太阳经用黄柏、藁本；足太阳经用羌活；手阳明经用升麻、石膏、葛根；足阳明经用白芷、升麻、石膏；手少阳经用柴胡、连翘、地骨皮（上）、青皮（中）、附子（下）；足少阳经用柴胡、青皮；手太阴经用桂枝、升麻、白芷、葱白；足太阴经用升麻、苍术、白芍；手厥阴经用柴胡、牡丹皮；足厥阴经用柴胡、青皮、川芎、吴茱萸；手少阴经用黄连、细辛；足少阴经用独活、知母、细辛。

古人通过长期的临床实践，观察到某些药物对某些脏腑、经络有着特殊的治疗作用，揭示了引经药的用药规律，从而创立了"药物归经"理论，进一步丰富了中医辨证与治疗学的内容。

第五节 局部辨证

外科疾病最显著的特征就在于有局部病灶。局部辨证就是指对局部病变的四诊资料进行分析、归纳、总结、判断，辨别出病变之原因、性质，了解病变的程度与转归顺逆，从而对病理状态做出概括的诊断，为施治提供理论依据。临床上主要辨常见的肿、痛、痒、脓、麻木、溃疡、结节、肿块、瘙痒、功能障碍及皮肤部位的各种损害等。

一、辨肿

肿是由各种致病因素引起的经络阻隔、气血凝滞而形成的体表症状。肿势的缓急、集散程度，常为判断病情虚实、轻重的依据。由于患者体质的强弱与致病原因的不同，发生肿的症状也有所差异。

（一）肿的性质

1. 热肿 肿而色红，皮薄光泽，焮热疼痛，肿势急剧。常见于阳证疮疡，如疖疗初期、丹毒等。

2. 寒肿 肿而不硬，皮色不泽，苍白或紫暗，皮肤清冷，常伴有酸痛，得暖则舒。常见于冻疮、脱疽等。

3. 风肿 发病急骤，漫肿宣浮，或游走无定，不红微热，或轻微疼痛。常见于痄腮、大头瘟等。

4. 湿肿 皮肉重垂胀急，深按凹陷，如烂棉不起，浅则光亮如水疱，破流黄水，浸淫皮肤。常见于股肿、湿疮等。

5. 痰肿 肿势软如棉，或硬如馒，大小不一，形态各异，无处不生，不红不热，皮色不变。常见于瘰疬、脂瘤等。

6. 气肿 皮紧内软，按之凹陷，复手即起，似皮下藏气，富有弹性，不红不热，或随喜怒消长。常见于气瘿、乳癖等。

7. 瘀血 肿而胀急，病程较快，色初暗褐，后转青紫，逐渐变黄至消退；也有血肿染毒化脓而肿。常见于皮下血肿等。

8. 脓肿 肿势高突，皮肤光亮，焮红灼热，剧烈跳痛，按之应指。常见于某些疾病染毒所致，如乳痈、肛痈等。

9. 实肿 肿势高突，根盘收束。常见于正盛邪实之疮疡。

10. 虚肿 肿势平坦，根盘散漫。常见于正虚不能托毒之疮疡。

（二）肿的病位与形色

由于发病部位的局部组织有疏松和致密的不同，肿的情况也有差异。发生在表浅部位，如皮毛、肌肉之间者，赤色为多，肿势高突，根盘收束，肌肤焮红，发病较快，并易脓、易溃、易敛；手指部因组织致密，故局部肿势不甚，但其疼痛剧烈；病发手掌、足底等处者，因病处组织较疏松，肿势易于蔓延；在筋骨、关节之间者发病较缓，并有难脓、难溃、难敛的特点；病发皮肉深部者肿势平坦，皮色不变者居多，至脓熟仅透红一点；大腿部由于肌肉丰厚，肿势更甚，但外观不明显；颜面疔疮、有头疽等显而易见，若脓未溃时由红肿色鲜转向暗红而无光泽，由高肿转为平塌下陷，可能是危象之候。

二、辨肿块、结节

肿块是指体内比较大的或体表显而易见的肿物，如腹腔内肿物或体表较大的包块等；而较小、触之可及的称为结节，主要见于皮肤或皮下组织。

（一）肿块

1. 大小　一般以厘米为测量单位，测量其大小可作为记录肿块变化、观察治疗效果的客观依据。选择具体测量方法时，要注意肿块覆盖物的厚度，特别是哑铃状及其他形状的肿块，体表所见虽小，体内的部分却很大。有些囊性变或出血性肿块随时间变化而增大，要随时观察其大小。B超测量可准确提示其有意义的数值。

2. 形态　常见的肿块形态特征有扁平、扁圆、圆球、卵圆、索条状、分叶状及不规则形态等。表面是否光滑可协助判断其性质，良性肿瘤因其有完整包膜，触诊时多表面光滑；而恶性肿瘤多无包膜，所以表面多粗糙，高低不平，且形状不一。

3. 质地　从肿块质地的软硬可判断其不同性质。如骨瘤或恶性肿瘤质地坚硬如石；脂肪瘤则柔软如馒；囊性肿块按之柔软。但若囊性病变囊内张力增大到一定程度时，触诊也很硬韧。临证时注意这些辨证要点，则不难鉴别。

4. 活动度　根据肿块活动度一般可确定肿块的位置或性质。如皮内肿块可随皮肤提起，推移肿块可见皮肤受牵扯；皮下肿块用手推之能在皮下移动，无牵拉感。总的原则是良性肿块活动度好，恶性肿块活动度较差。但是，有的肿块不活动或活动度极小，却不一定是恶性。如皮样囊肿，由于它镶嵌在颅骨上，致颅骨成凹，推之难移。

5. 位置　有些肿块特别需要确定其生长的位置，以决定其性质和选择不同的治疗方法。如蔓状血管瘤看似位于体表，却多呈哑铃状，很可能外小内大，深层部分可以延伸到人体的骨间隙或内脏间隙，如术前诊断不清，术中往往措手不及；肌肉层或肌腱处肿块可随肌肉收缩掩没或显露，如腱鞘囊肿、腘窝囊肿等。遇到平卧位触摸不清或腹部比较深在的不易判断的肿块，检查时应选择不同体位，可让患者平卧位抬头，这时腹肌紧张，如可清楚地触及肿块，说明肿块位于腹壁；若肿块消失，说明肿块位于腹肌之下或腹腔内。另外，对某些肿块则需要借助仪器检查。

6. 界限　指肿块与周围组织间的关系。一般认为非炎症性、良性肿块常有明显界限；而恶性肿块呈浸润性生长，与周围组织融合，无明显界限。炎性肿块或良性肿块合并感染，或良性肿块发生恶性变时，均可由边界清楚演变为边界不清，临证中应综合分析，予以鉴别。

7. 疼痛　一般肿块多无疼痛，恶性肿块初期也很少疼痛；只有当肿块合并感染，或良性肿瘤出现挤压症状，或恶性肿瘤中、晚期出现破溃或压迫周围组织时，可有不同程度的疼痛。

8. 内容物　由于肿块来源及形成或组织结构的区别，肿块内可有不同的内容物。如某些肉瘿（甲状腺囊肿）含淡黄色或咖啡色液体；水瘤（淋巴管瘤）为无色透明液体；胶瘤（腱鞘囊肿）为淡黄色黏冻状液体；结核性脓肿内容物稀薄暗淡并夹有败絮样物质；脂瘤（皮脂腺囊肿）内含灰白色豆腐渣样物质。为了明确内容物的性质，有时需针吸穿刺或手术活检证实。

（二）结节

结节是相对肿块而言，大者为肿块，小者为结节。其大小不一，多呈圆形、卵圆形、扁圆形等局限性隆起，亦可相互融合成片或相连成串，亦有发于皮下，不易察觉，用手才能触及。结节疼痛多伴有感染。生长缓慢、不红无肿的结节，多考虑良性结节；对不明原因增长较快的结节，应尽快手术治疗，必要时应做病理检查。由于发生部位及形态不同，成因及转归各异，特别需要仔细辨认。

三、辨痛

痛是多种因素导致气血凝滞、阻塞不通的反映。痛是疮疡最常见的自觉症状，而疼痛增剧与减轻又常为病势进展与消退的标志。由于患者邪正盛衰与痛的原因不一，以及发病部位的深浅不同，疼痛的发作情况也有所不同。因此，欲了解和掌握疼痛的情况，还应从引起疼痛的原因、发作情况、疼痛性质等几方面进行辨证，必要时痛肿合辨。

（一）疼痛原因

1. 热痛　皮色焮红，灼热疼痛，遇冷则痛减。见于阳证疮疡。

2. 寒痛　皮色不红，不热，酸痛，得温则痛缓。见于脱疽、寒痹等。

3. 风痛　痛无定处，忽彼忽此，走注甚速，遇风则剧。见于行痹等。

4. 气痛　攻痛无常，时感抽掣，喜缓怒甚。见于乳癖等。

5. 湿痛　痛而酸胀，肢体沉重，按之出现可凹性水肿或见糜烂流滋。见于臁疮、股肿等。

6. 痰痛　疼痛轻微，或隐隐作痛，皮色不变，压之酸痛。见于脂瘤、肉瘤。

7. 化脓痛　痛势急胀，痛无止时，如同鸡啄，按之中软应指。多见于疮疡成脓期。

8. 瘀血痛　初起隐痛、胀痛，皮色不变或皮色暗褐，或见皮色青紫、瘀斑。见于创伤或创伤性皮下出血。

（二）疼痛类别

1. 卒痛　突然发作，病势急剧。多见于急性疾患。

2. 阵发痛　时重时轻，发作无常，忽痛忽止。多见于石淋等疾患。

3. 持续痛　痛无休止，持续不减，连续不断。常见于疮疡初起与成脓时或脱疽等。

（三）疼痛性质

1. 刺痛　痛如针刺。病变多在皮肤，如蛇串疮。

2. 灼痛　痛而有烧灼感。病变多在肌肤，如疖、颜面疔、烧伤等。

3. 裂痛　痛如撕裂。病变多在皮肉，如肛裂、手足皲裂较深者。

4. 钝痛　疼痛滞缓。病变多在骨与关节间，如流痰等。

5. 酸痛　痛而有酸楚感。病变多在关节间，如鹤膝痰等。

6. 胀痛　痛而有胀满不适感。如血肿、癃闭等。

7. 绞痛　痛如刀绞，发病急骤。病变多在脏腑，如石淋等。

8. 啄痛　痛如鸡啄，并伴有节律性痛。病变多在肌肉，常见于阳证疮疡化脓阶段。

9. 抽掣痛　痛时扩散，除抽掣外，并伴有放射痛。如乳岩、石瘿之晚期。

（四）痛与肿结合辨

1. 先肿而后痛者，其病浅在肌肤，如颈痈。

2.先痛而后肿者，其病深在筋骨，如附骨疽。

3.痛发数处，同时肿胀并起，或先后相继者，如流注。

4.肿势蔓延而痛在一处者，是毒已渐聚。肿势散漫而无处不痛者，是毒邪四散，其势鸱张。

5.肿块坚硬，如石不移，不痛或微痛，日久逐渐肿胀，时觉掣痛者，常为岩。

6.肿势坚巨，已成脓而觉痛，症情较轻；已成脓而不觉痛，症情较重。

四、辨痒

痒是皮肤病主要的自觉症状，且多有不同程度的局部表现，如皮肤脱屑、潮红、丘疹、水疱、风团块等；在疮疡的肿疡、溃疡阶段也时有发生。中医认为"热微则痒"，即痒是因风、湿、热、虫之邪客于皮肤肌表，引起皮肉间气血不和，郁而生微热所致；或由于血虚风燥阻于皮肤，肤失濡养，内生虚热而发。由于发生痒的原因不一，以及病变的发展过程不同，故痒的临床表现也各异。

（一）以原因来辨

1.风胜　走窜无定，遍体作痒，抓破血溢，随破随收，不致化腐，多为干性，如牛皮癣、白疕、瘾疹等。

2.湿胜　浸淫四窜，黄水淋漓，最易沿表皮蚀烂，越腐越痒，多为湿性，如急性湿疮；或有传染性，如脓疱疮。

3.热胜　皮肤瘾疹，焮红灼热作痒，或只发于裸露部位，或遍布全身，甚则糜烂，滋水淋漓，结痂成片，常不传染，如接触性皮炎。

4.虫淫　浸淫蔓延，黄水频流，状如虫行皮中，其痒尤甚，最易传染，如手足癣、疥疮等。

5.血虚　皮肤变厚、干燥、脱屑，很少糜烂流滋水，如牛皮癣、慢性湿疮。

（二）以病变过程来辨

1.肿疡作痒　一般较为少见，如有头疽、疔疮初起，局部肿势平坦，根脚散漫，脓犹未化之时，可有作痒的感觉，这是毒势炽盛，病变有发展的趋势。特别是疫疔，只痒不痛，但病情更为严重。又如乳痈等经治疗后局部肿痛已减，余块未消之时，也有痒的感觉，这是毒势已衰，气血通畅，病变有消散之趋势。

2.溃疡作痒　如痈疽溃后，肿痛渐消，忽然患部感觉焮热奇痒，常由于脓区不洁，脓液浸渍皮肤，护理不善所致；或因应用汞剂、砒剂、敷贴膏药等引起皮肤过敏而发。如溃疡经治疗后脓流已畅、余肿未消之时，或于腐肉已脱、新肌渐生之际，而皮肉间感觉微微作痒，这是毒邪渐化，气血渐充，助养新肉，将要收口的佳象。

五、辨麻木

麻木是由于气血失调或毒邪炽盛，以致经脉阻塞，气血不达而成。由于麻木的致病原因不同，其临床表现也有差别。如疔疮、有头疽坚肿色褐，麻木不知痛痒，伴有较重的全身症状，为毒邪炽盛，壅塞脉道，气血不运所致，常易发展为走黄和内陷；如麻风病患部皮肤增厚，麻木不仁，不知痛痒，为气血失和所致；脱疽早期患肢麻木且冷，为气血不运，脉络阻塞，常易致筋骨腐烂，顽固难愈。

六、辨脓

脓是外科疾病中常见的病理产物。脓因皮肉之间热胜肉腐蒸酿而成，由气血所化生，是肿疡在不能消散的阶段所出现的主要症状。及时正确辨别脓的有无、脓肿部位深浅，然后才能进行适当的处理；依据脓液性质、色泽、气味等变化，有助于正确判断疾病的预后顺逆，这是判断外科疮疡发展与转归的重要环节。

（一）成脓的特点

1.疼痛 阳证脓疡因正邪交争剧烈，脓液积聚，脓腔张力不断增高，压迫周围组织而疼痛剧烈。局部按之灼热痛甚，拒按明显；老年体弱者应激力差，反应迟钝，痛感缓和。阴证脓疡则痛热不甚而酸胀感明显。

2.肿胀 皮肤肿胀、皮薄光亮为有脓。深部脓肿皮肤变化不明显，但胀感较甚。

3.温度 用手仔细触摸患部，与周围正常皮肤相比，若为阳证脓疡，则多局部温度增高。

4.硬度 《外科理例》云："按之牢硬未有脓，按之半软半硬已成脓，大软方是脓成。"《疡医大全》又谓："凡肿疡按之软隐者，随手而起者，为有脓；按之坚硬，虽按之有凹，不即随手起者，为脓尚未成。"肿块已软为脓已成。

（二）确认成脓的方法

1.按触法 用两手食指的指腹轻放于脓肿患部，相隔适当的距离，然后以一手指稍用力按一下，另一手指端即有一种波动的感觉，这种感觉称为应指。经反复多次及左右相互交替试验，若应指明显者为有脓。

2.透光法 医生用左手遮着患指（趾），同时用右手把手电筒放在患指（趾）下面，对准患指（趾）照射，然后注意观察指（趾）部上面，如见深黑色的阴影为有脓。不同部位的脓液积聚，其阴影可在其相应部位显现。此法适用于指、趾部甲下的辨脓，因其局部组织纤薄且能透光。如蛇眼疔甲根后的脓液积聚，可在指甲根部见到轻度的遮暗；蛇头疔脓液在骨膜部，沿指骨的行程有增强的阴影而周围清晰；在骨部的，沿着骨有黑色遮暗，并在感染区有明显的轮廓；在关节部的，则关节处有很少的遮暗；在腱鞘内的，有轻度遮暗，其行程沿整个手指的掌面；全手指尖部、整个手指的脓肿则呈一片显著暗区。

3.点压法 在手指（趾）部，当病灶处脓液很少的情况下，可用点压法检查，该法简单易行。用大头针尾或火柴头等小的圆钝物，在患部轻轻点压，如测得有局限性的剧痛点，即为可疑脓肿。

4.穿刺法 若脓液不多且位于组织深部时，用按触法辨脓有困难，可直接采用注射器穿刺抽脓方法，不仅可以用来辨别脓的有无，确定脓肿深度，而且还可以采集脓液标本，进行培养和药物敏感实验。操作时必须严格消毒，注意选择粗细适当的针头、进针角度、深度等。选定痛点明显处为穿刺点，局麻后负压进针，边进边吸，若见脓液吸出，即可确定脓肿部位。若一次穿刺无脓，可重复穿刺。

5.B超 B超的特点是操作简单、无损伤，可比较准确地确定脓肿部位，并协助判断脓肿大小，从而能引导穿刺或切开排脓，尤其适用于深部脓肿。

（三）辨脓的部位深浅

确认脓疡深浅，可为切开引流提供进刀深度。若深浅不辨，浅者深开，容易损伤正常组织，增加患者痛苦。

1. 浅部脓疡　如阳证脓疡，其临床表现为高突坚硬，中有软陷，皮薄焮红灼热，轻按则痛且应指。

2. 深部脓疡　肿块散漫坚硬，按之隐隐软陷，皮肤不热或微热，不红或微红，重按方痛。

（四）辨脓的形质、色泽和气味

1. 脓的形质　如脓稠厚者，为元气充盛；淡薄者，为元气较弱。如先出黄白稠厚脓液，次出黄稠滋水，是将敛佳象；若脓由稠厚转为稀薄，体质渐衰，为一时难敛。

2. 脓的色泽　如黄白质稠，色泽鲜明，为气血充足，最是佳象；如黄浊质稠，色泽不净，为气火有余，尚属顺证；如黄白质稀，色泽洁净，气血虽虚，未为败象；如脓色绿黑稀薄，为蓄毒日久，有损筋伤骨之可能；如脓中夹有瘀血者，为血络损伤。

3. 脓的气味　一般略带腥味者，其质必稠，大多是顺证现象；脓液腥秽恶臭者，其质必薄，大多是逆证现象，常为穿膜损骨之征。其他有如蟹沫者，为内膜已透，每多难治。

总之，脓为气血所化，宜稠厚不宜稀薄；宜明净不宜污浊；宜排出不宜滞留。

七、辨溃疡

（一）色泽

阳证溃疡多色泽红活鲜润，疮面脓液稠厚黄白，腐肉易脱，新肉易生，疮口易敛，知觉正常；阴证溃疡多疮面色泽灰暗，脓液清稀，或时流血水，腐肉不脱，或新肉不生，疮口经久难敛，疮面不知痛痒。如疮顶突然陷黑无脓，四周皮肤暗红，肿势扩散，多为疔疮走黄之象；如疮面腐肉已尽而脓水灰薄，新肉不生，状如镜面，光白板亮，为虚陷之证。

（二）形态

1. 化脓性溃疡　疮面边缘整齐，周围皮肤微有红肿，一般口大底小，内有少量脓性分泌物。

2. 压迫性溃疡（缺血性溃疡）　初期皮肤暗紫，很快变黑并坏死，滋水、液化、腐烂，脓液有臭味，可深及筋膜、肌肉、骨膜。多见于褥疮。

3. 疮痨性溃疡　疮口多呈凹陷形或潜行空洞或漏管，疮面肉色不鲜，脓水清稀，并夹有败絮状物，疮口愈合缓慢或反复溃破，经久难愈。

4. 岩性溃疡　疮面多呈翻花状如岩穴，有的在溃疡底部见有珍珠样结节，内有紫黑坏死组织，渗流血水，伴腥臭味。

5. 梅毒性溃疡　多呈半月形，边缘整齐，坚硬削直如凿，略微内凹，基底面高低不平，并有稀薄臭秽分泌物。

（三）四畔

四畔是指外科疾病病灶四周。辨四畔，就是通过辨识病灶紧邻部位的特征，来判断外科疾病是趋向痊愈、恶化或慢性迁延。比如疔疮，四畔有赤肿，即有护场，为可治；四畔无赤肿，或肿势平塌扩散，则预后不良。又如溃疡，随着脓出腐脱，若四畔红肿渐消，则疮口易敛；若四畔皮色紫暗或瘀肿不消，为气滞血瘀未清，则疮面愈合迟缓；若四畔板滞木硬，皮色暗黑，干燥脱屑，为病久气虚血瘀，则疮面迁延难愈。

八、辨出血

出血是临床中常见而重要的症状之一，中医外科疾病以便血、尿血最为常见。准确辨认出血的性状、部位、原因，对及时诊断、合理治疗具有十分重要的意义。

（一）便血

便血亦称"血泄"，即指血从肛门下泄，包括粪便带血及单纯下血。便血有"远血""近血"之说。上消化道出血一般呈柏油样黑便，为远血；直肠、肛门的便血见血色鲜红，为近血。便血的颜色与出血部位、出血量及血液在肠道内停留时间长短有关。一般柏油样黑便的形成可由自口腔至盲肠任何部位的出血所造成；但若肠道蠕动极快时，则血色鲜红或血便混杂；乙状结肠、直肠出血则血液多附着在粪便表面，血便不相混杂。内痔以便血为主，多发生在排便时，呈喷射状或便后滴沥鲜血；肛裂排便时血色鲜红而量少，并伴剧烈疼痛；结肠癌多以腹部包块就诊，血便混杂，常伴有黏液；直肠癌则以便血求治，肛门下坠，粪便表面附着鲜红或暗红色血液，晚期可混有腥臭黏液，常误诊为痔，指诊可以帮助确诊。另外，各种原因导致的败血症及食用某些食物等也可见有黑便，应根据临床表现及病史进行详辨。

（二）尿血

尿血亦称"溲血""溺血"，是指排尿时尿液中有血液或血块而言。一般以无痛者为"尿血"，有痛者称"血淋"。泌尿生殖系的感染、结石、肿瘤、损伤等是导致尿血的主要原因。如肾、输尿管结石，在疼痛发作期间或疼痛后出现不同程度的血尿，一般为全程血尿；膀胱、尿道结石多为终末血尿；肾肿瘤常为全程无痛血尿，一般呈间歇性；膀胱肿瘤呈持续性或间歇性无痛肉眼血尿，出血较多者可以排出血块；外伤损及泌尿系统，如器械检查或手术等均可造成出血，引起尿血。临床上可根据病史、体征及其他检查，明确出血部位。另外尚有一些疾病，如结缔组织疾病和免疫系统、内分泌、代谢障碍性疾病，也可以引起尿血。

第六节　善恶顺逆辨证

善恶顺逆辨证，即通过辨"五善七恶""顺逆吉凶"，来判断外科疾病转归预后的好坏，在外科疾病的辨证中具有一定的重要性。善、恶、顺、逆均是指病理过程，其中的"善"和"顺"并不是指生理功能的正常情况。

一、辨善恶

善，即好的现象；恶，即坏的现象。善证表示疾病预后良好，恶证表示疾病预后凶险。辨善证恶证，是以观察分析外科疾病的全身症状变化来判断其转归预后。

1.五善　①心善：精神爽快，言语清亮，舌润不渴，寝寐安定；②肝善：身体轻便，不怒不惊，指甲红润，二便通利；③脾善：唇色滋润，饮食知味，脓黄而稠，大便和调；④肺善：声音洪亮，不喘不渴，呼吸均匀，皮肤润泽；⑤肾善：并无潮热，口和齿润，小便清长，夜卧安静。

2.七恶 ①心恶：神志昏糊，心烦舌燥，疮色紫黑，言语呢喃；②肝恶：身体强直，目难正视，疮流血水，惊悸时作；③脾恶：形容消瘦，疮陷脓臭，不思饮食，纳药呕吐；④肺恶：皮肤枯槁，痰多音暗，呼吸喘急，鼻翼扇动；⑤肾恶：时渴引饮，面容惨黑，咽喉干燥，阴囊内缩；⑥脏腑败坏：身体浮肿，呕吐呃逆，肠鸣泄泻，口糜满布；⑦气血衰竭（阳脱）：疮陷色暗，时流污水，汗出肢冷，嗜卧语低。

二、辨顺逆

顺，即正常现象；逆，即反常现象。顺证是指外科疾病在其发展过程中按顺序出现应有的症状者，表示疾病发展过程顺利，能取得好的结局；逆证是指不按顺序，或出现不应有的不良症状者，表示疾病发展经过不顺利，转归凶险。辨顺证逆证，主要从局部症状进行辨析，以判断外科疾病的转归预后。

1.顺证 ①初起：由小渐大，疮顶高突，焮红疼痛，根脚不散；②已成：顶高根软，皮薄光亮，易脓易腐；③溃后：脓液稠厚黄白，色鲜不臭，腐肉易脱，肿消痛减；④收口：疮面红活鲜润，新肉易生，疮口易敛，感觉正常。

2.逆证 ①初起：形如黍米，疮顶平塌，根脚散漫，不痛不热；②已成：疮顶软陷，肿硬紫暗，不脓不腐；③溃后：皮烂肉坚无脓，时流血水，肿痛不减；④收口：脓水清稀，腐肉虽脱，新肉不生，色败臭秽，疮口经久难敛，创面不知痛痒。

善证和顺证是人体在感受病邪后发生的一系列局部和全身症状，由于正气未衰，气血充足，能与病邪相争，而且正气占优势地位，正能胜邪，毒邪不易扩散，不侵及脏腑，预后良好。恶证和逆证，是人体感受病邪后，由于正气虚衰，气血不充，在邪正相争过程中，正不胜邪，病邪占优势地位，致使毒邪扩散，内侵脏腑，则恶证频现。在临证中，见到善证、顺证时不能疏忽，见到恶证、逆证时亦不要惊惶，应及时救治，如治疗得当，也可转为善证、顺证。

【复习思考题】

1. 如何理解中医外科学的辨证与辨病？
2. 局部辨证是中医外科的辨证特色，在临床上如何处理好与全身辨证的关系？

第五章

中医外科疾病治法

扫一扫，查阅本章数字资源，含PPT、音视频、图片等

外科的治疗方法分内治和外治两大类。内治之法基本与内科相同，但其中有透脓、托毒等法，以及结合某些外科疾病应用某些比较独特的方药，则与内科有显著区别，为外科内治法之特点；而外治法中的外用药物、手术疗法和其他疗法中的引流、垫棉、挂线等法，则为外科所独有。临证时，病证轻浅或某些皮肤疾患，可以单用外治获效。但大部分外科疾病须外治与内治结合，相辅相成，以增强疗效。不论内治法还是外治法，在具体应用时，都应根据患者的体质、致病因素和疾病的轻重缓急、阶段的不同，辨别阴阳、经络、部位，确定疾病的性质，然后确立内治与外治法则，运用不同方药和方法，才能获得满意的治疗效果。

第一节　内治法

内治法除了从整体观念进行辨证施治外，还要依据外科疾病的发生发展过程，比如按照疮疡初起、成脓、溃后三个不同发展阶段（即初起为邪毒蕴结、经络阻塞、气血凝滞；成脓期为瘀久化热，腐肉成脓；溃后则为脓毒外泄、正气耗损），确立消、托、补三个总的治疗原则。然后循此治则，运用具体的治疗方法，如解表、清热、和营等法。只有确立总的治则和治法后，选用适当的方药，才能做到有的放矢，取得更好的疗效。

一、内治法的三个总则

（一）消法

消法是运用不同的治疗方法和方药，使初起的外科疾病得到消散，不使邪毒结聚、走窜、发展或成脓，是一切外科疾病初起的治疗法则。此法适用于尚未成脓的初期肿疡和非化脓性肿块性疾病及各种皮肤疾病等。该法可使患者免受溃脓、手术之苦，又能缩短病程，故古人有"以消为贵"的说法。但由于外科疾病的致病原因不同，病机转化有别，症状表现各异，因而在具体应用消法时，必须针对病种、病位、病因病机、病情，分别运用不同的方法。如有表邪者解表，里实者通里，热毒蕴结者清热，寒邪凝结者温通，痰凝者祛痰，湿阻者理湿，气滞者行气，血瘀者化瘀和营等。此外，还应结合患者的体质强弱、肿疡所属的经络部位等，加减不同的药物。按此施治，则未成脓者可以内消，即使不能消散，也可移深居浅，转重为轻。若疮形已成，则不可概用内消之法，以免毒散不收，气血受损；或脓毒内蓄，侵蚀好肉，甚至腐烂筋骨，反使溃后难敛，不易速愈。故《外科启玄》云："如形症已成，不可此法也。"

（二）托法

托法是用补益气血和透脓托毒的药物，扶助正气、托毒外出，以免毒邪扩散和内陷的治疗法则。托法适用于外疡中期，即成脓期，此时热毒已腐肉成脓，由于一时疮口不能溃破，或机体正气虚弱无力托毒外出，均会导致脓毒滞留。治疗上应根据患者体质强弱和邪毒盛衰状况，分为补托和透托两种方法。补托法用于正虚毒盛，不能托毒外达，疮形平塌，根脚散漫不收，难溃难腐的虚证；透托法用于虽正气未衰而毒邪炽盛者，可用透脓的药物，促其早日脓出毒泄，肿消痛减，以免脓毒旁窜深溃。

（三）补法

补法就是用补养的药物，恢复其正气，助养其新生，使疮口早日愈合的治疗法则。此法则适用于溃疡后期，此时毒势已去，精神衰疲，血气虚弱，脓水清稀，肉芽灰白不实，疮口难敛。补法是治疗虚证的法则，所以外科疾病只要有虚的证候存在，特别是疮疡的生肌收口期，均可应用。凡气血虚弱者，宜补养气血；脾胃虚弱者，宜理脾和胃；肝肾不足者，宜补益肝肾等。但毒邪未尽之时切勿遽用补法，以免留邪为患，助邪鸱张，犯"实实之戒"。

二、内治法的具体应用

上述消、托、补三大法则是治疗外科疾病的三个总则。由于疾病的病种、病因、病机、病位、病性、病程等不同，因此在临床具体运用时治法很多，归纳起来大致有解表、通里、清热、温通、祛痰、理湿、行气、和营、内托、补益、调胃等 11 种。

（一）解表法

解表法是用解表发汗的药物达邪外出，使外证得以消散的治法，正如《内经》所说"汗之则疮已"之意，即通过发汗开泄腠理，使壅阻于皮肤血脉之间的毒邪随汗而解。因邪有风热、风寒之分，故法有辛凉、辛温之别。

1.方剂举例　辛凉解表方，如银翘散或牛蒡解肌汤；辛温解表方，如荆防败毒散、桂枝汤。

2.常用药物　辛凉解表药，如薄荷、桑叶、蝉衣、牛蒡子、连翘、浮萍、菊花等；辛温解表药，如荆芥、防风、麻黄、桂枝、羌活、生姜、葱白等。

3.适应证　辛凉解表法用于外感风热证，症见疮疡局部焮红肿痛，或皮肤出现急性泛发性皮损，皮疹色红、瘙痒，伴有恶寒轻、发热重、汗少、口渴、咽喉疼痛、小便黄、舌苔薄黄、脉浮数者，如颈痈、乳痈初起，头面部丹毒，瘾疹（风热证），药疹等；辛温解表法用于外感风寒证，症见疮疡局部肿痛酸楚，皮色不变，或皮肤出现急性泛发性皮损，皮疹色白，或皮肤麻木，伴有恶寒重、发热轻、无汗、头痛、身痛、口不渴、舌苔白、脉浮紧者，如瘾疹（风寒证）。

4.注意点　凡疮疡溃后，日久不敛，体质虚弱者，即使有表证存在，亦不宜发汗太过，否则汗出过多，体质更虚，易引起痉厥、亡阳之变。所以《伤寒论》说："疮家，身虽疼痛，不可发汗，汗出则痉。"其含义在此。

（二）通里法

通里法是用泻下的药物，使蓄积在脏腑内部的毒邪得以疏通排出，从而达到除积导滞、逐瘀散结、泄热定痛、祛邪消毒的目的。外科通里法常用的为攻下（寒下）和润下两法。

1. 方剂举例 攻下法方，如大承气汤、内疏黄连汤、凉膈散；润下法方，如润肠汤。

2. 常用药物 攻下药物，如大黄、芒硝、枳实、番泻叶；润下药物，如瓜蒌仁、火麻仁、郁李仁、蜂蜜等。

3. 适应证 攻下法适用于表证已罢，热毒入腑，内结不散的实证、热证，如外科疾病局部焮红肿胀、疼痛剧烈，或皮肤病之皮损处焮红灼热，并伴口干饮冷、壮热烦躁、呕恶便秘、舌苔黄腻或黄糙、脉沉数有力者；润下法适用于阴虚肠燥便秘者，如疮疡、肛肠疾病、皮肤病等阴虚火旺，胃肠津液不足而见口干食少、大便秘结、脘腹痞胀、舌干质红、苔黄腻或薄黄、脉细数者。

4. 注意点 运用通里攻下法必须严格掌握适应证，尤以年老体衰、妇女妊娠或月经期更宜慎用。使用时应中病即止，不宜过剂，否则会损耗正气，致疾病缠绵难愈。泻下药物虽然可以直接泻下壅结之热毒，但在使用时可适当配以清热解毒之品，以增强清泄热毒之效。

（三）清热法

清热法是用寒凉的药物，使内蕴之热毒得以清解的治法，也就是《内经》所说"热者寒之"的治法。由于外科疮疡多因火毒所生，所以清热法是外科的主要治疗法则。但在具体运用时，首先必须分辨热之盛衰、火之虚实。实火宜清热解毒，热在气分当清气分之热，入营当清营泄热，入血直须凉血散血；阴虚火旺当养阴清热。

1. 方剂举例 清热解毒方，如五味消毒饮；清气分之热方，如黄连解毒汤；清营分热方，如清营汤；清血分热方，如犀角地黄汤（犀角改服羚羊角粉或水牛角粉）；养阴清热方，如知柏地黄丸；清骨蒸潮热方，如清骨散。

2. 常用药物 清热解毒药有蒲公英、紫花地丁、金银花、连翘、重楼、野菊花等；清气分热药有黄连、黄芩、黄柏、石膏等；清营血分热药有水牛角、生地黄、赤芍、牡丹皮、紫草、大青叶等；养阴清热药有生地黄、玄参、麦冬、龟板、知母等；清骨蒸潮热药有地骨皮、青蒿、鳖甲、银柴胡等。

3. 适应证 清热解毒法用于热毒之证，症见局部红、肿、热、痛，伴发热烦躁、口燥咽干、舌红苔黄、脉数等，如疔疮、疖、痈等疮疡；清气分热适用于局部色红或皮色不变、灼热肿痛的阳证，或皮肤病之皮损焮红灼热，脓疱糜烂，并伴壮热烦躁、口干喜冷饮、溲赤便干、舌质红、苔黄腻或黄糙、脉洪数者，如颈痈、流注、接触性皮炎、脓疱疮等。在临床上，清热解毒与清气分热有时不能截然分清，常相互合并应用。清血分热适用于邪热侵入营血，症见局部焮红灼热的外科疾病，如烂疔、发、大面积烧伤；皮肤病出现红斑、瘀点、灼热，如丹毒、白疕（血热型）、红蝴蝶疮等，可伴有高热、口渴不欲饮、心烦不寐、舌质红绛、苔黄、脉数等。以上三法在热毒炽盛时可相互同用。若热毒内传、邪陷心包而见烦躁不安、神昏谵语、身热、舌质红绛、苔黑褐而干、脉洪数或细数，是为疔疮走黄、疽毒内陷，又当加清心开窍法，可应用安宫牛黄丸、紫雪丹、至宝丹等。养阴清热法用于阴虚火旺的慢性病证，如红蝴蝶疮、有头疽溃后、蛇串疮恢复期，或走黄、内陷后阴伤有热者。清骨蒸潮热一般用于瘰疬、流痰后期虚热不退者。

4. 注意点 应用清热药切勿太过，必须兼顾胃气，如过用苦寒，势必损伤胃气而致纳呆、呕恶、泛酸、便溏等症状。尤其在疮疡溃后体质虚弱者更应注意，过投寒凉药物往往会影响疮口愈合。

（四）温通法

温通法是用温经通络、散寒化痰的药物，以驱散阴寒凝滞之邪的治法，为治疗寒证的主要法则，即《内经》所说"寒者热之"之意。本法在外科临床运用时主要有温经通阳、散寒化痰和温经散寒、祛风化湿两法。

1. 方剂举例　温经通阳方，如阳和汤；温经散寒方，如独活寄生汤。

2. 常用药物　温经通阳、散寒化痰药物，如附子、肉桂、干姜、桂枝、麻黄、白芥子等；温经散寒、祛风化湿药物，如细辛、桂枝、羌活、独活、秦艽、防风、桑寄生等。

3. 适应证　温经通阳、散寒化痰法适用于体虚寒痰阻于筋骨，患处隐隐作痛、漫肿不显、不红不热、面色苍白、形体恶寒、小便清利、舌淡苔白、脉迟或沉等内寒证，如流痰、脱疽等病；温经散寒、祛风化湿法适用于体虚风寒湿邪侵袭筋骨，患处酸痛麻木、漫肿、皮色不变、恶寒重发热轻、苔白腻、脉迟紧等外寒证者。

总之，上述两法之中阳和汤以温阳补虚为主，一般多用于体质较虚者，为治疗虚寒阴证的代表方；独活寄生汤祛邪补虚并重，如体质较强者，只要去其补虚之品，仍可应用。

4. 注意点　阴虚有热者不可施用本法，因温燥之药能助火劫阴，若用之不当，能造成其他变证。临床上应用温通法多配以补气养血、活血通络之品，使元气充足，血运无阻，经脉流通，阳气畅达。

（五）祛痰法

祛痰法是用咸寒软坚化痰的药物，使因痰凝聚之肿块得以消散的治法。一般情况下，痰不是疮疡的主要发病原因，多为外感六淫、内伤七情及体质虚弱等使气机阻滞、液聚成痰。因此，祛痰法在临床运用时大多数是针对不同的病因，配合其他治法使用，才能达到化痰、消肿、软坚的目的。故分有疏风化痰、清热化痰、解郁化痰、养营化痰等法。

1. 方剂举例　疏风化痰方，如牛蒡解肌汤合二陈汤；清热化痰方，如清咽利膈汤合二母散；解郁化痰方，如逍遥散合二陈汤；养营化痰方，如香贝养荣汤。

2. 常用药物　疏风化痰药有牛蒡子、薄荷、蝉衣、夏枯草、陈皮、杏仁、半夏等；清热化痰药，如板蓝根、连翘、黄芩、金银花、贝母、桔梗、瓜蒌、天竺黄、竹茹等；解郁化痰药，如柴胡、川楝子、郁金、香附、海藻、昆布、白芥子等；养营化痰药，如当归、白芍、首乌、茯苓、贝母等。

3. 适应证　疏风化痰法适用于风热夹痰证，如颈痈结块肿痛，伴有咽喉肿痛、恶风发热；清热化痰法适用于痰火凝聚之证，如锁喉痈红肿坚硬、灼热疼痛，伴气喘痰壅、壮热口渴、便秘溲赤、舌质红绛苔黄腻、脉弦滑数；解郁化痰法适用于气郁夹痰之证，如瘰疬、肉瘿见结块坚实、色白不痛或微痛，伴有胸闷憋气、性情急躁等；养营化痰法适用于体虚夹痰之证，如瘰疬、流痰后期脓水稀薄，或渗流血水，伴形体消瘦、神疲肢软者。

4. 注意点　因痰而致的外科病每与气滞、火热相合，应注意辨证。临床应用可根据病变部位、经络脏腑所属而随经用药，如病在颈项、腮颐加疏肝清火之品，病在乳房加清泻胃热之品。

（六）理湿法

理湿法是用燥湿或淡渗利湿的药物祛除湿邪的治法。湿邪停滞能阻塞气机，病难速愈。治湿之法，在上焦宜化，在中焦宜燥，在下焦宜利。且湿邪致病常与其他邪气结合为患，最多为夹热，其次为夹风，因此理湿之法不单独使用，必须结合清热、祛风等法，才能达到治疗目的。如湿热两盛，留恋气分，要利湿化浊、清热解毒；湿热下注膀胱，宜清热泻火、利水通淋；湿热蕴结肝胆，宜清肝泻火、利湿化浊；风湿袭于肌表，宜除湿祛风。

1. 方剂举例　燥湿健脾方，如平胃散；清热利湿方，如二妙丸、萆薢渗湿汤、五神汤、龙胆泻肝汤等；除湿祛风方，如豨莶丸。

2. 常用药物　燥湿药物，如苍术、佩兰、藿香、厚朴、半夏、陈皮等；淡渗利湿药物，如萆薢、泽泻、薏苡仁、猪苓、茯苓、车前草、茵陈等；祛风除湿药，如白鲜皮、豨莶草、威灵仙、防己、木瓜、晚蚕沙等。

3. 适应证　燥湿健脾法适用于湿邪兼有脾虚不运之证，如外科疾患伴有胸闷呕恶、脘腹胀满、纳食不佳、舌苔厚腻等；清热利湿法适用于湿热交并之证，如湿疮、漆疮、臁疮等见肌肤掀红作痒、滋水淋漓或肝胆湿热引发的子痈、囊痈等；祛风除湿法适用于风湿袭于肌表之证，如白驳风。

4. 注意点　湿邪为黏滞之邪，易聚难化，常与热、风、暑等邪相合而发病，故治疗时必须结合清热、祛风、清暑等法合并应用。理湿之药过用每能伤阴，故阴虚、津液亏损者宜慎用或一般不用。

（七）行气法

行气法是运用行气的药物调畅气机、流通气血，以达到解郁散结、消肿止痛作用的一种治法。气血凝滞是外科病理变化中的一个重要环节，局部肿胀、结块、疼痛都与气机不畅、血脉瘀阻有关。因气为血帅，气行则血行，气滞则血凝，故行气之时多与活血药配合使用；又气郁则水湿不行、聚而成痰，故行气药又多与化痰药合用。

1. 方剂举例　疏肝解郁、行气活血方，如逍遥散、清肝解郁汤；理气化痰、软坚散结方，如海藻玉壶汤、开郁散。

2. 常用药物　疏肝解郁、行气活血药物，如柴胡、香附、枳壳、陈皮、木香、延胡索、金铃子、当归、川芎、白芍、丹参等；理气解郁、化痰软坚药，如海藻、昆布、贝母、青皮、半夏等。

3. 适应证　疏肝解郁、行气活血法适用于肝郁气滞血凝而致肿块坚硬或结块肿痛、不红不热，或痈疽后期寒热已除、毒热已退而肿硬不散者，伴胸闷不舒、口苦、脉弦等，如乳癖、乳岩等；理气化痰、软坚散结法适用于肿势皮紧内软，随喜怒而消长，伴性情急躁、痰多而黏者，如肉瘿、气瘿等病。

4. 注意点　凡行气药物，多有香燥辛温的特性，容易耗气伤阴，故气虚、阴伤或火盛患者须慎用或禁用。此外，行气法在临床上单独使用者较少，常与祛痰、和营等方法配合使用。

（八）和营法

和营法是用调和营血的药物，使经络疏通，血脉调和流畅，从而使疮疡肿消痛止的治法。外科病中疮疡的形成多因"营气不从，逆于肉理"而成，所以和营法在内治法中应用比较广泛。大致可分活血化瘀和活血逐瘀两种治法。

1. 方剂举例　活血化瘀方，如桃红四物汤；活血逐瘀方，如大黄䗪虫丸。

2. 常用药物　活血化瘀药，如桃仁、红花、当归、赤芍、红藤等；活血逐瘀药，如䗪虫、水蛭、虻虫、三棱、莪术等。

3. 适应证　活血化瘀法适用于经络阻隔、气血凝滞引起的外科疾病，如肿疡或溃后肿硬疼痛不减，结块色红较淡或不红或青紫者；活血逐瘀法适用于瘀血凝聚、闭阻经络所引起的外科疾病，如乳岩、筋瘤等。

4. 注意点　和营法在临床上有时需与其他治法合并应用。若有寒邪者，宜与祛寒药合用；血虚者，宜与养血药合用；痰、气、瘀互结为患，宜与理气化痰药合用等。和营活血的药一般性多温热，所以火毒炽盛者不应使用，以防助火；对气血亏损者，破血逐瘀药也不宜过用，以免伤血。

（九）内托法

内托法是用补益和透脓托毒的药物扶助正气，托毒外出，使疮疡毒邪移深居浅，早日液化成脓，或使病灶趋于局限化，使邪盛者不致脓毒旁窜深溃，正虚者不致毒邪内陷，从而达到脓出毒泄、肿消痛止的目的，寓有"扶正达邪"之意。临床上根据病情虚实情况，托法可分为透托法和补托法两类，其中补托法又可分为益气托毒法和温阳托毒法。

1. 方剂举例　透托方，如透脓散；益气托毒方，如托里消毒散；温阳托毒方，如神功内托散。

2. 常用药物　如黄芪、党参、白术、当归、白芍、附子、干姜、皂角刺等。

3. 适应证　透托法用于肿疡已成，毒盛正气不虚，肿疡尚未溃破或溃破后脓出不畅者，多用于实证。补托法用于肿疡毒势方盛，正气已虚，不能托毒外出者。如见疮形平塌、根盘散漫、难溃难腐，或溃后脓水稀少、坚肿不消，并出现精神不振、面色无华、脉数无力等症状，可用益气托毒法；如见疮形漫肿无头，疮色灰暗不泽，化脓迟缓，或局部肿势已退、腐肉已尽而脓水灰薄，或偶带绿色、新肉不生、不知疼痛，伴自汗肢冷、腹痛便泄、精神萎靡、脉沉细、舌质淡胖等症，可用温阳托毒法。

4. 注意点　透托法不宜用之过早，肿疡初起未成脓时勿用；补托法在正实毒盛的情况下不可施用，否则不但无益，反能滋长毒邪，使病势加剧而犯"实实之戒"，故透脓散方中的当归、黄芪，凡湿热火毒炽盛之时皆去而不用。此外，内托法常与清热法同用，因热盛则肉腐，肉腐则为脓，故透脓的同时要酌加清热药物，火热熄则脓腐尽。

（十）补益法

补益法是用补虚扶正的药物，使体内气血充足，以消除虚弱，恢复正气，助养新肉生长，使疮口早日愈合的治法，即《内经》所说"虚者补之""损者益之"之意。补益法主要有益气、养血、滋阴、助阳等方面。

1. 方剂举例　益气方，如四君子汤；养血方，如四物汤；气血双补方，如八珍汤；滋阴方，如六味地黄丸；助阳方，如桂附八味丸或右归丸。

2. 常用药物　益气药，如党参、黄芪、白术；养血药，如当归、熟地黄、鸡血藤、白芍；滋阴药，如生地黄、玄参、麦冬、女贞子、旱莲草；温阳药，如附子、肉桂；助阳药，如仙茅、淫羊藿、巴戟天、鹿角片等。

3. 适应证　凡具有气虚、血虚、阴虚、阳虚症状者，均可应用补法。一般适用于疮疡中后期、皮肤病等凡有气血不足及阴阳偏虚者。在具体运用时，症见肿疡疮形平塌散漫，顶不高突，成脓迟缓，溃疡日久不敛、脓水清稀者，可用调补气血法；如呼吸气短，语声低微，疲倦乏力，自汗，饮食不振，舌淡苔少，脉虚无力者，宜以补气为主；如面色苍白或萎黄，唇色淡白，头晕眼花，心悸不寐，手足发麻，脉细无力者，宜以补血为主；如皮肤病皮损表现为干燥、脱屑、肥厚、粗糙、皲裂、苔藓样变，毛发干枯脱落，伴有头晕眼花、面色苍白等全身症状，宜养血润燥；如一切疮疡不论已溃未溃，或皮肤病、肛门病，症见口干咽燥、耳鸣目眩、手足心热、午后低热、形体消瘦、舌红少苔、脉象细数者，宜用滋阴法治之；如一切疮疡肿形软漫，不易酿脓腐溃，溃后肉色灰暗，新肉难生，伴大便溏薄、小便频数、肢冷自汗、少气懒言、倦怠嗜卧、舌质淡苔薄、脉象微细者，宜用温补助阳之法。此外，乳房病或皮肤病兼冲任不调者，以补肾之法调冲任。

4. 注意点　疾病有单纯气虚或血虚，阴虚或阳虚，也有气血两虚、阴阳互伤，所以应用补法也当灵活，但以见不足者补之为原则。此外，一般阳证溃后多不应用补法，如需应用，也多用清热养阴醒胃之法，当确显虚象之时，方加补益之品。补益法若用于毒邪炽盛、正气未衰之时，不仅无益，反有助邪之弊。若火毒未清而见虚象者，当以清火为主，佐以补益之品，切忌大补。

（十一）调胃法

调胃法是用调理胃气的药物，使纳谷旺盛，从而促进气血生化的治法。凡疮疡后期溃后脓血大泄，必须靠水谷之营养，以助气血恢复，加速疮口愈合；若胃纳不振，则生化乏源，气血不充，溃后难敛。凡在外科疾病的发展过程中出现脾胃虚弱、运化失司，应及时调理脾胃，不必拘泥于疮疡的后期。古人云"有胃气则生，无胃气则死"，故治疗外科疾病自始至终都要注意到胃气。调胃法在具体运用时分理脾和胃、和胃化浊及清养胃阴等法。

1. 方剂举例　理脾和胃方，如异功散；和胃化浊方，如二陈汤；清养胃阴方，如益胃汤。

2. 常用药物　理脾和胃药，如党参、白术、茯苓、陈皮、砂仁等；和胃化浊药，如陈皮、茯苓、半夏、厚朴、竹茹、谷芽、麦芽等；清养胃阴药，如沙参、麦冬、玉竹、生地黄、天花粉等。

3. 适应证　理脾和胃法适用于脾胃虚弱、运化失职者，如溃疡兼纳呆食少、大便溏薄、舌淡、苔薄、脉濡等症；和胃化浊法适用于湿浊中阻、胃失和降者，如疔疮或有头疽溃后，症见胸闷泛恶、食欲不振、苔薄黄腻、脉濡滑者；清养胃阴法适用于胃阴不足者，如疔疮走黄、有头疽内陷，症见口干少津而不喜饮、胃纳不香，或伴口糜、舌光红、脉细数者。

4. 注意点　理脾和胃、和胃化浊两法的适应证中均有胃纳不佳之症，但前者适用于脾虚而运化失常者，后者适用于湿浊中阻而运化失常者，区分之要点在于苔是否腻与厚薄、舌质淡与不淡，以及有无便溏、胸闷欲恶之症。而清养胃阴法的应用重点在于抓住舌光质红之症。假如三法用之不当，则更增胃浊或重伤胃阴。

以上各种内治疗法，虽每法均各有其适应证，但病情的变化是错综复杂的，在具体运用时往往需数法合并使用。因此，治疗时应根据全身和局部情况、病程阶段，按病情的变化和发展选法用药，才能得到较好的治疗效果。

第二节　外治法

外治法是运用药物、手术、物理方法或使用一定的器械等，直接作用于患者体表某部或病变部位而达到治疗目的的一种方法。《理瀹骈文》说："外治之理，即内治之理，外治之药，即内治之药，所异者法耳。"指出了外治法与内治法治疗机理相同，但给药途径不同。外治法是外科具有特色的治疗方法。

外治法的运用同内治法一样，除了要进行辨证施治外，还要根据疾病不同的发展过程，选择不同的治疗方法。常用的方法有药物疗法、手术疗法和其他疗法三大类。

一、药物疗法

药物疗法是根据疾病所在的部位不同，以及病程发展变化所需，将药物制成不同的剂型施用于患处，使药力直达病所，从而达到治疗目的的一种方法。常用的有膏药、油膏、箍围药、草药、掺药等。

（一）膏药

膏药古代称薄贴，现称硬膏。膏药是按配方用若干药物浸于植物油中煎熬，去渣存油，加入黄丹再煎，利用黄丹在高热下发生物理变化凝结而成的制剂，俗称药肉；也有不用煎熬，经捣烂后再用竹签将药肉摊在纸或布上而成的膏药制剂。目前通过剂型改革，有些已制成胶布型膏药。膏药总的作用是因其富有黏性，敷贴患处能固定患部，使患部减少活动；保护溃疡疮面，可以避免外来刺激或毒邪感染；膏药使用前需加温软化，趁热敷贴患部，使患部得到较长时间的热疗，可改善局部血液循环，增加抗病能力；依据所选药物的功用不同，对肿疡可起到消肿定痛的作用，对溃疡可起到提脓祛腐、生肌收口的作用。

1. 适应证　一切外科疾病初起、成脓、溃后各个阶段均可应用。

2. 用法　由于膏药方剂的组成不同，运用的药物有温凉之异，所以在应用时就有各种不同的适应证。如太乙膏、千捶膏均可用于红肿热痛明显之阳证疮疡，为肿疡、溃疡的通用方，初起贴之能消，已成贴之能溃，溃后贴之能祛腐。太乙膏性偏清凉，功能消肿、清火、解毒、生肌；千捶膏性偏寒凉，功能消肿、解毒、提脓、祛腐、止痛；阳和解凝膏性偏温热，功能温经和阳、祛风散寒、调气活血、化痰通络，用于疮形不红不热、漫肿无头之阴证疮疡未溃者；咬头膏具有腐蚀性，功能蚀破疮头，适用于肿疡脓成，不能自破，以及患者不愿接受手术切开排脓者。此外，膏药摊制的形式有厚薄之分，在具体运用上也各有所宜。如薄型的膏药多适用于溃疡，宜于勤换；厚型的膏药多适用于肿疡，宜于少换，一般3～5天调换1次。

3. 注意点　疮疡使用膏药后有时可能引起皮肤焮红，或起丘疹，或发生水疱，瘙痒异常，甚则溃烂等现象。这是因为皮肤过敏形成膏药风（接触性皮炎）；或溃疡脓水过多，由于膏药不能吸收脓水，淹及疮口，浸淫皮肤，从而引起湿疮。凡见此等情况，可以改用油膏或其他药物。此外，膏药不可去之过早，否则疮面不慎受伤易引发再次感染，复致溃腐；或使疮面形成红色瘢痕，不易消退，有损美观。

（二）油膏

油膏是将药物与油类煎熬或捣匀成膏的制剂，现称软膏。目前，油膏的基质有猪脂、羊脂、松脂、麻油、黄蜡、白蜡及凡士林等。在应用上，其优点有柔软、滑润、无板硬黏着不舒的感觉，尤其对病灶的凹陷折缝处，或大面积的溃疡，使用油膏更为适宜，故近代常用油膏来代替膏药。

1. 适应证　适用于肿疡、溃疡，皮肤病糜烂结痂渗液不多者，以及肛门病等。

2. 用法　由于油膏方剂的组成不同，在具体运用时应针对疾病的性质和发病阶段，根据病情辨证选药。如肿疡期可选用金黄膏、玉露膏、冲和膏、回阳玉龙膏。金黄膏、玉露膏有清热解毒、消肿止痛、散瘀化痰的作用，适用于疮疡阳证。金黄膏长于除湿化痰，对肿而有结块，尤其是急性炎症控制后形成的慢性迁延性炎症更为适宜；玉露膏性偏寒凉，对焮红灼热明显、肿势散漫者效果较佳。冲和膏有活血止痛、疏风祛寒、消肿软坚的作用，适用于半阴半阳证。回阳玉龙膏有温经散寒、活血化瘀的作用，适用于阴证。溃疡期可选用生肌玉红膏、红油膏、生肌白玉膏。生肌玉红膏功能活血祛腐、解毒止痛、润肤生肌收口，适用于一切溃疡腐肉未脱、新肉未生之时，或日久不能收口者；红油膏功能防腐生肌，适用于一切溃疡；生肌白玉膏功能润肤生肌收敛，适用于溃疡腐肉已净、疮口不敛者，以及乳头皲裂、肛裂等病。此外，疯油膏功能润燥杀虫止痒，适用于牛皮癣、慢性湿疮、皲裂等；青黛散油膏功能收湿止痒、清热解毒，适用于蛇串疮及急、慢性湿疮等皮肤焮红痒痛、渗液不多之症，亦可用于痄腮及对各种油膏过敏者；消痔膏、黄连膏功能消痔退肿止痛，适用于内痔脱出、赘皮外痔、血栓外痔等出血、水肿、疼痛之症。

3. 注意点　凡皮肤湿烂，疮口腐肉已尽者，摊贴油膏应薄而勤换，以免脓水浸淫皮肤，不易干燥。目前调制油膏大多应用凡士林，凡士林系矿物油，也可刺激皮肤引起皮炎，如见此等现象应改用植物油或动物油；若对药物过敏者，则改用其他药。油膏用于溃疡腐肉已脱、新肉生长之时，摊贴宜薄，若敷之过厚则使肉芽生长过剩而影响疮口愈合。

（三）箍围药

箍围药古称敷贴，是药粉和液体调制成的糊剂，具有箍集围聚、收束疮毒的作用，用于肿疡初期，促其消散；若毒已结聚，也能促使疮形缩小，趋于局限，早日成脓和破溃；即使肿疡破溃，余肿未消，也可用它来消肿，截其余毒。

1. 适应证　凡外疡不论初起、成脓及溃后，肿势散漫不聚而无集中之硬块者，均可使用本法。

2. 用法　由于箍围药的药性有寒、热的不同，所以在应用时应分别使用，才能收到预期效果。如金黄散、玉露散可用于红肿热痛明显的阳证疮疡；疮形肿而不高，痛而不甚，微红微热，属半阴半阳证者，可用冲和散；疮形不红不热、漫肿无头属阴证者，可用回阳玉龙散。箍围药使用时是将药粉与各种不同的液体调制成糊状，调制液体有多种多样，临床应根据疾病的性质与阶段不同，正确选择使用。以醋调者，取其散瘀解毒；以酒调者，取其助行药力；以葱、姜、韭、蒜捣汁调者，取其辛香散邪；以菊花汁、丝瓜叶汁、金银花露调者，取其清凉解毒，而其中用丝瓜叶汁调制的玉露散治疗暑天疖肿效果较好；以鸡子清调者，取其缓和刺激；蜂蜜有"天然吸收剂"之称，以蜜调者取其缓和刺激，增强吸收；以油类调者，取其润泽肌肤。如上述液体取用有困难时，则可用冷茶汁加白糖少许调制。总之，阳证多用菊花汁、金银花露或冷茶汁调制，半阴半阳证多用葱、姜、韭捣汁或用蜂蜜调制，阴证多用醋、酒调敷。用于外疡初起时，箍围药宜敷满整个病变部位；若毒已结聚，或溃后余肿未消，宜敷于患处四周，不要完全涂布。敷贴应超过肿势范围。

3. 注意点　凡外疡初起，肿块局限者，一般宜用消散药。阳证不能用热性药敷贴，以免助长火毒；阴证不能用寒性药敷贴，以免寒湿痰瘀凝滞不化。箍围药敷后干燥之时，宜时时用液体湿润，以免药物剥落及干板不舒。

（四）草药

草药又称生药，是指采集的新鲜植物药，多为野生。其药源丰富，使用方便，价格低廉，疗效较好，民间使用草药治疗外科疾病积累了很多的经验。

1. 适应证　一切外科疾病之阳证，具有红肿热痛者；创伤浅表出血；皮肤病的止痒；毒蛇咬伤等均可应用。

2. 用法　蒲公英、紫花地丁、马齿苋、芙蓉花叶、七叶一枝花、丝瓜叶等有清热解毒消肿之功，适用于阳证肿疡；可将鲜草药洗净，加食盐少许，捣烂敷患处，每日调换 1～2 次。旱莲草、白茅花、丝瓜叶等有止血之功，适用于浅表创伤的出血；可将草药洗净，捣烂后敷出血处，并加压包扎，白茅花不用捣烂即可直接敷用。徐长卿、蛇床子、地肤子、泽漆、羊蹄根等有止痒作用，适用于急、慢性皮肤病；凡无渗液者可煎汤熏洗，有渗液者捣汁或煎汤冷却后作湿敷；泽漆捣烂后加食盐少许，用纱布包后涂擦白疕皮损处；羊蹄根用醋浸后取汁外搽治牛皮癣。半边莲可捣汁内服，药渣外敷伤口周围，治毒蛇咬伤等。

3. 注意点　用鲜草药外敷时必须先洗净，再用 1∶5000 高锰酸钾溶液浸泡后捣烂外敷；敷后应注意干湿度，干后可用冷开水或草药汁时时湿润，以免患部干绷不舒。

（五）掺药

将各种不同的药物研成粉末，根据制方规律，并按其不同的作用配伍成方，用时掺布于膏药或油膏上，或直接掺布于病变部位，谓之掺药，古称散剂，现称粉剂。掺药的种类很多，治疗外科疾患时应用范围很广，不论肿疡和溃疡等均可应用。其他如皮肤病、肛门病等也同样可以施用。由于疾病的性质和发展阶段不同，应用时要根据具体情况选择用药，可掺布于膏药、油膏上，或直接掺布于疮面上，或黏附在纸捻上插入疮口内，或将药粉时时扑于病变部位，以达到消肿散毒、提脓祛腐、腐蚀平胬、生肌收口、定痛止血、收涩止痒、清热解毒等目的。

掺药配制时应研极细，研至无声为度。植物类药品宜另研过筛；矿物类药品宜水飞；麝香、樟脑、冰片、朱砂粉、牛黄等香料贵重药品宜另研后再与其他药物和匀，制成散剂方可应用，否则用于肿疡药性不易渗透，用于溃疡容易引起疼痛。有香料的药粉最好以瓷瓶贮藏，塞紧瓶盖，以免香气走散。近年来经过剂型的改革，将药粉与水溶液相混合制成洗剂，或将药物浸泡于乙醇溶液中制成酊剂，便于患者应用。

1. 消散药　将具有渗透和消散作用的药粉掺布于膏药或油膏上，贴于患处，可以直接发挥药力，使疮疡蕴结之毒移深居浅，肿消毒散。

（1）适应证　适用于肿疡初起而肿势局限、尚未成脓者。

（2）用法　阳毒内消散、红灵丹具有活血止痛、消肿化痰之功，适用于一切阳证；阴毒内消散、桂麝散、黑退消有温经活血、破坚化痰、散风逐寒之功，适用于一切阴证。

（3）注意点　若病变部肿势不局限者，选用箍围药较宜。

2. 提脓祛腐药　具有提脓祛腐的作用，能使疮疡内蓄之脓毒早日排出，腐肉迅速脱落。一切外疡在溃破之初应选用提脓祛腐药；若脓水不能外出，则攻蚀越深，且腐肉不去则新肉难生，不仅增加患者的痛苦，而且影响疮口的愈合，甚至造成病情恶化而危及生命。因此，提脓祛腐是处理溃疡早期的一种基本方法。

（1）适应证　凡溃疡初期，脓栓未溶，腐肉未脱，或脓水不净、新肉未生的阶段，均宜使用。

（2）用法　提脓祛腐的主药是升丹，升丹以其配制原料种类多少的不同而有小升丹和大升丹之分。小升丹又称"三仙丹"，其配制的处方中只有水银、火硝和明矾三种原料；大升丹的配制处方除上述三种药品外，尚有皂矾、朱砂、雄黄及铅等。升药又可依其炼制所得成品的颜色而分为"红升"和"黄升"两种。两者的物理性质、化学成分、药理作用和临床用法等大同小异。升丹是中医外科中常用的一种药品，现代科学研究证明，升丹化学成分主要为汞化合物如氧化汞、硝酸汞等，红升丹中还含有氧化铅，其中汞化合物有毒，有杀菌消毒作用。药理研究证实，汞离子能和病菌呼吸酶中的硫氢基结合，使之固定而失去原有活力，终致病原菌不能呼吸而趋于死亡；硝酸汞是可溶性盐类，加水分解而成酸性溶液，对人体组织有缓和的腐蚀作用，可使与药物接触的病变组织蛋白质凝固坏死，逐渐与健康组织分离而脱落，具有"祛腐"作用。目前采用的是小升丹，临床使用时若疮口大者可掺于疮口上，疮口小者可黏附在药线上插入，亦可掺于膏药、油膏上盖贴。升丹因药性太猛，须加赋形药使用，常用的有九一丹、八二丹、七三丹、五五丹等。在腐肉已脱、脓水已少的情况下，更宜减少升丹含量。此外，尚有不含升丹的提脓祛腐药，如黑虎丹，可用于对升丹过敏者。

关于升丹的毒性，2012年完成的国家"十一五"科技支撑计划项目"九一丹外用的安全性和规范性研究"，经过多中心临床研究和动物急性毒性试验、慢性毒性试验和长期毒性蓄积实验，表明九一丹是一种低毒的外用制剂，其安全性分级为2级，在一定时间、一定剂量范围内外用比较安全。九一丹外用后机体对氧化汞的吸收与用药部位、疮面的脓腐附着情况、疮面血供情况、疮面面积密切相关。有肾功能障碍者应禁用。

（3）注意点　升丹属有毒刺激性药品，凡对升丹过敏者应禁用；对大面积疮面应慎用，以防过多地吸收而发生汞中毒。若病变在眼部、唇部附近者，也应禁用，以免强烈的腐蚀有损容貌。此外，升丹放置陈久使用可使药性缓和，从而减轻疼痛。升丹为汞制剂，宜用黑瓶贮藏，以免氧化变质。

3. 腐蚀药与平胬药　腐蚀药又称追蚀药，具有腐蚀组织的作用，掺布患处能使疮疡不正常的组织得以腐蚀枯落。平胬药具有平复胬肉的作用，能使疮口增生的胬肉回缩。

（1）适应证　凡肿疡在脓成未溃时；痔疮、瘰疬、赘疣、息肉等病；疮疡破溃以后，疮口太小，引流不畅；疮口僵硬，胬肉突出，腐肉不脱等妨碍收口时均可使用。

（2）用法　由于腐蚀平胬成方的药物组成不同，药性作用有强弱之分，因此在临床上应根据其适应证而分别使用。如白降丹，适用于溃疡疮口太小，脓腐难去者，可用桑皮纸或丝绵纸做成裹药，插于疮口，使疮口开大，脓腐易出；还可用于赘疣，点之可以腐蚀枯落；另有以米糊做条，用于瘰疬，则能起攻溃拔核的作用。枯痔散一般用于痔疮，将此药涂敷于痔核表面，能使其焦枯脱落。三品一条枪插入患处能腐蚀漏管，也可以蚀去内痔，攻溃瘰疬。平胬丹适用于疮面胬肉突出者，掺药其上能使胬肉平复。

（3）注意点　腐蚀药一般含有汞、砒成分，因汞、砒的腐蚀力较其他药物大，在应用时必须谨慎。尤其在头面、指、趾等肉薄近骨之处，不宜使用过烈的腐蚀药物。即使需要应用，必须加赋形药减低其药力，以免伤及周围正常组织，待腐蚀目的达到，即应改用其他提脓祛腐或生肌收口药。不要长期、过量地使用，以免引起汞中毒。对汞、砒过敏者则应禁用。

4. 祛腐生肌药　具有提脓祛腐、解毒活血、生肌收敛的作用，掺敷在疮面上能改善溃疡局部血液循环，促使脓腐液化脱落，促进新肉生长。

（1）适应证　溃疡日久，腐肉难脱，新肉不生；或腐肉已脱，新肉不长，久不收口者。

（2）用法　取药粉适量，直接掺布在疮面上；或制成药捻，插入疮口内。回阳玉龙散用于溃疡属阴证，腐肉难脱，肉芽暗红，或腐肉已脱，肉芽灰白，新肉不长者，具有温阳活血、祛腐生肌之功。月白珍珠散、拔毒生肌散用于溃疡阳证，其中月白珍珠散用于腐肉脱而未尽，新肉不生，久不收口者，有清热解毒、祛腐生肌之功；拔毒生肌散用于腐肉未脱，常流毒水，疮口下陷，久不生肌者，有拔毒生肌之功。回阳生肌散用于溃疡虚证，脓水清稀，久不收口者。

（3）注意点　祛腐生肌药用于慢性溃疡比较适宜，使用时应根据溃疡阴阳属性辨证选药。若全身情况较差，气血虚衰者，还应配合内治法，以促进溃疡愈合。

5. 生肌收口药　具有解毒、收敛、促进新肉生长的作用，掺敷疮面能使疮口加速愈合。疮疡溃后，当脓水将尽，或腐脱新生时，若仅靠机体的修复能力来长肉收口则较为缓慢，因此生肌收口也是处理溃疡的一种基本方法。

（1）适应证　凡溃疡腐肉已脱、脓水将尽时均可使用。

（2）用法　常用的生肌收口药如生肌散、八宝丹等，不论阴证、阳证，均可掺布于疮面上应用。

（3）注意点　脓毒未清、腐肉未净时，若早用生肌收口药，则不仅无益，反增溃烂，延缓治愈，甚至引起迫毒内攻之变；若已成漏管，即使用之勉强收口，仍可复溃，此时须配以手术治疗，方能达到治愈目的；若溃疡肉色灰淡而少红活，新肉生长缓慢，则宜配合内服药补养和食物营养，内外兼施，以助新生；若臁疮日久难敛，则宜配以绑腿缠缚，改善局部的血液循环。

6. 止血药　具有收涩凝血的作用，掺敷于出血之处，外用纱布包扎固定，可以促使创口血液凝固，达到止血的目的。

（1）适应证　适用于溃疡或创伤出血，属于小络损伤而出血者。

（2）用法　桃花散适用于溃疡出血；如圣金刀散适用于创伤性出血；云南白药对于溃疡出血、创伤性出血均可使用。其他如三七粉调成糊状涂敷患部，也有止血作用。

（3）注意点　若大出血时，必须配合手术与内治等方法急救，以免因出血不止而引起晕厥。

7. 清热收涩药　具有清热收涩止痒的作用，掺扑于皮肤病糜烂渗液不多的皮损处，达到消肿、干燥、止痒的目的。

（1）适应证　急性或亚急性皮炎而渗液不多者均可使用。

（2）用法　青黛散清热止痒的作用较强，用于皮肤病大片潮红丘疹而无渗液者；三石散收涩生肌作用较好，用于皮肤糜烂、稍有渗液而无红热之时，可直接干扑于皮损处，或先涂上一层油剂后再扑三石散，外加包扎。

（3）注意点　一般不用于表皮糜烂、渗液较多的皮损处，用后反使渗液不能流出，容易导致自身过敏性皮炎；亦不宜用于毛发生长的部位，因药粉不能直接掺扑于皮损处，同时粉末与毛发易黏结成团，必须用时可剃去毛发再扑药粉。

（六）酊剂

将各种不同的药物浸泡于乙醇溶液内，最后倾取其药液，即为酊剂。

1. 适应证　一般用于疮疡未溃及皮肤病等。

2. 用法　红灵酒有活血、消肿、止痛之功，用于冻疮、脱疽未溃之时；10%土槿皮酊、复方土槿皮酊有杀虫止痒之功，适用于鹅掌风、灰指甲、脚湿气等；白屑风酊有祛风、杀虫、止痒之功，适用于面游风。

3. 注意点　一般酊剂有刺激性，所以凡疮疡破溃后或皮肤病有糜烂者均应禁用。酊剂应盛于遮光密闭容器中，充装宜满，并在阴凉处保存。

（七）洗剂

洗剂是按照组方原则，将各种不同的药物先研成细末，然后与水溶液混合在一起而成。因加入的粉剂多系不溶性，故呈混悬状，用时须加以振荡，故也称混合振荡剂或振荡洗剂。

1. 适应证 一般用于急性、过敏性皮肤病，如酒齄鼻、粉刺、湿疮等。

2. 用法 三黄洗剂有清热止痒之功，用于一切急性皮肤病，如湿疮、接触性皮炎，皮损为潮红、肿胀、丘疹等；颠倒散洗剂有清热散瘀之功，用于酒齄鼻、粉刺。上述方剂中常可加入1%～2%薄荷脑或樟脑，以增强止痒之功。在应用洗剂时应充分振荡，使药液和匀，以毛笔或棉签蘸之涂于皮损处，每日3～5次。

3. 注意点 凡皮损处糜烂渗液较多，或脓液结痂，或深在性皮肤病，均应禁用。

二、手术疗法

手术疗法是应用各种器械进行手法操作的一种治疗方法，它在外科治疗中占有十分重要的位置。常用的方法有切开法、烙法、砭镰法、挑治法、挂线法、结扎法等，可针对疾病的不同情况选择应用。手术器械必须严格消毒，保证无菌操作，正确使用麻醉方法，并注意防止出血和晕刀等情况的发生。

（一）切开法

切开法就是运用手术刀把脓肿切开，以使脓液排出，从而达到疮疡毒随脓泄、肿消痛止、逐渐痊愈的目的。这里所讲的切开法仅指脓疡的切开。

1. 适应证 一切外疡，不论阴证、阳证，确已成脓者，均可使用。

2. 用法 运用切开法之前，应当辨清脓成熟的程度、脓肿的深浅、患部的血脉经络位置等情况，然后决定切开与否，具体运用如下：

（1）切开时机 即辨清脓成熟的程度，准确把握切开的有利时机。当肿疡成脓之后，脓肿中央出现透脓点（脓腔中央最软的一点），即为脓已成熟，此时予以切开最为适宜。若肿疡脓未成熟，过早切开则徒伤气血，脓反难成，并可致脓毒走窜。

（2）切口选择 以便于引流为原则，选择脓腔最低点或最薄弱处进刀，一般疮疡宜循经直切，免伤血络；乳房部应以乳头为中心放射状切开，免伤乳络；面部脓肿应尽量沿皮肤的自然纹理切开；手指脓肿应从侧方切开；关节区附近的脓肿切口尽量避免越过关节，若为关节区脓肿，一般施行横切口、弧形切口或"S"形切口，因为纵切口在疤痕形成后易影响关节功能；肛旁低位脓肿应以肛门为中心做放射状切开。

切口大小应根据脓肿范围大小及病变部位的肌肉厚薄而定，以脓流通畅为原则。

3. 注意点 在关节和筋脉的部位宜谨慎开刀，以免损伤筋脉，致使关节不利，或大出血；如患者过于体弱，切开时应注意体位并做好充分准备，以防晕厥；凡颜面疔疮，尤其在鼻唇部位，忌早期切开，以免疔毒走散而并发走黄危证。切开后由脓自流，切忌用力挤压，以免感染扩散而导致毒邪内攻。

（二）火针烙法

火针烙法是指将针具烧红后烫烙病变部位，以达到消散、排脓、止血、去除赘生物等目的的一种治疗方法。针具通常为平头、尖头、带刃等粗细不同的多种铁针。通常粗针用以刺脓，细针用以消散。这里仅介绍粗火针烙法。

1. 适应证　附骨疽、流痰等肉厚脓深的阴证，脓熟未溃，或虽溃而疮口过小，脓出不畅者。

2. 用法　使用时将针头在酒精灯上烧红，选脓腔低处向上方进针，烙后针具直出或斜出，脓即随之流出。烙后可插入药线，便于引流排脓。根据病灶部位及脓肿深浅大小等决定进针深浅，可参照"切开法"。

3. 注意点　治疗时应避开患者的视线，以免引起患者精神紧张而发生晕厥；烙时火针应避开大血管及神经，不能盲目刺入，以免伤及正常组织；手、足筋骨关节处用之恐焦筋灼骨，造成残废；胸肋、腰、腹等部位不可深烙，否则易伤及内膜；头为诸阳之会，皮肉较薄，亦当禁用；年老体弱、大病后患者及孕妇等不宜使用。

（三）火针刺法

火针刺法是指将针具用火烧红针体后，迅速刺入人体的腧穴或病变部位，并快速退出，以达到温经散寒、活血化瘀、软坚散结等治疗作用的一种方法。常用的针具为细火针（直径0.3～0.4mm）、毫针（0.3mm×40mm的针灸针）。临床可用1mL一次性无菌注射器的针头（0.5mm×20mm)代替细火针。

1. 适应证　热疮、生殖器疱疹、蛇串疮、疣、虫咬性皮炎、湿疮、牛皮癣、白疕（斑块状、掌跖脓疱型）、紫癜风、白驳风、粉刺、酒齄鼻、油风等。

2. 用法　常用刺法有点刺法、密刺法、散刺法、围刺法、刺络法等。用酒精灯烧针，先烧针身，后烧针尖，针尖烧至通红甚至发白为度。一般左手持灯，右手持针，针具烧红后应迅速、准确地刺入，速进速出，不留针。皮肤病多以病灶基底为度，囊性皮损以刺破囊壁有落空感为度。掌握"红""准""快"的原则。出针后用无菌干棉球按压针孔，以防止出血。

3. 注意点　施火针前应与患者进行充分沟通，消除紧张恐惧心理；火针后的针孔处24小时不宜沾水，避免感染；大血管和主要神经分布部位不宜施针；孕产妇、婴幼儿不宜施针；高血压、心脏病、糖尿病患者及瘢痕体质者慎用火针。

（四）砭镰法

砭镰法俗称飞针。现多是用三棱针或刀锋在疮疡患处的皮肤或黏膜上浅刺，放出少量血液，使内蕴热毒随血外泄的一种治疗方法，有疏通经络、活血化瘀、排毒泄热、扶正祛邪的作用。

1. 适应证　适用于急性阳证疮疡，如下肢丹毒、红丝疔、疖疮痈肿初起、外伤瘀血肿痛、痔疮肿痛等。

2. 用法　治疗时局部常规消毒，用三棱针或刀锋直刺患处或特选部位的皮肤、黏膜，令微微出血，刺毕用消毒棉球按压针孔。红丝疔患者用挑刺手法，于红丝尽头刺之，令微出血，继而沿红丝走向寸寸挑断；下肢丹毒及疖、痈初起可用围刺手法，用三棱针围绕病灶周围点刺出血。

3. 注意点　注意无菌操作，以防感染。击刺时宜轻、准、浅、快，出血量不宜过多，应避开神经和大血管，刺后可再敷药包扎。头、面、颈部不宜施用砭镰法。阴证、虚证及有出血倾向者禁用。

（五）挑治疗法

挑治疗法是在人体的腧穴、敏感点或一定区域内，用三棱针挑破皮肤、皮下组织，挑断部分皮内纤维，是通过刺激皮肤经络使脏腑得到调理的一种治疗方法。有调理气血、疏通经络、解除瘀滞的作用。

1.适应证 适用于内痔出血、肛裂、脱肛、肛门瘙痒、颈部多发性疖肿等。

2.用法 常用的方法有选点挑治、区域挑治和截根疗法。

（1）选点挑治 在背部上起第7颈椎，下至第5腰椎，旁及两侧腋后线范围内，寻找疾病反应点挑治。反应点多为棕色、灰白色、暗灰色等按之不退色、小米粒大小的丘疹。此法适用于颈部多发性疖肿。

（2）区域挑治 在腰椎两侧旁开1～1.5寸的纵线上任选一点挑治，尤其在第2腰椎到第3腰椎之间旁开1～1.5寸的纵线上挑治效果更好。本法适用于内痔出血、肛裂、脱肛、肛门瘙痒等。

（3）截根疗法 取大椎下4横指处，在此处上下、左右1cm范围内寻找反应点或敏感点挑治。治疗时让患者反坐在靠椅上，两手扶于靠背架，暴露背部；体弱患者可采用俯卧位，以防止虚脱。挑治前局部常规消毒，用小号三棱针刺入皮下至浅筋膜层，挑断黄白色纤维数根，挑毕以消毒纱布敷盖。一次不愈可于2～3周后再行挑治，部位可以另选。此法适用于项部牛皮癣等的治疗。

3.注意点 注意无菌操作。挑治后一般3～5天内禁止洗澡，以防止感染。挑治后当日应注意休息，忌食刺激性食物。对孕妇、有严重心脏病、出血性疾病及身体过度虚弱者禁用本法。

（六）挂线法

挂线法是采用普通丝线，或药制丝线，或纸裹药线，或橡皮筋线等挂断瘘管或窦道的治疗方法。其机理是利用挂线的紧箍作用，促使气血阻绝，肌肉坏死，最终达到切开的目的。挂线又能起到引流作用，分泌物和坏死组织液随挂线引流排出，从而保证引流通畅，防止发生感染。

1.适应证 凡疮疡溃后，脓水不净，虽经内服、外敷等治疗无效而形成瘘管或窦道者；或疮口过深，或生于血络丛处而不宜采用切开手术者，均可使用。

2.用法 先用球头银丝自甲孔探入管道，使银丝从乙孔穿出（如没有乙孔的，可在局麻下用硬性探针顶穿，引出银丝），然后用丝线做成双套结，将橡皮筋线1根结扎在自乙孔穿出的银丝球头部，再由乙孔退回管道，从甲孔抽出。这样，橡皮筋线与丝线贯穿瘘管管道两口。此时将扎在球头上的丝线与橡皮筋线剪开（丝线暂时保留在管道内，以备橡皮筋线在结扎断开时用以另引橡皮筋线作更换之用），再在橡皮筋线下先垫2根丝线，然后收紧橡皮筋线，打1个单结，再将所垫的2根丝线各自分别在橡皮筋线打结处予以结缚固定，最后抽出管道内保留的丝线。

上面介绍的是橡皮筋线挂线法，如采用普通丝线或纸裹药线挂线法，则在挂线以后须每隔2～3天解开线结，收紧1次。橡皮筋线因有弹性，一般一次扎紧后即可自动收紧切开，所以目前多采用橡皮筋线挂线法。

3.注意点 如果瘘管管道较长，发现挂线松弛时，必须将线收紧；在探查管道时要轻巧、细致，避免形成假道。

（七）结扎法

结扎法又名缠扎法，是将线缠扎于病变部位与正常皮肉分界处，通过结扎促使病变部位经络阻塞、气血不通，远端结扎的病变组织失去营养而致逐渐坏死脱落，从而达到治疗目的的一种方法。对较大脉络断裂而引起活动性出血者，亦可利用本法结扎血管，以制止出血。

1. 适应证　适用于瘤、赘疣、痔、息肉、脱疽等病，以及脉络断裂引起的出血之症。

2. 用法　凡头大蒂小的赘疣、息肉、痔核等，可在根部以双套结扣住扎紧；凡头小蒂大的痔核，可以缝针穿线贯穿它的根部，再用"8"字式或"回"字式结扎法两线交叉扎紧。结扎所使用线的种类有普通丝线、药制丝线、纸裹药线等，目前多采用较粗的普通丝线或医用缝合线。

3. 注意点　如内痔用缝针穿线，不可穿过患处的肌层，以免化脓；扎线应扎紧，否则不能达到完全脱落的目的；扎线未脱者应俟其自然脱落，不要硬拉，以防出血。肿瘤、岩肿忌用结扎法。

（八）拖线法

拖线法是以粗丝线贯穿于瘘管、窦道中，通过拖拉引流，排净脓腐，以治疗瘘管、窦道的方法。其具有组织损伤少、痛苦小、疗程短、愈合后外形改变少等优点。

1. 适应证　适用于体表化脓性疾病或外科手术后残留的窦道或瘘管。

2. 用法　以 4～6 股 7 号或 10 号医用丝线或纱带引置于管道中，丝线两端要迁折于管道外打结，以防脱落，但丝线或纱带圈不必拉紧，以便每日来回拖拉。每日换药时，用提脓祛腐药掺于丝线上，通过来回拖拉后将药物置于管腔中，使管道中脓腐坏死组织得以排出。待脓腐排净后，拆除拖线，外用棉垫加压固定，促进管腔粘连愈合。拖线一般保留 2～3 周，肛门部瘘管在10～14 天，乳房部瘘管拖线时间可稍长一些。

3. 注意点　在具体操作时，所用拖线可视管壁的大小、厚薄及坏死组织的多少等，采用丝线或纱带；拖线切口，应注意低位引流并使拖线穿过整个脓腔、窦道或瘘管；剪除拖线不宜过早或过晚，等到管壁化脱，坏死组织和分泌物引流干净通畅，新生肉芽开始显露，即可剪除拖线。此外，在每日换药时，须用生理盐水或呋喃西林溶液清洁创口及拖线周围的脓腐，防止脓腐干结而影响引流的通畅。提脓祛腐药应仔细均匀地掺于丝线上，然后将丝线轻轻地来回拖拉，使药粉均匀地置于管道内。拖线拆除后，必须配合垫棉压迫法，压迫整个管道空腔，并用阔绷带扎紧，可使管腔粘连愈合。窦道瘘管收口后，仍应继续加压垫棉一段时间，以期巩固疗效。但是对于有多层较大脓腔的窦道瘘管，仍需以切开扩创为主，拖线疗法则为辅助手段。

三、其他疗法

其他疗法有引流法、垫棉法、针灸法、熏法、熨法、热烘疗法、溻渍法、冷冻疗法和激光疗法等。

（一）引流法

引流法是在脓肿切开或自行溃破后，运用药线、导管或扩创等法使脓液畅流，腐脱新生，防止毒邪扩散，促使溃疡早日愈合的一种治法。包括药线引流、导管引流和扩创引流等。

1. 药线引流　药线俗称纸捻或药捻，大多采用桑皮纸，也可应用丝绵纸或拷贝纸等。按临床实际需要，将纸裁成宽窄长短适度，搓成大小长短不同的线形药线备用。药线的类别有外粘药物及内裹药物两类，目前临床上大多应用外粘药物的药线。它是借着药物及物理作用，插入溃疡疮孔中，使脓水外流；同时利用药线之线形，使坏死组织附着于药线而使之外出；此外，尚能探查脓肿的深浅，以及有无死骨的存在。探查有无死骨是利用药线绞形之螺纹，如触及粗糙骨质者，则说明疮疡已损骨无疑。采用药线引流和探查具有方便、痛苦少、患者能自行更换等优点。目前将捻制成的药线经过高压蒸气消毒后应用，使之无菌而更臻完善。

（1）适应证   适用于溃疡疮口过小，脓水不易排出者；或已成瘘管、窦道者。

（2）用法   常用的有外粘药物法和内裹药物法。

外粘药物法分为两种：一种是将搓成的纸线临用时放在油中或水中润湿，蘸药插入疮口；另一种是预先用白及汁与药和匀，黏附在纸线上，候干存贮，随时取用。目前大多采用前法。外粘药物多用含有升丹成分的方剂或黑虎丹等，因有提脓祛腐的作用，故适用于溃疡疮口过深过小、脓水不易排出者。

内裹药物法是将药物预先放在纸内，裹好搓成线状备用。内裹药物多用白降丹、枯痔散等，因其具有腐蚀化管的作用，故适用于溃疡已成瘘管或窦道者。

（3）注意点   药线插入疮口中应留出一小部分在疮口之外，并将留出的药线末端向疮口侧方或下方折放，再以膏药或油膏盖贴固定。如脓水已尽，流出淡黄色黏稠液体时，即使脓腔尚深，也不可再插药线，否则影响收口的时间。

2. 导管引流   古代导管用铜制成，目前多采用塑胶管或橡皮管。导管引流较之药线引流更易使脓液流出，从而达到脓毒外泄的目的。

（1）适应证   适用于附骨疽、流痰、流注等脓腔较深、脓液多且引流不畅者。

（2）用法   将消毒的导管轻轻插入疮口，到达底部后再稍退出一些即可。当管腔中已有脓液排出时，即用橡皮膏固定导管，外盖厚层纱布，当脓液减少后改用药线引流。

（3）注意点   导管应放置在疮口较低的一端，以使脓液畅流。导管必须固定，以防滑脱或落入疮口内。管腔如被腐肉阻塞，可松动引流管或轻轻冲洗，以保持引流通畅。

3. 扩创引流   是用手术扩大引流疮口，使脓腔引流得以通畅的一种治法。

（1）适应证   适用于痈、有头疽溃后有袋脓者，瘰疬溃后形成空腔或脂瘤染毒化脓等。

（2）用法   在消毒局麻下，对脓腔范围较小者，只需用手术刀将疮口上下延伸即可；如脓腔范围较大者，可做十字形扩创。

（3）注意点   扩创后须用消毒棉花按疮口大小蘸八二丹或七三丹嵌塞疮口以祛腐，并加压固定，以防止出血，以后可按溃疡处理。

（二）垫棉法

垫棉法是用棉花或纱布折叠成块以衬垫疮部的一种辅助疗法。它是借着加压的力量，使溃疡的脓液不致发生潴留，或使过大的溃疡空腔皮肤与新肉得以黏合而达到愈合的目的。

1. 适应证   适用于溃疡脓出不畅有袋脓者；或疮孔窦道形成而脓水不易排尽者；或溃疡脓腐已尽，新肉已生，但皮肉一时不能黏合者。

2. 用法   对袋脓者，使用时将棉花或纱布垫衬在疮口下方空隙处，并用宽绷带加压固定；对窦道深而脓水不易排尽者，用棉垫压迫整个窦道空腔，并用绷带扎紧；溃疡空腔的皮肤与新肉一时不能黏合者，使用时可将棉垫按空腔的范围稍为放大，垫在疮口之上，再用阔带绷紧。腋部、腘窝部的疮疡最易形成袋脓或形成空腔，影响疮口愈合或虽愈合而易复溃，故应早日使用垫棉法。具体应用时要根据不同部位，在垫棉后采用不同的绷带予以加压固定，如项部用四头带，腹壁用多头带，会阴部用丁字带，腋部、腘窝部用三角巾包扎，小范围的用宽橡皮膏加压固定。

3. 注意点   在急性炎症红肿热痛尚未消退时不可应用，否则有促使炎症扩散之弊。所用棉垫必须比脓腔或窦道稍大。用于黏合皮肉一般 5 ～ 7 天更换一次，用于袋脓可 2 ～ 3 天更换一次。应用本法未能获得预期效果时，则宜采取扩创引流手术。应用本法期间若出现发热、局部疼痛加重者，则应立即终止使用，采取相应的措施。

（三）针灸法

针灸法包括针法与灸法，两者各有其适应证。在外科方面古代多采用灸法，但近年来针法较灸法应用广泛，很多疾病均可配合针刺治疗而提高临床疗效。灸法是用药物在患处燃烧，借着药力、火力的温暖作用，温阳祛寒、活血散瘀、疏通经络、拔引蓄毒。如此使肿疡未成者易于消散，既成者易于溃脓，既溃者易于生肌收口。

1. 适应证　针刺适用于瘰疬、乳癖、湿疮、瘾疹、蛇串疮、脱疽、内痔术后疼痛、排尿困难等。灸法适用于肿疡初起坚肿，特别是阴寒毒邪凝滞筋骨而正气虚弱，难以起发，不能托毒外达者；或溃疡久不愈合，脓水稀薄，肌肉僵化，新肉生长迟缓者。

2. 用法　针刺一般采取病变远离部位取穴，手法大多应用泻法，不同疾病取穴各异。灸的方法虽多，但主要有两类：一种是明灸，单纯用艾绒做艾炷置皮肤施灸，此法因有灼痛，并容易引起皮肤发生水疱，所以比较少用；一种是隔物灸，捣药成饼，或切药成片（如豆豉、附子等做饼，或姜、蒜等切片），上置艾炷灸之。此外，还有用艾绒配伍其他药物做成药条，隔纸燃灸，称为雷火神针灸。豆豉饼灸和隔姜、蒜灸等适用于疮疡初起毒邪壅滞之证，取其辛香之气以行气散邪；附子饼灸适用于气血俱虚、风邪寒湿凝滞筋骨之证，取其温经散寒、调气行血；雷火神针灸适用于风寒湿邪侵袭经络痹痛之证，取其香窜经络、祛风除湿；艾条温和灸膺窗穴、乳根穴、阿是穴等可治疗乳痈、乳癖等。施灸时灸炷的大小、壮数的多少须视疮形的大小及疮口的深浅而定。总之，务必使药力到达病所，以痛者灸至不痛、不痛者灸至觉痛为止。

3. 注意点　凡针刺一般不宜直接刺于病变部位。疔疮等实热阳证不宜灸之，以免以火济火。头面为诸阳之会，颈项接近咽喉，灸之恐逼毒入里；手指等皮肉较薄之处，灸之更增疼痛，均不宜施灸。此外，在针灸的同时，应根据病情与内治、外治等法共同施用。

（四）熏法

熏法是把药物燃烧后，取其烟气上熏，借着药力与热力的作用，使腠理疏通、气血流畅而达到治疗作用的一种治法。包括神灯照法、桑柴火烘法、烟熏法等。

1. 适应证　肿疡、溃疡均可应用。

2. 用法　神灯照法可活血消肿、解毒止痛，适用于痈疽轻证，可使未成脓者自消，已成脓者自溃，不腐者即腐；桑柴火烘法可助阳通络、消肿散坚、化腐生肌、止痛，适用于疮疡坚而不溃、溃而不腐、新肉不生、疼痛不止之症；烟熏法可杀虫止痒，适用于干燥而无渗液的各种顽固性皮肤病。

3. 注意点　随时听取患者对治疗部位热感程度的反映，不得引起皮肤灼伤；室内烟雾弥漫时要适当流通空气。

（五）熨法

熨法是把药物加酒、醋炒热，布包后熨摩患处，使腠理疏通而达到治疗作用的一种方法。目前常因药物炒煮不便而较少应用，但临床上单纯热敷还在普遍使用。

1. 适应证　适用于风寒湿痰凝滞筋骨肌肉者，以及乳痈的初起或需回乳者。

2. 用法　取赤皮葱连须240g，捣烂后与熨风散药末和匀，醋拌炒热，布包熨患处，稍冷即换，有温经祛寒、散风止痛之功，适用于附骨疽、流痰皮色不变、筋骨酸痛者；青盐适量，炒热布包熨患处，每日1次，每次20分钟，可治腰肌劳损；皮硝80g，置布袋中，覆于乳房部，再把热水袋置于布袋上，待其溶化吸收，有消肿回乳之功，适用于乳痈初起或哺乳期的回乳。

3. 注意点　同熏法，一般阳证肿疡慎用。

（六）热烘疗法

热烘疗法是在病变部位涂药后再加热烘，通过热力的作用，使局部气血流畅，腠理开泄，药物渗入，从而达到活血祛风以减轻或消除痒感、活血化瘀以消除皮肤肥厚等治疗作用的方法。

1. 适应证　适用于鹅掌风、慢性湿疮、牛皮癣等皮肤干燥、瘙痒之症。

2. 用法　依据病情选择相应的药膏，如鹅掌风、牛皮癣用疯油膏，慢性湿疮用青黛膏等。操作时先将药膏涂于患部，须均匀极薄，然后用电吹风烘（或火烘）患部，每天1次，每次20分钟，烘后即可将所涂药膏擦去。

3. 注意点　同熏法，但一切急性皮肤病禁用。

（七）溻渍法

溻是将饱含药液的纱布或棉絮湿敷患处，渍是将患处浸泡在药液中。溻渍法是通过湿敷、淋洗、浸泡对患处的物理作用，以及不同药物对患部的药效作用而达到治疗目的的一种方法。近年来，溻渍法除了治疗疾病外，在用途上有了新的发展，如药浴美容、浸足保健防病等。

1. 适应证　阳证疮疡初起、溃后；半阴半阳证及阴证疮疡；美容、保健等。

2. 用法　常用方法有溻法和浸渍法。

（1）溻法　用6～8层纱布浸透药液，轻拧至不滴水，湿敷患处。①冷溻：待药液凉后湿敷患处，30分钟更换一次。适用于阳证疮疡初起，溃后脓水较多者。②热溻：药液煎成后趁热湿敷患处，稍凉即换。适用于脓液较少的阳证溃疡，半阴半阳证和阴证疮疡。③罨敷：在冷或热溻的同时，外用油纸或塑料薄膜包扎，可减缓药液挥发，延长药效。

（2）浸渍法　包括淋洗、冲洗、浸泡等。①淋洗：多用于溃疡脓水较多，发生在躯干部者。②冲洗：适用于腔隙间感染，如窦道、瘘管等。③浸泡：适用于疮疡生于手、足部及会阴部患者，亦可用于皮肤病全身性沐浴，以及药浴美容、浸足保健防病等。

用2%～10%黄柏溶液或二黄煎冷溻有清热解毒的作用，适用于疮疡热毒炽盛，皮肤焮红或糜烂，或溃疡脓水较多、疮口难敛者；葱归溻肿汤热溻有疏导腠理、通调血脉的作用，适用于痈疽初肿之时；苦参汤可祛风除湿、杀虫止痒，用于洗涤尖锐湿疣、白疕等；五倍子汤有消肿止痛、收敛止血的作用，煎汤坐浴适用于内、外痔肿痛及脱肛等；鹅掌风浸泡方有疏通气血、杀虫止痒的作用，加醋同煎，待温，每日浸泡1～2次，连续7天，适用于鹅掌风；香樟木有调和营卫、祛风止痒之功，可煎汤沐浴，适用于瘾疹；桑皮柏叶汤沐头能润泽头发，增添光泽，治发鬓枯黄；鲜芦荟汁、鲜柠檬汁敷面可润肌白面、美容除皱；热水浸浴全身或浸足可发汗排毒、疏通经络、行气活血、保健防病。若配合按摩穴位，效果更佳。

3. 注意点　用溻法时药液应新鲜，溻敷范围应稍大于疮面。热溻、罨敷的温度宜在45～60℃之间。淋洗、冲洗时已经用过的药液不可再用。局部浸泡一般每日1～2次，每次

15～30分钟；全身药浴可每日1次，每次30～60分钟。

（八）熏蒸法

熏蒸法是指将中药汤剂借助熏蒸设备加热成蒸汽再对患处熏蒸的一种治疗方法。此疗法借助药力和热力，通过皮肤、黏膜作用于机体，促进腠理疏通、脉络调和、气血流畅，从而达到防治疾病的目的。

1. 适应证　肿疡、溃疡、痔漏、脱疽、神经性皮炎、银屑病、荨麻疹等。

2. 用法　常分全身熏蒸法、局部熏蒸法。

（1）药物选择　阳证肿疡，可用金银花、蒲公英、马齿苋、紫花地丁、大青叶、鱼腥草、大黄等；溃疡可用苦参、黄柏、黄芩等；若脓成尚未溃破或正气亏虚不能托毒外出者，可配伍黄芪、当归、白芷、川芎等；若疮面、疮腔脓腐脱尽，可用黄芪、当归、丹参、蒲公英、乳香、泽兰、郁金、桂枝等；神经性皮炎、银屑病、荨麻疹、皮肤瘙痒等可用荆芥、防风、地肤子、白鲜皮、土槿皮、蛇床子、黄柏等。临床上可根据病变部位、疾病特点随证加减。

（2）熏蒸方法　上述中药水煎后，取药液约200mL放入熏蒸设备的药桶，加水至约1000mL，开机加热至约95℃时产生蒸汽，对病变部位进行熏蒸治疗。全身熏蒸时，头部应外露。局部熏蒸时，蒸汽喷头对准病变部位，距离25～30cm。熏蒸时以皮肤微微潮红，无烧灼疼痛感为宜。每次20分钟，每日1～2次。

3. 注意点　熏蒸时注意喷头与病变部位的距离不宜过近，以防烫伤；妇女月经期和妊娠期，高血压、心脑血管疾病患者慎用。

（九）冷冻疗法

冷冻疗法是指利用制冷剂产生的低温作用于患病部位，使病变组织发生坏死脱落的一种治疗方法。

1. 适应证　瘤、赘疣、痣、痔核、早期皮肤癌等。

2. 用法　最常用的制冷剂为液氮，制冷温度可达 –196℃。应用时根据病变组织的不同情况，可选择不同的操作方法。①棉签法：用棉签蘸液氮直接涂点患部，使患部皮肤变白为止。适用于小的浅表病变。②喷射冷冻法：将液氮从适当容器的喷嘴直接喷射于患部进行冷冻。可用于浅表而面积稍大、表面不平的病变。③冷冻头接触法：将冷冻头放置于患部进行冷冻。此种方法可持续较长时间，并可在治疗中施加压力，适用于部位较深的病变。④冷冻刀接触法：此法使组织降温速度比冷冻头接触法更快，且一般在室温下7～8分钟后冷冻刀仍保持在 –60℃左右。适合多种病变的治疗。

3. 注意点　冷冻疗法使用后如有疼痛、水肿、水疱、出血或瘾疹发生，应做好相应的处理。亦有患者可能出现色素脱失或色素沉着，一般经数月可自行消退。

（十）激光疗法

激光疗法是用不同种类的激光治疗疾病的方法。激光治疗的范围很广，可用于一些常规治疗效果不佳的疾病，还可作为外科疾病治疗的辅助手段。

1. 适应证　瘤、赘疣、痣，部分皮肤良、恶性疾病等。

2. 用法　①二氧化碳激光多用于治疗皮肤表面各种赘生物、良性肿瘤；祛除皱纹，清除色斑，平整轻度突起或凹陷瘢痕、皮肤萎缩性瘢痕和光老化皱纹等。②脉冲染料激光等多用于治疗皮肤血管异常性疾病，包括血管瘤、鲜红斑痣、毛细血管扩张及伴有血管改变的皮肤病。③Q开关激光主要用于治疗表皮、真皮的色素增生性皮肤病，如雀斑、咖啡斑、脂溢性角化、雀斑样痣、太田痣、文身等。

3. 注意点　要正确掌握适应证、选择合理治疗参数，做好激光术前和术后的防护，降低并发症及不良反应发生率。

【复习思考题】

1. 中医外科内治法基本与内科相同，但也有不少具有鲜明外科特色的内治方药，请举例说明之。

2. 中医外科消、托、补三大内治法则历史上主要是针对疮疡疾病的初、中、后三期而设，你认为除疮疡疾病外，外科其他疾病是否也可以运用消、托、补三大治法？请举例说明。

3. 中医外科的外治法方法较多，你认为目前最能体现中医外科外治特色的疗法有哪些？请说明理由。

下篇

各 论

扫一扫，查阅本章数字资源，含PPT、音视频、图片等

广义疮疡泛指一切体表浅显的外科疾病。狭义疮疡是指各种致病因素侵袭人体后引起的体表感染性疾病。本章论述的是狭义疮疡，是中医外科最常见的疾病。相当于西医学的"体表外科感染"。

疮疡的致病因素分外因（六淫邪毒、特殊之毒、外来伤害等）和内因（情志内伤、饮食不节、房事损伤等）两大类。外因引起的疮疡以"热毒""火毒"最为多见，常起病急，发展快，多属阳证，如疔、痈、发等；内伤因素引起的疮疡大多因虚致病，起病缓，发病慢，多属阴证，如流痰、瘰疬等。一般认为疮疡的发生，从外感受者轻，五脏蕴结从内发外者重。

各种致病因素侵袭人体后，影响气血运行，引起局部气血凝滞，营卫不和，经络阻塞，产生肿痛症状。疮疡发生以后，正邪交争的结果决定着疮疡的发展和转归。疮疡初期，若正能胜邪，则邪热不能鸱张，逐渐肿势局限，疮疡消散；若正不胜邪，热毒壅滞不散，热胜肉腐成脓，导致脓肿形成，即为疮疡中期（成脓期）。此时如治疗得当，切开引流，或正气尚足，脓肿破溃，毒随脓泄，形成溃疡，腐脱新生，最后疮口愈合，即为疮疡后期（溃疡期）。在疮疡的发展过程中，若因失治误治导致邪毒炽盛，或人体气血虚弱，不能托毒外达，可使邪毒走散，内攻脏腑，形成走黄与内陷，危及生命。

红、肿、热、痛、溃脓及功能障碍，这是疮疡共同的局部症状。但这些症状的出现及轻重，受感邪性质、病程长短、病变范围和病位深浅等因素的影响。如火热阳邪致病，局部以红热见症；风寒痰浊致病，初始局部多不红不热，待化火生热才见红热；病位浅，初起局部症状即十分显著；病位深，如附骨疽等，虽有肿热痛，但皮色不变或仅微红。在疮疡的发生过程中，由于病理改变或功能障碍可产生一些特殊形态，如患颜面疔疮者步态蹒跚，局部疮口凹陷，皮色暗红，常是走黄的征兆；红丝疔必有红丝一条或数条；蛇头疔损骨，其溃后每多形如蛇头。此外，辨别疮疡有无损伤骨骼和穿透内膜（即胸膜或腹膜）也很重要。疮疡损伤骨骼多在四肢，肿疡时见局部胖肿，皮肤表面可有细小红丝或青筋暴露，触之骨骼增粗，多为损骨；溃疡时疮口胬肉外翻，经久不愈，脓出腥臭，以纸捻探之有锯齿感，多为损骨。疮疡透膜多在躯干，肿疡时见肿势漫无边际，触之绵软，或有捻发感，多为气肿或透膜；溃疡时脓出似蟹沫，或夹有气泡，在胸壁有时可听到如儿啼声（可做贴纸试验：取薄纸片贴疮口上，可见纸片随呼吸而微微扇动），在腹部有时可看到有粪便流出，多为透膜。疮疡轻证可无全身症状，火毒、热毒较重的常有发热、头痛、全身不适、乏力、食欲减退、大便秘结、小便短赤等；严重的发生疮毒内陷时，可见烦躁不安、神昏谵语、四肢发厥等症。

较轻或范围较小的浅部疮疡，有时可仅用外治收功；而疡科大症则需要内治、外治相结合。疮疡在病理变化过程中常表现为初期、中期、后期三个不同阶段，无论内治或外治均可

按其阶段辨证施治。疮疡内治法的总则为消、托、补：即疮疡初期尚未成脓时，用消法使之消散，并针对病因、病情运用清热解毒、和营行瘀、理气、解表、温通、通里、理湿等治法，其中清热解毒为疮疡最常用的治则；疮疡中期脓成不溃或脓出不畅，用托法以托毒外出，根据患者具体情况分别采用透托法或补托法；疮疡后期体质虚弱者，用补法以恢复正气，使疮疡早日愈合。疮疡外治法总则为消、腐、敛：初期宜箍毒消肿，阳证可选用金黄散（膏）、玉露散（膏）等，或用清热解毒消肿的新鲜草药捣烂外敷；阴证可选用回阳玉龙散（膏）、阳和解凝膏等；半阴半阳证选用冲和散（膏）。中期宜提脓祛腐，脓熟时宜切开排脓，并提脓祛腐，阳证用八二丹、九一丹，阴证用七三丹、五五丹；疮口脓水较多时，不论阳证、阴证均可应用中药溶液湿敷；疮口太小或成漏时，用白降丹、千金散药线腐蚀；疮面胬肉突出时用平胬丹。后期宜生肌敛口，腐脱脓尽用生肌散、八宝丹，并根据情况配合使用垫棉法或扩创法。

此外，在疮疡的治疗中，还要重视患者的精神调摄、饮食宜忌、日常起居、护理换药等，加强医患配合，争取早日康复。

第一节　疖

李某，男，46岁。在面部颈部反复长疖肿2年余。3～5个结块，散在分布，此愈彼起，不断发生。伴口干唇燥，大便干燥，舌质红，苔薄，脉细数。患者既往有糖尿病病史5年余，口服降糖药治疗。

疖是指发生在肌肤浅表部位、范围较小的急性化脓性疾病。其临床特点是色红、灼热、疼痛，突起根浅，肿势限局，范围多小于3cm，易脓、易溃、易敛。根据病因、证候不同，又可分有头疖、无头疖、蝼蛄疖、疖病等。疖之病名首见于《肘后备急方》。《诸病源候论·小儿杂病诸候·疖候》曰："肿结长一寸至二寸，名之为疖。亦如痈热痛，久则脓溃，捻脓血尽便瘥。亦是风寒之气客于皮肤，血气壅结所成。"首次指出了疖肿出脓即愈的特点，并阐述了疖的形成原因。

本病相当于西医学的疖、头皮穿凿性脓肿、疖病等。

【病因病机】

疖常因内郁湿火，外感风邪，两相搏结，蕴阻肌肤所致；或夏秋季节感受暑湿热毒而生；或因天气闷热，汗出不畅，暑湿蕴蒸肌肤，引起痱子，复经搔抓，破伤染毒而成。

儿童头部疖肿若处理不当、疮口过小引起脓毒潴留，或搔抓染毒，导致脓毒旁窜，在头顶皮肉较薄处易蔓延、窜空而成蝼蛄疖。

若伴消渴或习惯性便秘等慢性疾病者，阴虚内热，或脾虚便溏，更易染毒发病，并可反复发作，缠绵难愈，发为疖病。

西医学认为，疖是单个毛囊及其所属皮脂腺或汗腺的急性化脓性炎症，常扩展到皮下组织，常见的致病菌为金黄色葡萄球菌或白色葡萄球菌。

【辨病】

1.诊断

（1）临床表现　局部皮肤红肿疼痛，可伴有发热、口干、便秘、苔黄、脉数等症状。

①有头疖 患处皮肤上有一红色结块，范围小于3cm，灼热疼痛，突起根浅，中心有一脓头，出脓即愈。

②无头疖 皮肤上有一红色结块，范围小于3cm，无脓头，表面灼热，触之疼痛，2～3天化脓，溃后多迅速愈合。

③蝼蛄疖 多发于儿童头部。临床常见两种类型：一种是坚硬型，疖形肿势虽小，但根脚坚硬，溃破出脓而坚硬不退，疖口愈合后还会复发，常为一处未愈，他处又生；另一种是多发型，疖大如梅李，相联三五枚，溃破脓出而不易愈合，日久头皮窜空，如蝼蛄串穴之状。不论何型，局部皮厚且硬者较重，皮薄成空壳者较轻。若无适当治疗则迁延日久，可损及颅骨，如以探针或药线探之，可触及粗糙的骨质，必待死骨脱出，方能收口（彩图6-1）。

④疖病 好发于项后发际、背部、臀部。几个到几十个，反复发作，缠绵不愈。也可在身体各处散发疖肿，一处将愈，他处续发，或间隔周余、月余再发。患消渴病、习惯性便秘或营养不良者易患本病。

（2）辅助检查 必要时可进行血常规、血糖、免疫功能等方面的检查。

2. 鉴别诊断

（1）痈 常为单发，初起无头，局部顶高色赤，表皮紧张光亮，肿势范围较大，6～9cm，初起即伴有明显的全身症状。

（2）颜面疔疮 初起有粟粒状脓头，根脚较深，状如钉丁，肿势散漫，肿胀范围显著大于疖，出脓时间较晚且有脓栓，大多数患者初起即有明显的全身症状。

（3）囊肿型痤疮 好发于面颊部和背部，初为坚实丘疹，挤之有豆渣样物质，反复挤压形成大小不等的结节，常继发化脓感染，破溃流脓，形成窦道及疤痕，病程较长，30岁以后发病减少。

【治疗】

以清热解毒为主。夏秋发病者须兼清暑化湿；疖病多虚实夹杂，治疗宜扶正固本与清热解毒并施，应坚持治疗以减少复发；对伴消渴病等慢性病者，必须积极治疗原发疾病。对症状轻微的疖可单纯应用外治法收功。

1. 辨证论治

（1）热毒蕴结证

证候：好发于项后发际、背部、臀部。轻者疖肿只有一两个，多则可散发全身，或簇集一处，或此愈彼起；伴发热、口渴、溲赤、便秘；舌苔黄，脉数。

治法：清热解毒。

方药：五味消毒饮加减。常用金银花、野菊花、紫背天葵、紫花地丁、蒲公英等。热毒盛者，加黄连、栀子；大便秘结者，加生大黄；疖肿难化，加僵蚕、浙贝母。

（2）暑热浸淫证

证候：发于夏秋季节，以小儿及产妇多见。局部皮肤红肿结块，灼热疼痛，根脚很浅，范围局限；可伴发热、口干、便秘、溲赤等；舌苔薄腻，脉滑数。

治法：清暑化湿解毒。

方药：清暑汤加减。常用连翘、天花粉、赤芍、滑石、车前子、金银花、泽泻等。疖在头面部，加野菊花、防风；疖在身体下部，加黄柏、苍术；大便秘结者，加生大黄、枳实。

（3）体虚毒恋，阴虚内热证

证候：疖肿常此愈彼起，不断发生。或散发全身各处，或固定一处，疖肿较大，易转变成有头疽；常伴口干唇燥；舌质红，苔薄，脉细数。

治法：养阴清热解毒。

方药：仙方活命饮合增液汤加减。常用金银花、白芷、贝母、赤芍、当归、皂角刺、天花粉、乳香、没药、麦冬、玄参、五味子等。口干唇燥者，加芦根。

（4）体虚毒恋，脾胃虚弱证

证候：疖肿泛发全身各处，成脓、收口时间均较长，脓水稀薄；常伴面色萎黄，神疲乏力，纳少便溏；舌质淡或边有齿痕，苔薄，脉濡。

治法：健脾和胃，清化湿热。

方药：五神汤合参苓白术散加减。常用茯苓、车前子、金银花、紫花地丁、白扁豆、白术、茯苓、桔梗、人参、砂仁、山药、薏苡仁等。脓成溃迟，加皂角刺、川芎。

2. 外治疗法

（1）初起小者用千捶膏盖贴或三黄洗剂外搽；大者用金黄散或玉露散，以金银花露或菊花露调成糊状敷于患处，或紫金锭水调外敷；也可用鲜野菊花叶、蒲公英、芙蓉叶、龙葵、败酱草、丝瓜叶取其一种，洗净捣烂敷于患处，每天 1～2 次，或水煎每日外洗 2 次。

（2）脓成宜切开排脓，九一丹、太乙膏盖贴；深者可用药线引流。脓尽用生肌散、白玉膏收口。

（3）蝼蛄疖宜做十字形切开，如遇出血，可用棉垫加多头带缚扎以压迫止血。若有死骨，待松动时用镊子钳出。可配合垫棉法，使皮肉粘连而愈合。

3. 其他疗法

（1）中成药　六应丸或六神丸，成人每次 10 粒，每日 3 次，吞服；儿童减半量；婴儿服 1/3 量。

（2）西医治疗　病情较重者，应使用有效抗生素治疗。如有糖尿病者，必须口服降血糖药物或注射胰岛素控制血糖。

【预防与调护】

1. 注意个人卫生，勤洗澡，勤理发，勤修指甲，勤换衣服。
2. 少食辛辣炙煿助火之物及肥甘厚腻之品，患疖时忌食鱼腥发物，保持大便通畅。
3. 患消渴病等应及时治疗。体虚者应积极锻炼身体，增强体质。

第二节　疔

程某，男，32 岁。右手臂部破伤感染 5 天。于 1 周前劳动中不慎手部受伤，未及时处理，后引发局部感染，诊查局部红肿，由红肿处出现一条红丝向手臂部位延伸，有轻微触痛，并触及腋窝淋巴结肿大。患者伴发热，口渴，体温 38.3℃。舌质红，舌苔薄黄，脉濡数。

疔是一种发病迅速，易于变化而危险性较大的急性化脓性疾病。多发于颜面和手足等处。其临床特点是疮形虽小，但根脚坚硬，有如钉丁之状，病情变化迅速，容易造成毒邪走散。如果处理不当，发于颜面部的疔疮很容易走黄而有生命危险；发于手足部的疔疮则易损筋伤骨而影响肢体功能。早在《素问·生气通天论》中就有"高粱之变，足生大丁"的记载。《外科正宗·疔疮论》曰："夫疔疮者，乃外科迅速之病也。有朝发夕死，随发随死，有三日五日而不死，一月半月而终死。"故民间有"走马看疔疮"之说，以喻治疗疔疮须速不可误。

本病相当于西医学的疖、痈、气性坏疽、皮肤炭疽及急性淋巴管炎等。

疔的范围很广，名称繁多，证因各异。根据发病部位和性质不同，分颜面部疔疮、手足部疔疮、红丝疔、烂疔、疫疔叙述。

一、颜面部疔疮

颜面部疔疮是指发生于颜面部的急性化脓性疾病。其临床特点为发于颜面部，病变迅速，疮形如粟，坚硬根深，状如钉丁，全身热毒症状明显，易成走黄之变。由于发病部位不同，名称各异，如疔疮生于眉心者，叫眉心疔，又称印堂疔；生于两眉棱者，称眉棱疔；生于眼胞者，称眼胞疔；生于颧部者，称颧疔；生于人中者，称人中疔；生于人中两旁者，称虎须疔；生于口角者，称锁口疔等等。名称虽繁，但其病因、辨证论治基本相同。

本病相当于西医学的颜面部疖、痈。

【病因病机】

本病多因火热之毒为患。其毒或从内发，如恣食膏粱厚味、醇酒辛辣炙煿之品，脏腑蕴热内生；或从外受，如感受风热火毒，或皮肤破损染毒。火热之毒蕴蒸肌肤，以致气血凝滞，火毒结聚，热胜肉腐而成。若火毒炽盛，内燔营血，则成走黄重证。

【辨病】

1. 诊断

（1）临床表现 多发于额前、颧、颊、鼻、口唇等部。

①初期 在颜面部某处皮肤上忽起一粟米样脓头，或痒或麻，逐渐红肿热痛，肿势范围虽然只有3～6cm，但根深坚硬，如钉丁之状，重者有恶寒发热等全身症状。

②中期 第5～7日，肿势逐渐增大，四周浸润明显，疼痛加剧，脓头破溃。伴有发热口渴、便干溲赤等全身症状。

③后期 第7～10日，肿势局限，顶高根软溃脓，脓栓（疔根）随脓外出，肿消痛止，身热减退。一般10～14天可痊愈。

若处理不当，或妄加挤压，或不慎碰伤，或过早切开等，可引起疔疮顶陷色黑无脓，四周皮肤暗红，肿势扩散，失去护场，以致头面、耳、项俱肿，并伴有壮热烦躁、神昏谵语、舌质红绛、苔黄糙、脉象洪数等，此乃疔毒走散，发为"走黄"之象。

（2）辅助检查 血常规示白细胞总数及中性粒细胞比例明显增高；必要时应做脓液或血液细菌培养加药敏试验。

2. 鉴别诊断

（1）疖 虽好发于颜面部，但红肿范围不超过3cm，无明显根脚，一般无全身症状。

（2）有头疽 多发于项背部肌肉丰厚处，初起皮肤即有一粟米样疮头，逐渐形成多头或蜂窝状；红肿范围往往超过9cm，病程较长。

【治疗】

以清热解毒为大法，火毒炽盛证宜凉血清热解毒。外治根据初起、成脓、溃后，分别采用箍毒消肿、切开排脓、提脓祛腐、生肌收口治疗，切忌早期切开引流。

1. 辨证论治

（1）热毒蕴结证

证候：红肿高突，根脚收束；伴发热、头痛；舌红，苔黄，脉数。

治法：清热解毒。

方药：五味消毒饮、黄连解毒汤加减。常用金银花、野菊花、紫背天葵、紫花地丁、黄连、黄芩、黄柏、栀子等。毒盛肿甚者，加大青叶，重用黄连；壮热口渴者，加竹叶、石膏、知母。

（2）火毒炽盛证

证候：疮形平塌，肿势散漫，皮色紫暗，灼热疼痛；伴高热，头痛，烦渴，呕恶，溲赤，便秘；舌红，苔黄腻，脉洪数。

治法：凉血清热解毒。

方药：犀角地黄汤、黄连解毒汤、五味消毒饮加减。常用水牛角、牡丹皮、生地黄、黄连、黄芩、黄柏、栀子等。痛甚，加乳香、没药；不易出脓者，加皂角刺；便秘者，加生大黄。

2. 外治疗法

（1）初起　宜箍毒消肿，用金黄散、玉露散以金银花露或水调成糊状围敷，或千捶膏盖贴，或六神丸、紫金锭研碎水调外敷。

（2）脓成　宜提脓祛腐，用九一丹、八二丹撒于疮顶部，再用玉露膏或千捶膏敷贴。若脓出不畅，用药线引流；若脓已成熟，中央已软有波动感时，可切开排脓。

（3）溃后　宜提脓祛腐，生肌收口。疮口掺九一丹，外敷金黄膏；脓尽改用生肌散、太乙膏或红油膏盖贴。

3. 其他疗法

（1）中成药　蟾酥丸，3～5粒，吞服，儿童减半。西黄丸，每次3g，每日2次。

（2）西医治疗　必要时可应用抗生素，并配合支持疗法。

【预防与调护】

1. 有全身症状者宜静卧休息。

2. 忌内服发散药。忌灸法，忌早期切开及针挑，忌挤脓，以免疔毒走散入血。

3. 平素不要过食膏粱厚味，患疔后忌烟酒及辛辣、鱼腥发物。

二、手足部疔疮

手足部疔疮是发生在手足部的急性化脓性疾病。其特点是手部发病多于足部，发病较急，初起无头，红肿热痛明显，易损筋伤骨，影响手足功能。本病因发病部位及形态、预后的不同而有多种命名，如生在指头顶端的，称蛇头疔；生于指甲缘的，形如蛇眼，称蛇眼疔；脓积于甲下，痛胀难忍，称代指；生于甲后的，称蛇背疔；生于手指螺纹的，称螺疔；生于手指指间的，称蛀节疔；若一指通肿、色紫，指微屈而难伸，形如泥鳅，称泥鳅疔；生于指中节前，肿如鱼肚、蛇肚的，称鱼肚疔或蛇腹疔；生于手掌心的，形如盘中托珠之状，称托盘疔；生于足掌中心的，称足底疔；生于涌泉穴者，称涌泉疔等等。临床比较常见的有蛇眼疔、蛇头疔、蛇腹疔、托盘疔、足底疔等。

本病相当于西医学的甲沟炎、化脓性指头炎、化脓性腱鞘炎、掌中间隙感染、足底皮下脓肿等病。

【病因病机】

内因脏腑火毒炽盛，外因手足部外伤染毒，如针尖、竹、木、鱼骨等刺伤或修甲时刺破皮肤，或昆虫咬伤等。托盘疔还可由手少阴心经、手厥阴心包经火毒炽盛为患；足底疔多由湿热下注引起。最终可致火毒之邪阻塞经络，气血凝滞，热胜肉腐，甚则损筋伤骨。

【辨病】

1. 诊断

（1）临床表现　手足部疔疮发病部位多有受伤史。

①蛇眼疔　初起时多局限于指甲一侧边缘的近端，有轻微的红肿疼痛，2～3天成脓，可在指甲背面透现一点黄色或灰白色，或整个甲身内有脓液。待出脓后即肿退痛除，迅速愈合；严重者脓出不畅，甲下溃空或有胬肉突出，甚至指（趾）甲脱落。

②蛇头疔　初起指端麻痒而痛，继而刺痛，灼热肿胀，色红不明显，肿势逐渐扩大。中期肿势更大，手指末节呈蛇头状肿胀。酿脓时有剧烈的跳痛，患肢下垂时疼痛更甚，局部触痛明显。10天左右成脓，此时多伴阵发性啄痛，常影响食欲和睡眠。伴有恶寒发热、头痛、全身不适等症状。后期一般脓出肿退痛止，趋向痊愈。若未及时处理，任其自溃，溃后脓水臭秽，经久不愈，余肿不消，或胬肉突出者，多是损筋伤骨的征象。

③蛇肚疔　发于指腹部，整个患指红肿疼痛，呈圆柱状，形似小红萝卜，关节轻度屈曲，不能伸展，若强行扳直，即觉剧痛。诸症逐渐加重，7～10天成脓。因指腹皮肤厚韧，不易测出波动感，也难自溃。溃后脓出黄稠，逐渐肿退痛止，2周左右痊愈；若损伤筋脉，则愈合缓慢，常影响手指的屈伸。

④托盘疔　初起整个手掌肿胀高突，失去正常的掌心凹陷或稍凸出，手背肿势通常更为明显，甚则延及手臂，疼痛剧烈，或伴发红丝疔。伴有恶寒发热、头痛、纳呆等全身症状。2周左右成脓，因手掌皮肤坚韧，虽内已化脓，但不易向外透出，可向周围蔓延，损伤筋骨，影响屈伸功能，或并发疔疮走黄。若溃后脓出，肿退痛减，全身症状亦随之消失，再过7～10天愈合。

⑤足底疔　初起足底部疼痛，不能着地，按之坚硬。3～5日后有啄痛，修去老皮后可见到白色脓点。重者肿势蔓延到足背，痛连小腿，不能行走，伴有恶寒发热、头痛、纳呆等。溃后流出黄稠脓液，肿消痛止，全身症状也随之消失。

辨别手指部有脓无脓，除依据一般化脓日期及触诊外，可采用透光法。辨别有无死骨，可用药线或探针深入疮孔，如触及粗糙的骨质，是为损骨。辨别有无伤筋，可观察手指屈伸功能。

（2）辅助检查　血常规示白细胞总数及中性粒细胞比例增高。必要时做脓液细菌培养加药敏试验。X线摄片可确定有无骨质破坏。

2. 鉴别诊断

（1）手发背　病变部位在手背部，表现全手背漫肿，红热疼痛，手心不肿，出脓稠黄，或漫肿坚硬，不红不热，溃迟敛难，久则损筋伤骨。需与托盘疔鉴别。

（2）足发背　病变部位在足背部，表现足背红肿灼热疼痛，肿势弥漫，边界不清，影响活动。一般5～7天迅速增大化脓。溃破后脓出稀薄，夹有血水，皮肤湿烂。需与足底疔鉴别。

【治疗】

以清热解毒为主，临证根据发病部位不同及病变发展不同阶段特征，施治应有所侧重。发于下肢者应清热利湿。脓成后应尽早切开排脓；愈后须加强关节功能锻炼。

1. 辨证论治

（1）火毒凝结证

证候：局部红肿热痛，麻痒相兼；伴畏寒发热；舌质红，苔黄，脉数。

治法：清热解毒。

方药：五味消毒饮、黄连解毒汤加减。常用金银花、野菊花、紫背天葵、紫花地丁、黄连、黄芩、黄柏、栀子等。

（2）热胜肉腐证

证候：红肿明显，疼痛剧烈，痛如鸡啄，溃后脓出肿痛消退；若溃后脓泄不畅，则肿痛不退，胬肉外突，甚者损筋蚀骨；舌质红，苔黄，脉数。

治法：清热透脓托毒。

方药：五味消毒饮合透脓散加减。常用金银花、野菊花、紫背天葵、紫花地丁、黄连、黄芩、栀子、赤芍、皂角刺、白芷等。

（3）湿热下注证

证候：足底部红肿热痛；伴恶寒，发热，头痛，纳呆；舌质红，苔黄腻，脉滑数。

治法：清热解毒利湿。

方药：五神汤合萆薢渗湿汤加减。常用金银花、车前子、黄柏、萆薢、紫花地丁、牛膝、茯苓、薏苡仁等。

2. 外治疗法

（1）初期　金黄膏或玉露膏外敷。蛇眼疔也可用10%黄柏溶液湿敷。

（2）溃脓期　脓成应及早切开排脓，一般应尽可能循经直开。蛇眼疔宜沿甲旁0.2cm挑开引流。蛇头疔宜在指掌面一侧做纵行切口，务必引流通畅，必要时可对口引流，不可在指掌面正中切开；蛇肚疔宜在手指侧面做纵行切口，切口长度不得超过上下指关节面。托盘疔应依掌横纹切开，切口应够大，保持引流通畅，手掌处显有白点者，应先剪去厚皮，再挑破脓头。注意不要因手背肿胀较手掌为甚而误认为脓腔在手背部而妄行切开。甲下溃空者须拔甲，拔甲后敷以红油膏纱布包扎。

（3）收口期　脓尽用生肌散、白玉膏外敷。若胬肉高突，修剪胬肉后，用平胬丹或枯矾粉外敷；若已损骨，久不收口者，可用2%～10%黄柏溶液浸泡患指，每天1～2次，每次10～20分钟。有死骨存可用七三丹提脓祛腐，待死骨松动时用血管钳或镊子钳出死骨。筋脉受损导致手指屈伸障碍者，待伤口愈合后，用桂枝、桑枝、红花、丝瓜络、伸筋草等煎汤熏洗，并加强患指屈伸功能锻炼。

3. 其他疗法　参见"颜面部疔疮"。

【预防与调护】

1. 注意劳动保护，防止手足皮肤损伤。

2. 手部疔疮忌持重物或剧烈活动，以三角巾悬吊固定。生于手掌部者宜手掌向下，使脓液容易流出。足部疔疮宜抬高患肢，尽量少行走。

3. 愈后影响手指屈伸功能者，宜加强功能锻炼。

4. 其他参照"颜面部疔疮"。

三、红丝疔

红丝疔是发于四肢，皮肤呈红丝显露，迅速向上走窜的急性感染性疾病。可伴恶寒发热等全身症状，邪毒重者可内攻脏腑，发生走黄。《肘后备急方》称之为"䟢病"。宋代《严用和济生方》明确指出本病应属疔疮范畴。《医宗金鉴·外科心法要诀·疔疮》曰："又有红丝疔，发于手掌及骨节间，初起形似小疮，渐发红丝，上攻手膊，令人寒热往来，甚则恶心呕吐，治迟者，红丝攻心，常能坏人。"指出了红丝疔的临床表现特征及预后。

本病相当于西医学的急性淋巴管炎。

【病因病机】

本病外因手足部生疔，或足癣糜烂，或有皮肤破损感染毒邪，内有火毒凝聚，以致毒流经脉，向上走窜而继发红丝疔。若火毒走窜，内攻脏腑，可成走黄之证。

西医学认为，本病是由β-溶血性链球菌或金黄色葡萄球菌经由损伤的皮肤、黏膜或其他感染性病灶侵入淋巴管引起淋巴管及其周围组织的急性炎症。

【辨病】

1.诊断

（1）临床表现 好发于四肢内侧，常有手足部生疔或皮肤破损等病史。

多先在手足生疔部位或皮肤破损处见红肿热痛，继则在前臂或小腿内侧皮肤上起红丝一条或多条，迅速向躯干方向走窜，上肢可停于肘部或腋部，下肢可停于腘窝或胯间。腋窝或腘窝、腹股沟部常有臖核肿大作痛。

轻者红丝较细，无全身症状，1～2日可愈；重者红丝较粗，伴有恶寒发热、头痛、乏力等全身症状。有的还可出现结块，一处未愈，他处又起，有的2～3处相互串连。病变在浅部的皮色较红；病变在深部的皮色暗红，或不见"红丝"，但患肢出现条索状肿块和压痛。如结块不消而化脓者，则肿胀疼痛更剧，化脓在发病后7～10天，溃后一般容易收口，若二三处串连贯通，则收口较慢。

若伴有高热、神昏谵语、胸痛、咳血等症，是为"走黄"。

（2）辅助检查 血常规示白细胞总数及中性粒细胞比例可增高。

2.鉴别诊断

（1）青蛇毒 患者常有下肢筋瘤史，下肢有条索状红肿，压痛，发展较慢，全身症状较轻，局部病变消退较慢，消退后常在病变局部出现条索状硬结，周围皮肤颜色暗紫。

（2）股肿 常有久卧、久坐，或外伤、手术、分娩史，局部疼痛，肿胀，压痛，将患侧足背向背侧急剧弯曲时，可引起小腿肌肉疼痛。

【治疗】

治疗宜清热解毒，佐以凉血活血。应积极治疗原发病灶。

1.辨证论治

（1）火毒入络证

证候：患肢红丝较细，红肿疼痛；全身症状较轻；苔薄黄，脉濡数。

治法：清热解毒。

方药：五味消毒饮加减。常用金银花、紫背天葵、野菊花、蒲公英、紫花地丁等。热毒盛者，加生地黄、黄连、栀子；发于下肢，加黄柏、牛膝。

（2）火毒入营证

证候：患肢红丝粗肿明显，迅速向近端蔓延；并伴臖核肿大作痛，寒战高热，头痛，口渴；苔黄腻，脉洪数。

治法：凉血清营，解毒散结。

方药：犀角地黄汤、黄连解毒汤、五味消毒饮加减。常用水牛角、生地黄、牡丹皮、黄连、黄芩、栀子、苍术、金银花、紫背天葵、野菊花、蒲公英、紫花地丁等。成脓，加皂角刺、芙蓉花。

2. 外治疗法

（1）若红丝细者宜用砭镰法，局部皮肤消毒后，以刀、针沿红丝行走途径寸寸挑断，并用拇指和食指轻捏针孔周围皮肤，微令出血，或在红丝尽头挑断，挑破处均盖贴太乙膏掺红灵丹。

（2）初期可外敷金黄膏、玉露散；若结块成脓则宜切开排脓，外敷红油膏；脓尽改用生肌散、白玉膏收口。

【预防与调护】

参见手足部疔疮。

四、烂疔

烂疔是发生于皮肉之间、腐烂甚剧、病势暴急的急性化脓性疾病。其特点是来势急骤凶险，焮热肿胀，疼痛彻骨，肿胀迅速蔓延，极易化腐，患处皮肉很快大片腐烂脱落，范围甚大，疮形凹如匙面，流出脓液稀薄如水、臭秽，易并发走黄，危及生命。《备急千金要方·疔肿》首载"烂疔"，云："六曰烂疔，其状色稍黑有白斑，疮中溃溃则有脓水流出，疮形大小如匙面，忌沸热食烂臭物。"简要地指出了烂疔的局部形态特点。《外科真诠》《疡科纲要》等描述了本病好发部位及发病特点，并对本病病机、症状及治则有系统的阐述。中医文献中又称"水疔""卸肉疔""烂皮疔""脱靴疔"等。

本病相当于西医学的气性坏疽。

【病因病机】

本病多因皮肉破损，接触潮湿泥土、脏物等，感染特殊毒气，又有湿热火毒内蕴，以致毒聚肌肤，气血凝滞，热胜肉腐而成。若湿热火毒炽盛走窜入营，则易成走黄重证。

西医学认为，本病多由梭状芽孢杆菌经伤口进入受伤组织，在厌氧环境中生长繁殖，释放毒素引起组织液化，蛋白质和糖类分解，产生大量气体，造成组织肿胀、缺血、坏死。

【诊断】

1. 诊断

（1）临床表现 患者多为农民和战士。发病前多有手足创伤和接触泥土、脏物史。潜伏期一般为2～3天。好发于足部，手臂、手背等也可发生。

初起患肢有沉重和包扎过紧的感觉，继则出现"胀裂样"疼痛，疮口周围皮肤高度水肿，紧张光亮，按之陷下不能即起，迅速蔓延成片，状如丹毒，但皮肤颜色暗红。伴高热、寒战、头痛、烦躁、呕吐、面色苍白或神昏谵语；1～2天后，肿胀疼痛剧烈，皮肤上出现许多含暗红色液体的小水疱，很快积聚融合成数个大水疱，破后流出淡棕色浆水，气味臭秽。疮口四周皮色转为紫黑色，中央有浅黄色死肌，疮面略带凹形，轻按患处有捻发音，重按则有污脓溢出，稀薄如水，混以气泡。随后腐肉大片脱落，疮口日见扩大。

若身热渐退，患处四周水肿消失，腐肉与正常皮肉分界明显，分界处流出的脓液转稠者，为转机之象，可能腐脱新生，即使疮面甚大也不难收口而愈；若高热持续不退，谵语，黄疸，患处腐烂及肿势继续蔓延不止，乃正不胜邪，毒邪走散，不得外泄而内攻脏腑，是"走黄"之征，可有生命危险。

（2）辅助检查　脓液细菌培养可发现革兰染色阳性梭状芽孢杆菌。X线检查患部见气泡阴影。血常规示白细胞总数及中性粒细胞比例明显增高。

2. 鉴别诊断

（1）流火　常有反复发作史，局部皮色鲜红，边缘清楚，高出周围皮肤，压之能退色。一般无水疱，即使有水疱亦较小，刺破后流出黄水，肉色鲜红，无坏死现象。

（2）发　发病相对较慢，疼痛渐渐加重，其红肿以中心最明显，四周较淡。溃烂后患处无捻发音，全身症状相对较轻。

【治疗】

须中西医结合抢救治疗。内治宜清热泻火、利湿解毒，并注意和营散瘀；外治宜广泛多处纵深切开，保证引流畅通。

1. 辨证论治

（1）湿火炽盛证

证候：初起患肢有沉重和紧束感，以后逐渐出现胀裂样疼痛，创口周围皮肤呈红色、肿胀发亮，按之陷下，迅速蔓延成片；1～2天后肿胀剧烈，可出现水疱，皮肉腐烂，持续高热；舌红，苔薄白或黄，脉弦数。

治法：清热泻火，解毒利湿。

方药：黄连解毒汤合萆薢化毒汤加减。常用黄连、黄芩、黄柏、栀子、苍术、萆薢、当归、牡丹皮、牛膝、防己、木瓜、薏苡仁、秦艽等。高热不退者，加牡丹皮、生石膏。

（2）毒入营血证

证候：局部胀痛，疮周高度水肿发亮，迅速呈暗紫色，间有血疱，肌肉腐烂，溃流血水，脓液稀薄，混有气泡，气味恶臭；伴壮热头痛，神昏谵语，气促，烦躁不安，呃逆呕吐；舌红绛，苔薄黄，脉洪滑数。

治法：凉血解毒，清热利湿。

方药：犀角地黄汤、黄连解毒汤合三妙丸加减。常用水牛角、生地黄、牡丹皮、赤芍、黄连、黄芩、黄柏、栀子、苍术等。神昏谵语者加安宫牛黄丸2粒，分2次化服，或紫雪散4.5g分3次吞服；便秘者加生大黄。

2. 外治疗法　初起用玉露膏外敷；明确诊断后立即施行广泛、多处、纵深切开，直切到颜色正常、能够出血的健康组织为止，并切除濒于坏死和已经变性的组织，彻底清除异物、碎骨片，用大量双氧水冲洗创口，创口完全敞开，双氧水纱布松填。腐肉与正常皮肉分界明显时，改掺5%～10%蟾酥合剂或五五丹。腐肉脱落，肉色鲜润红活者，用生肌散、红油膏盖贴。

3. 其他疗法

（1）中成药　西黄丸，每次 3g，每日 2 次。

（2）抗生素　宜早期应用大剂量广谱抗生素。首选青霉素静脉滴注，过敏者改用红霉素或其他敏感抗生素。

（3）支持疗法　提供高能量、高蛋白饮食，维持水、电解质平衡，适当应用止痛剂，少量多次输注新鲜血液、血浆、白蛋白制品等。

【预防与调护】

1. 必须严格消毒隔离。用过的敷料应予焚毁，换药用具应彻底消毒。

2. 应加强宣教，尽量避免赤足劳动，以预防本病的发生。

3. 其他参照"手足部疔疮"。

五、疫疔

疫疔是接触疫畜染毒所致的急性传染性疾病。其特点是多发于头面、颈、前臂等暴露部位，初起如虫叮水疱，很快干枯坏死如脐凹，全身症状明显，有传染性、职业性，可发生走黄。因具有传染性，其状如疔，故名疫疔，以其疮形如脐凹陷，又名鱼脐疔。本病首见于《诸病源候论·疔疮病诸候》，曰："此疮头，破之黄水出，四畔浮浆起，狭长似鱼脐，故谓之鱼脐疔疮。"《证治准绳》曰："若因开割瘴死牛马猪羊之毒，或食其肉致发疔毒，或在手足，或在头面，或在胸腹，或在胁肋，或在背脊，或在阴胯，或起紫泡，或起堆核肿痛，创人发热烦闷，头疼身痛，骨节烦疼，先用天马夺命丹，次用四神丸、解毒消瘴散。"指出本病是因感死畜之毒而发。

本病相当于西医学的皮肤炭疽。

【病因病机】

本病先有皮肤损伤，而后感染疫毒，疫毒阻于肌肤，以致气血凝滞、邪毒蕴结而成。若疫毒内传脏腑则导致走黄。

西医学认为，本病由炭疽杆菌感染引起。

【辨病】

1. 诊断

（1）临床表现　多见于畜牧业、屠宰或皮毛制革等工作者。常在接触疫畜或其皮毛后 1～3 天发病，好发于头面、颈项、手、臂等暴露部位。有传染性。

初起在皮肤上有一小红色斑丘疹，奇痒而不痛，形如蚊迹蚤斑，全身有轻微发热。第 2 日丘疹顶部变成水疱，内有黄色液体，周围肿胀、灼热。第 3～4 日，水疱很快干燥，形成暗红色或黑色坏死，并在坏死组织的周围有成群的绿色小水疱，疮形如脐凹，很像牛痘，同时局部肿势散漫，软绵无根，并有周围瘰核肿大。伴有明显的发热、头痛骨楚、苔黄、脉数等症状。

10～14 日后，若中央腐肉与正常皮肉开始分离，或流出少量脓水，四周肿势日趋限局，身热渐退，此为顺证，但腐肉脱落缓慢，一般要 3～4 周方可愈合。若局部肿势继续发展，伴有壮热神昏、痰鸣喘急、身冷脉细者，是为"走黄"之象。

（2）辅助检查　血液培养或疱液培养可发现革兰染色阳性炭疽杆菌。血常规示白细胞总数及中性粒细胞比例可增高。

2. 鉴别诊断

（1）颜面部疔疮　疮形如粟，高突，红肿热痛，坚硬根深。

（2）丹毒　皮色鲜红，边缘清楚，灼热疼痛，若有水疱也无脐凹，常有反复发作史。

【治疗】

治疗宜清热解毒、和营消肿。应注重预防。

1. 辨证论治

疫毒蕴结证

证候：患部皮肤发痒，出现小红斑丘疹，痒而不痛，状如蚊迹，继则形成水疱，破溃后形成黑色溃疡，疮面凹陷，形如鱼脐，疮周肿胀，绕以绿色水疱；伴有发热，骨节疼痛，甚则壮热神昏等；舌质红，苔黄，脉数。

治法：清热解毒，和营消肿。

方药：仙方活命饮合黄连解毒汤加减。常用金银花、黄连、黄芩、黄柏、生栀子、赤芍、防风、白芷、天花粉、当归等。壮热神昏者，吞服安宫牛黄丸、紫雪丹等。

2. 外治疗法

（1）初、中期宜消肿解毒，用玉露膏掺蟾酥合剂或升丹外敷。若无蟾酥合剂或升丹，可用蟾酥丸研细代之。

（2）后期腐肉未脱，改掺10%蟾酥合剂或五五丹。腐脱后见肉色鲜红，改掺生肌散，外盖红油膏。

3. 其他疗法

（1）中成药　蟾酥丸，6粒，分2次吞服；黄西黄丸，3g，每日2次。

（2）抗生素　宜早期应用大剂量广谱抗生素。首选青霉素类。

【预防与调护】

1. 隔离患者，患者所用的敷料均应烧毁，所用器械必须严格消毒。

2. 加强屠宰管理，及早发现病畜，并予以隔离或杀死。死畜须深埋或烧毁。

3. 凡疫疔患者接触过的牛、马、猪、羊的毛和猪鬃，均应用蒸气消毒，皮革可用盐酸及食盐水浸泡消毒。

4. 制造皮革和加工羊毛的工人在工作时均应戴橡皮手套、口罩及围巾保护。

第三节　痈

痈者，雍也，是指气血被邪毒壅聚而发生的化脓性疾病。在中医文献中痈有"内痈""外痈"之分。内痈是指生于脏腑间的化脓性疾患，其在内科学中有专门论述，本节只论述外痈。

外痈是指发生于体表皮肉之间的急性化脓性疾病。本病相当于西医学的皮肤浅表脓肿、急性化脓性淋巴结炎等。中医文献中，有很多关于痈的记载，如《景岳全书·外科钤·论证》中记载："痈者，热壅于外，阳毒之气，其肿高，其色赤，其痛甚，其皮薄而泽，其脓易化，其口易敛，其来速者，其愈亦速。"《灵枢·痈疽》中记载："营气不从，逆于肉理，乃生痈肿"；"热胜则肉腐，肉腐则为脓，然不能陷，骨髓不为焦枯，五脏不为伤，故命曰痈"。这些记载详细地论述了痈的病因病机、临床表现及转归预后。总的来说，痈为外感六淫邪毒，皮肤受外来伤害感染毒邪或过食膏粱厚味致使营卫不和、气血凝滞、经络壅遏、化火成毒而成。其特点是局部光软无头，红肿疼痛（少数初起皮色不变），结块范围多在 6～9cm，发病迅速，易肿、易脓、易溃、易敛，或伴有恶寒、发热、口渴等全身症状，一般不会损伤筋骨，也不易造成内陷。

一般的痈发无定处，随处可生。因发病部位不同而名称繁多，包括：生于颈部的颈痈，生于腋下的腋痈，生于肘部的肘痈，生于胯腹部的胯腹痈，生于委中穴的委中毒，生于脐部的脐痈。上述疾病除具有一般痈的共性外，又各有其特点，故分别论述，其他如囊痈、子痈、肛痈、乳痈等在病因、证治及转归等方面与上述痈不同，故分别在泌尿男性疾病、肛肠疾病、乳房疾病的相应章节中叙述。

【病因病机】

外感六淫邪毒，皮肤外伤感染毒邪或过食膏粱厚味，聚湿生浊，邪毒湿浊留阻肌肤，郁结不散，皆可致营卫不和、气血凝滞、经络壅遏、化火为毒而成痈肿。

【辨病】

1. 诊断

（1）临床表现　痈可发生于体表的任何部位。

初起在患处皮肉之间突然肿胀，光软无头，迅速结块，表皮焮红，灼热疼痛；少数病例初起皮色不变，到酿脓时才转为红色。轻者无全身症状，重者可伴恶寒发热、头痛、泛恶、口渴、舌苔黄腻、脉弦滑或洪数等全身症状。

成脓在发病后 7 天左右，即使体质较差者亦不超过 2 周。局部肿势逐渐高突，疼痛加剧，痛如鸡啄。若按之中软有波动感者，为脓已成熟，多伴有发热持续不退等全身症状。

溃后脓出多稠厚、色黄白；若为外伤血肿化脓，则可夹杂赤紫色血块；若疮口过小或袋脓，可致脓流不畅，影响愈合；若气血虚者，则脓水稀薄，疮面新肉难生，不易收口。

（2）辅助检查　血常规示白细胞总数及中性粒细胞比例可增高。

2. 鉴别诊断

（1）脂瘤染毒　患处平时已有结块，与表皮粘连，但基底部推之可动，其中心皮肤常可见粗大黑色毛孔，挤之有粉刺样物溢出，且有臭味。染毒后红肿较局限，10 天左右化脓，脓出夹有粉渣样物，愈合较为缓慢，全身症状较轻。

（2）有头疽　多发于项背部肌肉丰厚处，初起有一粟米样疮头，而后肿势逐渐扩大，形成多个脓头，红肿范围往往超过 9cm，溃后如蜂窝状，全身症状明显，病程较长。

（3）发　在皮肤疏松部位突然红肿蔓延成片，灼热疼痛，红肿以中心明显，四周较淡，边界不清，范围较痈大，3～5 日皮肤湿烂，随即腐溃、色黑，或中软而不溃，并伴有明显的全身症状。

【治疗】

治疗宜清热解毒、和营消肿，并结合发病部位辨证用药。外治按一般阳证疮疡治疗。

1. 辨证论治

（1）火毒凝结证

证候：局部突然肿胀，光软无头，迅速结块，皮肤焮红，灼热疼痛，日后逐渐扩大，变成高肿发硬；重者可伴有恶寒发热，头痛，泛恶，口渴；舌苔黄腻，脉弦滑或洪数。

治法：清热解毒，行瘀活血。

方药：仙方活命饮加减。常用金银花、连翘、贝母、天花粉、当归尾、赤芍、甘草、乳香、没药等。发于上部，加牛蒡子、野菊花；发于中部，加龙胆草、黄芩、栀子；发于下部，加苍术、黄柏、川牛膝。

（2）热胜肉腐证

证候：红热明显，肿势高突，疼痛剧烈，痛如鸡啄，溃后脓出则肿痛消退；舌红，苔黄，脉数。

治法：和营清热，透脓托毒。

方药：仙方活命饮合五味消毒饮加减。常用金银花、贝母、天花粉、蒲公英、野菊花、紫花地丁、当归尾、赤芍、甘草、皂角刺、乳香、没药等。

（3）气血两虚证

证候：脓水稀薄，疮面新肉不生，色淡红而不鲜或暗红，愈合缓慢；伴面色无华，神疲乏力，纳少；舌质淡胖，苔少，脉沉细无力。

治法：益气养血，托毒生肌。

方药：托里消毒散加减。常用人参、川芎、当归、白术、金银花、皂角刺、甘草、桔梗、黄芪等。

2. 外治疗法

（1）初起　用金黄膏，或用金黄散以冷开水调成糊状外敷。热盛者可用玉露膏或玉露散外敷，或太乙膏外敷，掺药均可用红灵丹或阳毒内消散。

（2）成脓　宜切开排脓，以得脓为度。

（3）溃后　先用药线蘸八二丹插入疮口，3～5日后改用九一丹，外盖金黄膏或玉露膏。待肿势消退十之八九时，改用红油膏盖贴。脓腐已尽，见出透明浅色黏液时，改用生肌散、太乙膏或生肌白玉膏或生肌玉红膏盖贴。

（4）袋脓　可先用垫棉法加压包扎，如无效可扩创引流。

3. 其他疗法

（1）中成药　蟾酥丸，3～5粒，吞服，儿童减半。西黄丸，每次3g，每日2次。

（2）西医治疗　必要时可应用抗生素，并配合支持疗法。

【预防与调护】

1. 保持局部皮肤清洁。

2. 平素少食辛辣炙煿助火之物及肥甘厚腻之品，患病时忌烟酒及辛辣、鱼腥发物。

3. 有全身症状者宜静卧休息，并减少患部活动。

一、颈痈

李某，男，27岁。右侧颈部肿块5天，伴恶寒发热2天。患者有口腔溃疡史7天，5天前右侧颈部出现肿块，灼热、疼痛，自用红霉素软膏外擦，并口服甲硝唑片，症状不减。2天前出现恶寒发热，最高体温38℃，且右侧颈部肿块增大，质地坚实，有明显压痛。

颈痈是发生在颈部两侧的急性化脓性疾病。俗名痰毒，又称时毒。其临床特点是多见于儿童，冬春易发，初起时局部肿胀、灼热、疼痛而皮色不变，结块边界清楚，具有明显的风温外感症状。

本病相当于西医学的颈部急性化脓性淋巴结炎。

【病因病机】

关于颈痈的病因病机,《疡科心得集·辨颈痈锁喉痈论》中有较为详细的论述,如:"颈痈生于颈之两旁,多因风温痰热而发,盖风温外袭,必鼓动其肝木,而相火亦因之俱动,相火上逆,脾中痰热随之。颈为少阳络脉循行之地,其循行之邪至此而结,故发痈也。"故本病的发生多由外感风温、风热之邪,内伤情志,气郁化火,以致外邪内热夹痰蕴结于少阳、阳明经络,气血凝滞,热胜肉腐而成,或因患乳蛾、口疳、龋齿或头面疮疖毒邪流窜至颈部而成。

【辨病】

1. 诊断

(1)临床表现　多见于儿童,冬春季易发。发病前多有乳蛾、口疳、龋齿或头面疮疖,或附近有皮肤黏膜破伤病史。多生于颈旁两侧,也可发生于耳后、颌下、颏下。

初起结块形如鸡卵,皮色不变,肿胀、灼热、疼痛,活动度不大,逐渐漫肿坚实,焮热疼痛。伴有寒热、头痛、项强等症状。若4～5日后发热不退,皮色渐红,肿势高突,疼痛加剧如鸡啄,伴口干、便秘、溲赤等症状,是欲成脓。至7～10日按之中软而有波动感者,为脓已成。溃后脓出黄白稠厚,肿退痛减,10～14日可以愈合。

若火毒炽盛或素体虚弱,病变可向对侧蔓延,或压迫结喉,形成锁喉痈,甚则危及生命。部分病例因大量使用抗生素或苦寒药物治疗,形成慢性迁延性炎症者,结块质地较坚硬,需1～2个月后才能消散,如不能控制病情也会再次出现红肿热痛而化脓。

(2)辅助检查　血常规示白细胞总数及中性粒细胞比例可增高。

2. 鉴别诊断

(1)痄腮　发于腮部,常双侧发病,色白濡肿,酸胀少痛,颊黏膜腮腺开口处可有红肿,进食时局部疼痛,一般不化脓,1～2周消退,具有传染性。

(2)臖核　本病为颈部慢性淋巴结炎。虽多由头面疮疖、口腔感染等疾病引起,但结块肿形较小,推之活动,轻压痛。一般不会化脓,无全身症状。

【治疗】

宜散风清热、解毒化痰,以达到消肿止痛的目的。

1. 辨证论治

风热痰毒证

证候:颈旁结块,初起色白濡肿,形如鸡卵,灼热疼痛,逐渐红肿化脓;伴有恶寒发热,头痛,项强,咽痛,口干,溲赤,便秘。苔薄腻,脉滑数。

治法:散风清热,化痰消肿。

方药:牛蒡解肌汤或银翘散加减。常用牛蒡子、薄荷、连翘、夏枯草、栀子、金银花、桔梗、柴胡、黄芩、川贝母等。成脓时加皂角刺等。

2. 外治疗法　参见"痈"

【预防与调护】

参见"痈"

二、腋痈

陈某，男，36岁。左侧腋窝部肿胀疼痛5天，伴恶寒发热1天。患者于5天前无明显诱因出现左侧腋窝部肿块，疼痛。昨日起肿块增大，疼痛进一步加重，有明显压痛，伴恶寒发热，体温37.8℃。

腋痈是发生于腋窝的急性化脓性疾病。又名夹肢痈。其临床特点是腋下暴肿、灼热、疼痛而皮色不变，发热恶寒，上肢活动不利，约2周成脓，溃后容易形成袋脓。

本病相当于西医学的腋部急性化脓性淋巴结炎。

【病因病机】

腋痈常由上肢皮肤破损染毒，或有疮疡等病灶，毒邪循经流窜至腋部所致，或因肝脾郁热，兼忿怒气郁，导致气滞血壅，经脉阻滞而成。

【辨病】

1. 诊断

（1）临床表现　发病前多有手部或臂部皮肤皲裂、破损或疮疡等病史。

初起多见腋部肿胀，皮色不变，灼热疼痛，同时上肢活动不利，伴有恶寒发热、纳呆等症状。若疼痛日增，寒热不退，势在酿脓。经10～14天肿块中间变软，皮色转红，按之波动感明显，为脓已成，应切开排脓。若流出的脓液稠厚，肿消痛止，则疮口容易收敛；若切开或溃后脓流不尽，肿势不退，多因切口太小，或因任其自溃而疮口过小，或因疮口位置偏高，导致袋脓。此时需及时扩创，否则可迁延日久，难以收口。

（2）辅助检查　血常规示白细胞总数及中性粒细胞比例增高。

2. 鉴别诊断

腋疽　腋部肿块初起推之可动，疼痛不甚，约需3个月化脓，溃后脓水稀薄，并夹有败絮样物质，收口缓慢；可伴有午后潮热等症状。

【治疗】

内治以清肝解郁、消肿化毒为主。外治注意低位引流，必要时加用垫棉法，以促进早日愈合。

1. 辨证论治

肝郁痰火证

证候：腋部肿胀热痛；伴有发热，头痛，胸胁牵痛；舌质红，苔黄，脉弦数。

治法：清肝解郁，消肿化毒。

方药：柴胡清肝汤加减。常用生地黄、当归、白芍、柴胡、黄芩、栀子、天花粉、金银花、连翘、甘草、牛蒡子等。脓成加皂角刺等。

2. 外治疗法

（1）参照"痈"。

（2）脓成切开时宜循经直开，低位引流，切口适宜。若有袋脓应及时扩创，疮口将敛时需应用垫棉压迫，紧压疮口，以加速愈合。

【预防与调护】

1. 参照"痈"。
2. 疮口收敛后应加强上肢功能锻炼。

三、脐痈

沈某，男，26岁。脐部红肿疼痛3天。患者素有脐部湿疮，3天前反复搔抓后出现脐部红肿，灼热疼痛，自用红霉素软膏外擦，症状不减，且脐部红肿疼痛进一步加剧，肿块质地中等，有较明显压痛。

脐痈是生于脐部的急性化脓性疾病。其临床特点是初起脐部微肿，渐大如瓜，溃后脓稠无臭则易敛，脓水臭秽则成漏。

本病相当于西医学的脐炎，或卵黄管残留、脐尿管异常继发感染。

【病因病机】

脐痈多先有脐部湿疮出水，复因搔抓染毒，或先天脐部发育不良，又有心脾湿热，下移于小肠，致使火毒结聚脐部，血凝毒滞而成。若日久不愈可致心脾两伤，气血耗损，余毒难尽而成脐漏。

【辨病】

1. 诊断

（1）临床表现　发病前往往有脐孔湿疮病史，或脐孔曾有排出尿液或粪便史。

初起脐部微痛微肿，皮色或红或白，渐渐肿大如瓜，或高突如铃，根盘较大，触痛明显，或绕脐而生。酿脓时可伴有恶寒发热等全身症状。溃后若脓水稠厚无臭味者易敛；若脓出臭秽，或夹有粪块物质，脐孔正中下方触及条状硬结者，往往形成脐漏，日久不易收口。

（2）辅助检查　对久不收口者应做瘘管造影以明确诊断。

2. 鉴别诊断

脐风　脐部不痛不肿，潮红湿润，或湿烂流滋，瘙痒不适。可反复发作。

【治疗】

以清火利湿解毒为主。对溃破成漏者应进行手术治疗。

1. 辨证论治

（1）湿热火毒证

证候：脐部红肿高突，灼热疼痛；伴恶寒发热，纳呆口苦；舌苔薄黄，脉滑数。

治法：清火利湿解毒。

方药：黄连解毒汤合四苓散加减。常用黄连、黄柏、栀子、茯苓、泽泻、生地黄、赤芍、甘草等。脓成或溃脓不畅，加皂角刺、生黄芪；热毒炽盛者，加败酱草、红藤；脐周肿痒，加苦参、白鲜皮。

（2）脾气虚弱证

证候：溃后脓出臭秽，或夹有粪汁，或排出尿液，或脐部胬肉外翻，久不收敛；伴面色萎黄，肢软乏力，纳呆，便溏；舌苔薄，脉濡。

治法：健脾益气托毒。

方药：四君子汤合托里透脓汤加减。常用人参、茯苓、白术、甘草、黄芪、当归、皂角刺等。

2. 外治疗法

（1）参照"痈"。

（2）成漏者疮口中可插入七三丹药线提脓，待脓腐脱尽后加用垫棉法。

3. 其他疗法　对反复发作，或久不收口而成漏者，可行手术治疗。

【预防与调护】

1. 参照"痈"。

2. 保持脐部清洁、干燥，勿用手抠挖、搔抓。

3. 积极治疗脐部先天性疾病。

四、委中毒

严某，男，66 岁。左侧腘窝部肿胀疼痛 5 天，伴发热 1 天。患者素有足癣，5 天前因左足足癣加重，搔抓后出现左侧腘窝部肿胀疼痛，口服罗红霉素胶囊症状稍减轻。1 天前出现发热，体温最高 38.1℃，局部肿胀疼痛加重，行走不便。

委中毒是发生在腘窝委中穴的急性化脓性疾病。其临床特点是初起木硬疼痛，皮色不红，小腿屈伸不利；愈后可有短期屈曲难伸。

本病相当于西医学的腘窝部急性化脓性淋巴结炎。

【病因病机】

寒湿侵袭，蕴积化热，或湿热下注，或患肢皮肤破伤（足跟皲裂、冻疮溃烂、脚湿气、湿疮等）感染毒邪，致使湿热蕴阻，经络阻隔，气血凝滞而成。

【辨病】

1. 诊断

临床表现　发病前多有患侧足、腿皮肤破伤史。

初起在委中穴木硬疼痛，皮色如常或微红，形成结块后患侧小腿屈伸困难，行动不便。伴有恶寒发热、纳呆等症状。若肿痛加剧，身热不退，2～3 周后可成脓。溃后 2 周左右疮口愈合。脓成后切口过小或位置偏高，或任其自溃，脓出不畅，可影响疮口愈合。

疮口愈合后患肢仍然屈曲难伸者，需经 2～3 个月的功能锻炼方可恢复正常。

2. 鉴别诊断

胶瘤（腘窝囊肿）　可发生于腘窝，结块如核桃大小不等，呈圆形，表面光滑，质韧或囊性感，局部可有微痛，不发热，不化脓，穿刺可吸出胶样液体。

【治疗】

治以清热利湿、和营祛瘀为主。初起重在消散，脓成宜透脓托毒，溃后气血已亏者则宜益气养血、生肌收口。

1. 辨证论治

（1）气滞血瘀证

证候：初起木硬疼痛，皮色如常或微红，活动稍受限；伴恶寒发热；舌苔白腻，脉滑数。

治法：和营活血，消肿散结。

方药：活血散瘀汤加减。常用当归尾、赤芍、桃仁、川芎、苏木、枳壳、牛膝等。

（2）湿热蕴阻证

证候：腘窝部木硬肿胀，焮红疼痛，小腿屈曲难伸；伴恶寒发热，口苦且干，纳呆；舌苔黄腻，脉滑数。

治法：清利湿热，和营活血。

方药：活血散瘀汤合五神汤加减。常用牛膝、车前子、紫花地丁、金银花、当归尾、赤芍、桃仁、川芎、苏木、枳壳等。

（3）气血两亏证

证候：起发缓慢，脓成难溃，溃后脓出如蛋清状，疮口收敛迟缓，小腿屈伸不利；舌质淡，苔薄或薄腻，脉细。

治法：调补气血。

方药：八珍汤加减。常用人参、白术、甘草、当归、黄芪、白芍、川芎等。

2. 外治疗法

（1）参照"痈"。

（2）脓成后应切开引流。切开引流时，一般实行切口方向与腘横纹平行的横切口或"S"形切口，尽量避免越过关节，以免疤痕形成影响关节功能。若溃后流脓不畅，多因切口过小，以致形成袋脓，需及时扩创。脓出如鸡蛋清样黏液时，即停用药线，改用生肌散收口，并以棉垫紧压疮口，可加速愈合。

【预防与调护】

1. 参照"痈"。
2. 愈后患肢筋缩难伸者，可加强患肢功能锻炼，直至功能恢复。

第四节　发

发是病变范围较痈大的急性化脓性疾病。相当于西医学的蜂窝组织炎。其临床特点是初起无头，红肿蔓延成片，中央明显，四周较淡，边界不清，灼热疼痛，有的 3～5 日后中央色褐腐溃，周围湿烂，或中软而不溃，全身症状明显。

发在中医文献中常和痈、有头疽共同命名。有些虽名为发，其实属有头疽范围，如《外科启玄》中的"体疽发""对心发""莲子发"等虽有发的病名，实质均是有头疽。此外，有些痈之大者属发的范围，应命名为发，但文献中亦有称作痈的，如锁喉痈、臀痈等。

常见的有发生于结喉处的锁喉痈、生于臀部的臀痈、生于手背部的手发背、生于足背的足发背，虽均属发的范围，但因证治不同，故分别叙述。

一、锁喉痈

李某，男，10岁。颈前红肿热痛2天，发热1天。患者2天前无明显诱因出现颈部结喉处漫肿疼痛，1天后出现发热，体温最高38.6℃，且局部皮色渐红，漫肿灼热，疼痛加剧，肿块质地中等，范围较大，压痛明显。

锁喉痈是发于颈前正中结喉处的急性化脓性疾病，因其红肿绕喉故名。又称猛疽、结喉痈，俗称盘颈痰毒。其临床特点是来势暴急，初起结喉处红肿绕喉，根脚散漫，坚硬灼热疼痛，范围较大，肿势蔓延至颈部两侧、腮颊及胸前，可连及咽喉、舌下，并发喉风、重舌甚至痉厥等险症，伴壮热口渴、头痛项强等全身症状。

本病相当于西医学的口底部蜂窝组织炎。

【病因病机】

本病多因外感风温，客于肺胃；或患痧痘、麻疹之后，体虚余毒未清；或素体虚弱，口唇齿龈生疮、咽喉糜烂等感染邪毒，导致痰热上蕴结喉，气血凝滞，热胜肉腐而成。

【辨病】

1. 诊断

（1）临床表现　多发生于儿童，发病前有口唇、咽喉糜烂及痧痘史。

结喉部红肿绕喉，根脚散漫，坚硬灼热疼痛，来势凶猛。经2～3天后，肿势可延及两颈，甚至上延腮颊，下至胸前。可因肿连咽喉、舌下而并发喉风、重舌以致汤水难下。伴有壮热口渴，头痛项强，大便秘结，小便短赤，甚至气喘痰壅而发生痉厥。若肿势渐趋局限，按之中软应指者，为脓已成熟。溃后脓出黄稠、热退肿消者轻；溃后脓出稀薄、疮口有空壳，或脓从咽喉部溃出，全身虚弱者重，收口亦慢。

（2）辅助检查　血常规示白细胞总数及中性粒细胞比例明显增高。

2. 鉴别诊断

（1）颈痈　初起块形如鸡卵，皮色不变，肿胀范围相对较小，灼热疼痛，经7～10日成脓，10～14日可以愈合，伴有明显外感风温症状。

（2）瘰痈　发病前多有风温、风热症状，颈前结喉两侧结块，皮色不变，微有灼热，疼痛牵引至耳后枕部，较少化脓。

【治疗】

治疗宜清热解毒、化痰消肿。病初兼用疏风清热之品；中期佐以凉血透脓；后期应顾护气血津液及脾胃。成脓后应及早切开减压。必要时配合西医治疗。

1. 辨证论治

（1）痰热蕴结证

证候：红肿绕喉，坚硬疼痛，肿势散漫；壮热口渴，头痛项强，大便燥结，小便短赤；舌红绛，苔黄腻，脉弦滑数或洪数。

治法：散风清热，化痰解毒。

方药：普济消毒饮加减。常用黄芩、黄连、甘草、玄参、连翘、板蓝根、牛蒡子、薄荷、僵蚕、升麻等。壮热口渴者，加生地黄、天花粉、生石膏；便秘者，加枳实、生大黄、芒硝；气喘痰壅者，加鲜竹沥、天竺黄、莱菔子；痉厥者，加安宫牛黄丸化服，或紫雪散吞服。

（2）热胜肉腐证

证候：肿势局限，按之中软应指，脓出黄稠，热退肿减；舌红，苔黄，脉数。

治法：清热化痰，和营托毒。

方药：仙方活命饮加减。常用金银花、连翘、贝母、天花粉、当归尾、赤芍、甘草、皂角刺等。

（3）热伤胃阴证

证候：溃后脓出稀薄，疮口有空壳，或脓从咽喉溃出，收口缓慢；胃纳不香，口干少津；舌光红，脉细。

治法：清养胃阴。

方药：益胃汤加减。常用沙参、麦冬、生地黄、玉竹、黄芪、金银花等。

2. 外治疗法　初起用玉露散、金黄散或双柏散以金银花露或菊花露调敷。成脓后应及早切开减压，用九一丹药线引流，外盖金黄膏或红油膏。脓尽改用生肌散、白玉膏。

【预防与调护】

1. 积极处理原发病灶。
2. 高热时应卧床休息，气喘痰壅时取半卧位。初期、成脓期宜进半流质饮食。

二、臀痈

王某，男，48岁。左侧臀部红肿热痛5天伴发热1天。半个月前患者因急性扁桃体炎在左侧臀部肌内注射普鲁卡因青霉素，3天后臀部出现硬块，自用热毛巾外敷后未见明显改善。5天前患者出现左侧臀部红肿灼热疼痛，中央明显，四周较淡、边界不清。今晨患者发现左侧臀部疼痛进一步加重，伴发热，体温38.4℃。

臀痈是发生于臀部肌肉丰厚处范围较大的急性化脓性疾病。由肌内注射引起者俗称针毒。《医宗金鉴·外科心法要诀·臀痈》中记载："臀痈证属膀胱经，坚硬闷肿湿热凝，肉厚之处迟溃敛，最宜红活高肿疼。"《洞天奥旨·臀痈》曰："臀之上乃足太阳膀胱之所属也。本经多血少气，而臀上尤气之难周到者也，故不生痈则已，一生痈则肉必大疼，以气少不及运动耳。"总的来说，臀痈的临床特点可概括为发病来势急，病位深，范围大，难于起发，成脓较快，但腐溃较难，收口亦慢。

本病相当于西医学的臀部蜂窝组织炎。

【病因病机】

急性者多由湿热火毒内生，或臀部注射时感染毒邪，亦可从局部疮疖发展而来，导致湿热火毒相互搏结，逆于肉理，营气不从，肉腐化脓而成。

慢性者多由湿痰凝结，或注射药液吸收不良所致。

【辨病】

1. 诊断

（1）临床表现　局部常有注射史，或患疮疖，或臀部周围有皮肤破损病灶。

急性者多由于肌内注射染毒引起，臀部一侧初起疼痛，肿胀焮红，患肢步行困难，皮肤红肿以中心最为明显而四周较淡，边缘不清，红肿逐渐扩大而有硬结。2～3天后皮肤湿烂，随即变成黑色腐溃，或中软不溃。溃后一般脓稠，若伴有大块腐肉脱落，以致疮口深大而形成空腔，则收口甚慢，需1个月左右方能痊愈。初起即伴有恶寒发热、头痛、骨节酸痛及胃纳不佳等全身症状，酿脓时壮热不退，待脓出腐脱后诸症逐渐减轻。

慢性者初起多漫肿，皮色不变，红热不显而结块坚硬，有疼痛或压痛，患肢步行不便，进展较为缓慢，全身症状也不明显。一般经过治疗后，多能自行消退。

（2）辅助检查 血常规示白细胞总数及中性白细胞比例明显增高。

2. 鉴别诊断

（1）有头疽 患处初起有粟粒样脓头，痒痛并作，溃烂时状如蜂窝。

（2）流注 患处漫肿疼痛，皮色如常，不局限于臀部一处，有此处未愈他处又起的特点。

【治疗】

治疗以清热利湿解毒为主。外治切开排脓时，切口应取低位、够大够深，以排脓通畅为目的。

1. 辨证论治

（1）湿火蕴结证

证候：臀部先痛后肿，焮红灼热，或湿烂溃脓；伴恶寒发热，头痛骨楚，食欲不振；舌质红，苔黄或黄腻，脉数。

治法：清热解毒，和营化湿。

方药：黄连解毒汤合仙方活命饮加减。常用金银花、贝母、天花粉、当归尾、赤芍、甘草、皂角刺、黄连、黄柏、栀子等。局部红热不显者，加重活血祛瘀之品，如桃仁、红花、泽兰，适当减少清热解毒之品。

（2）湿痰凝滞证

证候：漫肿不红，结块坚硬，病情进展缓慢；多无全身症状；舌苔薄白或白腻，脉缓。

治法：和营活血，利湿化痰。

方药：桃红四物汤合仙方活命饮加减。常用金银花、连翘、贝母、天花粉、川芎、当归尾、赤芍、甘草、乳香、没药、桃仁、红花等。

（3）气血两虚证

证候：溃后腐肉大片脱落，疮口较深，形成空腔，收口缓慢；面色萎黄，神疲乏力，纳谷不香；舌质淡，苔薄白，脉细。

治法：调补气血。

方药：八珍汤加减。常用人参、白术、甘草、当归、黄芪、白芍、川芎等。

2. 外治疗法

（1）未溃时红热明显者用玉露膏，红热不显者用金黄膏或冲和膏外敷。

（2）成脓后宜切开排脓。切口应注意低位、够大够深，并清除腐肉，以排脓顺畅为目的。

（3）溃后用八二丹、红油膏盖贴，脓腔深者用药线引流；脓尽用生肌散、白玉膏收口；疮口有空腔不易愈合者，用垫棉法加压促进愈合。

【预防与调护】

1. 患病后宜少活动，否则易使肿势扩散而病情加剧。

2. 肌内注射必须注意消毒，并注意使粉针剂充分溶解后再注射。

三、手发背

陈某，男，37岁。右手背红肿热痛4天，发热1天。患者4天前无明显诱因出现右手背部红肿，边界不清，胀痛不适，口服阿莫西林胶囊，症状改善不明显。1天前出现发热，体温37.9℃，右手背部红肿灼热疼痛，红肿边缘欠清，压痛明显。

手发背是发于手背部的急性化脓性疾病。又名手背毒、手背发、蜘蛛背。其临床特点是全手背漫肿，红热疼痛，手心不肿，若溃迟敛难，久则损筋伤骨。

本病相当于西医学的手背部蜂窝组织炎。

【病因病机】

本病多由饮食不节，情志内伤，湿火内生，或局部外伤染毒，导致湿热结聚手背，气血壅滞，热胜肉腐所致。

【辨病】

1. 诊断

（1）临床表现　初起手背漫肿，边界不清，胀痛不舒，或有怕冷、发热等全身症状。在7～10天时化脓，患部中间肿胀高突，皮色紫红，灼热疼痛如鸡啄，全身症状加重。若按之有波动感者，为脓已成。溃破时皮肤湿烂，脓水色白或黄，或夹有血水，逐渐脓少而愈合。如2～3周肿势不趋限局，溃出脓稀薄而臭，是为损骨之征。

（2）辅助检查　血常规示白细胞总数及中性粒细胞比例明显增高。X线摄片可确定有无死骨。

2. 鉴别诊断

（1）托盘疔　病在手掌部，手掌部肿胀高突，失去正常的掌心凹陷或稍突出，并伴手背部肿胀。

（2）毒虫咬伤　被毒虫咬伤后，手背迅速肿起，或红热疼痛，或伴风团，咬伤处可见瘀点。严重者疼痛剧烈，可伴皮肤坏死；若毒邪走散，循经走窜可引发红丝疔；若毒邪走散入营，也可危及生命。

【治疗】

初起宜清热解毒、利湿消肿，脓成后宜透脓托毒，溃后则宜补益生肌。

1. 辨证论治

（1）湿热壅阻证

证候：手背漫肿，红热疼痛，化脓溃破，伴皮肤湿烂，易损筋伤骨，疮口难愈；或伴壮热恶寒，头痛骨楚；舌苔黄腻，脉数。

治法：清热解毒，和营化湿。

方药：五味消毒饮合仙方活命饮加减。常用金银花、贝母、天花粉、蒲公英、野菊花、紫花地丁、当归尾、赤芍、甘草、皂角刺、乳香、没药等。

（2）气血不足证

证候：日久肿势不趋限局，溃后脓液稀薄；伴神疲乏力；舌质淡，苔薄，脉细。

治法：调补气血。

方药：托里消毒散加减。常用人参、川芎、当归、白术、金银花、皂角刺、甘草、桔梗、黄芪等。

2. 外治疗法　初起用金黄膏或玉露膏外敷；脓成切开排脓，八二丹药线引流，红油膏盖贴；脓尽改用生肌散、白玉膏。

【预防与调护】

1.加强劳动保护，若手部外伤，应及时治疗，勿使毒邪从皮肤破损处乘隙而入。

2.患手忌持重，并用三角巾悬吊固定，手背朝下以利引流。

3.疮口收敛后，可加强患肢功能锻炼以恢复其功能。

四、足发背

毛某，女，39岁。左足背红肿热痛3天。患者自诉5天前外出郊游，左足小指外侧磨破皮肤，当时未予及时处理，3天前出现左足背部红肿灼热疼痛，今左足背红肿胀痛进一步加剧，压痛明显，行走不便。

足发背是发于足背部的急性化脓性疾病。其临床特点是全足背高肿焮红疼痛，足心不肿。

本病相当于西医学的足背部蜂窝组织炎。

【病因病机】

本病多因局部外伤感染毒邪，或湿热下注，导致湿热毒邪壅阻肌肤，气血凝滞，热胜肉腐而成。

【辨病】

1.诊断

（1）临床表现　初起足背红肿灼热疼痛，肿势弥漫，边界不清，影响活动。一般5～7天迅速增大化脓，伴有寒战高热、纳呆、泛恶等全身症状。溃破后脓出稀薄，夹有血水，皮肤湿烂，全身症状多随之减轻。

（2）辅助检查　血常规示白细胞总数及中性粒细胞比例明显增高。

2.鉴别诊断

丹毒　患部皮色鲜红，边缘清楚，一般不化脓腐溃，常有反复发作史。

【治疗】

治疗以清热利湿解毒为主。

1.辨证论治

湿热下注证

证候：足背红肿弥漫，灼热疼痛，化脓溃破；伴寒战高热，纳呆，或泛恶；舌质红，苔黄腻，脉滑数。

治法：清热解毒，和营利湿。

方药：五神汤加减。常用牛膝、车前子、紫花地丁、金银花、茯苓、甘草等。成脓者加皂角刺。

2.外治疗法　参照"手发背"。

【预防与调护】

1.患足忌行走。宜抬高患肢，并使患足置于有利于脓液引流的位置。

2.有足部外伤时应及时治疗，勿使毒邪从皮肤破损处乘隙而入。

第五节　有头疽

宋某，男，62岁。患者自诉项后红肿结块10天。初起肿块上有粟粒样脓头，抓破之后，肿痛加重，色红灼热，脓头相继增多，溃后如蜂窝状，范围约12cm×12cm，兼有发热头痛，食欲不振，便秘尿赤。

有头疽是发生于肌肤间的急性化脓性疾病。其临床特点是初起皮肤上即有粟粒样脓头，焮热红肿胀痛，迅速向深部及周围扩散，脓头相继增多，溃烂后状如莲蓬、蜂窝，范围常超过9cm，大者可在30cm以上。好发于项后、背部等皮肤厚韧之处，多见于中老年人及消渴病患者，并容易发生内陷。

有头疽在古代文献中常以疽和发共同命名，根据发病部位不同有多种病名。如生在头顶部的称百会疽；生于鬓角者，称鬓疽；生于项部者，名脑疽，又名对口疮、对口发；有头疽发于脊背部正中者，称为背疽，又名发背；生于背部两侧的称搭手，又分上搭手、中搭手、下搭手等；生于少腹部者，名少腹疽；生于四肢部者，名太阴疽、石榴疽、臀疽、腿疽等。根据发病原因不同亦有多种病名。如过饮药酒兼厚味积毒蕴发者，称酒毒发；湿痰郁结而成者，称痰注发。还有以形状命名者，如莲子发、蜂窝发等；以穴位命名者，如百会疽、膻中疽、中脘疽等。然其病因病机、临床表现和治疗方法基本相似，故并作有头疽论述。

本病相当于西医学的痈。

【病因病机】

1.外感风温、湿热，邪毒凝聚肌表，以致气血运行失常而成。

2.情志内伤，恼怒伤肝，思虑伤脾，肝脾郁结，气郁化火；或劳伤虚损，恣欲伤肾，劳伤精气，肾水亏损，相火炽盛；或恣食膏粱厚味，脾胃运化失常，湿热火毒内生。以上均能导致脏腑蕴毒而发。

本病总由外感风温、湿热，内有脏腑蕴毒，内外邪毒互相搏结，凝聚肌肤，以致营卫不和，气血凝滞，经络阻隔而成。素体虚弱时更易发生，如消渴病患者常易并发本病。若阴虚之体，水亏火炽，则热毒蕴结更甚；若气血虚弱之体，正虚毒滞难化，不能透毒外出。此二者均可使病情加剧，甚至发生疽毒内陷。

西医学认为，本病是由金黄色葡萄球菌感染引起的多个相邻的毛囊及其所属皮脂腺或汗腺的急性化脓性疾病。

【辨病】

1.诊断

（1）临床表现　凡在皮肤坚韧、肌肉丰厚之处均可发生，以项、背部为多见。好发于成年人，以中老年人居多。《疡科心得集·辨脑疽对口论》中载本病"初起形色俱不正，寒热不加重，身虽发热，面色形寒，疡不高肿，根盘平塌，散漫不收"。

①初期　局部红肿结块，肿块上有粟粒状脓头，作痒作痛，逐渐向周围和深部扩散，脓头增多，色红、灼热、疼痛（彩图6-2）。伴有恶寒发热、头痛、食欲不振、舌苔白腻或黄腻、脉多滑数或洪数等明显的全身症状。此为一候。

②溃脓期　疮面腐烂形似蜂窝，肿势范围大小不一，常超过10cm，甚至大逾盈尺；伴高热

口渴，便秘溲赤。如脓液畅泄，腐肉逐渐脱落，红肿热痛随之减轻，全身症状也渐减或消失。此为二至三候，病变范围大者往往需 3～4 周。

③收口期　脓腐渐尽，新肉生长，肉色红活，逐渐收口而愈。亦有少数病例腐肉虽脱，但新肉生长迟缓。此为四候，常需 1～3 周。

一般而言，发于项背部的病情较重，不易透脓，内陷变证多见；发于四肢部的病情较轻，容易透脓，内陷变证少见。但病情的轻重、顺逆、是否内陷，与热毒的轻重、气血的盛衰、患者年龄的大小等均有密切关系。

若兼见神昏谵语、气息急促、恶心呕吐、腰痛、尿少、尿赤、发斑等严重全身症状者，为合并内陷。体虚或消渴病患者容易并发内陷。

（2）辅助检查　血常规示白细胞总数及中性粒细胞比例明显升高。脓液培养多见金黄色葡萄球菌生长。糖尿病患者血糖水平升高。

2. 鉴别诊断

（1）发际疮　生于项后、发际附近，病小而位浅，范围局限，多＜3cm，或多个簇生在一起，2～3 天化脓，溃脓后 3～4 天即能愈合，无明显全身症状，易脓、易溃、易敛，但易反复发作，缠绵难愈。

（2）脂瘤染毒　患处素有结块，表面与皮肤粘连，其中心皮肤常可见粗大黑色毛孔，挤之有粉刺样物溢出，且有臭味。染毒后红肿较局限，范围明显小于有头疽，10 天左右化脓，脓出夹有粉渣样物，愈合较为缓慢，全身症状较轻。

【治疗】

应明辨虚实，分证论治，谨防疽毒内陷。积极治疗消渴等病，必要时配合西医西药治疗。

1. 辨证论治

（1）火毒凝结证

证候：多见于壮年正实邪盛者。局部红肿高突，灼热疼痛，根脚收束，迅速化脓脱腐，脓出黄稠；伴发热，口渴，尿赤；舌苔黄，脉数有力。

治法：清热泻火，和营托毒。

方药：黄连解毒汤合仙方活命饮加减。常用黄连、黄芩、黄柏、栀子、白芷、贝母、防风、赤芍、当归尾、甘草、皂角刺、天花粉、乳香、没药、金银花、陈皮等。恶寒发热者，加荆芥、防风；便秘者，加生大黄、枳实；溲赤者，加萆薢、车前子。

（2）湿热壅滞证

证候：局部症状与火毒凝结证相同；伴全身壮热，朝轻暮重，胸闷呕恶；舌苔白腻或黄腻，脉濡数。

治法：清热化湿，和营托毒。

方药：仙方活命饮加减。常用白芷、贝母、防风、赤芍、当归尾、甘草、皂角刺、天花粉、乳香、没药、金银花、陈皮等。胸闷呕恶者，加藿香、佩兰、厚朴。

（3）阴虚火炽证

证候：多见于消渴病患者。肿势平塌，根脚散漫，皮色紫滞，脓腐难化，脓水稀少或带血水，疼痛明显；伴发热烦躁，口干唇燥，饮食少思，大便秘结，小便短赤；舌质红，苔黄少津，脉细弦数。

治法：滋阴生津，清热托毒。

方药：竹叶黄芪汤加减。常用淡竹叶、生地黄、黄芪、麦冬、当归、川芎、黄芩、甘草、芍药、人参、半夏、生石膏等。初起加天花粉、金银花、连翘；溃脓期加皂角刺；溃后加西洋参。

（4）气虚毒滞证

证候：多见于年迈体虚、气血不足患者。肿势平塌，根脚散漫，皮色灰暗不泽，化脓迟缓，腐肉难脱，脓液稀少，色带灰绿，闷肿胀痛，容易形成空腔；伴低热，小便频数，口渴喜饮，精神萎靡，面色少华；舌质淡红，苔白或微黄，脉数无力。

治法：扶正托毒。

方药：托里排脓汤加减。常用当归、白芍、人参、白术、茯苓、连翘、金银花、浙贝母、陈皮、黄芪、肉桂、甘草等。

2. 外治疗法

（1）初起未溃　患部红肿，脓头尚未溃破，属火毒凝结证或湿热壅滞证，用金黄膏或千捶膏外敷；阴虚火炽证或气虚毒滞证用冲和膏外敷。

（2）酿脓期　以八二丹掺疮口；如脓水稀薄而带灰绿色者，改用七三丹，外敷金黄膏。待脓腐大部脱落，疮面渐洁，改掺九一丹，外敷红油膏。

若脓腐阻塞疮口，脓液蓄积，引流不畅者，可用五五丹药线或八二丹药线多枚分别插入疮口，蚀脓引流；或用棉球蘸五五丹或八二丹，松松填于脓腔以祛腐。若查疮肿有明显波动感，可采用手术扩创排脓，行十或双十字形切开，务求脓泄畅达。如大块坏死组织一时难脱，可分次祛除，以不出血为度。切开时应注意尽量保留皮肤，以减少愈合后瘢痕形成。

（3）收口期　疮面脓腐已净，新肉渐生，以生肌散掺疮口，外敷白玉膏。若疮口有空腔，皮肤与新肉一时不能黏合者，可用垫棉法加压包扎。

（4）后期　腐肉已脱，但脓水较多，可用垫棉法加压，一则可防止袋脓的发生；二则可使皮肉粘合，促进疮口愈合。但需要注意的是，初起脓栓未松动时，不可强行剥出，以防止毒邪扩散；后期毒邪未尽应慎用垫棉法，勿使毒邪不得外泄反陷入里。

3. 其他疗法

（1）服降血糖药以控制糖尿病患者的血糖水平，必要时可用胰岛素制剂，以达到快速控制血糖的目的。

（2）可根据病情及脓液培养的结果选用抗生素治疗。

【预防与调护】

1.注意个人卫生。患病后经常保持疮周皮肤清洁，可用2%～10%黄柏溶液或生理盐水洗涤拭净，以免脓水浸淫。

2.切忌挤压，患在项部者可用四头带包扎；若患在背部者，睡时宜侧卧；患在上肢者宜用三角巾悬吊；在下肢者宜抬高患肢，减少活动。

3.初起时饮食宜清淡，忌食辛辣、鱼腥等发物；伴糖尿病者予糖尿病患者饮食；高热时应卧床休息，并多饮开水。

4.严密观察病情，防止内陷发生。

第六节　流　注

郑某，男，47岁。自诉8天前不慎被车碰撞后，左小腿局部起一瘀肿，自觉疼痛，经治不消。检查：左小腿上有一约 4cm×5cm 大小的瘀肿，压疼明显，无波动感，皮肤轻度青紫。

流注是发于肌肉深部的急性化脓性疾病。《医宗金鉴·外科心法要诀》中有"诸家书云：流者流行，注者住也，发无定处，随在可生"的记载。其临床特点是好发于四肢、躯干肌肉丰厚处的深部或髂窝部，发病急骤，局部漫肿疼痛，皮色如常，容易走窜，常见此处未愈，他处又起。

本病相当于西医学的脓血症、多发性肌肉深部脓肿及髂窝部脓肿。

【病因病机】

本病总因正气不足，邪毒流窜，使经络阻隔、气血凝滞而成。

1. 暑湿流注因夏秋季节感受暑湿，客于营卫，阻于肌肉而成。

2. 余毒流注因先患疔疮、疖、痈，强行挤压或过早切开，或其他热病失于诊治，使火热之毒窜入血分，稽留于肌肉之中而发。

3. 瘀血流注多因跌打损伤，瘀血停留，或产后恶露停滞，经络为之壅滞而成。

4. 髂窝流注除由上述流注的病因引起外，还可由会阴、肛门、外阴、下肢有破损或生疮疖，或附近脏器染毒，邪毒流窜，阻滞经络而成。

西医学认为，引起本病的主要致病菌是金黄色葡萄球菌，其次是溶血性链球菌。致病菌由血液循环至血管网络丰富的软组织中，细菌停留凝聚而形成脓肿。

【辨病】

1. 诊断

（1）临床表现　除头面、前后二阴、腕、踝等远端比较少见外，其余任何部位均可发生，尤多见于腰部、臀部、大腿后部、髂窝部等处。

初起先在四肢近端或躯干部有一处或数处肌肉疼痛、漫肿、微热而皮色不变。2～3天后，肿胀、焮热、疼痛日趋明显，并可触及肿块；伴有寒战高热、头痛头胀、周身关节疼痛、食欲不振等全身症状。继则肿块增大，疼痛加剧，2周左右肿块中央微红而热，按之有波动感；兼见高热不退，时时汗出，口渴欲饮，苔黄腻，脉洪数。溃后脓出黄稠，瘀血流注则夹有瘀血块。随之肿硬疼痛渐消，身热渐退，食欲增加，经2周左右脓尽收口愈合。

若溃后身热不退，可能他处另有新发，伴身体消瘦、面色无华、脉虚数等症。若兼神昏谵语、胸胁疼痛、咳喘痰血等，是为毒传脏腑，导致内陷变证或引发内痈。

髂窝流注仅发于髂窝部一侧。初起患侧大腿突然拘挛不适，步履呈跛行，伴恶寒发热、头痛、无汗或微汗、纳呆倦怠。2～3日后局部疼痛，大腿即向上收缩，略向内收，不能伸直，妨碍行走，但膝关节仍能伸屈。倘用手将患肢拉直，则可引起剧烈疼痛，痛牵腰部，腹部前突，脊柱似弓状。7～10天后，在髂窝部可触到一长圆形肿块，质较硬，有压痛。1个月左右可以成脓，因病位较深则见皮色如常，按之中软，波动感不甚明显。可在髂窝部或腰部破溃，溃后20天左右可以收口。愈后患侧大腿仍然屈曲难伸，往往要经过1～2个月才能恢复正常。

（2）辅助检查　血常规示白细胞总数及中性粒细胞比例明显升高。

2. 鉴别诊断

（1）环跳疽　疼痛在髋关节部，可致臀部外突，大腿略向外旋，患肢不能伸直和弯曲（髂窝流注是屈而难伸）。患侧漫肿上延腰胯，下及大腿。必要时可做髋关节穿刺以助鉴别。

（2）髋关节流痰　起病缓慢，可有虚痨病史，患肢伸而难屈，局部及全身症状均不明显，化脓在患病后 6 ～ 12 个月。大腿及臀部肌肉萎缩，站立时臀纹不对称。

【治疗】

治宜清热解毒、和营通络。余毒攻窜证宜兼凉血清热；暑湿交阻证须兼清暑化湿；瘀血凝滞证宜活血化瘀。溃后应清解余邪，不要急于补虚，防止因余毒未尽而流窜他处。

1. 辨证论治

（1）余毒攻窜证

证候：发病前有疔疮、痈、疖等病史，局部漫肿疼痛；伴有壮热、口渴，甚则神昏谵语；舌苔黄，脉洪数。

治法：清热解毒，凉血通络。

方药：黄连解毒汤合犀角地黄汤加减。常用黄连、黄芩、黄柏、栀子、水牛角、生地黄、芍药、牡丹皮等。脓成者，加当归、皂角刺，去生地黄；神昏谵语者，加安宫牛黄丸化服，或紫雪散吞服；胸胁疼痛、咳喘痰血者，加浙贝母、天花粉、鲜竹沥、鲜茅根、鲜芦根等。

（2）暑湿交阻证

证候：多发于夏秋之间，局部漫肿疼痛；初起伴恶寒发热，头胀，胸闷，呕恶，周身骨节酸痛；舌苔白腻，脉滑数。

治法：解毒清暑化湿。

方药：清暑汤加减。常用连翘、天花粉、赤芍、金银花、甘草、滑石、车前草、泽泻等。结块质硬者，加当归、丹参；热重者，加连翘、紫花地丁；脓成者，加皂角刺。

（3）瘀血凝滞证

证候：劳伤筋脉诱发者，多发于四肢内侧；跌打损伤诱发者，多发于伤处，局部漫肿疼痛，皮色微红，或呈青紫，溃后脓液中夹有瘀血块；妇女产后恶露停滞而成者，多发于小腹及大腿等处；发病较缓，初起一般无全身症状或全身症状较轻，化脓时出现高热；舌苔薄白或黄腻，脉涩或数。

治法：和营活血，祛瘀通络。

方药：活血散瘀汤加减。常用川芎、当归尾、赤芍、苏木、牡丹皮、枳壳、瓜蒌仁、桃仁、槟榔、大黄等。劳伤筋脉者，加忍冬藤、黄柏、薏苡仁、萆薢等；跌打损伤者，加三七；产后瘀阻者，加制香附、益母草、红花等；脓成者，加皂角刺。

2. 外治疗法　初期肿而无块者，用金黄膏或玉露膏外敷；肿而有块者，用太乙膏掺红灵丹贴之。脓熟宜切开引流，先用八二丹药线引流，脓净改用生肌散，均以红油膏或太乙膏盖贴。见结块二三处相互串联贯通者，可予以彻底切开后换药，以加速疮口愈合，并加用垫棉法。

【预防与调护】

1. 及时正确处理疔、疖、痈及皮肤破损等。

2. 绝对卧床休息，多饮开水或西瓜汁。热退而肿块未消时，仍需卧床休息，以免反复。

3. 注意加强营养，宜清淡易消化饮食，忌食鱼腥、辛辣食物。

4. 髂窝流注愈后功能障碍者应进行下肢伸屈功能锻炼。

第七节 发 颐

裴某，女，27岁。自诉左颐颌部肿疼9天，以耳垂下部最为显著，稍感张口困难，并伴有高热。曾在某院口腔科静滴抗生素3天，高热稍减，但肿不消。检查：左颐颌部有漫肿如桃大，压痛；右颐颌部也有如枣大一块肿硬，呈扁平形，边缘不明显。体温38.5℃。

发颐是热病后余毒结于颐颌间引起的急性化脓性疾病。其临床特点是常发生于热病后期，多一侧发病，颐颌部肿胀疼痛，张口受限，全身症状明显，重者可发生内陷。《疡科心得集·辨发颐豌豆疮论》说："发颐，乃伤寒汗下不彻，余热之毒未除，邪结在腮颌之上，两耳前后硬肿疼痛。"本证经属阳明少阳，阳明者胃火上壅，少阳者肾阴虚而相火上攻，多交互而作，内外合邪，故颐肿为表，脏腑虚实为本。《外科秘录》称之为"颐发"，又称"汗毒"。

本病相当于西医学的化脓性腮腺炎。

【病因病机】

外感风寒、风温之邪，或热病后遗毒于内，或情志郁结、饮食不节，郁热内生，致使火热不能外达而结聚于少阳、阳明之络，气血凝滞而成本病。

西医学认为，本病为化脓性致病菌（最常见的致病菌是金黄色葡萄球菌）在全身及口腔的免疫能力减弱时，经腮腺导管逆行进入腺体而发生急性化脓性腮腺炎。

【辨病】

1. 诊断

临床表现 多发于成年人，尤多见于伤寒、温病等热性病后及大手术后或体质虚弱者，多数是单侧发病，亦可双侧同时发病。

初起颐颌之间发生疼痛及紧张感，轻微肿胀，张口稍感困难。继则肿胀逐渐显著，并延及耳之前后，以耳垂下部最为显著。如压迫局部，在口内颊部导管开口处有黏稠的分泌物溢出。此时张口困难，唾液分泌大为减少，并可出现暂时性口眼歪斜之症。

发病7～10天腮腺部疼痛加剧，呈跳痛，皮色发红，肿胀更甚，肿势可波及同侧眼睑、颊部、颈部等处，压痛明显，按压局部有波动感，同时口内颊部导管开口处能挤出混浊黄稠脓性分泌物。若不及时切开，脓肿可在颐颌部皮肤或口腔黏膜处溃破，脓出臭秽。

初起有轻度发热，严重时体温可高达40℃左右，口渴纳呆，大便秘结，舌苔黄腻，脉弦数。如患者极度衰弱，或失于调治，或因过投寒凉攻伐之品，常可使肿势漫及咽喉而见痰涌气塞、汤水难下、神志昏糊等毒邪内陷之证。

2. 鉴别诊断

（1）痄腮 多发生于5～15岁的儿童，常有本病接触史。发于颐颌之间，多为双侧性，色白漫肿，酸多痛少，不化脓。

（2）颈痈 多发生于颈部、颌下的一侧，虽可化脓，但无口内颊部导管开口处红肿。

（3）骨槽风 多发于20～40岁青壮年，有拔牙史，腮颊部漫肿疼痛，色红或白，牙关拘紧，不能咀嚼，脓成溃后疮口日久不收，且有死骨排出。

【治疗】

本病宜早期治疗，多以清热解毒为主。

1. 辨证论治

（1）热毒蕴结证

证候：颐颌之间结块疼痛，张口不利，继则肿痛渐增，检查口内颊部导管开口处常现红肿，压迫局部有黏稠的分泌物溢出；伴身热恶寒，口渴，小便短赤，大便秘结；舌苔薄腻，脉弦数。

治法：清热解毒。

方药：普济消毒饮加减。常用黄芩、黄连、陈皮、甘草、玄参、柴胡、桔梗、连翘、板蓝根、马勃、牛蒡子、薄荷、僵蚕、升麻等。热甚，加栀子、生石膏（打碎）；便秘，加瓜蒌仁（打碎）、生大黄（后下）、枳实。

（2）毒盛酿脓证

证候：颐颌间结肿疼痛渐增，甚至肿势延及面颊和颈项，焮红灼热，张口困难，继之酿脓应指，口内颊部导管开口处能挤出脓性分泌物；伴高热口渴；舌苔黄腻，脉弦数。

治法：清热解毒透脓。

方药：普济消毒饮加皂角刺、白芷等。常用黄芩、黄连、陈皮、甘草、玄参、柴胡、桔梗、连翘、板蓝根、马勃、牛蒡子、薄荷、僵蚕、升麻等。

（3）热毒内陷证

证候：颐颌间肿胀平塌散漫，肿势延及面颊和颈项，焮红灼热，疼痛剧烈，汤水难咽；壮热口渴，痰涌气粗，烦躁不安，甚至神昏谵语；舌质红绛，苔少而干，脉弦数。

治法：清营解毒，化痰泄热，养阴生津。

方药：清营汤合安宫牛黄丸加减。常用水牛角、生地黄、金银花、连翘、玄参、黄连、竹叶心、丹参、麦冬等。

（4）余毒未清证

证候：患者多有数月以至数年的反复发作病史，发作时颐颌部肿痛，触之似有条索状物，进食时更为明显。在两次发作的间歇期，患者口内常有臭味，晨起后挤压腮腺部可见口内颊部导管开口处有黏稠的涎液或脓液溢出；舌苔薄黄或黄腻，脉滑。

治法：清脾泄热，化瘀散结。

方药：化坚二陈丸酌加夏枯草、连翘、黄芩、玄参、莪术等。常用陈皮、半夏、茯苓、僵蚕、黄连、甘草等。

2. 外治疗法

（1）初起　金黄膏或玉露膏外敷。

（2）脓成　及早切开排脓。

（3）溃后　先用八二丹药线引流，外敷金黄膏；口腔黏膜出脓处，用青吹口散外搽，每天4～5次。脓尽改用生肌散、红油膏外敷。

3. 其他疗法

（1）板蓝根冲剂，每次1袋，每日3次。

（2）西黄丸或醒消丸，每次3g，每日2次。

【预防与调护】

1. 急性期给予流质或半流质饮食，避免酸性饮食及辛辣刺激之品。
2. 热病后、大手术后注意保持口腔清洁，经常用板蓝根 30g 煎汤或淡盐水漱口。
3. 保持大便通畅。病久反复发作者可做腮腺部按摩，急性发作时暂停按摩。

第八节 丹 毒

李某，男，31 岁。3 天前不慎刮伤致左下肢处皮肤微微破损，继则局部皮肤见小片红斑，迅速蔓延成大片鲜红斑，边界清楚，略高出皮肤表面，压之皮肤红色减退，放手后立即恢复。患部皮肤肿胀，摸之灼手，触痛明显。体温 39.7℃。

丹毒是患部皮肤突然发红成片、色如涂丹的急性感染性疾病。本病发无定处，根据其发病部位的不同又有不同的病名。如生于躯干部者，称内发丹毒；发于头面部者，称抱头火丹；发于小腿足部者，称流火；新生儿多生于臀部，称赤游丹毒。本病西医学也称丹毒。其临床特点是病起突然，恶寒发热，局部皮肤忽然变赤，色如丹涂脂染，焮热肿胀，边界清楚，迅速扩大，数日内可逐渐痊愈，但容易复发。《素问·至真要大论》云："少阳司天，客胜则丹胗外发，及为丹熛疮疡……"《诸病源候论·丹毒病诸候》云："丹者，人身忽然焮赤，如丹涂之状，故谓之丹。或发手足，或发腹上，如手掌大，皆风热恶毒所为。重者，亦有疽之类，不急治，则痛不可堪，久乃坏烂。"

本病相当于西医学的急性网状淋巴管炎。

【病因病机】

本病总由血热火毒为患。素体血分有热，或在肌肤破损处（如鼻腔黏膜、耳道皮肤或头皮等破伤，脚湿气糜烂，毒虫咬伤，臁疮等）有湿热火毒之邪乘隙侵入，郁阻肌肤而发。凡发于头面部者，多夹风热；发于胸腹腰胯部者，多夹肝脾郁火；发于下肢者，多夹湿热；发于新生儿者，多由胎热火毒所致。

西医学认为，本病是由溶血性链球菌从皮肤或黏膜的细微破损处侵入皮内网状淋巴管所引起的急性炎症性疾病。

【辨病】

1. 诊断

（1）临床表现 多发于小腿、颜面部。发病前多有皮肤或黏膜破损史。

发病急骤，初起往往先有恶寒发热、头痛骨楚、胃纳不香、便秘溲赤、苔薄白或薄黄、舌质红、脉洪数或滑数等全身症状。继则局部皮肤见小片红斑，迅速蔓延成大片鲜红斑，边界清楚，略高出皮肤表面，压之皮肤红色减退，放手后立即恢复。若因热毒炽盛而显现紫斑时，则压之不退色。患部皮肤肿胀，表面紧张光亮，摸之灼手，触痛明显。一般预后良好，经 5～6 天后消退，皮色由鲜红转为暗红及棕黄色，脱屑而愈。

病情严重者，红肿处可伴发紫癜、瘀点、瘀斑、水疱或血疱，偶有化脓或皮肤坏死。亦有一边消退，一边发展，连续不断，缠绵数周者。患处附近臀核可发生肿大疼痛。

抱头火丹如由于鼻部破损引起者，先发于鼻额，再见两眼睑肿胀不能开视；如由于耳部破损引起者，先肿于耳之上下前后，再肿及头角；如由于头皮破损引起者，先肿于头额，次肿及项部。流火多由趾间皮肤破损引起，先肿于小腿，也可延及大腿，愈后容易复发，常因反复发作，下肢皮肤肿胀、粗糙增厚而形成大脚风。新生儿赤游丹毒常游走不定，多有皮肤坏死，全身症状严重。

本病若出现红肿斑片由四肢或头面向胸腹蔓延者，属逆证。新生儿及年老体弱者，若火毒炽盛易导致毒邪内攻，出现壮热烦躁、神昏谵语、恶心呕吐等全身症状，甚则危及生命。

（2）辅助检查　血常规示白细胞总数及中性粒细胞比例明显增高。

2. 鉴别诊断

（1）发　局部红肿，但中间明显隆起而色深，四周肿势较轻而色较淡，边界不清，胀痛呈持续性，化脓时跳痛，大多发生坏死、化脓溃烂，一般不会反复发作。

（2）接触性皮炎　有明显的刺激物及过敏性物质接触史，皮损发生在接触部位，边界清楚；皮损以红肿、水疱、丘疹为主，伴焮热、瘙痒，多无疼痛；一般无明显全身症状。

（3）类丹毒　多发于手部，有猪骨或鱼虾之刺划破皮肤史，红斑范围小，症状轻，无明显全身症状。

【治疗】

治疗以凉血清热、解毒化瘀为主。发于头面者，须兼散风清火；发于胸腹腰胯者，须兼清肝泻脾；发于下肢者，须兼利湿清热。在内治的同时结合外敷、熏洗、砭镰等外治法，能提高疗效、缩短疗程、减少复发。若出现毒邪内攻之证，须中西医综合救治。

1. 辨证论治

（1）风热毒蕴证

证候：发于头面部，皮肤焮红灼热，肿胀疼痛，甚则发生水疱，眼胞肿胀难睁；伴恶寒，发热，头痛；舌质红，苔薄黄，脉浮数。

治法：疏风清热解毒。

方药：普济消毒饮加减。常用黄芩、黄连、陈皮、甘草、玄参、柴胡、桔梗、连翘、板蓝根、马勃、牛蒡子、薄荷、僵蚕、升麻等。大便干结者，加生大黄、芒硝；咽痛者，加生地黄。

（2）肝脾湿火证

证候：发于胸腹腰胯部，皮肤红肿蔓延，摸之灼手，肿胀疼痛；伴口干且苦；舌红，苔黄腻，脉弦滑数。

治法：清肝泻火利湿。

方药：柴胡清肝汤合龙胆泻肝汤加减。常用川芎、当归、白芍、生地黄、柴胡、黄芩、栀子、天花粉、防风、牛蒡子、连翘、甘草、龙胆草、泽泻、木通、车前子、玄参、知母、石膏、黄连、升麻等。

（3）湿热毒蕴证

证候：发于下肢，局部红赤肿胀、灼热疼痛，或见水疱、紫斑，甚至结毒化脓或皮肤坏死，或反复发作，可形成大脚风；伴发热，胃纳不香；舌红，苔黄腻，脉滑数。

治法：利湿清热解毒。

方药：五神汤合萆薢渗湿汤加减。常用茯苓、车前子、金银花、牛膝、紫花地丁、萆薢、薏苡仁、土茯苓、滑石、鱼腥草、牡丹皮、泽泻、通草、防风、黄柏、蝉蜕等。肿胀甚者，或形成大脚风者，加防己、赤小豆、丝瓜络、鸡血藤等。

（4）胎火蕴毒证

证候：发生于新生儿，多见于臀部，局部红肿灼热，常呈游走性；或伴壮热烦躁，甚则神昏、呕吐。

治法：凉血清热解毒。

方药：犀角地黄汤合黄连解毒汤加减。常用水牛角、生地黄、芍药、牡丹皮、黄连、黄柏、黄芩、栀子等。高热烦躁，惊厥者，加服安宫牛黄丸或紫雪丹；舌绛苔光者，加玄参、麦冬、石斛等。

2.外治疗法

（1）外敷法 用玉露散或金黄散，以冷开水或鲜丝瓜叶捣汁或金银花露调敷。或用鲜荷花叶、鲜蒲公英、鲜地丁全草、鲜马齿苋、鲜冬青树叶等捣烂湿敷。干后调换，或以冷开水时时湿润。

（2）砭镰法 患处消毒后，用七星针或三棱针叩刺患部皮肤，放血泄毒。此法只适用于下肢复发性丹毒，禁用于赤游丹毒、抱头火丹患者。

此外，若流火结毒成脓者，可在坏死部位做小切口引流，掺九一丹，外敷红油膏。

【预防与调护】

1.患者应卧床休息，多饮水，床边隔离。

2.流火患者应抬高患肢30°～40°。

3.有肌肤破损者应及时治疗，以免感染毒邪而发病。因脚湿气导致下肢复发性丹毒患者应彻底治愈脚湿气，可减少复发。

第九节 无头疽

郭某，男，41岁。10天前左侧大腿部出现疼痛，以髋部为重，局部皮色不变，活动受限。近3日出现发热，疼甚不能行走，经口服长效磺胺等多日症状不减。

无头疽是发生于骨与关节间的急、慢性化脓性疾病的统称，因其初起无头故名。相当于西医学的化脓性骨髓炎、化脓性关节炎。其临床特点是多见于儿童，发病急骤，初起无头，发无定处，病位较深，漫肿，皮色不变，疼痛彻骨，难消、难溃、难敛。发于四肢长管骨者多损骨，生于关节者易造成畸形。《外科证治全书》云："阴疽之形，皆阔大一，根盘坚硬，皮色不变，或痛或不痛，为外科最险之症。"

历代中医外科文献所述的无头疽的概念范围既广又杂，根据疾病性质、证治的不同，现把流痰、流注等疾病列出分述。至于生在胁肋的胁肋疽，相当于西医学的胸壁结核或肋骨结核；生在腋中的腋疽和生在股间的股阴疽，相当于西医学的淋巴结结核，分别归入流痰、瘰疬的范畴。还有好发于四肢末端、可以导致趾（指）骨节脱落的脱疽，以及发于乳房深部而形成脓肿的乳疽，分别归入周围血管疾病和乳房疾病。

本节选择临床常见的附骨疽、环跳疽作为典型疾病介绍。

一、附骨疽

附骨疽是一种毒气深沉、附着于骨的化脓性疾病。其临床特点是儿童常见，多发于四肢长骨，局部胖肿，附筋着骨，推之不移，疼痛彻骨，溃后脓水淋漓，不易收口，可形成窦道，损伤筋骨。生于大腿外侧者称附骨疽；生于大腿内侧者谓咬骨疽；生于股胫部的称股胫疽等。病名虽异，而其病因、证治大致相仿，故合并论述，统名为附骨疽。《备急千金方》云："以其无破，附骨成脓，故名附骨疽。"

本病相当于西医学的急、慢性化脓性骨髓炎。

【病因病机】

因患疔疮、有头疽、疮疖等化脓性疾病，或伤寒、天花、麻疹、猩红热等病后余毒未清，湿热壅盛，深窜入里，留着筋骨，使经脉阻隔，气血不和，血凝毒聚而成本病。

也可由于外来伤害，尤其是开放性骨折、局部骨骼损伤，复又感受邪毒，瘀血化热，邪热蕴蒸，以致经络阻塞、凝滞筋骨为患。

西医学认为，本病是因各种感染因素造成的骨髓炎症，以病程长短分为急性和慢性两种：急性骨髓炎以骨质吸收、破坏为主；慢性骨髓炎以死骨形成和新生骨形成为主。

【辨病】

1. 诊断

（1）临床表现　好发于气血未充、骨骼柔弱的小儿，尤以10岁以下男孩为多见。多发于四肢骨干，以胫骨最常见，股骨次之。常有明显化脓性病灶存在，或有外伤、感受邪毒等诱发因素。

①初期　起病急骤，先有全身不适，寒战，继而高热达39～40℃，口干溲赤，舌苔黄腻，脉滑数。初起患肢持续剧痛，疼痛彻骨，1～2日内即不能活动，然后出现皮肤微红、微热、胖肿，骨胀明显，若在大腿部则红肿不易发现，但用手指深压皮肤可见凹陷，病变的骨端有深压痛和纵轴叩击痛阳性。

②成脓期　化脓时间在患病后3～4周之间，局部焮红、胖肿、骨胀明显，全身高热持续不退。

③溃后　脓出初多稠厚，渐转稀薄，淋漓不尽，不易收口而形成窦道。患处可触及骨骼粗大，高低不平，以药线或探针探之，常可触到粗糙的朽骨，此时即转为慢性，可迁延数年之久。以后常反复发作，大多数病例均有一个或数个不易愈合的窦道，窦口凹陷，周围常并发湿疮、脓疱及色素沉着。必待朽骨出尽以后，疮口才能愈合。

本病若见高热烦躁、神昏谵语等症，则为并发内陷，可危及生命。

（2）辅助检查　本病初起血常规示白细胞总数及中性粒细胞比例明显增高，病久血常规可示红细胞总数及血红蛋白含量降低。血液及局部穿刺液细菌培养可呈阳性，药敏试验有助于选择敏感抗生素。^{99m}锝–MDP骨显像对本病的早期诊断有帮助。X线摄片常在发病约2周后才能显示病变。CT检查较X线摄片能明显提早发现病灶，并可清楚地显示局部软组织的变化。

2. 鉴别诊断

（1）流痰　好发于骨关节间，初起局部和全身症状均不明显，化脓迟缓，需半年至1年以上，溃后脓水清稀，多夹有败絮样物，常造成残疾。

（2）流注　好发于肌肉丰厚处，无固定部位，随处可生，而且常此处未愈，他处又起。局部皮色不变，漫肿疼痛，疼痛较轻，成脓较快，溃后不损伤筋骨，容易愈合。

【治疗】

以清热解毒、化湿和营为治法，分期辨证论治。若能早期诊断，及时正确治疗，尚有消退之机，否则易迁延为慢性，日久不愈。外治要注意固定患处，脓熟宜及早切开引流，窦道形成须用腐蚀药或手术治疗，脓尽有空腔或疮口深者应加用垫棉法。必要时配合使用抗生素和支持疗法。

1. 辨证论治

（1）湿热瘀阻证

证候：患肢疼痛彻骨，不能活动，继则局部胖肿，皮色不变，按之灼热，有明显的骨压痛和患肢纵轴叩击痛阳性；伴寒战高热；舌苔黄，脉数。

治法：清热化湿，行瘀通络。

方药：仙方活命饮合五神汤加减。常用金银花、白芷、贝母、防风、赤芍、当归尾、甘草、皂角刺、天花粉、乳香、没药、陈皮、茯苓、车前子、牛膝、紫花地丁等。

（2）热毒炽盛证

证候：起病1～2周后，高热持续不退；患肢胖肿，疼痛剧烈，皮肤焮红灼热，内已酿脓；舌苔黄腻，脉洪数。

治法：清热化湿，和营托毒。

方药：黄连解毒汤合仙方活命饮加减。常用黄连、黄芩、黄柏、栀子、白芷、贝母、防风、赤芍、当归尾、甘草、皂角刺、天花粉、乳香、没药、金银花、陈皮等。

（3）脓毒蚀骨证

证候：溃后脓水淋漓不尽，久则形成窦道，患肢肌肉萎缩，可摸到粗大的骨骼，以探针检查常可触及粗糙朽骨；可伴乏力，神疲，头昏，心悸，低热等；舌淡红，苔薄黄，脉濡细。

治法：调补气血，清化余毒。

方药：托里消毒散加减。常用人参、白术、茯苓、当归、川芎、白芍、金银花、白芷、甘草、皂角刺、桔梗、黄芪等。

2. 外治疗法

（1）初起　金黄膏或玉露膏外敷，患肢用夹板固定，以减少疼痛和防止病理性骨折。

（2）脓成　及早切开引流。

（3）溃后　用七三丹或八二丹药线引流，红油膏或冲和膏盖贴；脓尽改用生肌散、白玉膏。

（4）窦道形成　用千金散或五五丹药线腐蚀，疮口扩大后改用八二丹药线引流，太乙膏或红油膏盖贴。若触及死骨松动者，可用镊子夹出；如无死骨存在，脓液转为黏稠液体时，即使疮口仍较深，也应及时停用药线，否则不易收口。若有空腔或疮口较深时，可用垫棉法，以促使疮口愈合。

3. 其他疗法

（1）手术清创适用于窦道经久不敛，死骨大或多，疮口小而深，不能自动排出朽骨者。

（2）中成药可用小金丸，每次0.6g，每日2次；或牛黄解毒片，每次4片，每日2次；也可用西黄丸或醒消丸，每次3g，每日2次。

（3）抗生素和支持疗法适用于低龄、体弱且病情严重者，选择广谱抗生素或药敏试验有效的抗生素早期、足量使用，并配合必要的支持疗法。

【预防与调护】

1. 平素加强锻炼，增加饮食营养。患病后禁食鱼腥发物及辛辣之品。

2. 积极治疗原发病。

3. 急性期卧床休息、患肢抬高并用夹板固定，以防止骨折和毒邪扩散。慢性期应避免负重及跌跤。

4. 疾病治愈后必须继续服药 3～6 个月，以防复发。

二、环跳疽

环跳疽是发生于环跳穴（髋关节）的急性化脓性疾病。又称股阴疽。其临床特点是好发于儿童，男多于女，发病急骤，局部漫肿疼痛，影响关节屈伸，溃后难敛，易致残疾，全身症状严重。《外科大成》云："环跳疽生环跳穴，漫肿隐痛，尺脉沉紧，腿不能伸。"

本病相当于西医学的化脓性髋关节炎。

【病因病机】

1. 基本同"附骨疽"。

2. 也可直接由关节附近外伤感染毒邪，或附骨疽脓毒流注关节而发生。

【辨病】

1. 诊断

（1）临床表现　好发于 4～14 岁儿童，男性多于女性。

①初期　来势较急，初起即恶寒壮热，髋部隐痛，皮色不变，活动受限，尤其是旋转活动受限。继则疼痛加剧，不能屈伸，臀部外突，大腿略有外展、外旋，纵轴叩击痛阳性。舌苔黄腻，脉滑数。

②成脓期　皮肤灼热，皮色微红，疼痛剧烈，漫肿上延腰胯，下及大腿，伴壮热持续不退。局部按之有波动感者，为内已成脓，时间在患病后 1～3 个月内。

③溃后　脓出初见黄稠，日后稀薄，因已损骨，多不易愈合。可使关节畸形、僵硬，不能活动，或造成病理性脱位等。

（2）辅助检查　X 线摄片在发病早期仅可见关节周围软组织肿胀，后期可见关节软骨破坏，关节间隙变窄，骨质有脱钙现象。本病初起血常规示白细胞总数及中性粒细胞比例明显增高。血液及关节腔穿刺液细菌培养可呈阳性，药敏试验有助于选择敏感抗生素。

2. 鉴别诊断

（1）臀部流注病在肌肉，常为多发性，易溃、易脓、易敛，愈后不损伤筋骨。

（2）髂窝流注患肢屈曲难伸，大腿略向内旋，愈后大多无残疾。

【治疗】

治疗可参照"附骨疽"。

本病后期关节挛缩，肌肉萎缩，伸屈困难，或僵硬不能活动者，治疗宜益气化瘀、通经活络，用补阳还五汤加减。

脓成切开引流时以横切口为宜。也可做关节腔敏感抗生素冲洗，每日 1 次。

【预防与调护】

参照"附骨疽"。

第十节　走黄与内陷

　　杨某，女，23 岁。代诉 5 天前右侧鼻翼部生一粟粒大小丘疹，自行抓破挤压后，入夜患处疼痛加重，次日右侧鼻翼疔疮原发病灶处忽然疮顶凹陷，色黑无脓，肿势软漫，迅速向周围扩散，边界不清，皮色转为瘀暗，寒战、高热，体温多在 39.3℃，头痛，烦躁，时有谵语，遂来诊。检查：右侧鼻翼疮顶黑陷，周围皮肤瘀暗剧痛；壮热烦渴，汗出，时有神志不清，便秘尿少；舌质红，苔黄，脉数。

　　走黄与内陷为疮疡阳证疾病过程中，因火毒炽盛，毒邪走散，或正气不足，正不胜邪，客于营血，内攻脏腑引起的危重病证。继发于疔疮的病变称为走黄；因疽毒或除疔疮以外的其他疮疡引起的病变称为内陷。

　　本病相当于西医学的全身性外科感染。西医学认为，本病的发生是致病菌数量多、毒力强和（或）机体抗感染能力低下所致，由于致病菌、毒素及其介导的多种炎症介质对机体的损害而发病，常继发于各种化脓性感染和严重外伤后的感染。

一、走黄

　　走黄是疔疮火毒炽盛，早期失治、误治，毒势未能及时控制，走散入营，内攻脏腑而引起的一种全身性危急病证。"黄即横，散也"；"黄即毒也，疔毒内走攻心"。其临床特点是疮顶忽然凹陷，色黑无脓，肿势迅速扩散，伴见高热头痛、烦躁不安、神志昏愦等症。凡是疔疮均可发展为走黄，颜面部疔疮、烂疔尤易发生。《疮疡经验全书·疔疮》云："疔疮初生时，红软温和，忽然顶陷黑，谓之'癀走'，此证危矣。"

【病因病机】

　　走黄的发生主要在于火毒炽盛，毒邪走散，客入营血，内攻脏腑而成。生疔之后，早期失治，未能控制毒势；或挤压碰伤，过早切开，或误食辛热之药及膏粱厚味等发物，或妄用艾灸，均可使疔毒走散，入营入血，内攻脏腑而发生走黄。颜面为诸阳之会，颜面疔疮多火毒为患，两阳相遇，正邪交争剧烈，故易引起走黄。

【辨病】

诊断

　　（1）临床表现　本病发病急，病情重，发展迅速，变化多端。《疡科心得集》说："外症虽有一定之形，而毒气之流行，亦无定位。故毒入于心则昏迷，入于肝则痉厥，入于脾则腹疼胀，入于肺则喘嗽，入于肾则目暗，手足冷，入于六腑亦皆各有变象。兼症多端，七恶叠见。"

　　①局部表现　在疔疮原发病灶处忽然疮顶凹陷，色黑无脓，肿势软漫，迅速向周围扩散，边界不清，失去护场，皮色转为暗红。

　　②全身症状　寒战、高热（体温多在 39℃ 以上），或体温不升，头痛，烦躁，胸闷，四肢酸软无力，舌质红绛、苔黄燥，脉洪数或滑数；或伴恶心呕吐，口渴喜饮，便秘腹胀或腹泻；或伴身发瘀斑、风疹块、黄疸等；甚至出现神志昏糊，呓语谵妄，咳嗽气喘，胁痛痰黄，发痉发厥等；或伴手足发冷，脉沉细数等；或伴肢体拘急，骨节肌肉疼痛；或并发附骨疽、流注等。以上各症常可相兼出现。

（2）辅助检查　白细胞计数显著增高，或降低、左移、幼稚型增多，出现毒性颗粒；尿中可出现蛋白、血细胞、酮体等；出现电解质、酸碱代谢失衡；肝肾功能受损。脓液和血液的细菌培养可发现相同致病菌，药敏试验有助于疾病的治疗。

【治疗】

应采取中西医结合治疗。根据温病的规律和走黄火毒炽盛的特点辨证论治，原发病灶的处理是重要治疗环节。

1. 辨证论治

毒盛入血证

证候：原发病灶处忽然疮顶陷黑无脓，肿势软漫，迅速向周围扩散，边界不清，失去护场，皮色转为暗红；全身症状出现寒战、高热（体温多在39℃以上），头痛，烦躁，胸闷，四肢酸软无力；舌质红绛，舌苔多黄燥，脉洪数或滑数。

治法：凉血清热解毒。

方药：犀角地黄汤、黄连解毒汤、五味消毒饮三方合并加减。常用水牛角、生地黄、芍药、牡丹皮、黄连、黄芩、黄柏、栀子、金银花、野菊花、蒲公英、紫花地丁、紫背天葵子等。神志昏糊，加紫雪丹，或安宫牛黄丸；咳吐痰血，加贝母、天花粉、藕节炭；大便秘结，苔黄腻，脉滑数有力，加生大黄（后下）、元明粉（分冲）；呕吐口渴，加竹叶、生石膏（打碎）；阴液损伤，加鲜石斛、玄参、麦冬；惊厥，加钩藤（后下）、龙齿（先煎）；并发黄疸，加生大黄（后下）、茵陈。

2. 外治疗法　
根据不同疔疮的原发病灶，选择相应的外治法。颜面疔疮早期应药物外敷以箍肿消毒，避免毒邪走散；中期脓肿应及时切开，后期应引流通畅；烂疔应及时清除坏死组织，清除异物，引流通畅。

3. 其他疗法　
及时、彻底处理原发病灶；早期足量应用敏感、广谱抗生素；支持疗法，补充血容量，纠正低蛋白血症等；对症处理，控制高热，维持水、电解质平衡；治疗全身性疾病，保护重要脏器功能。

【预防与调护】

1. 本病危重，应严密观察病情，注意体温、脉搏、呼吸等生命体征的变化。
2. 保证患者充分睡眠，绝对卧床休息，并固定患部，减少活动。
3. 病室要保持清洁卫生，注意通风。
4. 加强营养，饮食宜清淡，忌荤腥发之物及甜腻之品，视病情给予半流质或普食。
5. 高热者给予物理降温。
6. 疔疮尤其是颜面部疔疮切忌挤压、碰伤、过早切开。

二、内陷

内陷为除疔疮以外的其他阳证疮疡疾患过程中，因正气不足，火毒炽盛，正不胜邪，毒不外泄，反陷入里，客于营血，内传脏腑的一种危急病证。多由有头疽患者并发，故名疽毒内陷。其临床特点是肿势隆起的疮顶忽然内陷，或溃疡脓腐未净而忽然干枯无脓，或脓净疮面红活而忽变光白板亮，伴邪盛热极或正虚邪盛或阴阳两竭的全身证候。根据病变不同阶段的临床表现分为火陷、干陷和虚陷三种。发生于有头疽的1～2候毒盛期的，称火陷；发生于2～3候溃脓期的，称干陷；发生于 4 候收口期的，称虚陷。

【病因病机】

内陷发生的根本原因在于正气不足，火毒炽盛，加之治疗失时或不当，以致正不胜邪，反陷入里，客于营血，内犯脏腑。而三陷之病机因所处病期不同而有所区别：

1.火陷 由于阴液不足，火毒炽盛，复因挤压疮口，或治疗不当或失时，以致正不胜邪，毒邪客于营血，内犯脏腑而成。

2.干陷 由于气血两亏，正不胜邪，不能酿化成脓，载毒外出，以致正虚毒盛而成。

3.虚陷 毒邪虽已衰退，而气血大伤，脾气不复，肾阳亦衰，导致生化乏源，阴阳两竭，余毒走窜入营。

【辨病】

诊断

（1）临床表现 多见于老年人，或有消渴病史者。常并发于脑疽、背疽患者，尤以脑疽更为多见。

①局部症状 疮顶不高或陷下，肿势平塌，散漫不聚，疮色紫滞或晦暗，疮面脓少或干枯无脓，脓水灰薄或偶带绿色，腐肉虽脱而疮面忽变光白板亮，新肉难生，局部灼热剧痛或闷胀疼痛或不痛。

②全身症状 高热、寒战，或体温不升，头痛烦躁，或精神不振，甚至神昏谵语，气粗喘急，或气息低微，胸闷胸痛，咳嗽痰血，胁肋疼痛，恶心呕吐，腹胀腹痛，便秘或腹泻，汗多肢冷，或痉厥，或黄疸等。

一般而言，火陷辨证为邪毒热极证，干陷辨证为正虚邪盛证，虚陷辨证为脾肾阳衰证或阴伤胃败证。

（2）实验室检查 血常规示白细胞计数及中性粒细胞比例显著增高，虚陷证有时白细胞计数可降低。血液培养多有细菌生长。可出现血糖增高、尿糖阳性。

【治疗】

应采取中西医结合治疗。扶正祛邪，审邪正之消长，随症治之；正确处理原发病灶。

1.辨证论治

（1）邪盛热极证

证候：多发生于疽证的 1～2 候的毒盛期。疮顶不高，根盘散漫，疮色紫滞，疮面干枯无脓，灼热剧痛；壮热口渴，便干溲赤，烦躁不安，神昏谵语；苔黄腻或黄燥，舌质红绛，脉洪数、滑数或弦数。

治法：凉血清热解毒，养阴清心开窍。

方药：清营汤合黄连解毒汤、安宫牛黄丸、紫雪丹，加皂角刺。常用水牛角、生地黄、玄参、竹叶心、麦冬、金银花、连翘、丹参、黄连、黄芩、黄柏、栀子等。若寒战、高热、厥冷，此为热极生寒，热深厥深，宜清泄里热，宣通郁阳，用桂枝合白虎汤加减。

（2）正虚邪盛证

证候：多发生于疽证 2～3 候溃脓期。疮面腐烂，脓少而薄，疮色灰暗，肿势平塌，散漫不聚，闷胀疼痛，或微痛；发热或恶寒，神疲，食少，自汗胁痛，气息急促；舌苔黄腻或灰腻，脉象虚数。或体温反而不高，肢冷，大便溏薄，小便频数，舌质淡，脉沉细等。

治法：补养气血，托毒透邪，佐以清心安神。

方药：托里消毒散、安宫牛黄丸加减。常用人参、川芎、当归、白芍、白术、金银花、茯苓、白芷、皂角刺、甘草、桔梗、黄芪等。

（3）脾肾阳衰证

证候：多发生于疽证4候收口期。肿势已退，疮口腐肉已尽，而脓水稀薄色灰，或偶带绿色，新肉不生，状如镜面，光白板亮，不知疼痛；虚热不退，形神委顿，纳食日减，或有腹痛便泄，自汗肢冷，气息低促；舌质淡红，苔薄白或无苔，脉沉细或虚大无力；甚至昏迷厥脱。

治法：温补脾肾。

方药：附子理中汤加减。常用人参、白术、干姜、附子、炙甘草等。自汗肢冷者，加肉桂。

（4）阴伤胃败证

证候：局部症状同脾肾阳衰证；伴口舌生糜，纳少口干；舌质红绛，舌光如镜，脉象细数。

治法：生津养胃。

方药：益胃汤加减。常用沙参、麦冬、冰糖、生地黄、玉竹等。

2.外治疗法 根据原发病灶的不同，选择相应的外治法。

3.其他疗法 参照"走黄"。

【预防与调护】

参照"走黄"。

第十一节 流 痰

蔺某，男，52岁。自诉初由不慎摔伤引起腰部疼痛，不能弯腰，活动受限。近2个月来腹股沟区逐渐出现一破溃，时流脓水。近10天每日午后低热，盗汗，纳呆，乏力。检查：形体消瘦，面黄无华。左侧腹股沟有一约8cm×10cm大的坏死组织，中间呈黑色，周边有白色腐肉较深。腰椎摄片：第四腰椎骨质明显破坏，第五椎间隙变窄，第五椎上缘不整齐。结核菌素试验阳性。

流痰是一种发于骨与关节部位的感染性疾病。因其脓液可流窜于病变附近或较远的组织部位形成脓肿，脓液稀薄如痰，故名流痰；后期出现虚痨症状，故又有"骨痨"之称。其临床特点是好发于儿童与青少年，好发于负重大、活动多、易损伤的骨与关节部位，脊椎最多，其次为膝、髋、肘关节处；起病缓慢，隐隐酸痛，化脓迟缓，脓出稀薄如痰，形成窦道，经久不愈；损伤骨，致痿致残；部位不同，症状各异。全身症状可见低热盗汗、消瘦乏力、食欲减退等虚弱之证。《外科医案汇编》云："痰凝于肌肉、筋骨、骨空之处，无形可征，有血肉可以成脓，即为流痰。"

由于发病部位和形态不同，流痰有许多名称。如发于胸背者，称龟背痰；发于腰背者，痰流于肾俞穴附近，称肾俞虚痰；生于胸壁和肋骨者称为胁疽、肋疽、渊疽；发于髋关节者，称环跳痰、缩脚隐痰；生于膝部，病膝状如鹤膝者，称为鹤膝痰；发生于踝部，疮孔内外相通者，称为穿拐痰；发生于指节，形似蝉肚者，称蜣螂蛀等。

本病相当于西医学的骨与关节结核。

【病因病机】

由于先天肾气不足，骨骼柔嫩脆弱；后天失调，肾亏髓空；或饮食不节，脾失健运，痰浊凝聚；或有所损伤，复感风寒邪气，留滞筋骨关节，气血凝聚，经络阻隔，脏腑功能障碍，日久而成本病。病久寒邪化热，热盛肉腐成脓，溃后脓液稀薄，经久不愈，形成窦道，耗伤气血，腐蚀筋骨肌肉，可致残。

总之，正虚是本病发病的根本原因，外邪和损伤是常见诱因。先天不足、后天失调、肾亏髓空是病之本，风寒侵袭、气血不和、痰浊凝聚是病之标。

西医学认为，本病是一种继发性结核病，结核杆菌经血循环到达骨与关节部位，在机体抵抗力下降时引起疾病的发生。

【辨病】

1. 诊断

（1）临床表现　好发于儿童和青少年，80%～90%的患者年龄小于14岁，其中约50%在5岁以内，常有肺痨病史。

病变部位以脊椎最多，其次为下肢膝、髋、踝关节，再次为上肢肘、肩、腕、指等骨关节（彩图6-3）。一般为单发，但脓肿形成时脓液可走窜到原发病灶之外的颈、胸、胁、腰、腹、腿等处。

本病起病缓慢，化脓迟缓，溃后脓液稀薄，不易收口。可损伤筋骨，轻则致残，重则危及生命；全身可见虚弱之证。青少年多有外伤病史。流痰属阴证疮疡，临床分为初期、成脓、溃后三阶段：

①初期　患处隐隐酸痛，动则疼痛加剧，休息时减轻。疼痛逐渐加剧，关节活动障碍，下肢出现跛行；浅表关节部位可见肿痛。儿童患者常在睡眠时痛醒哭叫，俗称"夜哭"。全身症状不明显，或有寒热表现。

②成脓　起病后半年至1年形成脓肿，不热不红，或皮肤微红，或有局部疼痛，在病变部位或较远处按之应指。如病变在四肢者，发生关节脱位或骨折，肌肉萎缩；病变在颈椎、胸椎、腰椎者，则四肢强直不遂，或瘫痪，甚至二便失禁。伴有发热，朝轻暮重。

③溃后　溃后脓液稀薄，夹有败絮样物质或死骨，久不愈合，形成窦道；疮口凹陷，周围皮色紫暗。若病久食欲减退，身体日渐消瘦，精神委顿，面色无华，形体畏寒，心悸，失眠，自汗，此属气血两亏；如见午后潮热，夜间盗汗，口燥咽干，或咳血痰，舌红少苔，脉细数者，此属阴虚火旺之证。

病变静止后出现各种后遗症，如关节功能障碍、关节屈曲挛缩畸形、脊柱后突畸形（驼背）、儿童骨骼破坏后肢体长度不等。由于病变部位不同，临床上可出现一些相应的特殊表现。

（2）辅助检查　红细胞总数及血红蛋白含量可降低，有混合感染时白细胞计数可增高。红细胞沉降率在活动期明显增快，血沉是反映病变是否静止和有无复发的重要指标。结核菌素试验呈阳性。脓液培养可有结核杆菌生长。

X线摄片示早期滑膜肿胀，骨质疏松，有脱钙现象。后期见关节软骨破坏，或有病理性脱位，骨关节面明显破坏，死骨形成；CT检查较X线摄片更清晰。MRI检查可显示早期炎症病变，具有早期诊断价值；脊柱MRI检查可观察脊髓的受压、变性状况。超声波检查可反映脓肿的位置和大小。关节镜检查和滑膜活检可诊断滑膜结核。

2. 鉴别诊断

（1）历节风　关节肿痛，呈多发性、对称性、游走性、反复性，日久肌肉萎缩，关节变形，但不化脓。类风湿因子检查阳性有助于诊断。

（2）骨肉瘤　多见于10～25岁青少年，病变多在肩关节下方或膝关节上方，局部疼痛呈持续性，进行性加剧。2～3个月后可触及肿块，坚硬如石，高低不平，推之不移，紧贴于骨，皮肤渐变紫黑，终不化脓。X线片、CT检查对诊断有重要意义。确诊须穿刺或手术活检。

【治疗】

以扶正祛邪为总则，根据疾病不同阶段的特点，应审虚实、察寒热，分证辨治；常规配合抗结核药物治疗。

1. 辨证论治

（1）寒痰凝聚证

证候：病变部位隐隐酸痛，动则疼痛加剧，休息时减轻，疼痛逐渐加剧，关节活动障碍；无明显全身症状；舌淡，苔薄，脉濡细。

治法：补肾温经，散寒化痰。

方药：阳和汤加减。常用熟地黄、肉桂、白芥子、姜炭、生甘草、麻黄、鹿角胶等。

（2）阴虚内热证

证候：脓肿形成，皮色微红，中有软陷，重按应指；伴午后潮热，颧红，夜间盗汗，口燥咽干，食欲减退，或咳嗽痰血；舌红少苔，脉细数。

治法：养阴清热托毒。

方药：六味地黄丸合清骨散加减。常用熟地黄、山茱萸、牡丹皮、山药、茯苓、泽泻、银柴胡、胡黄连、秦艽、鳖甲、地骨皮、青蒿、知母、甘草等。

（3）肝肾亏虚证

证候：疮口流脓稀薄，或夹有败絮样物，形成窦道；患肢肌肉萎缩、关节畸形；病在脊椎可导致身体强直，甚至瘫痪；伴腰脊酸痛，盗汗；舌红苔薄，脉细数或虚数。

治法：补益肝肾。

方药：左归丸合香贝养荣汤加减。常用熟地黄、山药、枸杞子、山茱萸、川牛膝、菟丝子、鹿角胶、龟胶、白术、人参、茯苓、陈皮、川芎、当归、贝母、香附、白芍、桔梗、甘草等。盗汗者，加黄芪、浮小麦、牡蛎（先煎）、龙骨（先煎）；若咳嗽痰血，加南沙参、麦冬、百合、牡丹皮等；腰脊酸痛者，加川断、杜仲、狗脊、巴戟肉。

（4）气血两虚证

证候：疮口流脓稀薄，日久不愈；伴面色无华，形体畏寒，心悸，失眠，自汗；舌淡红，苔薄白，脉濡细或虚大。

治法：补气养血。

方药：人参养荣汤或十全大补汤加减。常用党参、白术、茯苓、炙黄芪、当归、白芍、熟地黄、川芎、肉桂、五味子、远志、大枣、生姜、炙甘草、陈皮等。

2. 外治疗法

（1）初期　回阳玉龙膏外敷，或阳和解凝膏掺桂麝散或黑退消敷贴。

（2）成脓　脓成则应及时切开排脓，引流通畅。

（3）溃后　窦道形成用五五丹药线，或白降丹或千金散黏附在药线上引流，提脓祛腐生肌；

将要收口之时宜改掺生肌散。袋脓者宜进行扩创。

3. 其他疗法

（1）抗结核药　联合使用，即异烟肼、利福平、吡嗪酰胺、链霉素、乙胺丁醇、氨硫脲等抗结核一线药物选择三种，小剂量长期使用，疗程不少于 12 个月。早期患者可用抗结核药做关节腔内注射、冲洗。

（2）局部制动　选择石膏、支架固定、皮牵引等方法可减轻疼痛，解除肌肉痉挛，防止病理性骨折、脱位，纠正关节畸形。

（3）病灶清除术　手术进入病灶部位，清除脓液、死骨、干酪样坏死物及结核性肉芽肿，并局部用抗结核药物治疗。

【预防与调护】

1. 发生于胸椎、腰椎、髋关节等部位者需睡木板床；发生于肘、膝、指部者用夹板固定，限制其活动；若全身症状未控制时均应绝对卧床休息。

2. 合理饮食，加强营养，多食用牛奶、鸡蛋、骨髓等食物；在病变进展时，忌食鱼腥、酒类及葱、椒、大蒜等发物。

3. 清心静养，节制房事，以利康复。

4. 若发生瘫痪，应经常帮助患者变换体位和进行擦浴，预防褥疮发生。

第十二节　瘰　疬

蒋某，女，39 岁。颈部两侧起数个小结节 1 年，皮色不变，按之坚实，推之活动，不热不痛。检查：颈项两侧结核累累如串珠，黄豆至纽扣大小不等，不红不疼，推之活动，面黄瘦无华。结核菌素试验阳性。

瘰疬是一种发生于颈部的慢性感染性疾病。因其结核累累如串珠状，故名瘰疬。又名"疬子颈""老鼠疮"。其临床特点是多见于体弱儿童或青年人，多为女性，好发于颈部及耳后，起病缓慢，初起时结核如豆，不红不痛，逐渐增大，融合成串，溃后脓水清稀，夹有败絮样物，此愈彼溃，经久难愈，形成窦道，愈后形成凹陷性疤痕。《薛氏医案·瘰疬》云："其候多生于耳前后颈腋间，结聚成核，初觉憎寒发热，咽项强痛。"《河间六书·瘰疬》云："夫瘰疬者，经所谓结核是也？或在耳前后，连及颈颔，下连缺盆，皆为瘰疬。"

本病相当于西医学的颈部淋巴结结核。

【病因病机】

情志内伤，肝气郁结，肝木乘脾土，脾失健运，痰湿内生，气滞痰凝，结于颈项；或肝郁化火，下灼肾阴，阴虚火旺，热盛肉腐而成脓。溃后脓水淋漓，耗伤气血，经久难愈。或因肺痨阴虚，肺肾阴亏，以致阴虚火旺，肺津不能输布，灼津为痰，痰火凝结而成。

西医学认为，本病是颈部的淋巴结结核病，继发于肺结核或肺外器官结核。

【辨病】

1. 诊断

（1）临床表现　多见于儿童或青年人，好发于颈项及耳前、耳后，一侧或两侧，也有延及颔下、锁骨上及腋部者，病程进展缓慢；发病前常有虚痨病史。见彩图 6-4。

①初期　颈部结核如豆，一个或数个不等，孤立或成串状，皮色不变，按之坚实，推之活动，不热不痛，多无全身症状。

②中期　颈部结核渐大，渐感疼痛，皮核粘连，皮色渐转暗红，扪之微热，按之有应指感，为脓已成，有时相邻的结核可互相融合成块，推之不动。伴低热及食欲不振、全身乏力等症状。

③后期　脓肿切开或自行溃破后脓液稀薄，夹有败絮样物质，疮口呈潜行性空腔，疮面肉色灰白，疮周皮肤紫暗，疮口久不收敛，形成窦道。常伴有潮热、咳嗽、盗汗等肺肾阴亏之症；或面色无华、精神倦怠、头晕、失眠、经闭等气血两虚之症；或腹胀便溏、形瘦纳呆等脾虚之症。

临床也有患者数枚结核、肿块、成脓、成漏同时出现。本病愈后可因体质虚弱或劳累而复发，尤以产后更为多见。若结核数年不溃，也无明显增大，推之可动，其病较轻；若初起结核即累累数枚，坚肿不移，融合成团，其病较重。

（2）辅助检查　红细胞沉降率可增快；结核菌素试验阳性；脓液培养可有结核杆菌生长。必要时可取病灶组织做病理检查，有助于明确诊断。

2. 鉴别诊断

（1）鬖核　可由头面、口腔或四肢等部皮肤损伤或生疮引起，一般单个，在颏部、颈部、腋部、胯腹部，结核如豆，边界清楚，压之疼痛明显，很少化脓破溃，一般无全身症状。

（2）失荣　多见于中老年人。生于耳前后及项间，初起结核形如堆栗，按之坚硬，推之不移，生长迅速，溃破后疮面如石榴样或菜花样，血水淋漓。常由口腔、喉部、鼻部或其他组织器官的岩转移而来。

【治疗】

以扶正祛邪为总则。痰凝为瘰疬形成之病机，气滞、体虚是痰形成之源，应采取虚实辨证，三期论治，合理用药，内外结合治疗。

1. 辨证论治

（1）气滞痰凝证

证候：多见于瘰疬初期，肿块坚实；无明显全身症状；舌淡，苔腻，脉弦滑。

治法：疏肝理气，化痰散结。

方药：逍遥散合二陈汤加减。常用柴胡、白芍、当归、白术、茯苓、炙甘草、生姜、薄荷、陈皮、半夏等。或选用内消瘰疬丸、小金丸（胶囊）。

（2）阴虚火旺证

证候：核块逐渐增大，皮核相连，皮色转暗红；伴午后潮热，夜间盗汗；舌红少苔，脉细数。

治则：滋阴降火。

方药：知柏地黄汤加减。常用熟地黄、山茱萸、山药、泽泻、茯苓、牡丹皮、知母、黄柏等。咳嗽加浙贝母、海蛤壳。

（3）气血两虚证

证候：溃后脓出清稀，夹有败絮样物；形体消瘦，精神倦怠，面色无华；舌淡质嫩，苔薄，脉细。

治则：益气养血。

方药：香贝养荣汤加减。常用香附、贝母、人参、茯苓、陈皮、熟地黄、川芎、当归、白芍、白术、桔梗、甘草、生姜、大枣等。

2. 外治疗法

（1）初期 局部肿块外敷冲和膏或用阳和解凝膏掺黑退消。

（2）中期 潜行性穿刺抽脓、冲洗；或切开引流。

（3）后期 溃疡疮面外用七三丹或八二丹，红油膏或冲和膏外敷。腐脱新生时，外用生肌玉红膏纱条；腐肉已尽，新肉鲜红时，用生肌散或白玉膏。形成空腔，皮肉不能粘合时，采用垫棉法；出现窦道时用药线引流，或扩创手术。

3. 其他治疗

（1）抗结核治疗 可以选择异烟肼、利福平、吡嗪酰胺、链霉素、乙胺丁醇等药物治疗。

（2）针刺 直接刺入病变淋巴结，配合肝俞、膈俞，中等强度刺激。适用于初期。对已成脓的不宜应用。

（3）拔核疗法 用于肿块日久不内消、病位浅在、体质较好的患者。将白降丹掺于太乙膏上，盖贴结核处，每3日1次，通常结核7～10天可脱落；继之外用生肌散、白玉膏以加速疮口愈合。因所用药物有很大刺激性，故使用时必须严格掌握适应证，对结块较大而深在的，或与周围组织粘连的，或年老体弱的，均不宜使用本法。

【预防与调护】

1. 保持心情舒畅，情绪稳定。

2. 劳逸结合，避免过度体力活动，节制房事，以免耗伤肾阴。

3. 增加食物营养，忌食鱼腥发物、辛辣刺激之品。

4. 积极治疗其他部位的虚痨病变。

第十三节 窦 道

王某，女，56岁。行下腹部疝修补手术后5月余，伤口破溃不愈3周来院就诊。术中植入疝修补平片，既往曾在外院行换药治疗，但疮面不断扩大，伤口周围出现多个破口，从破口处不断流脓；探针可探及最深达2.5cm，有大量深褐色脓液流出。下腹部CT平扫示：创面周围软组织层面可见多处低密度影，并与外界相通。

窦道是一种只有外口而无内口的病理性盲道。属于中医漏管范畴。随着现代医学手术技术的发展，术中人工医用材料植入的增多，临床上形成窦道的病例数有所增多，且病情较为复杂。其临床特点是表现为深部组织通向体表的管道，有一个或多个外口，管道或长或短，或直或弯。《诸病源候论·诸瘘候》中提出"脓血不止，谓之漏也"，并认为"诸瘘者，谓瘘病初发之由不同，至于瘘成，形状亦异，有以一方而治者，故名诸瘘，非是诸病共成一瘘也。"《千金翼方》云："痈之后脓汁不止，得冷即是鼠瘘。"痈疽溃期，感受外邪亦可致漏。《外科精要》曰："疮疡为漏，皆因元气不足，营气不从，逆于肉里，或寒气相搏，稽留血脉，腐溃既久，阳气虚寒，外邪乘虚下陷，即成是患。"

【病因病机】

多由外来伤害，局部残留异物或人工医用材料植入术后感受邪毒，导致局部气血凝滞，经络阻塞，热盛肉腐化脓，久溃不愈形成腔道。

西医学认为，本病是由于手术外伤或异物残留导致的局部感染。

【辨病】

1. 诊断

（1）临床表现 常有局部手术、人工关节置换术后，或附骨疽、流痰等外科感染病史。局部有疮口，常有脓性分泌物流出，时多时少，经久不愈；有时疮口可见手术丝线、死骨流出；疮周皮肤可出现潮红、丘疹、糜烂等表现，瘙痒不适；病久疮周皮肤暗紫，疮口胬肉突起；一般无全身症状。若外口暂时封闭，脓液引流不畅，则局部红肿热痛，或伴有发热等症状。见彩图6-5。

（2）辅助检查 将球头探针插入窦道可探查其深浅、走行。X线窦道造影、B超、CT等检查可明确窦道的位置、形态、数量、长度及其与邻近器官的关系，有利于治疗和评判疗效。脓液细菌培养加药敏试验有助于了解细菌种类，指导用药。

2. 鉴别诊断

漏管 发生于空腔内脏器官与体表的异常管道，如消化道、泌尿系等，至少有2个口，即内口与外口，外口流出物多为空腔脏器内容物。

【治疗】

以外治为主，必要时配合辨证内治。

1. 辨证论治

（1）余毒未清证

证候：疮口脓水淋漓，疮周红肿热痛，或瘙痒不适；可伴有轻度发热；舌苔薄黄或黄腻，脉数。

治法：清热和营托毒。

方药：仙方活命饮加减。常用金银花、白芷、贝母、防风、赤芍、当归尾、甘草、皂角刺、天花粉、乳香、没药、陈皮等。红肿热痛者，加半枝莲、七叶一枝花等。

（2）气血两虚证

证候：疮口脓水稀薄，肉芽色淡不泽；伴面色萎黄，神疲倦怠，纳差寐少；舌淡苔薄，脉细。

治法：益气养血，和营托毒。

方药：托里消毒散加减。常用人参、川芎、当归、白芍、白术、金银花、茯苓、白芷、皂角刺、甘草、桔梗、黄芪等。

2. 外治疗法

（1）腐蚀法 先用五五丹或千金散药线蚀管引流，红油膏或太乙膏盖贴。如有丝线、死骨等异物应及时取出。待脓液由多而稀薄转为稠厚时，改用八二丹药线引流1～2周。脓净后用生肌散。

（2）垫棉法 生肌收口时窦道部位盖以棉垫数层，阔绷带加压缠缚，以促进窦道愈合，尤其是腋部、腘窝部、乳房部等。项部加用四头带，腹部加用腹带，会阴部用丁字带。疮口愈合后继续加压2周，以巩固疗效，防止复发。

（3）扩创法 适用于脓液引流不畅，窦道部位允许做扩创手术者。采用手术方法扩大创口并清除异物、坏死组织和窦道壁的纤维组织，使之引流通畅。

（4）冲洗法 适用于手术后形成的窦道，管道狭长，药线无法引流到位，又不宜扩创者。用输液针头胶管插入窦道，接注射器缓慢注入清热解毒药液冲洗，每日1次。

（5）负压引流法 适用于冲洗窦道后，窦道内脓液引流不尽，坏死组织及脓液不易自行排出者。在疮面及窦道内置入负压引流材料后贴膜封闭疮面及窦道外口，外接负压引流设备予以负压引流，持续3～5天，可充分引流窦道内脓液及坏死组织，利于窦道愈合，缩短愈合时间。

（6）切除法 在对窦道彻底冲洗后，采用手术方法完整切除窦道壁的纤维组织，由里向外缝合，加压包扎。

【预防与调护】

1. 手术时严格执行无菌操作，避免术后感染的发生。
2. 感染性疾病手术时彻底清除坏死组织，引流通畅，尽快愈合创口。
3. 保持窦道周围皮肤的清洁干燥，防止湿疮发生。
4. 加强营养，促进疮口愈合。

第十四节 褥 疮

张某，男，85岁。右股骨骨折后卧床3月余，骶尾受压部位初起皮肤出现暗红，渐趋暗紫，继之色黑，疼痛不明显。之后出现皮肤坏死，溃烂，脓液臭秽，范围扩大，腐肉脱落，形成溃疡，深及筋膜、肌肉。

久病卧床，压迫成疮，称为褥疮，亦称席疮。《外科启玄》中有"席疮乃久病着床之人挨擦磨破而成"的记载。其临床特点是多见于半身不遂、瘫痪、久病重病长期卧床不起的患者；好发于易受压和摩擦的部位，如骶尾部、髋部、背部、足跟部、枕部，局部皮肉腐烂流脓，经久不愈。

本病西医学亦称褥疮、压疮。

【病因病机】

褥疮多由久病气血虚弱，长期受压和摩擦部位气虚血瘀，肌肤失养，皮肉坏死而成，易于染毒。

西医学认为，本病是由于长期卧床，骨突部位受压形成的神经营养性溃疡。

【辨病】

诊断

（1）临床表现 初起受压部位皮肤出现暗红，渐趋暗紫，可出现水疱，继之色黑，痛或不痛，疮周肿势平坦散漫；可发生皮肤坏死，溃烂，脓液臭秽，范围扩大，腐肉脱落，形成溃疡，深及筋膜、肌肉、骨膜（彩图6-6）。若疮面腐肉渐脱，新肉生长，色泽鲜红，疮周皮肉生长较快者，褥疮可愈合。若腐烂蔓延不止，溃疡日渐扩大，肿势继续发展，溃疡出现绿色脓水，腥臭稀薄，或如粉浆污水，伴体虚形瘦者，则褥疮迁延难愈，甚至出现脓毒走窜、内传脏腑之重症，危及生命，预后较差。

（2）辅助检查 创面脓液细菌培养及药敏试验有助于指导治疗。

【治疗】

外治为主，配合内治，积极治疗全身疾病。

1. 辨证论治

（1）气滞血瘀证

证候：局部皮肤出现红斑，继而紫暗红肿或有破溃；舌边有瘀斑，苔薄，脉弦。

治法：理气活血。

方药：血府逐瘀汤加减。常用当归、生地黄、桃仁、红花、枳壳、赤芍、柴胡、甘草、桔梗、川芎、牛膝等。

（2）蕴毒腐溃证

证候：疮面溃烂，腐肉及脓水较多，或有恶臭，重者溃烂可深及筋骨，四周漫肿；伴有发热或低热，精神萎靡，不思饮食；舌红苔少，脉细数。

治法：益气养阴，理气托毒。

方药：生脉散、透脓散加减。常用麦冬、五味子、人参、当归、生黄芪、川芎、皂角刺等。

（3）气血两虚证

证候：疮面腐肉难脱，或腐肉虽脱但疮面色淡，愈合缓慢；伴有面色无华，神疲乏力，纳差食少；舌淡苔少，脉沉细无力。

治法：补气养血，托毒生肌。

方药：托里消毒散加减。常用人参、川芎、当归、白芍、白术、金银花、茯苓、白芷、皂角刺、甘草、桔梗、黄芪等。

2. 外治疗法

（1）初起局部按摩，外擦红灵酒或红花酊或外撒滑石粉。或用红外线、频谱仪照射，每日2次。

（2）溃烂后清除坏死组织，腐烂处用九一丹或红油膏纱条外敷；脓水较多时，可用蒲公英、地丁、马齿苋各30g水煎溶液湿敷或淋洗。

（3）疮口脓腐脱净，改用生肌散、生肌玉红膏，必要时加用垫棉法。

【预防与调护】

1. 加强护理，重在预防。

2. 对长期卧床患者应定时翻身；易受压部位应保持皮肤清洁、干燥，床褥平整柔软，或用气垫床，或用50%酒精或滑石粉外搽。

3. 发现受压部位皮肤颜色变红、变暗，应及时处理，可使用水胶体透明贴外敷。

4. 加强饮食营养，积极治疗全身疾病。

【复习思考题】

1. "营气不从，逆于肉理，乃生痈肿"说明了本章哪种疾病的发病机理？

2. 怎样根据疖、疔、痈、疽的特点鉴别这四种疮疡？

3. 谈谈中医"托法"在治疗有头疽中的应用。

4. 如何运用砭镰法治疗丹毒，其适应证与禁忌证分别是什么？

5. 根据病变不同阶段的临床表现，内陷分为哪三种？其病因病机分别是什么？

6. 谈谈中医"消、腐、敛"外治原则治疗疮疡的特点。

发生在乳房部位的疾病统称为乳房疾病。男女均可发病，女性发病率显著高于男性。故《妇科玉尺·妇女杂病》指出："妇人之疾，关系最钜者，则莫如乳。"关于乳房疾病，早在汉代就有记载。以后历代文献对多种乳房疾病的病因、症状、治法都有比较详细的描述，对现代诊治乳房疾病仍具有一定的指导意义。本章讨论的主要内容包括乳痈、乳发、粉刺性乳痈、乳痨、乳漏、乳癖、乳疬、乳核、乳岩、乳衄等乳房疾病。

【乳房与脏腑经络的关系】

乳房位于胸前第二和第六肋骨水平之间，由乳头、乳晕、乳络、乳囊等部分组成。脏腑功能盛衰与乳房的生理病理关系密切。肾为先天之本，主藏精，肾气盛则天癸至，女子月事按时而下，乳房逐渐发育，孕育后分泌乳汁而哺乳；肾气衰则天癸竭，乳房也随之衰萎。脾胃为后天之本，气血生化之源，乳汁由水谷精华所化生，脾胃气壮则乳汁多而浓，反之则少而稀。肝主藏血，主疏泄，对女性月经、胎产及乳汁的排泄至关重要。乳房与肝经、胃经、肾经及冲任两脉也息息相关，足阳明胃经行贯乳中；足太阴脾经络胃上膈，布于胸中；足厥阴肝经上膈，布胸胁绕乳头而行；足少阴肾经上贯肝膈而与乳联。冲任两脉起于胞中，任脉循腹里，上关元至胸中；冲脉夹脐上行，至胸中而散。古有称"男子乳头属肝，乳房属肾；女子乳头属肝，乳房属胃"。若脏腑功能失常，或经脉闭阻不畅，冲任失调，均可导致乳房疾病的发生。

【病因病机】

乳房疾病的发生主要由于肝气郁结，或胃热壅滞，或痰瘀凝结，或肝肾不足，或乳汁蓄积，或外邪侵袭等，影响相关脏腑、经脉的生理功能而产生病变。如《外证医案汇编》曰："乳症，皆云肝脾郁结，则为癖核；胃气壅滞，则为痈疽。"

化脓性乳房疾病多由乳头破碎或凹陷畸形、感染邪毒，或嗜食厚味、脾胃积热，或情志内伤、肝气不舒，以致乳汁郁滞，排泄障碍，或痰浊壅滞，郁久化热，热胜肉腐而成脓肿。

肿块性乳房疾病多因忧思郁怒，肝脾受损，气滞痰凝，或肝肾不足，冲任失调，气血运行失常，导致气滞、血瘀、痰凝，阻滞乳络而成。

【辨证要点】

临床辨证除观察乳房局部病变外，尚须结合全身症状，从而辨证求因、审因论治。现将辨证要点归纳分述如下：

1. 肝胃郁热 由于肝气不舒，失于条达，胃经积热，经络阻塞，气血瘀滞，日久化热，致局部红肿热痛，成脓时则剧痛。伴有恶寒发热、口渴欲饮、小便短赤、舌苔白或黄、脉弦数。如乳痈、乳发等。

2. 肝气郁结　情志不畅，郁闷忧思，致肝气不舒而失于条达，气不舒则气滞血瘀；肝郁犯脾，脾失健运，则痰浊内生。气滞痰瘀互结而成肿核，形如桃李，质地坚实或坚硬，表面光滑，推之可动或固定不移。伴有胸闷不舒、心烦易怒、月经不调、舌苔薄白、脉弦滑等。如乳癖、乳岩等。

3. 肝肾不足　由于先天不足或后天失调，以致肝肾亏损，冲任失调，精血不足，水不涵木，易致肝火上升，火灼津为痰，痰瘀互结，聚而成核。乳核生长与发展，常与发育、月经、妊娠等有关，胀痛常在经前加重。伴有头晕耳鸣、腰酸乏力、月经不调、舌苔薄白、脉弦细数等。如乳癖、乳疬等。

4. 阴虚痰凝　由于肺肾阴虚，肺津不布，致阴虚火旺，灼津为痰，痰火循经结于乳房。其肿块皮色不变，微微作痛，化脓迟缓，脓水清稀。常伴有午后潮热、夜间盗汗、形瘦食少、舌质红、苔薄白、脉细数等。如乳痨。

【乳房检查方法】

及时正确地进行乳房检查，对于乳房疾病的早期发现、早期诊断有着重要意义。乳房检查的体位可采用立位、坐位或仰卧位。

1. 望诊　患者站立，将两侧乳房完全显露。注意乳房的形状、大小是否对称；乳房表面有无突起或凹陷，乳房皮肤如果有凹陷，可让患者两臂高举过头，或用手抬高乳房，使凹陷部分更为明显；乳头有无内缩或抬高；乳房皮肤有无发红、水肿，或橘皮样、湿疹样改变等；乳房浅表静脉是否怒张。

2. 触诊　立位与卧位相结合，根据需要选择。应先检查健侧乳房，再检查患侧，以便对比。正确的检查方法是四指并拢，用指腹平放在乳房上轻柔触摸，切勿用手指去抓捏，否则会将捏起的腺体组织误认为是乳腺肿块。其顺序是先触按整个乳房，然后按照一定顺序触按乳房的四个象限：外上（不要遗漏腋尾部）、外下、内下、内上象限，继而触按乳晕部，挤压乳头注意有无液体从乳窍溢出。最后触摸腋窝、锁骨下及锁骨上，检查区域淋巴结情况。

触诊时应注意以下几个问题：①发现乳房内有肿块时，应注意肿块的位置、数目、形状、大小、质地、边界、表面情况、活动度及有无压痛；②肿块是否与皮肤粘连，可用手指轻轻提起肿块附近的皮肤，以确定有无粘连；③检查乳房的时间最好选择在月经来潮的第7～10天，因为这段时间是乳房生理最平稳时期，如有病变容易被发现；④确定肿块的性质还需要结合年龄、病史及其他辅助检查结果。触诊的准确性取决于经验、手感、正确的检查方法等。

腋窝淋巴结、锁骨上下淋巴结的检查在乳房疾病诊断中也很重要。检查时医生与患者正对而立，用左手检查患者右侧，用右手检查患者左侧，并让患者将上臂靠近胸壁，前臂松弛放在检查者的手臂上。先查腋窝，再查锁骨上区域及锁骨下区域。如触及淋巴结，应注意其位置、数目、形状、大小、质地、边界、表面情况、活动度及有无压痛等。

【常用辅助检查】

1. 超声检查　乳房超声属无损伤性检查，对年轻女性更为合适。可清晰显示乳腺的解剖层次，明确病灶位置。对乳腺囊性或实性肿块的鉴别有意义，乳腺良恶性病变的超声鉴别可在二维声像图基础上结合彩色多普勒观察血流情况，提高判断的准确性。

2. 钼靶 X 线摄影 钼靶摄片可观察乳腺腺体结构、肿块、钙化情况。典型乳腺癌钼靶摄片表现为密度增高的肿块影，边界不规则，或有毛刺征，腺体结构扭曲，颗粒细小、密集的钙化等影像特征。

3. 磁共振 乳房磁共振是一种无放射性损伤的检查方式，具有良好的分辨率，能够三维立体观察乳房病变，对于乳房病变性质、病变范围都有极高的敏感度和较高的特异度，更好地显示病灶的大小、形态、位置及浸润范围，为疾病诊断和外科手术提供有价值的参考。

4. 病理检查 乳腺肿块可进行细针穿刺细胞学检查和空心针定位穿刺组织病理学检查。对疑为乳腺癌者，也可行肿块切除手术，做快速冰冻切片进行病理诊断，但不主张做肿块部分切取活检。有乳头溢液者，可做溢液涂片细胞学检查。乳头糜烂疑为湿疹样乳腺癌时，可做乳头糜烂部刮片或印片细胞学检查。

【治疗】

1. 内治 《外证医案汇编·乳胁腋肋部》指出："治乳症，不出一气字定之矣。""若治乳从一气字着笔，无论虚实新久，温凉攻补，各方之中夹理气疏络之品，使其乳络舒通。气为血之帅，气行则血行……自然壅者易通，郁者易达，结者易散，坚者易软。"《外科正宗·乳痈论》在乳痈、乳岩治法中说："初起发热恶寒，头眩体倦，六脉浮数，邪在表，宜散之。发热无寒，恶心呕吐，口干作渴，胸膈不利者，宜清之。忧郁伤肝，思虑伤脾，结肿坚硬微痛者，宜疏肝行气。已成焮肿发热，疼痛有时，已欲作脓者，宜托里消毒。脓已成而胀痛者，宜急开之。脾胃虚弱，宜更兼补托。溃而不敛，脓水清稀，肿痛不消，疼不止，宜大补气血。结核不知疼痛，久而渐大，破后惟流污水，宜养血清肝。"

现将常用治法分述如下：

（1）**疏风解表法** 适用于乳痈、乳发等初起证属邪阻经络，营卫不和者。乳房结块肿痛；伴有恶寒发热，舌苔薄白，脉浮数等。选方瓜蒌牛蒡汤、银翘散等。

（2）**疏肝清热法** 适用于乳痈、粉刺性乳痈等证属肝郁化热者。乳房结块红肿高突，灼热疼痛，中软应指。伴有壮热口渴，尿赤便秘，舌苔黄，脉弦数等。选方内疏黄连汤、柴胡清肝散等。

（3）**扶正托毒法** 适用于乳痈、乳痨、乳漏、乳岩等证属气血两虚，不能托毒外出，或脓虽外泄却难以生肌收口者。疮形平塌，漫肿不收，日久不易破溃，隐隐作痛；或溃后脓水清稀，久不收口；或乳岩破溃渗流血水。伴面色无华，气短乏力，食欲不振，舌质淡红，脉沉细无力等。选方托里透脓汤、托里消毒散、香贝养荣汤、归脾汤等。

（4）**解郁化痰法** 适用于乳癖、乳岩等证属肝失疏泄、痰气互结者。乳房胀痛，结块形成，质地坚实或坚硬，表面光滑，推之可动或固定不移。伴有胸闷不舒，心烦易怒，舌苔白腻，脉弦滑等。选方开郁散、逍遥蒌贝散、小金丹等。

（5）**调摄冲任法** 适用于乳疬、乳癖等证属肝肾不足、冲任失调者。乳房结块的发生或发展常与乳房发育或月经、妊娠等有关，或乳房胀痛常在月经前加重。伴有头晕耳鸣，腰酸肢软，发育不良，或月经不调，舌苔薄，脉弦细数。选用二仙汤、右归饮、六味地黄丸等。

（6）**滋阴化痰法** 适用于乳痨证属肺肾阴虚、痰火凝结者。乳房肿块初起皮色不变，微微作痛，化脓时皮色暗红，化脓迟缓，溃后脓水清稀，易成窦道。常伴有午后潮热，头晕耳鸣，夜间盗汗，形瘦食少，舌质红苔薄，脉细数等。选方消瘰丸、六味地黄汤、清骨散等。

2. 外治

（1）敷贴　应区分阳证和阴证。①乳痈、乳发、粉刺性乳痈等属阳证，初起宜以清热解毒、活血消肿为主，用金黄散、玉露散、双柏散等，以水或蜜调后外敷，每日 1 ～ 2 次，或用金黄膏、玉露膏外敷；脓成后宜及时切开排脓；溃破后提脓祛腐，选用八二丹、九一丹药线引流；脓尽腐脱，肉芽新鲜，改用生肌散、生肌玉红膏等。②乳痨等属阴证，初起用阳和解凝膏掺桂麝散或黑退消敷贴；脓熟后可切开排脓；溃后用七三丹、八二丹药线引流，红油膏盖贴；腐脱肉红，改用生肌散、生肌玉红膏。

（2）手术　对肿块性乳房疾病，经积极药物治疗无明显好转时，或疑有恶变者，应及时手术切除肿块。

第一节　乳　痈

吴某，女，30 岁。产后右乳结块肿痛 7 天伴发热 2 天。3 周前顺产一男孩，母乳喂养。7 天前患者右乳内下方突然肿胀疼痛，泌乳欠畅，自行按摩热敷后减轻。3 天前因乳儿吮吸过度造成右乳头皮肤破损。昨起右乳结块处肿痛明显加重，伴发热，体温最高 39.6℃。

乳痈是发生在乳房部的最常见的急性化脓性疾病。其临床特点是乳房结块，红肿热痛，溃后脓出稠厚，伴恶寒发热等全身症状。好发于产后 1 个月以内的哺乳妇女，尤以初产妇为多见。发生于哺乳期的称"外吹乳痈"，占到全部乳痈病例的 90% 以上；发生于怀孕期（妊娠期）的称"内吹乳痈"；不论男女老幼，在非哺乳期和非妊娠期发生的称为"不乳儿乳痈"，临床少见。乳痈之名首见于晋代皇甫谧的《针灸甲乙经·卷十二·妇人杂病》："乳痈有热，三里主之。"古代文献中有称"妒乳""吹乳""乳毒"等。

本病相当于西医学的急性化脓性乳腺炎。

【病因病机】

外吹乳痈总因肝郁胃热，或夹风热毒邪侵袭，引起乳汁淤积，乳络闭阻，气血瘀滞，热盛肉腐而成脓。内吹乳痈多由妊娠期胎气上冲，结于阳明胃络而成，色红者多热，色白者气郁而兼胎旺。

1. 肝胃蕴热　乳头属肝，乳房属胃。新产伤血，肝失所养，若忿怒郁闷，肝气不舒，则肝之疏泄失畅，乳汁分泌或排出失调，或饮食不节，胃中积热，或肝气犯胃，肝胃失和，郁热阻滞乳络，均可导致乳汁淤积，气血瘀滞，热盛肉腐。

2. 乳汁淤积　因乳头破碎，怕痛拒哺，或乳头内陷等先天畸形，妨碍乳汁排出，或乳汁多而少饮，或初产妇乳络不畅，或断乳不当，均可引起乳汁淤滞不得出，宿乳蓄积，化热酿脓。

3. 外邪侵袭　新产体虚，腠理疏松，哺乳露胸，感受风邪，或乳头破碎，外邪乘隙而入，或乳儿含乳而睡，口中热气从乳窍吹入，导致邪热蕴结于肝胃之经，闭阻乳络，热盛肉腐。

西医学认为，本病多因产后乳汁淤积，或乳头破损，细菌沿淋巴管、乳管侵入乳房，继发感染而成。其致病菌多为金黄色葡萄球菌。

【辨病】

1. 诊断

（1）临床表现　本病多见于产后未满月的哺乳期妇女，尤其是初产妇。

初起乳房局部肿胀疼痛，乳汁排出不畅，或有结块（彩图 7-1）。伴恶寒发热，头痛骨楚，或胸闷不舒，纳少泛恶，大便干结等。成脓期乳房结块逐渐增大，疼痛加重，或焮红灼热，同侧腋窝淋巴结肿大压痛。伴壮热不退，口渴喜饮，便秘溲赤。7～10天成脓。

若初起大量使用抗生素或过用寒凉中药，导致乳房局部结块质硬，迁延数月难消。部分僵块也可再次染毒酿脓。若邪热鸱张则可发展为乳发、乳疽，甚至出现热毒内攻脏腑的危象；若脓出肿痛不减，身热不退，可能形成袋脓，或脓液旁侵形成传囊乳痈；若乳汁从疮口溢出，或疮口脓水淋漓，久难收口，则为乳漏。均为乳痈之变证。

（2）辅助检查　血常规、C反应蛋白（CRP）、脓液培养等检查有助于明确病情。B超检查有助于确定脓肿形成与否和脓肿的位置、数目和范围。

2. 鉴别诊断

（1）粉刺性乳痈　多发生于非哺乳非妊娠期，可伴有先天性乳头凹陷畸形，乳头常有白色粉渣样物溢出。初起肿块多位于乳晕部，局部红肿热痛程度和全身症状通常比乳痈轻。溃后脓液中夹有粉渣样物质，不易收口，可反复发作，形成乳漏。

（2）炎性乳腺癌　多见于青年妇女，尤其是在妊娠期或哺乳期。患乳迅速肿胀变硬，常累及整个乳房的1/3以上。病变部位皮肤颜色暗红或紫红色，皮肤肿胀，毛孔深陷呈橘皮样改变，局部不痛或轻压痛。同侧腋窝淋巴结明显肿大，质硬固定。一般无恶寒发热等全身症状，不化脓，抗炎治疗无效。疾病进展较快，预后不良。

【治疗】

强调及早处理，以消为贵。注重疏络通乳，避免过用寒凉药物。积极配合使用多种外治法。

1. 辨证论治

（1）肝胃郁热证

证候：乳房肿胀疼痛，结块或有或无，皮色不变或微红，排乳不畅；伴恶寒发热，头痛骨楚，胸闷呕恶，纳谷不馨，大便干结等；舌质红，苔薄白或薄黄，脉浮数或弦数。

治法：疏肝清胃，通乳消肿。

方药：瓜蒌牛蒡汤加减。常用瓜蒌仁、牛蒡子、天花粉、黄芩、陈皮、栀子、连翘、皂角刺、金银花、青皮、柴胡、生甘草等。乳汁壅滞者，加鹿角霜、漏芦、王不留行、路路通等通络下乳；恶露未净者，加当归、益母草等养血活血。

（2）热毒炽盛证

证候：乳房肿痛加重，结块增大，皮肤焮红灼热，继之结块中软应指，或脓出不畅，红肿热痛不消；伴壮热不退，口渴喜饮，便秘溲赤；舌质红，苔黄腻，脉洪数。

治法：清热解毒，托里透脓。

方药：五味消毒饮合透脓散加减。常用金银花、野菊花、紫花地丁、蒲公英、当归、生黄芪、皂角刺、连翘、白芷、天花粉、陈皮。热甚者，加生石膏、知母清热除烦。

（3）正虚邪滞证

证候：溃后乳房肿痛减轻，脓液清稀，淋漓不尽，日久不愈，或乳汁从疮口溢出；伴面色少华，神疲乏力，或低热不退，纳谷不馨；舌质淡，苔薄，脉细。

治法：益气和营，托毒生肌。

方药：托里消毒散加减。常用党参、川芎、当归、白芍、白术、金银花、茯苓、白芷、皂角刺、甘草、桔梗、黄芪。漏乳者，加山楂、麦芽回乳。

（4）气血凝滞证

证候：乳房结块质硬，微痛不热，皮色不变或暗红，日久不消；舌质正常或瘀暗，苔薄白，脉弦涩。

治法：疏肝活血，温阳散结。

方药：四逆散加鹿角片、桃仁、丹参等。常用柴胡、赤芍、鹿角片、桃仁、制香附、丹参、益母草、路路通、甘草等。

2. 外治疗法

（1）初起　因乳汁淤积而局部肿痛者可予手法按摩（见总论外治法）。皮肤红热明显者，可用金黄散或玉露散或双柏散，加冷开水或金银花露调敷；或鲜菊花叶、鲜蒲公英、仙人掌单味适量捣烂外敷；或金黄膏或玉露膏外敷。皮色微红或不红者，用冲和膏外敷。

（2）成脓　宜切开排脓。脓肿在乳房部做放射状切口或循皮纹切开；乳晕部脓肿宜在乳晕旁做弧形切口；乳房后位脓肿宜在乳房下方皱襞部做弧形切口。

（3）溃后　用药线蘸八二丹或九一丹引流，外敷金黄膏；脓腔较大者可用红油膏纱布蘸八二丹或九一丹填塞；待脓净流出黄稠滋水，改用生肌散、红油膏或白玉膏盖贴。可配合垫棉法加快愈合。

（4）袋脓或乳汁从疮口溢出　可加用垫棉法。若失败则做扩创引流。

（5）传囊　若红肿疼痛明显则按初起处理；若局部已成脓，宜再做一辅助切口引流或用拖线法。

3. 其他疗法

（1）抗生素　出现壮热不退，热毒内攻脏腑危象时须加用抗生素。

（2）针灸疗法　适用于乳痈初起。选取肩井、膻中、足三里、列缺、膈俞、血海等穴，泻法15分钟，每日1次。

（3）回乳　先减少哺乳次数以减少乳汁分泌，再用麦芽、山楂各60g，或生枇杷叶15g（包）煎汤代茶，外敷皮硝。酌情使用溴隐亭2.5mg，口服，每日2次，连续3～7天。

【预防与调护】

1. 及早纠正乳头内陷。妊娠后期常用温水清洗或擦洗乳头，及时治疗乳头破碎及身体其他部位的化脓性疾病。

2. 培养良好的哺乳习惯，注意乳头和乳儿口腔的清洁，每次哺乳后排空乳汁，防止淤积。

3. 忌食辛辣炙煿之品，不过食膏粱厚味。

4. 保持心情舒畅，起居适宜。

5. 高热时要卧床休息，必要时物理降温。须用吸奶器吸尽乳汁或手法推拿排空乳汁。

6. 患乳用三角巾或乳罩托起，减少疼痛，防止袋脓。脓水淋漓或乳汁较多浸渍皮肤者，应及时换药清洁。有皮肤过敏时，注意更换外用药或胶布。

附：乳发

乳发是发生在乳房且容易腐烂坏死的急性化脓性疾病。其临床特点是病变范围较乳痈大，局部焮红漫肿疼痛，迅速出现皮肉腐烂，病情较重，甚至可发生热毒内攻。多发生于哺乳期妇女。本病相当于西医学的乳房部蜂窝织炎或乳房坏疽。

本病的发生多因火毒外侵，以及肝胃两经湿热蕴结乳房而成。乳痈火毒炽盛者亦可并发本病。

本病发病迅速，乳房部皮肤焮红漫肿，疼痛较重，毛孔深陷，伴见恶寒发热、苔黄、脉数。2～5天后皮肤湿烂，继而发黑溃腐，疼痛加重，伴见壮热口渴、舌苔黄腻、脉象弦数。若溃后腐肉渐脱，身热渐退，则疮口逐渐愈合。若正虚邪盛，毒邪内攻，可见高热神昏等症。

血常规检查示白细胞总数及中性粒细胞比例明显增加。脓液或乳汁或血液细菌培养及药敏试验有助于选用抗生素。

内治初起治宜清肝泻火、解毒利湿，方用龙胆泻肝汤加减。成脓时佐以透托，上方加皂角刺等。若出现火毒内攻之证，治宜清热解毒、凉血开窍，方用犀角地黄汤合黄连解毒汤、安宫牛黄丸等加减。

外治可参照乳痈的处理方法。

必要时加用抗生素，可首选青霉素类，或根据细菌培养结果选择。酌情使用支持疗法。

第二节 粉刺性乳痈

张某，女，33岁。突然乳晕部出现肿块，轻度疼痛，肿块日渐增大，无发热。检查见肿块固定，压痛，局部肤温稍高，皮色正常，伴有乳头凹陷，述平素乳头孔常有脂渣样分泌物排出。

粉刺性乳痈是发生于非哺乳期和非妊娠期妇女的慢性化脓性乳腺疾病。其临床特点是常有乳头凹陷或溢液，化脓溃破后脓液中夹有粉刺样物质，易反复发作，形成瘘管，经久难愈，全身症状较轻。历代文献中并无与之相符的疾病记载。1985年顾伯华主编的《实用中医外科学》中首次提出了"粉刺性乳痈"的病名。

本病相当于西医学的浆细胞性乳腺炎、肉芽肿性乳腺炎、乳腺导管扩张症等。

【病因病机】

素有乳头凹陷畸形，加之情志抑郁不畅，肝郁气滞，营气不从，经络阻滞，气血瘀滞，聚结成块，郁蒸腐肉酿脓而成，溃后容易成瘘；若气郁化火，迫血妄行，可有乳头溢血。

西医学认为，由于乳头凹陷或乳腺导管堵塞，乳腺导管上皮细胞脱落及大量脂类分泌物积聚于导管内而导致其扩张，积聚物分解产生的化学性物质刺激导管壁而引起管壁炎性细胞浸润和纤维组织增生。病变逐渐扩展累及部分腺叶而形成肿块，炎症呈急性发作时可形成脓肿，脓液中常夹有脂质样物质，脓肿破溃后可形成通往输乳孔的瘘管。

【辨病】

1. 诊断

（1）临床表现　本病多发生在非哺乳期、非妊娠期的女性。单侧乳房发病多见，也可双侧发病。偶见男性。病变呈慢性经过，病程长达数月或数年。部分患者伴有先天性乳头全部或部分凹陷，并有白色带臭味的粉刺样分泌物或淡黄色油脂样分泌物。

本病临床表现复杂多样，常见以下症状：

①乳头溢液　乳头溢液可以是本病早期的一种表现。多表现为间歇性、自发性，并可持续较长时间。溢液性状多为浆液样，也有乳汁样、脓血性或血性，数量或多或少。先天性乳头凹陷者乳窍多有粉刺样物分泌，并带有臭味。

②乳房肿块　乳房肿块是本病最为常见的表现。往往起病突然，发展迅速。乳房局部疼痛不

适，有刺痛或钝痛，并发现肿块。肿块大小不等，肿块形状不规则，质地硬韧，表面可呈结节样，边界欠清，常与皮肤粘连，但无胸壁固定，可推移。继则肿块局部可出现红肿热痛，红肿范围迅速扩大，形成脓肿；有的乳房皮肤水肿，呈橘皮样变。可伴患侧腋下淋巴结肿大、压痛。一般无发热等全身症状。也有部分患者一直以乳房肿块为主诉，持续数年而始终无明显的红肿表现（彩图 7-2、7-3）。

③乳漏　脓肿自溃或切开后，脓液夹有粉刺样物，常形成与乳头孔相通的漏管，经久不愈，反复发作（彩图 7-4）。

（2）辅助检查　乳腺超声和磁共振检查有助于明确诊断，判断病变范围。一般脓液培养无细菌生长。乳腺病灶空芯针穿刺组织病理学支持非特异性炎症性病变。

2. 鉴别诊断

（1）乳岩（乳腺癌）　粉刺性乳痈在急性炎症期易误诊为炎性乳腺癌。炎性乳腺癌多见于妇女妊娠期及哺乳期，乳房迅速增大，发热，皮肤呈红色或紫红色弥漫性肿胀，无明显肿块，同侧腋窝淋巴结明显肿大，质硬固定。病变进展迅速，预后不良，甚至于发病数周后死亡。

（2）乳晕部疖　粉刺性乳痈在急性期局部有红肿热痛等炎症反应，常被误诊为乳晕部一般痈或疖，根据素有乳头凹陷，反复发作的炎症及切开排脓时脓液中夹有脂质样物等特点，可与发生在乳晕部疖相鉴别。

（3）乳衄（乳腺导管内乳头状瘤）　乳头溢液多呈血性及淡黄色液体，或在乳晕部触到绿豆大小圆形肿块。但无乳头凹陷畸形，乳窍无粉刺样物排出，肿块不会化脓。

此外，还应注意与乳痨、乳癖及乳核相鉴别。

【治疗】

中医药治疗本病有良好的疗效，在辨证论治的同时，注意内治与外治相结合。未溃偏重内治，已溃偏重外治，而且药物外治、手术外治及其他外治方法根据具体情况配合使用。乳头溢液患者宜寻找病因，适当对症处理。

1. 辨证论治

（1）肝经蕴热证

证候：乳头溢液或乳头凹陷有粉刺样物溢出，乳房结块红肿疼痛，按之灼热；伴发热，头痛，大便干结，尿黄；舌质红，舌苔黄腻，脉弦数或滑数。

治法：疏肝清热，活血消肿。

方药：柴胡清肝汤加白花蛇舌草、山楂等。常用柴胡、当归、赤芍、黄芩、夏枯草、白花蛇舌草、生山楂、虎杖等。乳头有血性溢液者，加茜草炭、牡丹皮、生地榆、仙鹤草；乳头溢液呈水样者，加生苡仁、茯苓；脓成者，加白芷、皂角刺。

（2）余毒未清证

证候：脓肿自溃或切开后久不收口，脓水淋漓，形成乳漏，时发时敛，局部有僵硬肿块或红肿溃破；舌质淡红或红，舌苔薄黄，脉弦。

治法：益气扶正，和营托毒。

方药：托里消毒散加减。常用生黄芪、白术、茯苓、当归、皂角刺、川芎、金银花等。可酌加白花蛇舌草、生山楂、虎杖、丹参等。局部僵块明显者，加桃仁、鹿角片；脓水稀薄，创面色淡者，倍生黄芪，加熟地黄、枸杞；乳头孔或脓水中脂质分泌物多者，加乌梅、炒谷芽、炒麦芽。

2. 外治疗法

（1）肿块初起时用金黄膏外敷。

（2）成脓后切开引流，术后创口用九一丹、八二丹药捻引流，红油膏或金黄膏盖贴。

（3）复杂性瘘管或多发脓肿宜切开扩创，切开瘘管和脓腔，在探针引导下酌情切开通向乳头孔的瘘管，清除坏死组织。可根据情况选用乳头矫形法、拖线法（彩图7-5）及垫棉法等。

（4）创面脓腐已净，采用生肌散、白玉膏等具有生肌敛创作用的制剂促使愈合。

3. 其他疗法

（1）病灶局限者可行乳腺区段切除缝合术。个别年龄较大、乳房肿块较大或皮肤粘连严重或形成多个窦道者，可行乳房单纯切除术或保留乳头乳晕的乳腺切除术。

（2）病情严重时可考虑酌情加用抗生素、糖皮质激素治疗。

【预防与调护】

1. 保持乳头清洁，经常清除分泌物。

2. 注意避免乳房受到外力撞击或佩戴过紧文胸。

3. 保持心情舒畅，反复发作者更要树立信心，积极配合治疗。

4. 发病后忌食海鲜辛辣炙煿之物。

第三节 乳 痨

刘某，女，35岁。乳房部出现肿块数月，肿块增长缓慢，轻度疼痛。检查见数枚梅李大小肿块相连，质地偏硬，局部肤温正常，同侧腋下淋巴结肿大，伴有低热、盗汗。患者曾有肺结核病史。

乳痨是发生在乳房部的慢性化脓性疾病，因其病变后期常有虚痨表现，故名乳痨。因溃后脓液稀薄如痰，故又名乳痰。其临床特点是病程进展缓慢，初起乳房内有一个或数个结块如梅李，边界不清，皮肉相连，日久破溃，脓出稀薄，常伴有阴虚内热之证。

本病相当于西医学的乳房结核。

【病因病机】

本病多因体质素虚，肺肾阴亏，阴虚火旺，虚火灼津为痰，痰火凝结成核；或情志不畅，肝郁化火，耗损阴液，或肝气犯脾，脾失健运，痰湿内生，痰火凝结，阻滞乳络而成。或因肺痨、瘰疬等病所继发。

【辨病】

1. 诊断

（1）临床表现　多见于20～40岁的已婚体弱妇女，并常有其他部位的结核病史。

初起乳中单个或数个结块，大小不等，边界不清，硬而不坚，推之可动，不痛或微痛，皮色不变，全身症状不明显。病情进展缓慢，数月后结块渐大，与皮肉相连，皮色不红或微红，肿块变软，形成脓肿；可有胸胁、腋下结块肿大；常伴潮热颧红、形瘦食少、夜寐盗汗等症。脓肿溃破后形成单个或数个溃疡，脓液稀薄呈败絮样，局部有潜行性空腔或窦道；伴身体瘦弱、潮热盗汗、食欲减退、神疲乏力等全身症状。

（2）辅助检查　活动期血液红细胞沉降率加快，结核菌素试验呈阳性，脓液涂片可找到结核杆菌。必要时还可做病理切片检查，以明确诊断。

2. 鉴别诊断

（1）乳岩　乳房部恶性肿瘤，常见于 40～60 岁妇女，临床表现为乳房内无痛性肿块，逐渐增大，肿块坚硬如石，表面高低不平，出现溃疡呈菜花样，有恶臭味。针吸细胞学或病理切片检查可明确诊断。

（2）粉刺性乳痈　常有先天性乳头凹陷，肿块多位于乳晕部位，乳头分泌物为粉刺样并带臭味，溃后疮口与乳头孔相通形成瘘管。组织病理切片抗酸杆菌荧光染色阳性。

【治疗】

原则上常规应用抗结核药物。中医多以解郁化痰、软坚散结、养阴清热等方法治疗。

1. 辨证论治

（1）气滞痰凝证

证候：多见于初起阶段。乳房肿块形如梅李，不红不热，质地硬韧，不痛或微痛，推之可动；或伴心情不畅，胸闷胁胀；苔薄腻，脉弦滑。

治法：疏肝解郁，滋阴化痰。

方药：开郁散合消疬丸加减。常用当归、生地黄、柴胡、半夏、茯苓、贝母、丹参、夏枯草、连翘、香附等。疼痛明显者，加川楝子、栀子；结块肿硬者，加百部、黄芩、瓜蒌、生牡蛎。

（2）正虚邪恋证

证候：多见于化脓或溃后阶段。乳房结块渐大，皮色暗红，肿块变软，溃后脓水稀薄并夹有败絮状物质，日久不敛，伴有窦道；伴面色㿠白，神疲乏力，食欲不振；舌淡，苔薄白，脉虚无力。

治法：托里透脓。

方药：托里消毒散加减。常用生黄芪、白术、白芷、皂角刺、川芎、当归、丹参、赤芍、黄芩、百部等。红肿明显者，加金银花、连翘；纳呆者，加半夏、陈皮。

（3）阴虚痰热证

证候：溃后脓出稀薄，夹有败絮状物质，形成窦道，久不愈合；伴潮热颧红，干咳痰红，形瘦食少；舌质红，苔少，脉细数。

治法：养阴清热。

方药：六味地黄汤合清骨散加减。常用生地黄、熟地黄、茯苓、泽泻、牡丹皮、青蒿、地骨皮、银柴胡、鳖甲等。干咳者加桔梗、甘草、玄参。

2. 外治疗法

（1）初起　用阳和解凝膏掺桂麝散或黑退消敷贴。

（2）成脓　波动感明显有脓者宜切开排脓。

（3）溃后　七三丹、八二丹药线引流，红油膏盖贴；腐脱肉鲜者，改用生肌散、生肌玉红膏。形成漏管者，用白降丹或红升丹药捻条插入，脓尽后改用生肌散。

3. 其他疗法

（1）抗结核治疗　常选异烟肼、利福平、乙胺丁醇联合用药。

（2）中成药　小金丹，每次 0.6g，每日 3 次，吞服；或内消瘰疬丸，每次 4.5g，每日 2 次，吞服。

【预防与调护】

1. 保持心情舒畅，情绪稳定。
2. 增加食物营养，忌食鱼腥发物、辛辣刺激之品。
3. 积极治疗其他部位的虚痨病变。

附：乳漏

发生于乳房部或乳晕部的脓肿溃破后，久不收口而形成管道者，称为乳漏。其临床特点是疮口脓水淋漓，或杂有乳汁或豆腐渣样分泌物，经久不愈。

乳房部漏多因乳痈、乳发失治，脓出不畅；或切开不当，损伤乳络，乳汁从疮口溢出，以致长期流脓、溢乳而形成；或因粉刺性乳痈反复发作，局部溃破不愈而成；或乳痨溃后，身体虚弱，日久不愈所致。乳晕部漏多因乳头内缩凹陷，感染毒邪；或脂瘤染毒溃脓，疮口久不愈合而成。

发病前患有乳痈、乳发溃脓或切开病史，疮口经久不愈，常流乳汁或脓水，周围皮肤潮湿浸淫。粉刺性乳痈反复发作，自行溃破成漏，常见乳房多处溃口，有肉芽高突，脓液中兼有灰白色脂质样物，疮周僵硬暗红；若因乳痨溃破成漏，疮口多凹陷，周围皮肤紫暗，脓水清稀或夹有败絮样物质，或伴有潮热、盗汗等症。亦有乳晕部漏，常伴有乳头内缩，乳头旁或乳晕部结块，成脓溃破后，若用球头银丝从疮孔中探查，可从乳窍中穿出，亦有愈合后在乳窍中仍有粉质外溢，带有臭气，或愈后疮口反复红肿疼痛而化脓者。

乳腺MRI检查常有助于明确管道的走向、深度及支管情况，也可用探针探查。溃口内脓液涂片或细菌培养及药敏试验有助于判定乳漏的性质并指导用药。

治疗的关键是要了解漏管管道的走向及分支情况，以外治为主，内治起辅助作用。乳痨所致的乳漏应配合抗结核药物治疗。

余毒未清者治宜清热解毒，方用银花甘草汤加减。正虚毒恋者治宜扶正托毒，方用托里消毒散加减。阴虚痰热者治宜养阴清热，方用六味地黄汤合清骨散加减。

外治先用提脓祛腐药，如八二丹或七三丹药捻，外敷红油膏。脓尽后改用生肌散、生肌玉红膏。疮口漏乳不止和乳房部漏脓腐脱尽后，可用垫棉法以促进疮口愈合。

浅层漏管及腐蚀法失败者可采用切开疗法。乳晕部乳漏手术的关键是切开通向乳头孔的漏管或扩张的乳腺导管。深层漏管可采用拖线疗法。

第四节 乳 癖

王某，女，35岁。两乳房结块已4年余，月经来前两乳胀痛，肿块变硬，经净后则变软。患者素来月经不调，有时胸胁胀痛。查体可见两乳散在结节，呈条索样、片样，质地中等，轻度压痛。

乳癖是乳腺组织的既非炎症也非肿瘤的良性增生性疾病。其临床特点是单侧或双侧乳房疼痛并出现肿块，乳痛和肿块与月经周期及情志变化密切相关。乳房肿块大小不等，形态不一，边界不清，质地不硬，活动度好。本病好发于25～45岁的中青年妇女，其发病率约占乳房疾病的75%，是临床上最常见的乳房疾病。历代文献中有"乳癖""乳中结核""乳痞"等病名。明代龚居中在《外科活人定本·卷之二》中指出："乳癖，此症生于正乳之上，乃厥阴，阳明经之所属也……何谓之癖，若硬而不痛，如顽核之类"，首次将乳癖定义为乳房肿块。《医宗金鉴·外科心法要诀·胸乳部》称之为乳中结核，并阐述了其辨证论治，曰："初起气实者宜清肝解郁汤，气虚者宜香贝养荣汤。若郁结伤脾，食少不寐者，服归脾汤，外俱用木香饼灸法消之甚效。"

本病相当于西医学的乳腺增生病。有研究发现，本病有一定的癌变倾向，尤其是有乳癌家族史的患者更应引起重视。

【病因病机】

1. 由于情志不遂，久郁伤肝，或受到精神刺激，急躁易怒，导致肝气郁结，气机阻滞于乳房，经脉阻塞不通，不通则痛，引起乳房疼痛；肝气郁久化热，热灼津液为痰，气滞、痰凝、血瘀，即可形成乳房肿块。

2. 因肝肾不足，冲任失调，使气血瘀滞；或脾肾阳虚，痰湿内结，经脉阻塞而致乳房结块、疼痛、月经不调。

【辨病】

1. 诊断

（1）临床表现　发病年龄多在 25～45 岁。城市妇女的发病率高于农村妇女。社会经济地位高或受教育程度高、月经初潮年龄早、低孕产状况、初次怀孕年龄大、未哺乳和绝经迟的妇女为本病的高发人群。

乳房疼痛以胀痛为主，可有刺痛或牵拉痛。疼痛常在月经前加剧，经后疼痛减轻，或疼痛随情绪波动而变化，痛甚者不可触碰，行走或活动时也有乳痛。乳痛主要以乳房肿块处为甚，常涉及胸胁部或肩背部。有些患者还可伴有乳头疼痛和作痒，乳痛重者影响工作或生活。

乳房肿块可发生于单侧或双侧，大多位于乳房的外上象限，也可见于其他象限。肿块的质地中等或硬韧，表面光滑或呈颗粒状，活动度好，大多伴有压痛。肿块的大小不一，直径一般在 1～2cm，大者可超过 3cm。肿块的形态常可分为以下数种类型：

①片块型　肿块呈厚薄不等的片块状、圆盘状或长圆形，数目不一，质地中等或有韧性，边界清，活动度良好。

②结节型　肿块呈扁平或串珠状结节，形态不规则，边界欠清，质地中等或偏硬，活动度好。亦可见肿块呈米粒或砂粒样结节。

③混合型　有结节、条索、片块、砂粒样等多种形态肿块混合存在者。

④弥漫型　肿块分布超过乳房 3 个象限以上者。

乳房肿块可于经前期增大变硬，经后稍见缩小变软。个别患者可伴有乳头溢液，呈白色或黄绿色，或呈浆液状。

乳房疼痛和乳房肿块可同时出现，也可先后出现，或以乳痛为主，或以乳房肿块为主。患者常伴有月经失调、心烦易怒等症状。

（2）辅助检查　乳房超声检查、钼靶 X 线摄片有助于诊断和鉴别诊断。对于肿块较硬或较大者，可考虑做组织病理学检查。

2. 鉴别诊断

乳岩　乳房肿块，多无疼痛，逐渐长大，肿块质地坚硬，表面高低不平，边界不整齐，常与皮肤粘连，活动度差，患侧淋巴结可肿大，后期溃破呈菜花样。

【治疗】

止痛与消块是治疗本病之要点。根据具体情况进行辨证论治。对于长期服药而肿块不消反而增大，且质地较硬，边缘不清，疑有恶变者，应手术切除。

1.辨证论治

（1）肝郁痰凝证

证候：多见于青壮年妇女，乳房肿块，质韧不坚，胀痛或刺痛，症状随喜怒消长；伴有胸闷胁胀，善郁易怒，失眠多梦，心烦口苦；苔薄黄，脉弦滑。

治法：疏肝解郁，化痰散结。

方药：逍遥蒌贝散加减。常用柴胡、郁金、当归、白芍、茯苓、瓜蒌、半夏、贝母等。乳房胀痛明显者，加延胡索、川楝子、八月札；心烦易怒者，加栀子、牡丹皮、黄芩等。

（2）冲任失调证

证候：多见于中年妇女，乳房肿块月经前加重，经后减缓，乳房疼痛较轻或无疼痛；伴有腰酸乏力，神疲倦怠，月经失调，量少色淡，或闭经；舌淡，苔白，脉沉细。

治法：调摄冲任，和营散结。

方药：二仙汤合四物汤加减。常用仙灵脾、仙茅、当归、知母、丹参、象贝、半夏、夏枯草、香附、郁金等。肿块较硬者，加生牡蛎、海藻、莪术等；伴有乳头溢液者，加白花蛇舌草、黄芩、蒲公英等；月经不调、腰膝酸软者，加菟丝子、女贞子、益母草等。

2.外治疗法　阳和解凝膏掺黑退消或桂麝散盖贴；或用大黄粉以醋调敷。过敏者忌用。

3.其他疗法

（1）针灸疗法　常用穴位有乳根、膺窗、膻中、期门、内关等，以开郁结、调气血、止疼痛等。

（2）按摩疗法　按揉行间达太冲；或自乳头向下直接按推至期门穴36次，并压期门穴上轻揉72次。

【预防与调护】

1.应保持心情舒畅，情绪稳定。

2.应适当控制脂肪类食物的摄入。

3.及时治疗月经失调等妇科疾患和其他内分泌疾病。

4.对发病高危人群要重视定期检查。

第五节　乳　疬

张某，男，70岁。发觉左乳晕下肿块3个月，轻度胀痛。检查见患者左乳增大，乳晕下触及扁平肿块约2cm大小，质地中等，固定，压痛，皮色正常。述有前列腺肥大病史，相关药物治疗多年。

乳疬是指男女儿童或中老年男性在乳晕部出现的疼痛性结块。其临床特点是乳晕中央有扁圆形肿块，质地中等，有轻压痛。《外科正宗·乳痈论》提出："男子乳疾与妇人微异，女损肝胃，男损肝肾。盖怒火房欲过度，以此肝虚血燥，肾虚精怯，血脉不得上行，肝经无以荣养，遂结肿痛。"

本病相当于西医学的乳房异常发育症。

【病因病机】

男子由于肾气不充，肝失所养；女子因冲任失调，气滞痰凝所致。中老年男性发病多因年高肾亏，或房劳伤肾，虚火自炎，或情志不畅，气郁化火，皆能灼津炼液成痰，导致痰火互结而成。

西医学认为，本病与性激素代谢有关，或误食含雌激素的药、食物所致，幼女患病应结合性早熟综合诊治。

【辨病】

1. 诊断

（1）临床表现　好发于 50 ~ 70 岁的中老年男性，10 岁以前的女孩，13 ~ 17 岁的男孩。

乳房稍大或肥大，乳晕下有扁圆形肿块，一般发生于一侧，也可见于双侧，质地中等或稍硬，边缘清楚，活动良好，局部有轻度压痛或胀痛感。少数患者乳头有白色乳汁样分泌物，部分男性患者伴有女性化征象，如发音较高、面部无须、臀部宽阔、阴毛呈女性分布等特征。老年人或可有睾丸萎缩、前列腺肿瘤或肝硬化等。有些患者有长期使用雌性激素类药物史。部分患者肿块会自行消失。

（2）实验室及辅助检查　针对可能病因进行肝功能、性激素等检测，乳房、卵巢、睾丸、前列腺等超声检查。

2. 鉴别诊断

男性乳岩　乳晕下有质硬无痛性肿块，并迅速增大，与皮肤及周围组织粘连固定，乳头内缩或破溃，血性乳头溢液，可伴有腋下淋巴结肿大质硬。必要时可做组织病理检查以确诊。

【治疗】

如因服用某些药物而致乳房肥大者，停药后即逐渐消退。有疼痛或其他兼症者，则应辨证治疗。如乳房明显肥大影响美观者，可考虑手术治疗。

1. 辨证论治

（1）肝气郁结证

证候：性情急躁，遇事易怒，乳房肿块疼痛，触痛明显，胸胁牵痛；舌红，苔白，脉弦。

治法：疏肝散结。

方药：逍遥蒌贝散加减。常用柴胡、当归、白芍、茯苓、瓜蒌、贝母、半夏、生牡蛎等。烦躁易怒者，加黄芩、牡丹皮、栀子。

（2）肾气亏虚证

证候：多见于中老年人。轻者多无全身症状。重者偏于肾阳虚则见面色无华，腰腿酸软，倦怠乏力，舌淡苔白，脉沉弱；偏于肾阴虚则见头目眩晕，五心烦热，眠少梦多，舌红苔少，脉弦细。

治法：补益肾气。

方药：偏于肾阳虚者，方用右归丸加小金丹。常用鹿角片、山茱萸、菟丝子、熟地黄、附子、山药。神疲乏力者，加黄芪、白术、茯苓。偏于肾阴虚者，方用左归丸加小金丹。常用熟地黄、菟丝子、山茱萸、牛膝、龟板、山药、鹿角胶等。心烦难寐者，加知母、黄柏、百合、夜交藤。

2. 外治疗法　用阳和解凝膏掺黑退消或桂麝散敷贴。

3. 其他疗法　男性患者乳房明显肥大影响美观者，可考虑手术治疗。对幼女患者慎用手术切除活检术。

【预防与调护】

1. 保持心情愉快，避免恼怒忧思。

2. 平时应忌烟酒及辛辣刺激性食物。

3. 避免服用对肝脏有损害的药物。有肝病者，适当进行保肝治疗有助于本病的康复。

第六节　乳　核

元某，女，25岁。发觉右乳肿块1年。检查见右乳外上象限肿块，约2cm大小，边界清晰，表面光滑，活动度好，与皮肤无粘连，腋下未触及肿大淋巴结。

乳核是指发生在乳房部的良性肿瘤。其临床特点是好发于20～25岁青年妇女，乳中结核，形如丸卵，边界清楚，表面光滑，推之活动。历代文献将本病归属"乳痞""乳中结核"等范畴。本病相当于西医学的乳腺纤维腺瘤。

【病因病机】

情志内伤，肝气郁结，或忧思伤脾，运化失司，痰湿内生，气滞痰凝；或冲任失调，气滞血瘀痰凝，积聚于乳房胃络而成。

【辨病】

1. 诊断

（1）临床表现　多发于20～25岁女性，其次是15～20岁和25～30岁女性。

肿块常单个发生，或可见多个在单侧或双侧乳房内同时或先后出现。肿块形状呈圆形或椭圆形，大小不一，边界清楚，质地坚实，表面光滑，与周围组织无粘连，活动度大，触诊常有滑脱感。肿块一般无疼痛感，少数可有轻微胀痛，但与月经无关。一般生长缓慢，妊娠期可迅速增大，应排除恶变可能。

（2）辅助检查　超声检查可见肿块边界清楚和完整，有一层光滑的包膜，内部回声分布均匀，后方回声多数增强。钼靶X线摄片可见边缘整齐的圆形或椭圆形致密肿块影，边缘清楚，四周可见透亮带，偶见规整粗大的钙化点。

2. 鉴别诊断

（1）乳岩　多发于40～60岁妇女，乳房肿块质地坚硬如石，表面高低不平，边界不清，活动度差，常与皮肤及周围组织粘连，皮肤可呈橘皮样改变，患侧淋巴结可肿大。必要时行活组织检查进行鉴别。

（2）乳癖　常为双侧乳房多发肿块，肿块大小不等，可为片块状、条索状、结节状或颗粒状，边界欠清，质地软或硬韧，多伴有胀痛感或触痛，且在月经期前加重、经后减轻。

【治疗】

对单发纤维腺瘤的治疗以手术切除为宜，对多发或复发性纤维腺瘤可用中药治疗，以达到控制肿瘤生长、减少复发，甚至消除肿块的作用。

1.辨证论治

（1）肝气郁结证

证候：肿块较小，发展缓慢，不红不热，不觉疼痛，推之可移；伴胸闷、喜叹息；苔薄白，脉弦。

治法：疏肝解郁，化痰散结。

方药：逍遥散加减。常用柴胡、当归、白芍、郁金、瓜蒌、半夏、贝母等。肿块坚韧者，加三棱、莪术、生牡蛎、石见穿等。

（2）血瘀痰凝证

证候：肿块较大，坚硬木实，重坠不适；伴胸胁牵痛，烦闷急躁，或月经不调、痛经等症；舌质暗红，苔薄腻，脉弦滑或弦细。

治法：疏肝活血，化痰散结。

方药：逍遥散合桃红四物汤加山慈菇、海藻。常用柴胡、白芍、半夏、郁金、香附、当归、桃仁、丹参、川芎、山慈菇、海藻等。月经不调者，加仙茅、仙灵脾等。

2.外治疗法 阳和解凝膏掺黑退消外贴。

3.其他疗法 肿块较大者或短期内肿块增长较快者应行手术切除，术后均须做病理检查，有条件应及时做术中冰冻切片检查。

【预防与调护】

1.调摄情志，避免郁怒。

2.定期检查，发现肿块及时诊治。

3.适当控制厚味炙煿食物。

第七节 乳 岩

张某，女，58岁。无意间发觉右乳内肿块，无明显不适。检查触及乳房内2cm大小肿块，质地坚硬，表面高低不平，推之不动，与皮肤粘连。

乳岩是指发生在乳房部的恶性肿瘤，包括西医学的乳腺癌、乳腺肉瘤、恶性叶状肿瘤等。本节主要论述乳腺癌。其临床特点是乳房肿块质地坚硬，凹凸不平，边界不清，推之不移，按之不痛，或乳头溢血，晚期可见溃烂凸如泛莲或菜花。是女性最常见的恶性肿瘤之一。

乳岩在中医文献中又称为"石痈""妒乳""乳中结核"等。最早描述本病的记载见于《肘后备急方·治痈疽妒乳诸毒肿方》。《外科正宗·乳痈论》的论述较为全面，指出乳岩的病因乃"忧郁伤肝，思虑伤脾，积想在心，所愿不得志者，致经络痞涩"。

【病因病机】

1.情志失调 女子以肝为先天，肝主疏泄，性喜条达而恶抑郁，肝属木，克脾土。情志不畅，所愿不遂，肝失条达，气机不畅，气郁则瘀；肝郁克犯脾土，运化失职则痰浊内生，肝脾两伤，经络阻塞，痰瘀互结于乳房而发病。

2.饮食失节 久嗜厚味炙煿则湿热蕴结脾胃，化生痰浊，随气流窜，结于乳中，阻塞经络，气血不行，日久成岩。

3. 冲任不调　冲为血海，任主胞胎，冲任之脉隶属于肝肾。冲任失调则气血失和，月经不行，气郁血瘀，阻塞经络，结于乳中而成乳岩。乳岩多发于绝经期前后，故与冲任失调有密切关系。

此外，在经气虚弱的情况下，感受毒邪之气，阻塞经络，气滞血瘀，日久停痰结瘀，亦可导致乳岩。

总之，乳岩的发病是情志失调、饮食失节、冲任不调或先天禀赋不足引起机体阴阳平衡失调、脏腑失和所致。

未曾生育或哺乳的妇女，月经初潮早或绝经晚的妇女，以及有乳腺癌家族史的妇女，乳腺癌的发病率相对较高。男性乳腺癌较少发生。

【辨病】

1. 诊断

（1）临床表现　发病年龄一般在 40 ～ 60 岁，绝经期妇女发病率相对较高。

乳腺癌可分为一般类型乳腺癌及特殊类型乳腺癌。

1）一般类型乳腺癌　常为乳房内触及无痛性肿块，边界不清，质地坚硬，表面不光滑，不易推动，常与皮肤粘连而呈现酒窝征，个别可伴乳头血性或水样溢液。后期随着癌肿逐渐增大，产生不同程度疼痛，皮肤可呈橘皮样水肿、变色；病变周围可出现散在的小肿块，状如堆栗；乳头内缩或抬高，偶可见到皮肤溃疡。晚期出现乳房肿块溃烂，疮口边缘不整齐，中央凹陷似岩穴，有时外翻似菜花，时渗紫红色血水，恶臭难闻。癌肿转移至腋下及锁骨上时，可触及散在、质硬无痛的臖核，以后渐大，互相粘连，融合成团。逐渐出现形体消瘦、面色苍白、憔悴等恶病质貌。

2）特殊类型乳腺癌

①炎性癌　临床少见，多发于青年妇女，半数发生在妊娠或哺乳期。起病急骤，乳房迅速增大，皮肤肿胀，色红或紫红，发热，但无明显的肿块。转移甚广，对侧乳房往往不久即被侵及，并很早出现腋窝部、锁骨上淋巴结肿大。本病恶性程度极高，病程较短，常于 1 年内死亡。

②湿疹样癌　临床较少见，其发病占女性乳腺癌的 0.7% ～ 3%。早期临床表现似慢性湿疮，乳头和乳晕的皮肤发红，轻度糜烂，有浆液渗出，有时覆盖着黄褐色的鳞屑状痂皮。病变的皮肤甚硬，与周围分界清楚。多数患者感到奇痒，或有轻微灼痛。中期为数年后病变蔓延到乳晕以外皮肤，色紫而硬，乳头凹陷。后期表现为溃后易于出血，逐渐乳头蚀落，疮口凹陷，边缘坚硬，乳房内也可出现坚硬的肿块。

（2）辅助检查　超声检查、钼靶 X 线摄片和磁共振等影像学检查是诊断乳腺癌的重要参考。典型的乳腺癌影像在超声检查可见实质性占位病变，形状不规则，边缘不齐，光点不均匀，血流丰富；钼靶摄片可见病变部位致密的肿块影，形态不规则，边缘呈现毛刺状或结节状，密度不均匀，或有不规则簇状钙化影；磁共振检查除观察肿块形态外，造影剂的使用更增加了影像诊断的准确性。病理检查是乳腺癌的最终确诊的依据。

2. 鉴别诊断

（1）乳癖　好发于 20 ～ 45 岁女性。月经期前乳房胀痛明显，经后疼痛减轻。有大小不等的结节状或片块状肿块，边界不清，质地柔韧，常为双侧性。肿块和皮肤不粘连。

（2）乳核　多见于 20 ～ 25 岁的女性。乳房肿块形如丸卵，表面坚实光滑，边界清楚，活动度好，可推移。病程进展缓慢。

（3）乳痨　好发于 20 ～ 40 岁女性。肿块可一个或数个，质坚实，边界不清，多与皮肤粘连，肿块成脓时变软，溃破后形成瘘管，经久不愈。

【治疗】

早期诊断是乳岩治疗的关键，原则上以手术治疗为主。中医药治疗是乳腺癌综合治疗的重要部分，对晚期患者，特别是手术后患者有良好的调治作用，对放化疗有减毒增效作用，可提高患者生存质量，或延长生存期。

1. 辨证论治

（1）肝郁痰凝证

证候：乳房部肿块皮色不变，质硬而边界不清；情志抑郁，或性情急躁，胸闷胁胀，或伴经前乳房作胀或少腹作胀；苔薄，脉弦。

治法：疏肝解郁，化痰散结。

方药：神效瓜蒌散合开郁散加减。常用瓜蒌、当归、白芍、柴胡、白术、茯苓、郁金、香附等。疼痛明显者，加乳香、没药。

（2）冲任失调证

证候：乳房结块坚硬；经期紊乱，素有经前期乳房胀痛，或婚后从未生育，或有多次流产史；舌淡，苔薄，脉弦细。

治法：调摄冲任，理气散结。

方药：二仙汤合开郁散加减。常用仙茅、仙灵脾、知母、黄柏、白术、茯苓、柴胡等。月经紊乱者，加当归、丹参、香附、郁金等；肿块坚硬者，加莪术、石见穿、蜂房、半枝莲等。

（3）正虚毒盛证

证候：乳房肿块扩大，溃后愈坚，渗流血水，不痛或剧痛；精神萎靡，面色晦暗或苍白，饮食少进，心悸失眠；舌紫或有瘀斑，苔黄，脉弱无力。

治法：调补气血，清热解毒。

方药：八珍汤加减。常用黄芪、白术、茯苓、当归、熟地黄、白芍、甘草等，酌加半枝莲、白花蛇舌草、石见穿等清热解毒之品。肿块溃破出血者，加茜草、仙鹤草等；心悸失眠者，加五味子、川芎、麦冬、灵芝等。

（4）气血两亏证

证候：多见于癌肿晚期或手术、放化疗后，患者形体消瘦，面色萎黄或㿠白，头晕目眩，神倦乏力，少气懒言；术后切口皮瓣坏死糜烂，时流渗液，皮肤灰白，腐肉色暗不鲜；舌质淡，苔薄白，脉沉细。

治法：补益气血，宁心安神。

方药：人参养荣汤加味。常用人参、黄芪、白术、白芍、当归、熟地黄、远志、五味子等，酌加半枝莲、龙葵、白花蛇舌草等清热解毒之品。

（5）脾虚胃弱证

证候：手术或放化疗后食欲不振，神疲肢软，恶心欲呕，肢肿倦怠；舌淡，苔薄，脉细弱。

治法：健脾和胃。

方药：参苓白术散或理中汤加减。常用黄芪、党参、白术、茯苓、干姜、甘草等。恶心呕吐者，加半夏、竹茹；胃脘胀满者，加八月札、莱菔子；便溏者，加薏苡仁、淮山药等。

除以上几种常见类型外，还可见到放化疗后胃阴虚，出现口腔糜烂、牙龈出血等症者，治宜清养胃阴，方用益胃汤加减。

2. 外治疗法 适用于有手术禁忌证，或已远处广泛转移，不适宜手术者。初起用阿魏消痞膏外贴；溃后用海浮散或红油膏外敷；坏死组织脱落后改用生肌玉红膏、生肌散外敷。

3. 其他疗法

（1）手术治疗、化疗、放疗 手术仍是乳腺癌治疗的首选方法，近年来手术范围渐趋缩小，辅助采用化疗、放疗可进一步提高疗效。正确掌握适应证、合理治疗依然十分重要。

（2）内分泌治疗和靶向治疗 分别适用于 ER、PR 阳性和 HER-2 基因过表达患者。前者主要有雌激素拮抗剂、芳香化酶抑制剂、LH-RH 类似物等。后者目前主要采用曲妥珠单抗治疗。

【预防与调护】

1. 普及防癌知识宣传，推广和普及乳房自我检查。

2. 重视乳腺癌高危人群的定期检查。

3. 积极治疗乳腺良性疾病。

附：乳衄

乳衄是指乳窍不时溢出少量血液。其临床特点是乳头单个或多个乳孔溢出血性液体，或有乳晕下单发肿块。引起乳衄的疾病有多种，如乳腺导管内乳头状瘤、乳腺癌、乳腺增生病等。乳腺导管内乳头状瘤包括大导管内乳头状瘤和多发性导管内乳头状瘤，前者发生在大导管近乳头的壶腹部，后者发生在乳腺的中小导管内。

乳头属肝，忧思郁怒，肝气不舒，郁久化火，灼伤血络，迫血妄行；或因思虑伤脾，脾不统摄，血不循经，溢于乳窍所致。

本病多发生于 40 ～ 50 岁经产妇女。

导管内乳头状瘤所引起乳衄，乳头溢出血性液体常为间歇性、自发性，或仅在内衣上见有棕黄色血迹。有的乳晕部能摸到豆大圆形肿物，质地较软，不与皮肤粘连，推之活动。压迫肿物时，常可见从乳头内溢出血性或黄色液体。多无明显痛感，仅少数当肿块较大而阻塞输乳管或因积血不易排出时，可出现疼痛。

乳腺癌所引起的乳衄，其溢液多为单侧单孔，常伴明显肿块，且多位于乳晕区以外，肿块质地坚硬，活动度差，表面不光滑。溢液涂片细胞学检查可找到癌细胞。

乳癖部分患者可伴有乳头溢液，常为双侧多孔溢液，以浆液性为多，血性较少，且有乳房肿块，并有周期性乳房疼痛等症。

乳腺导管内窥镜、乳腺 MRI 及乳头分泌物细胞学检查有助于诊断。

肝火偏旺证者治宜疏肝解郁、凉血止血，方用丹栀逍遥散加减；脾虚失统治宜健脾养血止血，方用归脾汤加减。

本病以手术治疗为主，药物治疗为辅。对单发的导管内乳头状瘤可做病变导管的单纯切除术，对切除组织常规做病理检查。若有恶变者，则按乳腺癌手术。

【复习思考题】

1. 化脓性乳房疾病和肿块性乳房疾病的内治有何异同？

2. 乳腺疾病外治中如何运用垫棉法？

3. 乳癖、乳岩与粉刺性乳痈的肿块期如何鉴别诊断？

4. 乳头溢液如何鉴别诊断？

5. 如何对乳腺癌术后患者进行中医辨证论治？

第八章

瘿

扫一扫，查阅本章数字资源，含PPT、音视频、图片等

瘿是颈前结喉两侧肿块性疾病的总称，相当于西医学的甲状腺疾病。刘熙《释名》曰："瘿，婴也，在颈婴喉也。"其特点是颈前结喉处或为漫肿，或为结块，可随吞咽动作上下移动。

在古代文献中有五瘿之分，如宋代陈无择《三因极一病证方论·瘿瘤证治》中记载："坚硬不可移者曰石瘿，皮色不变者曰肉瘿，筋脉露结者曰筋瘿，赤脉交结者曰血瘿，随喜怒消长者曰气瘿。"临床上气瘿、肉瘿、石瘿仍较常见，而血瘿与筋瘿多属颈部血管瘤、颈部动脉体瘤，或因肿大的甲状腺压迫深部静脉引起颈部浅表静脉扩张的并发症。古代文献无瘿痈病名，因其具有局部肿胀疼痛等痈的特点，与西医学的亚急性甲状腺炎相对应而定名。慢性淋巴细胞性甲状腺炎为西医学病名，尚未归纳在上述瘿病分类之中。

【脏腑经络归属】

颈部经络所属与任、督、肝、肾经络有一定的联系。瘿病发于颈前结喉两侧，颈前属任脉所主，任脉起于少腹中极穴之下，沿腹和胸部正中线直上，抵达咽喉，再上至颏部，经过面部进入两目；颈部也有督脉分支所过，盖督脉其循少腹直上者，贯脐中央，上贯心，入喉；任督两脉皆系于肝肾，肝肾之经脉皆循喉咙。临床上瘿病多因情志不畅，肝气郁结而发病；而肾阴不足，肝失所养，冲任不调，又可出现月经紊乱、心悸多汗、两手震颤等全身症状。在瘿的辨证过程中，结合病位的经络所属辨证施治，对临床有一定的指导意义。

【病因病机】

瘿病的病因与情志失调、水土因素、禀赋遗传、外感六淫等有关。在致病因素的作用下，导致脏腑经络功能失调，气滞、血瘀、痰浊凝结于颈部，是其主要病机。如《外科正宗·瘿瘤论》所说："夫人生瘿瘤之症，非阴阳正气结肿，乃五脏瘀血、浊气、痰滞所成。"

1.气滞　情志不畅，肝失疏泄，气机升降失常，则形成气滞。气郁日久，积聚成形，或与外来或内生致病因素合邪为病，即可导致瘿病的发生或加重，如气瘿随气消长。

2.血瘀　气为血之帅，气行则血行。气滞日久必致血瘀，形成瘿结肿块，质地较硬，如石瘿。

3.痰凝　肝气郁滞，横逆犯脾，脾失健运，痰湿内生，或因外邪所侵、体质虚弱等，多能使气机阻滞，津液积聚为痰，痰凝成核，颈前结块较软或韧，如肉瘿。

4.外感　风温风火客于肺胃，积热上壅，热毒灼津为痰，痰火凝聚，搏结而成，如瘿痈。

5.冲任失调　禀赋不足，劳损伤正，冲任失调，肝木失养，肾阴亏虚，可引起瘿病，伴心悸、烦热、多汗及月经不调等相应症状发生。阴损及阳，可致脾肾阳虚。

【检查方法】

1. 体格检查

（1）望诊　检查者位于患者对面观察两侧甲状腺大小是否对称，有无肿块隆起等。

（2）触诊　检查者位于患者对面，也可站在患者后面，双手指放于甲状腺部位触摸甲状腺大小及有无结节。若有结节，要注意其位置、大小、数目、硬度、有否压痛等，并检查肿块是否随吞咽动作上下移动。触诊时还要注意气管有无移位，颈部淋巴结是否肿大等。

2. 辅助检查　主要有血清甲状腺激素 (FT_3、FT_4、T_3、T_4)，血清促甲状腺激素（TSH），甲状腺自身抗体 TPOAb（甲状腺过氧化物酶抗体）和 TGAb（甲状腺球蛋白抗体）、甲状腺超声检查、甲状腺核素检查（甲状腺摄 ^{131}I 率和甲状腺扫描）。对甲状腺结节不能除外恶变时应做甲状腺细针穿刺细胞学检查（FNAC）等。

【治疗】

瘿的治疗分为药物治疗和手术治疗两大类。瘿痈、桥本甲状腺炎适宜药物治疗。气瘿、肉瘿及石瘿晚期不适合手术者，可运用药物疗法。石瘿及其他瘿病肿物较大出现压迫症状或伴有甲亢等，以手术治疗为主。

富碘中药的使用，古今认识有所不同。由于缺碘曾是瘿病的主要病因，历代医家多采用含碘丰富的植物类药，如海藻、昆布、海带等。但随着碘缺乏甲状腺疾病的减少，并结合西医学认识，现代主张对伴有甲亢的瘿病宜慎用富碘中药，对不伴甲亢的瘿病仍可选用其以消瘿散结。瘿病的辨证治疗要点如下：

1. 理气解郁　结块漫肿软绵或坚硬如石，发病与精神因素有关，或见急躁易怒，胸闷，善太息，苔薄白，脉弦滑。用逍遥散加减。常用药物有柴胡、川楝子、延胡索、香附、青皮、陈皮、木香、八月札、砂仁、枳壳、郁金等。

2. 活血祛瘀　肿块日久，或质地坚硬，表面凸凹不平，推之不移，痛有定处，肌肤甲错，舌紫暗，有瘀点瘀斑，脉涩或沉细。用桃红四物汤加减。常用药物有桃仁、红花、赤芍、丹参、三棱、莪术、泽兰、乳香、没药、土鳖虫、血竭等。

3. 化痰软坚　肿块按之坚实或有囊性感，咽喉如有梅核堵塞，胸闷不舒，苔薄腻，脉滑。用海藻玉壶汤加减。常用药物有海藻、昆布、夏枯草、海蛤壳、海浮石、生牡蛎、半夏、浙贝母、黄药子、山慈菇、白芥子等。

4. 清热化痰　颈部肿胀疼痛，伴有头疼、发热、舌红、苔黄、脉弦数。多属痰火郁结，用柴胡清肝汤加减。常用药物有柴胡、夏枯草、栀子、浙贝母、青皮、黄芩、海蛤粉、瓜蒌仁、天花粉、连翘等。

5. 调摄冲任　气瘿漫肿，面色无华，腰酸肢冷，月经量少色淡，甚或闭经，舌淡，苔白，脉沉细。多属冲任不调、肾阳虚衰，用右归饮加减。常用药物有熟地黄、仙茅、淫羊藿、杜仲、枸杞子、山茱萸、菟丝子、肉桂、附子等。

第一节　气　瘿

刘某，女性，45岁。发现双侧颈前肿大和结节3年。生气及劳累时颈部憋闷，无明显其他不适，间断服中药治疗。B超检查为双甲状腺多发囊实性结节。甲状腺功能正常。

气瘿是指颈前结喉部漫肿伴有结块，按之较柔软的瘿病。因其肿块可随喜怒而消长，故称为气瘿，俗称"大脖子病"（图8-1）。其临床特点是女性多见，好发于高原、山区等缺碘地区；颈前结喉两侧弥漫性肿大，伴有结节，质地不硬，皮色如常，生长缓慢。如《诸病源候论·瘿候》记载："诸山水黑土中出泉流者，不可久居，常食令人作瘿病，动气增患。"

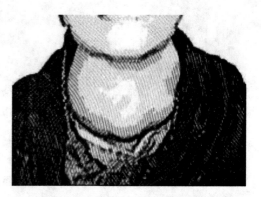

图8-1 气瘿（单纯性甲状腺肿）

本病相当于西医学的单纯性甲状腺肿。

【病因病机】

气瘿的形成，多由于所居之地的水源及食物中含碘不足，加之情志不畅、冲任失调等导致。如《诸病源候论·瘿候》所言："瘿者，由忧恚气结所生，亦曰饮沙水，沙随气入于脉，搏颈下而成之。"

1.肝郁痰凝 情志不畅，忧思恼怒，致肝气郁结，脾失健运，痰湿内生，导致气滞痰凝，结于颈部。

2.肝郁肾虚 青春期、妊娠期妇女等，气机不畅，肾气亏损，冲任失养，亦可引发本病。

3.饮食因素 居住山区等缺碘地区，饮食中缺碘是引起地方性甲状腺肿的主要原因，食盐加碘后缺碘致病减少。

西医学认为，本病的病因与甲状腺激素原料（碘）的缺乏、甲状腺激素需要量的激增及甲状腺素合成和分泌障碍等有关。同时西医学也指出，长期过量的碘摄入，也可引起甲状腺疾病，如结节性甲状腺肿等。

【辨病】

1.诊断

（1）临床表现 女性多见。颈前结喉处漫肿，一侧或两侧可及多个结节，光滑，质软不痛，随吞咽动作而上下移动。如漫肿结节较大时，可压迫气管、食管和喉返神经等而引起各种症状，如呼吸困难、吞咽不利、声音嘶哑等。

（2）辅助检查 B超检查甲状腺增大，甲状腺内多发囊性、实性或囊实性结节。颈部X线检查可以帮助判断有无气管受压、偏移。

2.鉴别诊断

（1）肉瘿 甲状腺肿块多为单个，呈球状，边界清楚，质地柔韧。

（2）瘿痈 有急性发病史。甲状腺肿痛，质地较硬，伴发热、吞咽疼痛等全身症状。

（3）石瘿 甲状腺单个质硬结节，B超检查多有典型特征。气瘿增长迅速、质地变硬时需警惕癌变，通过B超和甲状腺细针穿刺进行鉴别。

【治疗】

一般采用内治法，以疏肝解郁、化痰软坚为主。如果结块较大，如超过4cm以上，出现明显压迫症状时可以手术。

1. 辨证论治

（1）肝郁痰凝证

证候：颈前结喉处漫肿、结块，边缘不清，随喜怒消长，皮色如常，质软无压痛；伴急躁易怒，善太息；舌质淡红，苔薄，脉沉弦。

治法：疏肝解郁，化痰软坚。

方药：四海舒郁丸加减。常用海带、海藻、昆布、海螵蛸、海蛤壳、木香、陈皮、郁金、夏枯草、半夏、白芥子、土贝母等。气短、便溏者，加黄芪、党参、白术、茯苓等益气健脾；结节较大偏硬时，加赤芍、三棱、莪术、山慈菇等活血散结。含碘丰富的中药如海带、海藻、昆布等临床适当运用，不可过量。

（2）肝郁肾虚证

证候：颈前结喉处漫肿、结块；伴有腰酸头晕，神疲乏力，月经不调；舌质淡，脉沉细。

治法：疏肝补肾，调摄冲任。

方药：四海舒郁丸合右归饮加减。常用海藻、昆布、木香、陈皮、夏枯草、土贝母、菟丝子、山茱萸、当归、鹿角胶等。

2. 其他疗法

（1）中成药　可口服夏枯草制剂及小金丹制剂。

（2）手术　巨大气瘿，压迫症状明显者，应手术治疗。

【预防与调护】

1. 在缺碘地区，坚持食用加碘盐，多进食含碘丰富的食物如海带、紫菜、虾皮等。

2. 怀孕期因碘需求量增加也应多补充含碘食物。

3. 伴有甲亢时，应适当减少富碘中药和含碘食物。

4. 保持心情舒畅，勿郁怒动气。

第二节　肉　瘿

肉瘿是指瘿病中结喉肿块较局限而柔韧者。其临床特点是颈前喉结一侧或两侧结块，柔韧而圆，如肉之团，随吞咽动作而上下移动，发展缓慢。好发于中青年女性。

本病相当于西医学的甲状腺腺瘤。

【病因病机】

由于忧思郁怒，气滞、痰浊、瘀血凝结而成。情志抑郁，肝失条达，气滞血瘀；或忧思郁怒，肝旺侮土，脾失运化，痰湿内蕴。气滞、湿痰、瘀血随经络而行，留注于结喉，聚而成形，乃成肉瘿。

西医学对本病的病因认识尚不清楚，可能与碘代谢变化、女性激素、地理环境及家族遗传有关。

【辨病】

1. 诊断

（1）临床表现　多见于 20～40 岁女性。在结喉一侧或双侧有单个肿块，呈半圆形，表面光滑，可随吞咽动作上下移动，按之不痛，生长缓慢，一般无明显全身症状。若肿物突然增大，并出现局部疼痛，常因甲状腺腺瘤囊内出血所致。部分患者可伴有急躁、心悸、脉数、消瘦、乏力等甲状腺功能亢进（甲亢）征象。少数患者可发生癌变。

（2）辅助检查　B超检查显示甲状腺内有实质性肿块，或有液性暗区，边界清楚，有包膜，多为单个。若为高功能自主性腺瘤，甲状腺同位素扫描为热结节，伴有 FT_3、FT_4 升高。

2. 鉴别诊断

甲状舌骨囊肿　肿块位于颈部正中，位置较低，常在胸锁关节上方；一般不随吞咽动作上下移动，但随伸舌动作上下移动。

【治疗】

多采用内治法，以理气解郁、化痰软坚为主。必要时可手术。

1. 辨证论治

（1）气滞痰凝证

证候：颈前结喉一侧或两侧肿块，呈圆形或卵圆形，质地柔韧；一般无明显全身症状，如肿块过大可有呼吸不畅或吞咽不利；苔薄腻，脉弦滑。

治法：理气解郁，化痰软坚。

方药：逍遥散合海藻玉壶汤加减。常用海藻、陈皮、贝母、连翘、昆布、半夏、青皮、川芎、当归、海带、夏枯草、黄药子、三棱、莪术等。黄药子有一定毒性，临床不可过量使用。

（2）气阴两虚证

证候：颈部结喉处肿块，质地柔韧；伴有急躁易怒、汗出心悸、失眠多梦、消谷善饥、形体消瘦、月经不调、手部震颤等；舌红，苔薄，脉弦。

治法：益气养阴，软坚散结。

方药：生脉散合消瘰丸加减。常用党参、麦冬、五味子、玄参、贝母、牡蛎、白芍、当归、陈皮、龟板、鳖甲、莪术、夏枯草。失眠者，加茯神、珍珠母等镇心安神；急躁、手抖者，加生石决明、钩藤等平肝息风。

2. 外治疗法　阳和解凝膏掺黑退消或桂麝散外敷。

3. 其他疗法　结节较大，内服药治疗3个月以上无改善者，或伴有甲亢，或近期肿块增大较快，有恶变倾向者，应考虑手术治疗。囊内出血者可在B超引导下行穿刺抽吸治疗。

【预防与调护】

1. 保持心情舒畅，避免忧思郁怒。

2. 注意观察肿物大小和质地变化，如短期甲状腺结节明显增大，除外囊内出血后，应警惕癌变。

第三节　瘿　痈

张某，女，32岁。右侧颈前肿痛1周。1周前感冒后出现右侧颈前肿块疼痛，伴同侧耳后、头额部疼痛，午后开始发热，晨起热退。体温38.5℃。查体右侧甲状腺可及2.5cm结节，质韧，触压痛，随吞咽上下移动。

瘿痈是指结喉处突然出现肿块伴有疼痛的疾病。其临床特点为结喉处结块、肿胀、疼痛，伴有发热，起病急骤。

本病相当于西医学的亚急性甲状腺炎。

【病因病机】

外感风热火毒和风温疫毒之邪，侵入肺卫，加之内伤七情，肝郁化火，或素有内热，灼津成痰，导致风热夹痰上攻，壅滞于颈前。后期热病伤阴耗气，日久可致气阴两虚或阴损及阳，阳气亏虚。

【辨病】

1. 诊断

（1）临床表现　多见于30～50岁成年人，发病前常有感冒、咽痛等病史。颈结喉处突然出现肿胀疼痛，疼痛牵引至同侧头部、耳后枕部，活动或吞咽时加重，皮色不变，按之质地坚硬压痛明显。肿块可由颈部一侧发展至另一侧。伴有口干咽痛，发热以午后为甚。发展进程中可见心悸、心烦、失眠、双手颤抖，急躁易怒；女子可见月经不调、经量稀少。病程日久也可见肢冷肿胀、神疲乏力、气短懒言等症。

（2）辅助检查　初期血清 T_3、T_4 值升高，甲状腺吸碘率降低，两者呈分离现象。血沉增快。白细胞总数及中性粒细胞比例正常或增高。甲状腺超声有助于诊断。后期可以出现短暂性甲状腺功能减退（甲减）。

2. 鉴别诊断

（1）颈痈　发病在颈部两侧，皮色渐红，肿痛灼热，易脓易溃。

（2）锁喉痈　急性发病，颈部红肿绕喉，甚则呼吸困难，汤水难下，全身症状较危重。

【治疗】

本病初期甲亢阶段，治疗以疏风清热、化痰散结为主；热退痛减后，治以疏肝清热，养阴散结为主；后期出现甲减时，治疗以益气温阳为主。

1. 辨证论治

（1）风热痰凝证

证候：结喉处结块，疼痛明显，疼痛牵扯颌下、耳后或枕部，拒按；伴恶寒发热，头身疼痛，口渴，咽干；舌红苔薄黄，脉浮数或滑数。

治法：疏风清热，化痰散结。

方药：牛蒡解肌汤加减。常用牛蒡子、薄荷、荆芥、连翘、栀子、玄参、夏枯草、象贝母、菊花、射干等。热甚时，加石膏、知母、黄芩等清肺胃内热；头面疼痛明显者，加白芷、羌活、川芎等祛风止痛；夏季发病，舌苔厚腻者，可加藿香、佩兰等芳香化浊之品。

（2）肝郁内热证

证候：身热渐退，颈前肿痛；伴胸闷不舒，急躁易怒，口苦咽干，怕热多汗；舌红少苔或苔薄黄，脉弦数。

治法：疏肝清热，佐以养阴。

方药：柴胡清肝汤加减。常用柴胡、牛蒡子、连翘、黄芩、当归、赤芍、生地黄、天花粉、象贝母、僵蚕、沙参、麦冬等。

（3）气虚阳虚证

证候：颈前结块及疼痛消失；畏寒肢冷，腹胀纳呆，面目浮肿，乏力气短；舌淡，苔薄白，脉沉。

治法：益气温阳，健脾化痰。

方药：阳和汤加减。常用熟地黄、炮姜、鹿角胶、白芥子、黄芪、党参、白术、茯苓、半夏、甘草等。

2.外治疗法　金黄散、四黄散等水调外敷于颈部肿大处，每日 1 ～ 2 次，具有清热消肿、散结止痛作用。

3.其他疗法　后期出现甲减时可以补充小剂量左甲状腺素（L–T_4）。

【预防与调护】

1.加强体育锻炼，增强机体抵抗力，减少上呼吸道感染的发生。

2.保持心情舒畅，少食辛辣之品。

第四节　慢性淋巴细胞性甲状腺炎

王某，女性，60 岁。颈部增粗 3 年，近 1 个月出现乏力、困倦、怕冷、肿胀、腹胀、纳呆、便秘等不适。查体：无明显黏液性水肿，双甲状腺Ⅱ度肿大，质韧。

慢性淋巴细胞性甲状腺炎又称桥本甲状腺炎，是一种自身免疫性疾病。其临床特点是起病隐匿，发展缓慢，病程较长；主要表现为甲状腺肿大，多数为弥漫性，质地韧；大多发展成甲减，也可伴有甲亢。

本病尚无对应中医病名，根据其颈前肿大特点，归属于中医学"瘿病"的范畴。

【病因病机】

本病的发生与七情失调、劳倦内伤和体质遗传等因素有关。多属本虚标实之证，痰瘀互结为标，正气亏虚为本。

1.肝郁痰凝　忧思恼怒，导致肝气郁结，气化不利，聚津成痰；痰凝、气滞和血瘀互结，形成瘿肿。

2.脾肾阳虚　素体阳虚，劳倦伤气，脾失健运，肾失运化，痰湿凝聚，结于颈前；脾虚生化无源，气虚推动无力；肾阳不足，机体失于温煦，可导致诸多虚寒征象。

3.气阴两虚　病久耗气伤阴，或气郁化火耗伤气阴等，都可导致气阴两虚；或阴精亏虚，阴不制阳，引起阴虚阳亢。

西医学认为，本病的发生是遗传和环境因素共同作用的结果，自身免疫功能失调是其主要发病机制。

【辨病】

1.诊断

（1）临床表现　多见于中年女性，起病隐匿，发展缓慢。主要表现为甲状腺弥漫性肿大，或伴有结节，表面光滑，质韧。可有颈部憋闷不适。伴有甲减时，表现为乏力、怕冷、心动过缓、肿胀等；伴有甲亢时，表现为怕热、心慌、消瘦、急躁、心动过速等。

（2）辅助检查　抗甲状腺抗体 TPOAb、TGAb 明显增高是其特征。甲状腺功能多表现为甲减，亦可出现甲亢，或正常。B 超示甲状腺弥漫性肿大，回声不均，可伴有结节。甲状腺穿刺细胞学检查有大量淋巴细胞浸润可确诊。

2. 鉴别诊断

（1）气瘿　甲状腺功能正常，抗甲状腺抗体阴性或轻度升高。

（2）石瘿　一般以甲状腺结节为首发表现，不伴甲状腺肿，抗甲状腺抗体阴性。

【治疗】

本病以内治为主，仅有甲状腺肿大时治疗重在消瘿散结，伴有甲状腺功能异常时以扶正补虚为主。必要时配合西药治疗。

1. 辨证论治

（1）肝气郁滞证

证候：颈前肿块质地中等或质硬，咽喉有梗阻感；情绪抑郁，胸闷不舒，乏力，大便溏或不爽，女子月经不调；舌质红，苔薄黄，脉弦滑。

治法：疏肝理气，软坚散结。

方药：柴胡疏肝散加减。常用柴胡、陈皮、白芍、枳壳、香附、半夏、夏枯草、牡蛎等。

（2）血瘀痰结证

证候：颈前肿块质地坚韧，或有结节感，局部闷胀不适，有咽喉阻塞感及其他压迫感，轻度疼痛；纳差，便秘；舌质暗或有瘀斑，苔微黄，脉沉细或弦滑。

治法：活血祛瘀，化痰散结。

方药：桃红四物汤加减。常用桃仁、红花、当归、赤芍、三棱、莪术、夏枯草、半夏、香附、瓜蒌等。

（3）气阴两虚证

证候：颈前肿块质地中等或质韧，有轻度压迫感；可见眼突，神疲乏力，心悸气短，怕热，多汗，易怒，口渴，食多，便溏，失眠多梦，形体消瘦；舌质红，苔少，脉细数无力。

治法：益气养阴，化痰散结。

方药：生脉散合消瘰丸加减。偏阴虚火旺者宜养阴降火，方选知柏地黄汤加减。常用党参、麦冬、五味子、玄参、贝母、牡蛎、夏枯草、生黄芪、知母、沙参等。

（4）脾肾阳虚证

证候：颈前肿块质韧，有咽部梗阻及压迫感；形寒肢冷，神疲懒言，乏力气短，肢体肿胀，腹胀纳差，腰膝酸软，女子月经不调；舌质胖嫩，边有齿痕，苔白，脉沉细弱。

治法：温补脾肾，散寒化瘀。

方药：金匮肾气丸合阳和汤加减。常用附子、肉桂、山茱萸、熟地黄、牡丹皮、茯苓、泽泻、鹿角胶、白芥子、半夏、黄芪、党参等。

2. 外治疗法　可外贴冲和膏或阳和解凝膏。

3. 其他疗法　根据病情需要可配合西药治疗，如甲减服用左甲状腺素（L-T$_4$），甲亢者给予抗甲状腺药物治疗。

第五节　石　瘿

刘某，女性，30岁。体检发现左甲状腺结节2周，无明显自觉不适。B超：左甲状腺1.5cm×1.7cm低回声结节，边界不清，边缘不规则，结节内多发点状强回声影；左颈部多个肿大淋巴结，皮髓质分界不清。甲状腺功能正常。

石瘿是指瘿病肿块坚硬如石者，属于恶性病变。其特点是结喉处结块，坚硬如石，高低不平，推之不移。如《三因极一病证方论》所说："坚硬不可移者，名曰石瘿。"

本病相当于西医学的甲状腺癌。

【病因病机】

本病是由于情志内伤，肝脾气逆，痰湿内生，气滞血瘀与痰湿凝结，上逆于颈部而成。亦有由肉瘿等日久转化而来。手术或病变转移复发等可耗伤正气，导致虚损。

1.痰瘀内结　情志内伤，肝郁脾虚，导致气滞、痰凝、血瘀，互结颈前而成。

2.瘀热伤阴　痰瘀结聚颈前，加之素体虚弱或病久耗伤正气，或手术和 ^{131}I 治疗等耗气伤津，导致阴液亏损与痰瘀互结同时存在，虚实并见。

3.气阴两虚　禀赋不足，年老体弱，术后耗伤正气等，导致气阴两虚。

西医学认为，本病的发生与遗传、核辐射、自身免疫功能失调、高碘饮食等因素有关。

【辨病】

1.诊断

（1）临床表现　多见于 30～40 岁女性，多为颈前结喉处单个肿块，质地坚硬如石，表面凹凸不平，推之不移。若肿块压迫，可引起呼吸或吞咽困难、声音嘶哑等症。容易出现颈淋巴结转移。少数患者原有其他瘿病。

（2）辅助检查　甲状腺同位素扫描显示甲状腺肿物为冷结节；超声和 CT 检查显示甲状腺肿物质地不均，内有沙粒样钙化，边缘不清。穿刺细胞学或活组织病理检查可确诊。

2.鉴别诊断

肉瘿　甲状腺肿物呈圆形或卵圆形，边界清楚，表面光滑，随吞咽动作而上下移动。甲状腺同位素扫描显示甲状腺肿物多为温结节或凉结节。超声和 CT 检查显示甲状腺肿物质地均匀、边缘光整，或为囊性。

【治疗】

首选手术治疗。术后或不能手术者配合中药治疗。在辨证论治的基础上，可加用解毒散结等抗肿瘤中药辨病治疗。

1.辨证论治

（1）痰瘀内结证

证候：颈部结喉处肿块坚硬如石，高低不平，推之不移；颈部憋闷或疼痛，全身症状可不明显；舌暗红，苔薄黄，脉弦。

治法：解郁化痰，活血消坚。

方药：海藻玉壶汤合桃红四物汤加减。常用海藻、当归、木香、青皮、白花蛇舌草、三棱、莪术、山慈菇、夏枯草、石见穿、黄药子等。

（2）瘀热伤阴证

证候：结喉处肿块坚硬，或伴有颈部他处发现转移性结块；口干咽燥，声音嘶哑，咳嗽少痰，形倦体瘦；舌紫暗，或见瘀斑，脉沉涩。

治法：化瘀散结，和营养阴。

方药：通窍活血汤合养阴清肺汤加减。常用川芎、桃仁、红花、生地黄、麦冬、玄参、象贝母、牡丹皮、白芍、莪术、山慈菇、露蜂房等。

（3）气阴两虚证

证候：颈前结节有或无；神疲气短，心慌心悸，口干咽燥；舌红，少苔，脉细弱。

治法：益气养阴，扶正固本。

方药：生脉饮加味。常用党参、麦冬、五味子、沙参、黄芪、黄精、当归、白芍、丹参、夏枯草、半夏、白花蛇舌草等。

2. 其他疗法

（1）中成药 可配合小金丹及夏枯草制剂口服。

（2）手术治疗 一旦确诊，宜手术切除。

（3）术后 131I 治疗 对分化型甲状腺癌术后有清除残留甲状腺及残存病灶的作用。

（4）TSH 抑制治疗 术后需终身服用左甲状腺素，以预防甲状腺机能减退及抑制甲状腺癌复发。

【预防与调护】

1. 避免接触放射线物质。积极治疗良性甲状腺病，预防癌变。

2. 定期检测甲状腺功能、甲状腺 B 超、甲状腺球蛋白等。避免劳累和情志过极，保持心情舒畅。

【复习思考题】

1. 气瘿、肉瘿和石瘿三者如何鉴别诊断？

2. 瘿痈风热痰凝证的证候表现有哪些？如何运用中医药治疗？

3. 慢性淋巴细胞性甲状腺炎的常见中医证候有哪些？

4. 含碘中药治疗瘿病应注意哪些问题？

第九章
瘤、岩

扫一扫，查阅本章数字资源，含PPT、音视频、图片等

瘤是瘀血、痰滞、浊气停留于机体组织间而产生的结块。其临床特点是局限性肿块，多生于体表，生长缓慢，一般没有自觉症状。关于瘤的名称很多，《灵枢》中有筋瘤、肠瘤、脊瘤、肉瘤等。其中内脏肿瘤，后世文献多归属于癥瘕范畴。生于体表的肿瘤，《医宗金鉴·外科心法要诀》分为六种，分别是气瘤、血瘤、筋瘤、肉瘤、骨瘤、脂瘤。相当于西医学的部分体表良性肿瘤。

岩是发生于体表的恶性肿瘤的统称，为外科疾病中最凶险者。因其质地坚硬，表面凹凸不平，形如岩石而得名。古代的"岩""嵒""巖"等字义与"癌"相通。《疡科心得集》中将"舌菌""乳岩""失荣""肾岩翻花"称之为外科"四大绝症"。其临床特点是多发于中老年人，局部肿块坚硬，高低不平，皮色不变，推之不移，溃烂后如翻花石榴，色紫恶臭，疼痛剧烈，难以治愈，预后不良。

【病因病机】

瘤、岩是全身性疾病的局部表现，其发病原因较复杂，但可归纳为外因、内因两个方面。外因为六淫之邪或环境污染，内因为正气不足和七情所伤。其核心病机为机体阴阳失衡，脏腑功能失调，经络阻塞，气滞血瘀，痰凝毒聚等胶合为患。兹将其常见病因病机分述如下：

1.六淫之邪 六淫之邪乘虚内侵，或环境污染导致气血凝结，阻滞经络，影响脏腑的正常功能，邪浊与郁气、瘀血相合为病，留积不散，久之结为瘤、岩。

2.情志郁结 七情所伤，情志抑郁不畅，脏腑气机失于条畅，气滞日久，必致血瘀，气滞血瘀长期蕴结不散，可逐渐形成瘤、岩。

3.脏腑失调 脏腑功能失调，正气亏虚，邪气留滞而致气滞血瘀，痰凝毒聚，互相搏结而致形成瘤、岩。

4.饮食不节 恣食辛辣厚味，脾胃受损，水湿不化，津液不布，湿蕴日久而成湿毒，或兼受邪火熬灼，凝结成痰，痰浊毒聚而为瘤、岩。

上述病因病机中，瘤主要是邪气偏盛，岩主要是正气不足，即机体抗病力降低。加之邪毒侵袭，日积月累，导致瘤、岩的形成，正如明代李中梓的《医宗必读·积聚》所言："积之成者，正气不足，而后邪气踞之。"总之，瘤、岩病因病机的特点是：本虚而标实，正气亏虚为本，气滞、血瘀、痰凝、湿热或阴毒结聚为标。

西医学认为，肿瘤是在多种原因作用下人体细胞的增生与异常分化而形成的新生物。这种增生组织的细胞具有异常的结构和功能，恶性肿瘤生长能力旺盛，与整个身体的代谢不协调，对人体的危害很大。目前尚未能找出恶性肿瘤的单一病因，但多数学者认为，除了各种致癌因素以

外，癌症的发病与患者的易感性和遗传因素密切相关。

【辨证】

中医外科所涉及的瘤、岩多局限在体表。在早、中期或未溃之前多以实证为主，晚期或瘤、岩溃后则以虚实夹杂或虚证为主，重要的是基于对证候的分析。

根据临床表现一般分为如下证型：

1.气郁痰凝证　局部肿块硬韧，可活动，患部皮色不变，无疼痛；可伴有胸闷，胁胀，纳差，精神抑郁等；舌质淡红，苔薄白腻，脉弦滑。

2.寒痰凝结证　局部肿块木硬，表面光滑，肿块活动度较差，患部皮肤色白，无痛，肤温不高；可伴周身倦怠，胸闷不舒，畏寒怕冷；舌质淡，苔白或白腻，脉沉滑。

3.气滞血瘀证　肿块坚硬，表面高低不平，推之不动；疼痛症状可有胀痛、灼痛、刺痛、割痛等不同，缓剧可有差异，但其主要痛位固定不移；舌质暗褐或有瘀斑，苔薄白，脉弦紧或涩。

4.毒热蕴结证　肿块增大，疼痛，皮肤色红，肤温较高，或肿块溃烂，状如翻花，时流紫褐色血水，痛如火燎，分泌物恶臭；可伴发热，心烦，口干或苦，尿黄，大便干结；舌质红，少苔或苔黄，脉滑数。

5.正虚邪实证　多见于岩的晚期。肿块增大、增多，邻近或远处转移，或岩肿溃烂，渗流腐臭血水，疮面灰暗，高低不平，久不收口；伴全身消瘦，神倦无力，低热，面色萎黄无华，不思饮食，大便干结或溏；舌质淡，苔薄或少苔、无苔，脉细涩无力。

【治疗】

瘤、岩的治疗有手术、放疗、化疗、中医药及生物治疗等各种方法，应根其性质、病程和全身状态而选择。瘤以手术切除为主；岩早期以手术治疗为主，中晚期应调动中西医各种有效方法采取综合治疗，以全身治疗为主，辅以对症治疗。在治疗岩病时应正确处理以下三种关系：

一是扶正与祛邪相统一。扶正，即扶正固本，培育正气，是治疗岩病的重要法则。祛邪，即消除岩毒，使局部气血阴阳恢复平和。除内服药外，手术切除、外治用药、物理治疗等也属于祛邪疗法范畴。认识扶正与祛邪的辩证关系，是治疗岩病的临床思维基础。根据病情的虚实而定攻补，应遵循扶正不留邪、祛邪不伤正的原则。如岩病早期，正气未衰，治疗应重在祛邪，但不可伤正；中期岩肿耗精伤气，正虚邪实或邪正相持，治以攻补兼施，祛邪兼扶正；晚期正气已衰，不任攻伐或远处转移而不宜攻伐，治以扶正调理为主，或少佐祛邪。总之，重视内因——正气的作用，培育人体内自身的抗岩修复能力应是中医临床治疗的主要指导思想。

二是局部与整体相结合。二者是对立统一的关系。岩病早期虽以局部症状体征为主，但这是全身整体病变的局部表现。同样，全身病变的进退也能影响局部的治疗效果。故在辨证治疗时必须重视全身状况，同时也要仔细观察局部的变化。同时，中医外科临床所治疗的肿瘤与内科有别，就诊者以术后患者为多见。无论其肿瘤病灶位于体表或体腔，都存在一个局部解剖结构改变的问题。结构改变必然导致生理功能的改变，而中医的证恰是功能态的抽象。因此，在辨证治疗瘤、岩疾病时应重视术后局部解剖的结构性变化对于全身功能态的影响。

三是标本缓急相兼顾。对岩病治以扶正祛邪，以缓解甚至临床治愈疾病为目的，是谓治其本；若在病程中出现并发症，如感染、发热、出血、疼痛等使患者痛苦加重或危及生命时，则应及时对症处理，是谓急则治其标；待标症缓解后，再治其原发病，是谓缓则治其本。由于岩病患者常出现标本缓急等错综复杂的情况，故应抓住其主要矛盾，充分兼顾，全面考虑。

具体的治疗方法如下：

1. 内治法　下述为辨证分型的常用治法，临证时尚须根据个体之不同，重视扶正基础上的祛邪解毒。

（1）气郁痰凝证　治宜理气化痰，解毒散结。方用开郁散合通气散坚丸加减。常用药物有陈皮、青皮、香附、枳壳、枳实、柴胡、橘核、郁金、厚朴、浙贝母、法半夏、僵蚕、白芥子、胆南星、夏枯草等。

（2）寒痰凝结证　治宜温经化痰，解毒散结。方用阳和汤合万灵丹加减。常用药物有鹿角胶、熟地黄、麻黄、白芥子、细辛、肉桂、乌药、全蝎、川贝母、姜半夏、乳香、没药、橘核、香附等。

（3）气滞血瘀证　治宜软坚化瘀，解毒散结。方用散肿溃坚汤合活血散瘀汤加减。常用药物有当归尾、柴胡、大黄（酒炒）、丹参、川芎、桃仁、红花、赤芍、枳壳、槟榔、三棱、莪术、木香、瓜蒌、连翘、土鳖虫、乳香、没药、鬼箭羽等。

（4）毒热蕴结证　治宜清热凉血，解毒散结。方用黄连解毒汤合当归芦荟丸加减。常用药物有黄连、黄芩、黄柏、栀子、当归、芦荟、龙胆草、大黄、青黛、白花蛇舌草、半枝莲、半边莲、浙贝母、金银花、紫花地丁、夏枯草等。

（5）正虚邪实证　治宜益气养血，解毒散结。方用保元汤合散肿溃坚汤加减。常用药物有太子参、西洋参、人参、黄芪、当归、白术、茯苓、沙参、麦冬、何首乌、黄精、菟丝子、仙灵脾、白花蛇舌草、半枝莲、半边莲等。

2. 外治法

（1）可辨证选用阳和解凝膏、冲和膏、金黄膏、阳毒内消散、阴毒内消散、桂麝散、红灵丹等外敷。

（2）紫金锭、小金丸、蟾酥丸、新癀片等可分别研末，以茶水调涂肿块部位。

（3）脓腐未尽之溃疡面可选用红升丹、生肌玉红膏等；腐肉已尽可用生肌白玉膏。

3. 其他疗法

（1）手术治疗　根据病情选择手术治疗。

（2）激光与冷冻治疗　主要运用于部分良性肿瘤。

（3）放疗和化疗　适用于恶性肿瘤，酌情选用。

【预防与调护】

1. 保护与改善环境，有效防止污染，避免接触毒性物质。

2. 对于肿块及溃疡要及时检查，以便早期发现、早期诊断、早期治疗。

3. 保持心情舒畅，切忌七情过度。

4. 科学饮食，加强营养，杜绝不良嗜好。

5. 适度锻炼，提高抗病能力。

第一节　血　瘤

李某，女，2月。患儿出生后，偶然发现脐旁生有2个约花生豆大小的肿物，后逐渐增大。看肿瘤皮色红，且中含血丝，触之皮软但内无积液，瘤体大小约2cm。患儿昼夜不安睡。

血瘤是指体表血络扩张，纵横交集而形成的良性肿瘤。《外科正宗·瘿瘤论》曰："血瘤者，微紫微红，软硬间杂，皮肤隐隐，缠若红丝，擦破血流，禁之不住；治当养血凉血，抑火滋阴，安敛心神，调和血脉，芩连二母丸是也。"其临床特点是可发生于身体任何部位，大多数为先天性；病变局部色泽鲜红或紫，可呈局限性柔软肿块状，边界清或尚清，触之或如海绵。

本病相当于西医学的血管瘤，常见的有毛细血管瘤和海绵状血管瘤。

【病因病机】

心主血脉，脾统血，肝藏血，肾藏精，精血可相互化生。血瘤发病多见鲜红或紫，故与火邪为患相关。

1. 肾伏虚火　两精相搏，以气相传，因禀受父母肾中之伏火可迫血结瘤。

2. 心火妄动　肾水不能上济心火，致心火旺盛，煎熬阴血，凝聚成瘤。

3. 肝火燔灼　郁怒伤肝，肝火内动，必燔阴血，阴血沸腾，相搏成瘤。

4. 脾失统血　脾气亏虚，统摄失司，血液可以离经；脾虚运化失职，水湿凝聚生痰，离经之血与痰相结而成瘤。

【辨病】

1. 诊断

（1）临床表现　毛细血管瘤多在出生后 1～2 个月内出现，部分在 5 岁左右自行消失。多发生在颜面、颈部，可单发，也可多发。多数表现为皮肤红色丘疹或小的红斑，逐渐长大，界限清楚，大小不等，质软可被压缩，色泽鲜红或紫红，压之可退，抬手复原。海绵状血管瘤质地柔软似海绵，常呈局限性半球形或扁平高出皮面的隆起物，有很大的伸缩性，可因体位下垂而充盈，或随患肢抬高而缩小；瘤内可扪及颗粒状的静脉石硬结，外伤出血、继发感染后可形成慢性出血性溃疡。

（2）辅助检查　对于位置比较深的海绵状血管瘤由于症状不明显，可通过超声检查、X 线检查等确诊。如果是海绵状血管瘤对于周围正常组织器官有损害，或者引起了并发症等，可通过 CT、核磁共振等检查血管瘤的危害程度。

2. 鉴别诊断

（1）血痣　指压其色泽和大小无明显改变，应与毛细血管瘤鉴别。

（2）筋瘤　多见于下肢，以筋脉色紫、盘曲突起、状如蚯蚓、形成团块为主要表现。好发于长久站立工作者或怀孕的妇女。

【治疗】

瘤体局限者可行手术切除。治疗血管瘤的外用中药多为具有腐蚀性作用的药物，使用时应根据血管瘤的类型、部位、大小、深浅不同而用药。

1. 辨证论治

（1）心肾火毒证

证候：肿块大小不一，色泽鲜红，边界不清，不痛不痒；伴面赤口渴，口舌生疮，尿黄便干；舌质红，苔薄黄，脉细数。

治法：清心泻火解毒。

方药：芩连二母丸合凉血地黄汤加减。常用黄芩、黄连、知母、贝母、川芎、当归、白芍、生地黄、熟地黄、蒲黄、羚羊角、地骨皮、甘草、地榆、槐花、天花粉等。口舌生疮者，加淡竹叶、玄参清泻心火。

（2）肝经火旺证

证候：多发于头面或胸胁，肿块呈丘疹或结节状，表面色红，易出血；伴心烦易怒，咽干口苦；舌质红，苔微黄，脉弦数。

治法：清肝泻火解毒。

方药：丹栀逍遥散合清肝芦荟丸加减。常用牡丹皮、栀子、柴胡、当归、白芍、茯苓、白术、生姜、薄荷、甘草、川芎、生地黄、青皮、芦荟、昆布、黄连等。

（3）脾失统血证

证候：瘤体不大，边界尚清，表面紫红，好发于下肢，质地柔软易出血，无疼痛；伴纳呆便溏；舌质淡，苔白或白腻，脉细。

治法：健脾化湿解毒。

方药：顺气归脾丸加减。常用陈皮、贝母、香附、乌药、当归、白术、茯神、黄芪、酸枣仁、远志、党参、木香、甘草等。

2. 外治疗法

（1）对小面积毛细血管瘤及海绵状血管瘤可用五妙水仙膏外搽。

（2）清凉膏合藤黄膏外敷，包扎固定，每日换药 1 次，以促其消散。

（3）若血瘤出血，可用云南白药掺敷伤口，既可止血，又具消散作用。

3. 其他疗法

（1）手术疗法　适用于较大的血管瘤或内脏血管瘤。对发于头面部者要注意美容，以防术后瘢痕过大。

（2）激光疗法　可用脉冲激光、染料激光等治疗。

（3）放射疗法　对于范围较大的血瘤也可应用放射治疗。

【预防与调护】

1. 妊娠期间勿过食辛辣厚味，以免化热，引动胎火。

2. 防止瘤体破溃出血。

第二节　肉　瘤

刘某，女，14 岁。运动后发现其左腰一核桃大小肿物，形似鸡卵，色如肌肤，表面光，质地软，按之稍痛，不红不痒。

肉瘤是发于皮里膜外，由脂肪组织过度增生而形成的良性肿瘤。《外科正宗·瘿瘤论》云："肉瘤者，软若绵，肿似馒，皮色不变，不紧不宽。"其临床特点是瘤体质地柔软似棉，外观肿形似馒，用力可以压扁，推之可以移动，与皮肤无粘连，瘤体表面皮肤如常，亦无疼痛。生长缓慢。

本病相当于西医学的脂肪瘤。西医学所称的肉瘤是指发生于间叶组织的恶性肿瘤，如脂肪肉瘤、纤维肉瘤等，与本病有质的区别，不可混淆。

【病因病机】

思虑过度或饮食劳倦伤脾，脾失运化，痰湿内生，脾气不行，痰气郁结，发为肉瘤；或郁怒伤肝，失于疏泄，木旺侮土，气痰阻滞，逆于肉理，乃生本病。

【辨病】

1. 诊断

（1）临床表现　多见于成年女性，可发于身体各部，好发于肩、背、腹、臀及前臂皮下。大小不一，边界清楚，皮色不变，生长缓慢，触之柔软，呈扁平团块状或分叶状，推之可移动，基底较广阔，一般无疼痛。多发者常见于四肢、胸或腹部，呈多个较小的圆形或卵圆形结节，质地较一般肉瘤略硬，压之轻度疼痛。

（2）辅助检查　B 超可以准确判断其位置、大小。酌情可行组织病理学检查。

2. 鉴别诊断

气瘤（神经纤维瘤）　常见于皮肤或皮下组织，单发或多发，肿块呈结节状，硬韧而有弹性。必要时可做组织病理学检查进行鉴别。

【治疗】

小的肉瘤可不处理，瘤体较大者宜手术切除，可配合中医药治疗。

1. 辨证论治

气郁痰凝证

证候：肿块多为单个，少数为多发，大小不一，瘤体柔软如绵，推之可移动，皮色不变，生长缓慢；舌淡，苔白，脉滑。

治法：理气健脾，化痰散结。

方药：化坚二陈丸合十全流气饮加减。常用陈皮、半夏、茯苓、僵蚕、黄连、甘草、乌药、川芎、当归、白芍、香附、青皮、木香、生姜、大枣。心烦易怒、口干口苦者，加赤芍、牡丹皮、生地黄以清泻肝火。

2. 其他疗法　单发且小者，可以不处理。有明显增大趋势，或伴有疼痛，或瘤体较大者，宜行手术切除。

【预防与调护】

注意合理饮食，勿过食辛辣炙煿、肥甘厚味之品。

第三节　筋　瘤

刘某，男，51 岁，农民。双小腿青筋暴露，盘曲成团块 17 年余，久立行走后小腿肿胀加剧。伴坠胀不适、气短乏力 2 周。常有脘腹坠胀、腰酸等症。

筋瘤是以筋脉色紫，盘曲突起，状如蚯蚓，形成团块为主要表现的浅表静脉病变。《外科正宗·瘿瘤论》云："筋瘤者，坚而色紫，垒垒青筋，盘曲甚者，结若蚯蚓。"

本病好发于下肢，相当于西医学的下肢静脉曲张。

【病因病机】

由于长期从事站立负重工作，劳倦伤气，或多次妊娠，气滞血瘀，血壅于下，结成筋瘤；或骤受风寒或涉水淋雨，寒湿侵袭，凝结筋脉，筋挛血瘀，成块成瘤；或因外伤筋脉，瘀血凝滞，阻滞筋脉络道而成。

西医学认为，下肢静脉曲张是由于静脉瓣膜关闭功能不全、静脉壁薄弱及浅静脉内压力持续升高所引起。

【辨病】

1. 诊断

（1）临床表现　好发于长久站立工作者或怀孕的妇女，多见于下肢。

早期感觉患肢坠胀不适和疼痛，站立时明显，行走或平卧时消失。患肢浅静脉逐渐怒张，小腿静脉盘曲如条索状，色带青紫，甚则状如蚯蚓，瘤体质地柔软，抬高患肢或向远心方向挤压可缩小，但患肢下垂放手顷刻充盈回复。大隐静脉瓣膜功能试验和深静脉通畅试验有助于判断疾病的性质，并能指导治疗。出现条索状红肿、灼热、压痛等症多为伴发青蛇毒，经治疗后则条索状肿胀较为坚韧。瘤体如被碰破，流出大量瘀血，经压迫或缝扎后方能止血。病程久者皮肤萎缩，颜色褐黑，易伴发湿疮和臁疮。

（2）辅助检查　彩色多普勒超声检查及下肢静脉顺行或逆行造影检查，可显示静脉是否通畅、静脉瓣膜的功能是否正常及是否存在静脉血液的倒流。

2. 鉴别诊断

血瘤　常在出生后即被发现，随年龄增长而长大；瘤体小如豆粒，大如拳头，正常皮色或呈暗红或紫蓝色，形成瘤体的血管一般为丛状的血管或毛细血管。而筋瘤则由管径较粗的静脉曲张而形成，瘤体沿主干静脉走向而迂曲，状如蚯蚓。

【治疗】

1. 辨证论治

（1）劳倦伤气证

证候：久站久行或劳累时瘤体增大，下坠不适感加重；常伴气短乏力，脘腹坠胀，腰酸；舌淡，苔薄白，脉细缓无力。

治法：补中益气，活血舒筋。

方药：补中益气汤加减。常用白术、陈皮、升麻、柴胡、党参、当归、台乌药、忍冬藤、丹参、黄柏、车前子等。

（2）寒湿凝筋证

证候：瘤色紫暗，喜暖，下肢轻度肿胀；伴形寒肢冷，口淡不渴，小便清长；舌淡暗，苔白腻，脉弦细。

治法：暖肝散寒，活血通脉。

方药：暖肝煎合当归四逆汤加减。常用当归、小茴香、乌药、沉香、茯苓、桂枝、白芍、细辛、川芎、黄芪等。

（3）外伤瘀滞证

证候：青筋盘曲，状如蚯蚓，表面色青紫，患肢肿胀疼痛；舌有瘀点，脉细涩。

治法：活血化瘀，和营消肿。

方药：活血散瘀汤加减。常用当归、赤芍、地龙、川芎、桃仁、怀牛膝、枳壳、丹参等。

（4）火旺血燥证

证候：下肢青筋盘曲，瘤体灼热；伴五心烦热，口干；舌红，苔黄，脉细数。

治法：清肝泻火，养血舒筋。

方药：清肝芦荟丸加减。常用当归、生地黄、芍药、川芎、丹参、芦荟、黄连、枳壳、牛膝、忍冬藤等。出现局部红肿灼热硬结者，加蒲公英、黄柏、金银花等清热解毒；肢体肿胀者，可加泽兰、防己等利湿消肿。

2. 外治疗法 患肢穿医用弹力袜或用弹力绷带包扎，有助于使瘤体缩小或停止发展。并发青蛇毒、湿疮、臁疮者，可参考有关章节治疗。

3. 其他疗法

（1）手术疗法 凡是诊断明确的筋瘤，无手术禁忌证者，都可手术治疗。一般行大隐或小隐静脉高位结扎、主干静脉剥脱及曲张静脉切除术，有条件者可选用经皮腔内激光电凝术或透光旋切术等微创治疗方法。

（2）硬化剂注射疗法 适用于程度较轻的单纯性下肢静脉曲张，亦可作为手术的辅助疗法，处理残留或复发的曲张静脉。

【预防与调护】

1. 长期站立工作或分娩后，适当加强下肢锻炼，配合按摩等以促进气血流通，改善症状。

2. 患筋瘤者穿医用弹力袜或用弹力绷带包扎，防止外伤；并发湿疮者应积极治疗，避免搔抓感染。

第四节 脂 瘤

陈某，男，38岁。发现背部有一黄豆大结节数月，不红，不痛，结节中央有黑色小点，可挤出粉渣样分泌物，气味臭秽。

脂瘤是皮脂潴留郁积而形成的囊肿。又称粉瘤。《外科启玄》云："凡粉瘤大而必软，久久渐大，似乎有脓非脓，乃是粉浆于内。"《外科证治全书》云："然每有愈而复发者，内有胞囊，化净膏贴，生肌自愈。"其临床特点是皮下圆形结节，边界清楚，中央见粗大毛孔，可有黑点，内有粉渣样物。

本病相当于西医学的皮脂腺囊肿。

【病因病机】

本病因痰湿凝滞于皮肤之间所致。腠理津沫滞聚而排泄不畅，渐以成瘤；或饮食不节，损伤脾胃，运化失司，痰湿凝滞，郁结不散，发为本病。若蕴久化热，或搔抓染毒，则红肿热痛，甚则酿脓溃破。

【辨病】

1. 诊断

临床表现 多发于头面、背、臀等皮脂腺丰富的部位，可发生于任何年龄，青春发育期多见。皮肤局部见圆形或椭圆形隆起性结节，边界清楚，与皮肤粘连，基底部推之可动，表面可见粗大毛孔并有黑色小点，囊内为皮脂与表皮角化物堆积的粉渣样物，用力挤之可见溢出，且有臭味。脂瘤染毒后可见局部红肿，逐渐化脓，破溃，脓液夹有粉渣样物，可反复发作。

2. 鉴别诊断

（1）肉瘤 质地柔软，推之可以移动，与皮肤无粘连，表面无黑色小点。

（2）痛　局部光软无头，红肿疼痛，结块范围多在 6～9cm，发病迅速，易肿、易脓、易溃、易敛，患处平时无结块。应与脂瘤染毒鉴别。

【治疗】

手术将脂瘤完整切除，是最根本的治疗方法。脂瘤染毒时可予中药内服外治。

1. 辨证论治

痰湿化热证

证候：皮肤素有结节，突然红肿、灼热、疼痛，甚至跳痛，化脓破溃，脓出夹有豆渣样分泌物；可伴发热；舌红，苔黄，脉数。

治法：清热化湿，和营解毒。

方药：五味消毒饮合二陈汤加减。常用蒲公英、紫花地丁、金银花、野菊花、陈皮、茯苓、赤芍、生甘草等。

2. 外治疗法

（1）局部红肿者，用金黄膏或玉露膏外敷。

（2）已成脓者，宜"十"字形切开引流，以七三丹棉球填塞腔内，待囊壁被腐蚀脱落后，再掺生肌散生肌收口。

3. 其他疗法　手术切除。脂瘤染毒者可等红肿消退后再行手术切除。

【预防与调护】

1. 平时保持皮肤清洁，避免搔抓、挤压已存在的脂瘤。
2. 注意饮食清淡，多食新鲜蔬菜水果，少食辛辣炙煿、肥甘厚味之品。

第五节　失　荣

刘某，男，65 岁。颈部初有一肿块，不痛不痒，后肿块数目逐渐增多，融合成团，皮色如常，坚硬如石；伴有形体日渐消瘦，疲乏无力，胸闷胁胀。

失荣是发于颈部及耳之前后的岩肿，因其晚期气血亏虚而瘀滞，出现面容憔悴，形体消瘦，状如树之枝叶枯萎，失去荣华而得名。多见于 40 岁以上的男性，属古代外科"四大绝症"之一。

本病相当于西医学的颈部淋巴结转移癌和原发性恶性肿瘤。

【病因病机】

因足少阳胆经循行耳之前后，肝与胆相表里，故失荣的发生与肝胆密切相关。如七情内伤，肝失条达，气机不舒，气滞血瘀；木旺克土，脾失健运，水湿运化失常，聚湿为痰。痰瘀脏毒凝结于少阳、阳明之络，日久耗气伤血，遂发本病。

【辨病】

1. 诊断

（1）临床表现

①原发性颈部恶性肿瘤　肿块生长快，质地坚硬，早期为圆形或椭圆形，可活动；后期体积增大，数量增多，融合成团块状或连结成串，表面不平，活动度差。常见的原发性恶性肿瘤有恶

性腮腺混合瘤、甲状腺癌、恶性淋巴瘤。

②转移性颈部恶性肿瘤　大多可找到原发病灶，颈部肿块初为一个或数个肿大的淋巴结，增大较原发性颈部肿瘤慢，且多数先有原发肿瘤的相应临床表现。临床上以鼻咽、口腔部及消化、呼吸系统癌肿转移至颈部者为多见。

（2）辅助检查　进行全面细致的体格检查以寻找原发病灶，或肿块局部做组织病理学检查以确诊。

2. 鉴别诊断

（1）瘰疬（颈淋巴结结核）　肿块常三五成群，融合成串，质地韧，可化脓溃破；常伴咳嗽、低热等。必要时做活检进行鉴别。

（2）肉瘿　肿块位于喉结正中或左右，呈半球形，可随吞咽动作上下移动，生长慢，质韧，无溃烂。

【治疗】

本病应尽早选择手术治疗或放疗，并配合中医辨证论治。

1. 辨证论治

（1）气郁痰结证

证候：颈部或耳前后出现坚硬肿块，聚结成团，与周围组织粘连而固定，轻度刺痛或胀痛，颈项牵扯感，活动转侧不利；可伴心烦，胸闷，胁痛；舌质淡红，苔腻，脉弦滑。

治法：解郁散结，化痰解毒。

方药：化坚二陈丸合开郁散加减。常用夏枯草、僵蚕、香附、当归、白芍、陈皮、柴胡、川芎、红花、白花蛇舌草、山慈菇等。

（2）阴毒结聚证

证候：颈部肿块坚硬，不痛不胀，推之不动，患部初起皮色如常，后可呈橘皮样变；伴畏寒肢冷，纳呆便溏；舌质淡，苔白腻，脉沉细。

治法：温阳散寒，化痰解毒。

方药：阳和汤加减。常用炙麻黄、熟地黄、白芥子、陈皮、肉桂、半夏、茯苓、白花蛇舌草、僵蚕、炮姜等。

（3）瘀毒化热证

证候：颈部岩肿迁延日久，肿块迅速增大，中央变软，周围坚硬，溃后渗流血水，状如翻花，并向四周漫肿而波及面部、胸部、肩背等处，可出现疼痛，头颈部活动受限；可伴发热，消瘦；舌质红，苔黄，脉数。

治法：清热散瘀，化痰解毒。

方药：黄连解毒汤合化坚二陈丸加减。常用当归、生地黄、芍药、川芎、丹参、白花蛇舌草、半枝莲、黄连、山慈菇、土鳖虫、芦荟等。

（4）气血两亏证

证候：颈部肿块溃破翻花，长期渗流腐臭血水，不能愈合，肉芽苍白水肿、高低不平；伴低热，乏力，消瘦；舌质淡，苔白或无苔，脉细。

治法：补益气血，化瘀解毒。

方药：八珍汤合四妙汤加减。常用当归、生地黄、芍药、川芎、党参、白术、茯苓、黄芪、桔梗、山药、甘草等。

2. 外治疗法

（1）早期颈部肿块为气郁痰结证者，可外贴太乙膏，或外敷天仙子膏（取天仙子 50g，用醋、蜜各半调敷）每日 1 次。局部可用阿魏消痞膏外贴，每周 1 次。

（2）早期颈部肿块为阴毒结聚证者，可外贴阳和解凝膏。

（3）岩肿溃破翻花者，可用白降丹掺于疮面，其上敷太乙膏。若溃久气血衰败，疮面不鲜者，可用神灯照法熏其疮面后掺以阴毒内消散，外敷阳和解凝膏。

（4）若肿块溃后，可选用蟾酥膏（蟾酥 20g、凡士林 100g 调成软膏）外敷，或用皮癌净外敷，待癌组织脱落后改用生肌玉红膏外治。

应熟悉颈部的局部解剖，在实施上述外治操作时严禁伤及颈部重要的神经、血管。

3. 其他疗法

（1）中成药：犀黄丸口服，每次 3 ～ 6g，每日 3 次。

（2）全身化疗。

（3）局部病变可用放射治疗。

【 预防与调护 】

1. 注意鼻咽癌的早期症状，如头痛、耳鸣、单侧鼻衄、听力下降等，可疑者应进行鼻咽部检查和病理学检查。

2. 对颈部肿大淋巴结或肿块应高度重视，尽早明确诊断。

3. 保持心情舒畅，避免精神刺激。

4. 加强营养，提高机体抗病能力。

5. 加强疮面护理，及时、正确换药。

第六节　肾　岩

张某，男，69 岁。素有包皮过长，未予处理。初起阴茎头局部出现硬结，后破溃，流血性分泌物，日久不愈；后期穿破包皮呈菜花状，表面糜烂，坚硬如石。日渐消瘦，伴有疲乏无力，夜寐不安。

阴茎乃男子之外肾，岩肿生于阴茎，故名"肾岩"。若肾岩日久疮面溃破，形如熟透之石榴，皮裂翻开，则又称"肾岩翻花"。其临床特点是阴茎表面出现丘疹、结节、疣状物突起坚硬，溃后状如翻花；好发于阴茎马口及其边缘，后期可侵犯整个阴茎。

本病相当于西医学的阴茎癌。

【 病因病机 】

1. 湿毒瘀结　外感寒湿邪毒或肝经湿毒下注阴茎，结于前阴而发为本病。

2. 火毒炽盛　湿浊邪毒瘀久化热，滞于阴茎，可发生肿块、结节；热盛肉腐，可致结节溃烂翻花。

3. 阴虚火旺　病久火毒耗散阴津，或素体肝肾亏虚而致阴虚火旺，可出现低热、贫血、消瘦等症状。

西医学认为，包茎或包皮过长所导致的包皮垢积滞难去，长期刺激阴茎龟头、冠状沟、包皮内板，可致细胞突变，异型增生，这是本病发生的主要原因。此外，阴茎癌的前期病变如阴茎白斑病、乳头状瘤、尖锐湿疣等，如不及时治疗，也可诱发本病。

【辨病】

1.诊断

（1）临床表现　本病常发生于中老年人，多有包茎、包皮过长史。初起在包皮系带附近、阴茎龟头、冠状沟部或尿道口处见丘疹、溃疡、红斑、结节、疣状增生物等，逐渐增大，刺痒，边缘硬而不齐，有分泌物或出血。晚期则破溃，状如翻花石榴子样，分泌物恶臭，疼痛加重。严重者阴茎溃烂脱落，并可侵及耻骨部及阴囊。

约有30%以上的患者发生淋巴结转移，以腹股沟淋巴结最为多见；也可波及髂外及直肠周围淋巴结。

本病早期一般无明显全身症状，晚期可见发热、消瘦、贫血、无力、食欲不振等临床表现。

（2）辅助检查　组织病理学检查可以明确诊断。

2.鉴别诊断

（1）阴茎乳头状瘤　为常见良性肿瘤。多发生于冠状沟、龟头及系带附近，可单发或多发，有蒂或无蒂，边界清楚，红色或淡红色，质软，生长缓慢。组织病理学检查可以确诊。

（2）尖锐湿疣　多有不洁性交史。病变呈菜花状、乳头状或结节状，大小不等，数目不定，可带蒂，多位于龟头、冠状沟及包皮内板处。

（3）阴茎白斑　常位于包皮、龟头、尿道外口的黏膜处，病变大小不等，边缘清楚，灰白色、质硬。一般认为是癌前病变。

（4）阴茎结核　好发于阴茎系带及尿道外口，病变单发或多发，也可扩大或彼此融合而波及龟头的全部。初起为乳白色或红色的脓疱；溃破后形成浅表性溃疡，境界清楚，边缘稍硬，基底为肉芽或干酪样坏死组织；晚期因纤维化而使阴茎变形。

【治疗】

本病以手术治疗为主，可配合中医辨证治疗或应用其他疗法。

1.辨证论治

（1）湿毒瘀结证

证候：阴茎龟头或冠状沟出现丘疹或菜花状结节，逐渐增大，痒痛不休，溃后渗流血水，可见腹股沟淋巴结肿大；伴畏寒，乏力，小便不畅，尿道涩痛；舌质淡红，苔白腻，脉沉弦。

治法：利湿行浊，化瘀解毒。

方药：三妙丸合散肿溃坚汤加减。常用龙胆草、黄芩、当归、赤芍、三棱、丹参、泽泻、苍术、桃仁、牛膝、车前草、黄柏、白花蛇舌草、半枝莲等。

（2）火毒炽盛证

证候：阴茎赘生结节，红肿胀痛，溃烂后状如翻花，渗出物腐臭难闻；伴发热，口干苦，大便秘结，小便短赤；舌质红，苔黄腻，脉弦数或滑数。

治法：清热泻火，消肿解毒。

方药：龙胆泻肝汤合四妙勇安汤加减。常用龙胆草、黄柏、泽泻、黄芩、当归、丹参、苍术、牛膝、柴胡、车前草、生地黄、白花蛇舌草、连翘、半枝莲等。

（3）阴虚火旺证

证候：多见于肾岩手术、放化疗后或病变晚期，阴茎溃烂脱落；伴口渴咽干，疲乏无力，五心烦热，身体消瘦；舌红，少苔，脉细数。

治法：滋阴壮水，清热解毒。

方药：大补阴丸合知柏地黄丸加减。常用生地黄、知母、黄柏、车前草、黄芩、泽泻、当归、牡丹皮、苍术、茯苓、牛膝、麦冬、连翘等。

2. 外治疗法

（1）岩肿溃烂不洁，用五五丹或千金散撒于疮面，或用红灵丹油膏外敷，每日 1 ～ 2 次更换；腐蚀至癌肿平复后，改用九一丹。如创面渗血可掺海浮散，外敷生肌玉红膏，创面清洁后改用红油膏或生肌白玉膏。

（2）皮癌净外敷，每日 1 次或隔日 1 次。

（3）氟尿嘧啶软膏外搽患部，每日 2 次。

3. 其他疗法

（1）化疗　常用博莱霉素或 5- 氟尿嘧啶等，有一定疗效，多与手术及放疗联合应用。

（2）放疗　单纯放疗适用于尚未侵犯尿道或海绵体的表浅鳞状上皮癌。

（3）手术　根据病变范围和浸润程度可选择肿块局部切除、阴茎部分切除或阴茎全切除术等。

【预防与调护】

1. 保持包皮内清洁卫生，避免积垢。

2. 包茎需常规手术治疗，包皮过长者部分需手术治疗。

3. 及时处理良性肿瘤、感染性和癌前期病变，如乳头状瘤、尖锐湿疣、黏膜白斑、阴茎皮角等。对可疑癌变者应及时行组织病理学检查，以期明确诊断。

【复习思考题】

1. 化坚二陈丸和十全流气饮同为化痰之剂，其临床运用有何不同？

2. 筋瘤应如何预防？

3. 中医药治疗岩的原则是什么？如何运用？

第十章
皮肤及性传播疾病

扫一扫，查阅本章数字资源，含PPT、音视频、图片等

发生于人体皮肤、黏膜及皮肤附属器的疾病统称为皮肤病。主要通过性接触、类似性行为及间接接触传播的一组传染性疾病称为性传播疾病（STD），简称为"性病"，过去又称为"花柳病"。皮肤病的病种很多，目前可以命名的具有不同临床特点的多达 2000 余种，常见病有 200 余种。梅毒、淋病、软下疳、性病性淋巴肉芽肿及腹股沟肉芽肿过去称为五种"经典性病"。1975年世界卫生组织（WHO）正式决定使用性传播疾病来代替旧名，病种涵盖了非淋菌性尿道炎、生殖器疱疹、艾滋病（AIDS）、尖锐湿疣、传染性软疣等，总数达 50 多种。本章仅介绍部分临床常见病及代表性疾病。

【病因病机】

皮肤病的病因复杂，但归纳起来不外乎内因、外因两类。外因主要是六淫（特别是风、湿、热）、虫、毒等；内因主要是七情内伤、饮食劳倦和肝肾亏损。其病机主要因气血失和、脏腑失调、邪毒结聚而致生风、生湿、化燥、致虚、致瘀、化热、伤阴等。性传播疾病主要由性接触染毒致病，属特殊病种，其病因病机分述于各病中。

1. 风邪　许多皮肤病与风邪有着密切关系。风邪可以单独直接致病，也可以与他邪合而致病。凡人体腠理不密，卫气不固，风邪乘虚入侵，阻于皮肤，内不得通，外不得泄，致营卫不和，气血运行失常，肌肤失于濡养，则可致皮肤病发生。由风邪引起的皮肤病一般具有以下特点：发无定处，骤起骤消，如瘾疹、赤白游风；剧烈瘙痒，皮肤干燥、脱屑，如风瘙痒；多发于上部，如白屑风等。临床上风邪常与他邪相兼为病，如风湿、风热、风寒等。

2. 湿邪　湿有内湿、外湿之分，皮肤病以外湿所致者居多，但有时外湿与内湿相合致病。湿邪侵入肌肤，郁结不散，与气血相搏，多发生疱疹、渗液、糜烂、瘙痒等。湿邪所致的皮肤病，其皮肤损害以水疱为主，或为多形性，或皮肤糜烂，或浸淫四窜、滋水淋漓，常患病于下部，病程缠绵，难以速愈，愈后易发。

3. 热邪　热为阳邪，火热同源。热为火之渐，热微则痒；火为热之甚，热盛则痛。外感热邪，或脏腑实热，蕴阻肌肤，不得外泄，熏蒸肌表，均可发生皮肤病。热邪致病多发于人体上部，其皮肤损害以红斑、红肿、脓疱、糜烂为主，自觉瘙痒或疼痛。

4. 虫　由虫致生的皮肤病多种多样，虫不同则皮损也不相同。一为皮肤中寄生虫直接致病，如疥虫引起的疥疮，癣虫（真菌）则可引起手癣、足癣、体癣、甲癣等病；一为由昆虫的毒素侵入或过敏引起的皮肤病，如蚊虫、臭虫、蠓虫、虱子叮咬所致的损伤和虫咬皮炎。此外，尚可由肠道寄生虫过敏及禽类寄生虫毒、桑毛虫毒、松毛虫毒等引起皮肤病等，在临床中均较常见。中医文献中对部分皮肤病认为是虫蚀所致，尤其是《诸病源候论》中所载因虫所致 11 种皮肤病，

涉及有虫者约占 10 种。由于古代条件所限，将真菌所致皮肤病也归为虫蚀为患；或以虫来形容皮肤病的瘙痒，如"痒如虫行"，而皮损中实非有虫，应予以区别。由虫引起的皮肤病，其症状是皮肤瘙痒甚剧，有的表现为糜烂，有的能互相传染，有的可伴局部虫斑、脘腹疼痛，大便中可查到虫卵等。

5.毒　由毒引起的皮肤病，可分为药物毒、食物毒、漆毒、虫毒等。其病机不外乎中毒或禀赋不耐，机体对某物质过敏而成。由毒邪引发的皮肤病，发病前有食"毒"物史或曾内服某种药物，或接触某种物质，或有毒虫叮咬史，大多需经过一定的潜伏期后方可发病。其皮损表现为灼红、肿胀、丘疹、水疱、风团、糜烂等多种形态，或痒或痛，轻则局限一处，重则泛发全身。停止上述毒邪来源后，其病去也快。病重者皮肤暴肿，起大疱，破流滋水，皮肤层层剥脱，甚则危及生命，如药物毒。

6.血瘀　为皮肤病重要的病因病机。凡外感六淫、内伤七情，均可导致气机不畅，气为血之帅，血随气行，气滞则血瘀而为病。血瘀证候多见于慢性皮肤病，其特点如皮损色暗、紫红、青紫，或出现肌肤甲错、色素沉着、瘀斑、肥厚、结节、肿块、瘢痕、脱发，舌紫或有瘀点，脉弦涩等，如瓜藤缠、黧黑斑。

7.血虚风燥　亦为皮肤病的重要病机。多种慢性皮肤病因长期皮肤瘙痒，寝食不安，脾虚食减，脾胃失其健运，阴血失其化源；或风湿郁久，郁而化热化火，伤其阴血，致阴血亏虚；或本虚病久，均可导致血虚风燥。其皮损特点以干燥、肥厚、粗糙、脱屑为主，很少糜烂、渗液，自觉瘙痒，病期较长，如牛皮癣、白疕、慢性湿疮、风瘙痒、鱼鳞病等慢性皮肤病。

8.肝肾不足　脏腑失调是皮肤病重要的病因病机，其中以肝肾不足为多见。肝肾不足主要包括先天之精不足及后天精血不足。如肝血虚，爪甲失养，则指甲肥厚、干燥、变脆；肝虚血燥，筋气失荣，则生疣目；肝经火郁血滞，可致血痣。肾精不充，发失所养，则毛发干枯易脱；肾虚，本色上泛，则面生黧黑斑。因肝肾不足所致的皮肤病大多呈慢性过程，其皮损表现为干燥、肥厚、粗糙、脱屑，或伴毛发枯槁、脱发、色素沉着、指甲受损，或伴生疣目、血痣等。因肾为先天之本，故某些先天性、遗传性皮肤病与肝肾亦有一定的关系，如鱼鳞病、各种脱发。

总之，皮肤病的发生往往不是单一原因所引起，常为数个以上的病因共同作用所致。或内伤与外感兼夹在一起，或为实证，或为虚证，或虚实夹杂。所以在审因辨证时要善于分析，才能得出正确的结论。

【辨证】

1.皮肤病的常见症状　皮肤病在发病过程中，可产生一系列的自觉症状和他觉症状，是皮肤病辨证与诊断的重要依据。

（1）自觉症状　即患者主观的感觉。皮肤病的自觉症状取决于原发病的性质、病变程度及患者的个体差异等。最常见的症状是瘙痒，其次是疼痛，此外尚有灼热、麻木、蚁行感等。

①瘙痒　可由多种因素引起，但重在风邪及热邪的辨证。一般急性皮肤病的瘙痒多由外风所致，故其有症状流窜不定、泛发而起病迅速的特点，可有风寒、风热、风湿热的不同。风寒所致瘙痒，遇寒加重而皮疹色白；风热所致瘙痒，皮疹色红，遇热加重；风湿热所致瘙痒，抓破有渗液或起水疱。此外，营血有热所致瘙痒，皮损色红灼热，见丘疹、红斑、风团，瘙痒剧烈，抓破出血。

慢性皮肤病的瘙痒原因复杂，寒、湿、痰、瘀、虫淫、血虚风燥、肝肾不足等因素均可导致瘙痒。寒证瘙痒除因寒邪外袭外，尚可由脾肾阳虚生内寒而致瘙痒，皮疹色红及发热症状不明显，或呈寒性结节、溃疡等；湿热所致瘙痒皮疹可表现为流滋或水疱；痰邪所致瘙痒则常出现结节；瘀血所致瘙痒可见紫斑、色素沉着等；瘀血夹湿所致瘙痒剧烈，皮损结节坚硬，顽固难愈；虫淫所致瘙痒表现为痒如虫行或蚁走，阵发性奇痒难忍，且多具传染性；血虚风燥及肝肾不足所致瘙痒常有血痂或糠秕样脱屑、皮肤干裂、苔藓样变等。

②疼痛　皮肤病有疼痛症状者不多，一般多由寒邪或热邪或痰凝血瘀，阻滞经络不通所致，"通则不痛，痛则不通"。寒证疼痛表现为局部青紫，遇寒加剧，得温则缓；热证疼痛有红肿、发热与疼痛性皮损；痰凝血瘀疼痛可有痰核结节或瘀斑、青紫，疼痛位置多固定不移。此外，在有些较重的皮肤病后期或年老体弱、气血亏虚的蛇串疮患者，虽皮肤损害已愈，但后遗疼痛，且较剧烈，属虚证兼气滞血瘀疼痛。

③灼热感、蚁行感、麻木感　为皮肤病较特殊的局部自觉症状。灼热感为热邪蕴结或火邪炽盛，炙灼肌肤的自觉感受，常见于急性皮肤病；蚁行感与瘙痒感颇为近似，但程度较轻，由虫淫为患或气血失和所致；麻木感常见于一些特殊的皮肤病，如麻风病的皮损，有的慢性皮肤病后期也偶见麻木的症状，一般认为麻木为气血虚或毒邪炽盛或湿痰瘀血阻络，导致经脉失养，或气血凝滞，经络不通所致。

（2）他觉症状　为皮肤病的客观体征。以表现在患部的皮肤损害最具诊断意义。皮肤损害（简称皮损），也称皮疹，分为原发性和继发性两大类，但有时二者不能截然分开，如脓疱为原发性皮损，但也可继发于丘疹或水疱。掌握这些基本皮损的特点，对皮肤病诊断、辨证治疗都非常重要。

1）原发性皮损　是皮肤病在其病变过程中，直接发生及初次出现的皮损，有斑疹、丘疹、风团、结节、疱疹、脓疱等（图10-1）。

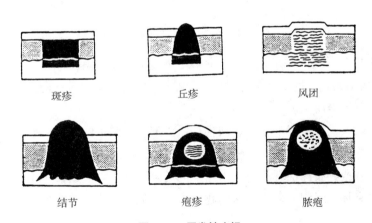

图10-1　原发性皮损

①斑疹　为局限性皮肤黏膜的颜色改变，与周围皮肤平齐，无隆起或凹陷。直径达到或超过1cm时，称为斑片。分为红斑、色素沉着斑、色素减退斑等。红斑压之退色者多属血热；压之不退色者除血热外，尚兼血瘀；红斑稀疏者为热轻，密集者为热重，红而带紫为热毒炽盛。红斑常见于丹毒、药毒等皮肤病。色素沉着斑如黧黑斑，是肝肾不足、气血瘀滞所致。色素减退斑多由气血凝滞或血虚兼风邪所致，最常见者为白驳风。

②丘疹　为高出皮面的实性丘形小粒，直径一般小于1cm，多为风热、血热所致。丘疹数目多少不一，有散在分布的；有的互相融合而成扁平隆起的片状损害，直径大于1cm，称斑块。丘疹顶端扁平的称扁平丘疹，常见于扁瘊、牛皮癣、湿疮等。介于斑疹与丘疹之间，稍有隆起的皮

损称斑丘疹。丘疹顶部有较小水疱或脓疱时，称丘疱疹或丘脓疱疹。

③风团　为皮肤上局限性水肿隆起，常突然发生，迅速消退，消退后多不留痕迹，发作时伴有剧痒。有红色与白色之分，红色者为风热所致，白色者为风寒所致，常见于瘾疹。

④结节　为大小不一、境界清楚的实质性损害，质较硬，深在皮下或高出皮面，多由气血凝滞所致，常见于结节性红斑、结节性痒疹等病。

⑤疱疹　为内有腔隙、含有液体、高出皮面的损害。水疱内含有血样液体者称血疱。水疱为白色，血疱为红色或紫红色。疱疹的疱壁一般较薄易破，破后形成糜烂，干燥后结痂脱屑。疱疹常发于红斑之上，多属湿热或热毒所致，常见于湿疮、接触性皮炎、虫咬皮炎等。

⑥脓疱　疱内含有脓液，其色呈浑浊或为黄色，周围常有红晕，疱破后形成糜烂，溢出脓液，结脓痂。多因湿热或热毒炽盛所致，常见于脓疱疮等。

2）继发性皮损　是原发性皮损经过搔抓、感染、治疗处理和在损害修复过程中演变而成，有鳞屑、糜烂、溃疡、痂、抓痕、皲裂、苔藓样变、瘢痕、色素沉着、萎缩等（图10-2）。

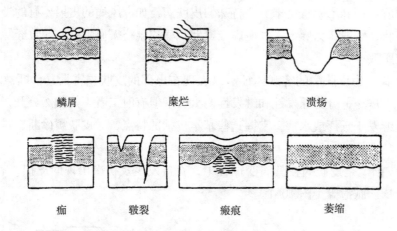

图10-2　继发性皮损

①鳞屑　为表皮角质层的脱落，大小、厚薄、形态不一，可呈糠秕状（如花斑癣）、蛎壳状（如白疕）或大片状（如剥脱性皮炎）。急性病后见之，多为余热未清；慢性病见之，多由血虚生风、生燥，皮肤失于濡养所致。

②糜烂　为局限性的表皮或黏膜上皮缺损，系由疱疹、脓疱的破裂，痂皮的脱落等露出的红色湿润面，多属湿热为患。糜烂因损害较浅，愈合较快，一般不留瘢痕。

③溃疡　为皮肤或黏膜深层真皮或皮下组织的局限性缺损。溃疡大小不一，疡面有脓液、浆液或血液，基底可有坏死组织。多为热盛肉腐而成，常见于疮疖、外伤染毒等溃烂后形成，愈后可留有瘢痕。

④痂　皮损处的渗液、滋水、渗血或脓液与脱落组织及药物等混合干燥后即形成痂。脓痂为热毒未清所致；血痂为血热络伤，血溢所结；滋痂为湿热所致。

⑤抓痕　由搔抓将表皮抓破、擦伤而形成的线状或点状损害，表面结成血痂，皮肤瘙痒，多由风盛或内热所致。

⑥皲裂　为皮肤上的线形坼裂，好发于掌跖、指趾、口角等处，多由血虚风燥所致。

⑦苔藓样变　为皮肤增厚、粗糙、皮嵴隆起、皮沟加深、干燥、局限性边界清楚的大片或小片损害。常为一些慢性瘙痒性皮肤病的主要表现，多由血虚风燥、肌肤失养所致，常见于牛皮癣、慢性湿疮等。

⑧色素沉着　为皮肤中色素增加所致，多呈褐色、暗褐色或黑褐色。色素沉着有的属原发性皮损，如黧黑斑、黑变病等，多由肝火、肾虚引起；有的属继发性皮损，如一些慢性皮肤病之后期局部皮肤色素沉着，多因气血失和所致，如风热疮、固定型药毒等。

⑨萎缩　为皮肤的结构成分减少、变薄所致。表皮萎缩时皮肤呈半透明羊皮纸样外观，皮纹变浅或消失，其下血管较为清晰可见；真皮或皮下脂肪萎缩时皮肤呈局限性凹陷，皮纹不变。常见于一些慢性皮肤病的皮损表现，多因气血两虚，营卫失和，肌肤失养而成。

2.皮肤病的性质　按照临床表现来分，皮肤病的性质主要分为急性、慢性两大类，急性者大多为实证，慢性者以虚证为主。

（1）急性皮肤病　大多起病急骤。

皮损表现以原发性为主，如红斑、丘疹、疱疹、风团、结节、脓疱等，亦可相继出现糜烂、渗液、鳞屑等继发性皮损。

病因大多为风、湿、热、虫、毒，以实证为主。

与肺、脾、心三脏的关系最为密切。《素问·至真要大论》指出："诸痛痒疮，皆属于心。"因心主热，火之化，热甚则疮痛，热微则疮痒；《诸病源候论·疮病诸候》说："肺主气，候于皮毛；脾主肌肉。气虚则肤腠开，为风湿所乘；内热则脾气温，脾气温则肌肉生热也。湿热相搏，故头面身体皆生疮也。"

（2）慢性皮肤病　大多发病缓慢。

皮损表现以继发性为主，如苔藓样变、色素沉着、皲裂、鳞屑等，或伴有脱发、指（趾）甲变化。

病因大多为血瘀或营血不足，肝肾亏损，冲任失调，以虚证为主。

与肝、肾两脏关系最为密切。肝藏血，血虚则生风生燥，肤失濡养而为病；肾藏精，黑色属肾，发为肾之所华，肾精不足则可产生皮肤的色素改变及脱发等病。

【治法】

依据皮肤病的病因病机、皮损特点、患者体质、病情轻重，采用辨证论治、内外合治的原则进行治疗，以期达到早日康复的目的。但皮肤病多为人体全身性疾病在皮肤上的表现，许多全身性疾病可反映在皮肤上；而皮肤上的局部刺激也可引起全身性病变。因此，中医治疗皮肤病主张"治外必本诸内"，局部与整体并重。治疗方法分内治、外治两大类，在临床应用时必须根据患者的体质情况及不同的致病因素和皮损形态，然后拟定内治和外治的法则。

1.内治

（1）祛风法

①疏风清热　用于风热证。代表方如银翘散、桑菊饮、消风散。常用药物如荆芥、防风、蝉蜕、牛蒡子、金银花、连翘、桑叶、菊花、黄芩、生地黄、栀子等。

②疏风散寒　用于风寒证。代表方如麻黄汤、桂枝麻黄各半汤。常用药物如麻黄、桂枝、羌活、荆芥、防风等。

③祛风胜湿　用于风湿证。代表方如独活寄生汤。常用药物如细辛、防风、独活、桑寄生、秦艽、茯苓等。

④驱风潜镇　用于风邪久羁证或顽癣类皮肤病。常用药物如乌梢蛇、蝉蜕、僵蚕、全蝎等，用于血虚肝旺证或疣类皮肤病。或由皮肤病所引起的神经痛，方选天麻钩藤饮，常用药物如龙骨、牡蛎、灵磁石、珍珠母、石决明、钩藤、白芍等。

（2）清热法

①清热解毒　用于实热证。代表如方五味消毒饮、黄连解毒汤。常用药物如金银花、蒲公英、紫花地丁、连翘、黄连、黄芩、栀子、黄柏、板蓝根等。

②清热凉血　用于血热证。代表方如犀角地黄汤、化斑解毒汤。常用药物如水牛角粉、栀子、黄连、赤芍、牡丹皮、生石膏、槐花、生地黄、白茅根、紫草等。

（3）祛湿法

①清热利湿　用于湿热证和暑湿证。代表方如茵陈蒿汤、龙胆泻肝汤、萆薢渗湿汤。常用药物如茵陈、车前草、栀子、龙胆草、黄柏、萆薢、薏苡仁、滑石等。

②健脾化湿　用于脾湿证。代表方如除湿胃苓汤。常用药物如苍术、厚朴、陈皮、薏苡仁、藿香、佩兰等。

③滋阴除湿　用于渗利伤阴证。代表方如滋阴除湿汤。常用药物如生地黄、当归、玄参、茯苓、泽泻、黄柏等。

（4）润燥法

①养血润燥　用于血虚风燥证。代表方如四物汤、当归饮子。常用药物如熟地黄、当归、川芎、白芍、女贞子、旱莲草、白蒺藜、何首乌、火麻仁等。

②凉血润燥　用于血热风燥证。代表方如凉血消风散。常用药物如生地黄、牡丹皮、水牛角粉、当归、丹参、槐花、白茅根、紫草、生石膏等。

（5）活血法

①理气活血　用于气滞血瘀证。代表方如桃红四物汤。常用药物如当归、赤芍、桃仁、红花、川芎、生地黄、香附、郁金等。

②活血化瘀　用于瘀血凝结证。代表方如通窍活血汤、血府逐瘀汤。常用药物如川芎、桃仁、红花、赤芍、牛膝、水蛭、枳壳等。

（6）温通法

①温阳通络　用于寒湿阻络证。代表方如当归四逆汤、独活寄生汤。常用药物如麻黄、桂枝、当归、羌活、独活、制川乌、红花、细辛、牛膝等。

②通络除痹　用于寒凝皮痹证。代表方如阳和汤、独活寄生汤。常用药物如麻黄、熟地黄、肉桂、干姜、白芥子、独活、鹿角胶等。

（7）软坚法

①消痰软坚　用于痰核证。代表方如海藻玉壶汤。常用药物如法半夏、贝母、陈皮、青皮、海藻、昆布等。

②活血软坚　用于瘀阻结块证。代表方如活血散瘀汤。常用药物如当归、川芎、赤芍、桃仁、三棱、莪术、苏木等。

（8）补肾法

①滋阴降火　用于阴虚内热证或肝肾阴虚证。代表方如知柏地黄汤、大补阴丸。常用药物如生地黄、玄参、麦冬、山茱萸、龟板、女贞子、旱莲草、知母、黄柏等。

②温补肾阳　用于脾肾阳虚证。代表方如肾气丸、右归丸。常用药物如肉桂、附子、枸杞子、山茱萸、菟丝子、巴戟天、仙茅、淫羊藿等。

2. 外治　皮肤病的病变部位多在皮肤或黏膜，采用各种外治法可以减轻患者的自觉症状，并使皮损迅速消退，有些皮肤病单用外治即可达到治疗目的。因此，外治法在皮肤病的治疗中十分重要，也是最直接的治法。皮肤病外治可分药物外治和非药物外治，火针疗法、埋线疗法、拔罐疗法等非药物外治疗法近年来在临床应用广泛，疗效好，操作简便，其相关内容参见总论及教材数字化部分，以下重点论述药物外治疗法。在使用药物外治疗法时，必须根据皮损情况，依照外用药物的使用原则进行辨证施治，正确使用外用剂型及药物。外治法同样遵循同病异治、异病同治的治疗法则。现将外用药物的常用剂型及使用原则分述如下。

（1）外用药物的剂型

①溶液 是药物的水溶液，将单味药或复方加水，煎熬至一定浓度，滤过药渣所得。具有清洁、止痒、消肿、收敛、清热解毒的作用。适用于急性皮肤病渗出较多或剧烈红肿或脓性分泌物多的皮损。可用于湿敷和熏洗。常用药物如苦参、黄柏、蛇床子、马齿苋、生地榆、金银花、野菊花、蒲公英、千里光等煎出液；或10%黄柏溶液、3%硼酸溶液、生理盐水及蒸馏水等。溶液用于湿敷是治疗皮肤病常用的方法，适用于急性红肿、渗出糜烂的皮损，或浅表溃疡。使用时将5～6层消毒纱布置于溶液中浸透，稍加拧挤至不滴水为度，冷敷于患处，一般每1～2小时换1次即可；如渗液不多，可4～5小时换1次。溶液熏洗应温度适当，一般以40℃左右为宜，太热易烫伤皮肤，太凉则疗效不佳。

②粉剂（又名散剂） 为单味或复方中药研磨或粉碎成极细粉末的制剂。具有保护、吸收、蒸发、干燥、止痒的作用。适用于无渗液的急性或亚急性皮炎。常用药物如青黛散、六一散、滑石粉、止痒扑粉等。用法为每天3～5次扑患处。

③洗剂（又名混悬剂、悬垂剂） 是粉加水混合在一起的制剂，粉不溶于水，故久置后一些药粉沉淀于水底，使用时需振荡摇匀。有清凉止痒、保护、干燥、消斑解毒的作用。适应证同粉剂。常用药物如三黄洗剂、炉甘石洗剂、颠倒散洗剂等。用法为用前摇匀，外搽皮损处，每日4～6次。若制剂中有薄荷脑、樟脑、冰片等清凉药物，婴儿面部、外阴等薄嫩处及寒冷冬天不宜使用。

④酊剂 是将药物浸泡于50%～75%乙醇或白酒中，密封7～30天后滤过而成的酒浸剂（也有用醋浸泡的醋剂）。具有收敛散风、活血消肿、杀菌止痒、溶解皮脂、刺激色素生长等作用。适用于慢性瘙痒性皮肤病、色素脱失性皮肤病、脱发、脚湿气、鹅掌风、圆癣等。常用药物如复方土槿皮酊、1号癣药水、百部酊、补骨脂酊等。用法为用棉棒蘸药液直接外涂皮损区，每天1～3次。凡急性炎症性皮肤病破皮糜烂者及面部、外阴等皮肤薄嫩处禁用。

⑤油剂 为粉剂与植物油调成糊状或以药物浸在植物油中煎炸后滤去药渣而成。具有润泽保护、解毒收敛、止痒生肌、软化痂皮的作用。适用于亚急性皮肤病中有少量渗出、鳞屑、痂皮、溃疡的皮损。常用药物如紫草油、青黛散油、三石散油等。常用的植物油为麻油、菜籽油、花生油等，以麻油为最佳，有清凉润肤之功。用法为每天外搽患处1～2次。

⑥软膏 是将药物研成细粉，用凡士林、羊毛脂等作为基质调成的均匀、细腻、半固体状的剂型。具有保护、润滑、杀菌、止痒、去痂的作用。适用于一切慢性皮肤病具有结痂、皲裂、苔藓样变等皮损者。常用药物如青黛膏、黄连膏、疯油膏、5%硫黄软膏、皮脂膏等。用法为每天外搽皮损处2～3次，或涂于纱布上敷贴于患部，再用塑料薄膜封包，去痂时宜涂厚些。用于皲裂、苔藓样变皮损时，加用热烘疗法效果更好。凡糜烂、渗出及分泌物较多的皮损忌用。

此外，还有乳剂、凝胶、气雾剂等剂型在临床亦较常用。

（2）外用药物使用原则 皮肤病的外用药物使用原则主要是根据皮损的表现来选择适当的剂型和药物。

①根据病情阶段正确选择剂型 皮肤炎症在急性阶段，若仅有红斑、丘疹、水疱而无糜烂、渗液者，应选洗剂、粉剂；若有大量渗液或明显红肿，则用溶液作开放性冷湿敷。皮肤炎症在亚

急性阶段，渗液与糜烂很少，红肿减轻，有鳞屑和结痂，则用油剂为宜。皮肤炎症在慢性阶段，有浸润肥厚、苔藓样变者，应选软膏及酊剂。

②根据疾病性质合理选择药物　如有感染时先用清热解毒、抗感染制剂控制感染，然后再针对原来皮损选用药物。

③用药宜先温和后强烈　先用性质比较温和的药物，尤其是儿童或女性患者不宜使用刺激性强、浓度高的药物。面部、阴部皮肤慎用刺激性强的药物。

④用药浓度宜先低后浓　先用低浓度制剂，根据病情需要再提高浓度。一般急性皮肤病用药宜温和安抚，顽固性慢性皮损可用刺激性较强和浓度较高的药物。

⑤随时注意用药反应　一旦出现皮肤过敏、刺激或中毒反应，应立即停用，并给予相应处理。

第一节　热　疮

　　张某，女，35岁。1周前外感发热，3天后鼻唇沟及鼻孔旁出现小水疱，伴灼热痒痛。近日水疱逐渐增多，呈簇集成群分布于鼻唇沟及鼻孔旁，色红，部分疱液混浊，伴有结痂。无全身不适等其他症状。

　　热疮是高热过程中或发热后在皮肤黏膜交界处所发生的急性疱疹性皮肤病。其临床特点是皮损为成群的水疱，有的互相融合，自觉灼热痒痛，多在1周后痊愈，一般无全身症状，但易于复发。宋代《圣济总录》中说："热疮本于热盛，风气因而乘之，故特谓之热疮。"本病多见于高热患者的发病过程中或发热后，如感冒、猩红热、疟疾等。好发于口唇、鼻孔周围、面颊等皮肤黏膜交界处。而发于外阴的则与不洁性接触有关。

　　本病相当于西医学的单纯疱疹。

【病因病机】

1.肺胃热盛　初期外感风温热毒，邪气阻于肺胃二经，肺胃热盛，蕴蒸皮肤，循经而发，常见于口周、鼻周等胃经循行部位。

2.湿热下注　由于情志内伤，肝气郁结，久而化火，肝经火毒蕴积，或恣食辛辣刺激之品，脾胃功能失调，湿热内生，或接触不洁之毒，湿热火毒之邪下注，阻于阴部而成疮。

3.阴虚内热　后期正虚毒恋，反复发作，热邪伤津，阴虚内热，多因遇发热、受凉、经期或过劳等情况，正气进一步受损，则伏邪循经而发。

　　西西医学认为，本病是由单纯疱疹病毒（HSV）引起，分为HSV-Ⅰ型和HSV-Ⅱ型。HSV-Ⅰ型多引起口周黏膜疱疹，HSV-Ⅱ型多引起生殖器疱疹。发热、日晒、月经来潮、妊娠、肠胃功能障碍等常为诱发因素。

【辨病】

1.诊断

（1）临床表现　本病多见于高热患者的发病过程中或发热后，好发于皮肤黏膜交界处，常见于口角、唇缘、鼻孔周围、面颊及外阴等部位。见彩图10-1。

　　皮损初起为红斑，灼热而痒，继而形成针头大小簇集成群的水疱，内含透明浆液，破裂后露出糜烂面，逐渐干燥，结痂脱落而愈，留有轻微色素沉着。病程1～2周，易反复发作。

（2）辅助检查 血常规、分泌物细胞培养等检查有助于诊断。

2. 鉴别诊断

（1）蛇串疮 皮损为多个成簇的水疱，多沿一侧周围神经走向排列成带状，一般不超过正中线，疱群间有正常皮肤间隔，自觉疼痛明显，愈后多不再发。

（2）黄水疮 多见于夏秋季节，好发于儿童的颜面、四肢等暴露部位，皮损初起为水疱，继而形成脓疱，疱破结痂较厚，呈灰黄色，具有传染性。

【治疗】

本病以清热解毒、养阴清热为主要治法。初发以清热解毒治之，反复发作者以扶正祛邪并治。

1. 辨证论治

（1）肺胃热盛证

证候：疱疹多见于颜面部或口唇、鼻侧，群集小水疱，灼热痒痛；可伴轻度周身不适，心烦郁闷，大便干，小便黄；舌红，苔黄，脉弦数。

治法：疏风清热。

方药：辛夷清肺饮加减。常用辛夷、黄芩、栀子、麦冬、百合、石膏、知母、甘草、枇杷叶、升麻等。热盛者，加淡竹叶清热养胃。

（2）湿热下注证

证候：疱疹发于外阴，灼热痛痒，水疱易破糜烂；可伴有尿赤、尿频、尿痛；舌红，苔黄腻，脉数。

治法：清热利湿。

方药：龙胆泻肝汤加减。常用龙胆草、栀子、黄芩、柴胡、生地黄、泽泻、当归、车前子、木通、延胡索、甘草等。大便干者，加生大黄以泻下通腑；热毒重者，加板蓝根、紫草清热解毒。

（3）阴虚内热证

证候：周期性发作，反复不愈；伴口干唇燥，午后微热；舌红，苔薄或少苔，脉细数。

治法：养阴清热。

方药：增液汤加减。常用玄参、麦冬、生地黄、板蓝根、紫草、生苡仁等。

2. 外治疗法

（1）初起者局部碘伏消毒，首选火针刺法。

（2）局部外用药以清热解毒、燥湿收敛为主。水疱初期可用茶水调二味拔毒散外搽。

（3）水疱破溃，以糜烂、渗出偏重者，可用马齿苋煎水湿敷。

（4）皮损以结痂为主者，可用青黛膏、黄连膏等外搽。

3. 其他疗法 局部外用3%阿昔洛韦水剂或乳剂，或1%喷昔洛韦膏等。病情严重者可以口服阿昔洛韦或泛昔洛韦，连续7天。

【预防与调护】

1. 饮食宜清淡，忌辛辣炙煿、肥甘厚味之品。

2. 多饮水，多吃蔬菜、水果，保持大便通畅。

3. 保持局部清洁，促使干燥结痂，防止继发感染。结痂后宜涂软膏，防其痂壳裂开。

4. 反复发作者应避免诱发因素。

附：生殖器疱疹

生殖器疱疹是由单纯疱疹病毒Ⅱ型病毒（HSV-Ⅱ）感染所引起的一种性传播疾病。古代文献称之为"阴疮""阴疳""瘙疳"。其特点是外阴局部出现群集小疱、糜烂，自觉灼痛，反复发作。临床上分为原发性生殖器疱疹和复发性生殖器疱疹。

该病发于外阴，病在下焦，与肝、脾、肾关系最密切。房事不洁是引起生殖器疱疹最主要的原因。其病机为外受湿热淫毒，侵及肝经，邪毒下注，蕴于前阴，郁久化热化火；或素体阴虚，或房劳过度，肝肾阴虚，脾失健运，正虚毒恋，遇劳则再发。

初发性生殖器疱疹潜伏期2～7天，初发损害为1个或多个小而瘙痒的红斑、丘疹，迅速变成小水疱，3～5天后可形成脓疱，破溃后表面糜烂、溃疡、结痂，伴有疼痛（彩图10-2）。复发性生殖器疱疹多在原发皮疹后1年内复发，一般复发间歇期3～4周至3～4个月。发热、受凉、早产、精神因素、消化不良、慢性病、疲劳等是常见的诱发的因素。常见的并发症有脑膜炎、脑炎、骶神经根炎及脊髓脊膜炎、疱疹性指头炎及泌尿生殖系统广泛感染等。

疱液细胞学检查镜下可见多核巨细胞或核内病毒包涵体，疱液病毒培养有单纯疱疹病毒和细胞病变。

本病需与硬下疳、软下疳及接触性皮炎等鉴别。硬下疳表现为无痛性溃疡与无痛性腹股沟淋巴结肿大，有时容易与生殖器疱疹的溃疡和淋巴结肿大混淆；但硬下疳溃疡基底较硬，可检测到梅毒螺旋体，梅毒血清反应阳性。

生殖器疱疹目前尚无特效根治方法。治疗目的为缩短病程，减轻症状；防止继发感染和并发症；防止病情复发。强调辨证论治，扶正祛邪，内外结合治疗。肝经湿热证宜清热利湿、化浊解毒，用龙胆泻肝汤加减；阴虚毒恋证宜滋阴降火、解毒除湿，用知柏地黄丸加减。西医治疗主要包括抗病毒和提高机体免疫力。外治可参考"热疮"。

第二节　蛇串疮

王某，男，32岁。5天前自觉左侧胸背作痛，到当地医院拍X线片检查未见异常。2天前局部出现水疱，皮肤灼热刺痛，可见粟米至黄豆大小成簇水疱，色红，局限于躯干左侧，呈带状排列。

蛇串疮是一种皮肤上出现成簇水疱，多呈带状分布，痛如火燎的急性疱疹性皮肤病。其临床特点是皮肤上出现红斑、小丘疹、水疱或丘疱疹，累累如串珠，排列成带状，沿一侧周围神经分布区出现，局部刺痛或伴同侧附近臖核。多数患者愈后很少复发，极少数患者可多次发病。好发于成人，老年人病情尤重。本病首见于《诸病源候论·疮病诸候》，曰："甄带疮者，绕腰生。此亦风湿搏血气所生，状如甄带，因以为名。"其多发于胸胁部，故又名缠腰火丹，亦称为火带疮、蛇丹、蜘蛛疮等。

本病相当于西医学的带状疱疹。

【病因病机】

由于情志内伤，肝气郁结，久而化火，肝经火毒蕴积，或夹风邪上窜头面，或夹湿邪下注，发于阴部及下肢；火毒炽盛者多发于躯干。年老体弱者常因血虚肝旺，湿热毒蕴，导致气血凝滞，或气血亏虚，气虚血瘀，经络阻塞不通，以致疼痛剧烈，病程迁延。总之，本病初期以湿热火毒为主，后期是正虚血瘀兼夹湿邪为患。

西医学认为，带状疱疹与水痘是由同一病毒即水痘 – 带状疱疹病毒引起的不同疾病。

【辨病】

1. 诊断

（1）临床表现 本病好发于春秋季节，以成年患者居多。

发病初期，其皮损为带状的红色斑丘疹，继而出现粟米至黄豆大小簇集成群的水疱，累累如串珠，聚集一处或数处，排列成带状，疱群之间间隔正常皮肤，疱液初澄明，数日后疱液混浊，或部分破裂，重者有脓疱、血疱或坏死（彩图 10-3、10-4）。轻者无皮损，仅有刺痛感，或稍潮红，无典型的水疱。皮损好发于腰肋部、胸部或头面部，其次可发上肢、下肢，多发于身体一侧，常单侧性沿皮神经分布，一般不超过正中线。发于头面部者，尤以发于眼部和耳部者病情较重，疼痛剧烈，伴有附近臂核疼痛，甚至影响视力和听觉。

发病前患部皮肤常有感觉异常，皮肤灼热刺痛，伴全身不适、疲乏无力或轻度发热等前驱症状，疼痛有的伴随皮疹同时出现，有的疼痛发生 1～3 天后或更长时间才出现皮疹。皮肤刺痛轻重不等，儿童疼痛轻微，年老体弱者疼痛剧烈，常扩大到皮损范围之外，部分中老年患者皮损消退后可遗留顽固性神经痛，常持续数月或数年。

病程 2 周左右，老年人 3～4 周。

（2）辅助检查 血常规、疱疹基底部刮取物、活检组织标本固定后染色镜检等有助于诊断，染色镜检见到多核巨细胞和核内嗜酸性包涵体。

2. 鉴别诊断

（1）热疮 多发生于皮肤黏膜交界处，皮疹为针头大小到绿豆大小的水疱，常为一群，1 周左右痊愈，但易复发。

（2）漆疮 发病前有明确的接触史，皮损局限于接触部位，与神经分布无关，皮损潮红、肿胀，有水疱，边界清楚，自觉灼热、瘙痒。

【治疗】

本病治疗以清热利湿、行气活血止痛为主要治法。初期以清热利湿为主，后期以活血通络止痛为主，体虚者以扶正祛邪与通络止痛并用。

1. 辨证论治

（1）肝经湿热证

证候：皮损鲜红，灼热刺痛，疱壁紧张；口苦咽干，心烦易怒，大便干燥，小便黄；舌质红，苔薄黄或黄腻，脉弦滑数。

治法：清热解毒，利湿止痛。

方药：龙胆泻肝汤加减。常用龙胆草、栀子、黄芩、柴胡、生地黄、泽泻、当归、车前子、木通、甘草等。发于头面者，加牛蒡子、野菊花、蜈蚣；有血疱者，加水牛角粉、牡丹皮；有脓疱者，加菌陈、土茯苓；疼痛明显者，加制乳香、制没药；大便干结者，加生大黄。

（2）脾虚湿蕴证

证候：皮损色淡，疼痛持续，疱壁松弛；口不渴，食少腹胀，大便时溏；舌淡或正常，苔白或白腻，脉沉缓或滑。

治法：健脾利湿，解毒止痛。

方药：除湿胃苓汤加减。常用苍术、厚朴、陈皮、猪苓、泽泻、赤茯苓、白术、滑石、防风、栀子、木通等。发于下肢者，加牛膝、黄柏；水疱大而多者，加土茯苓、萆薢、车前草。

（3）气滞血瘀证

证候：皮疹减轻或消退后局部疼痛不止，放射到附近部位，痛不可忍，坐卧不安，重者可持续数月或更长时间；舌暗，苔白，脉弦细。

治法：理气活血，通络止痛。

方药：桃红四物汤加减。常用熟地黄、当归、芍药、川芎、桃仁、红花、制香附、延胡索、莪术、珍珠母、生牡蛎、磁石等。心烦眠差者，加栀子、酸枣仁；疼痛剧烈者加制乳香、制没药、蜈蚣；年老体虚者加黄芪、党参等。

2. 外治疗法

（1）初起用浓茶水调二味拔毒散外涂；或外敷玉露膏；或外搽双柏散、三黄洗剂、清凉乳剂（麻油加饱和石灰水上清液充分搅拌成乳状），每天3次；或鲜马齿苋、野菊花叶、玉簪花叶捣烂外敷。

（2）水疱破后用黄连膏、四黄膏或青黛膏外涂。

（3）若水疱不破或水疱较大者，可用三棱针或消毒空针刺破，吸尽疱液或使疱液流出，以减轻胀痛不适感。

3. 其他疗法

（1）针刺疗法

①围针　沿疱疹或疼痛分布带边缘每隔3cm取一针刺点，捻转得气后，留针30分钟，取针，每日1次，连刺7天。

②体针　取内关、曲池、阳陵泉、足三里、合谷、三阴交、支沟、阿是穴、夹脊穴等。

③火针　以毫针先刺破疱壁，释放疱液，再以毫针针尖经酒精灯火焰烧红后，迅速对皮损或疼痛部位进行快速点刺，5～7日1次。

（2）西医治疗

①抗病毒药物　应及早应用，可用阿昔洛韦或泛昔洛韦口服；皮疹广泛严重者可静脉滴注阿昔洛韦，5～7日为1个疗程。

②止痛药物　可选普瑞巴林去痛片、布洛芬、吲哚美辛、扶他林、戴芬等，也可选择阿司匹林。

③糖皮质激素　尚存在争议，有学者认为早期使用可减轻疼痛。

【预防与调护】

1. 发病期间应保持心情舒畅，以免肝郁气滞化火而加重病情。
2. 急性期忌食肥甘厚味和鱼腥海味之物，饮食宜清淡，多吃蔬菜、水果。
3. 忌用热水烫洗患处，内衣宜柔软宽松，以减少摩擦。
4. 皮损局部保持干燥、清洁，忌用刺激性强的软膏涂敷，以防皮损范围扩大或加重病情。

第三节　疣

尹某，女，23岁。1年前颜面部皮肤出现扁平丘疹，自觉偶有瘙痒感，未经治疗，近来皮损逐渐增多，在两颧颊部散在出现粟米大小扁平丘疹，表面光滑，数目较多，呈淡褐色，簇集分布，部分皮损沿表皮剥蚀处排列呈线状。

疣是一种发生于皮肤浅表的良性赘生物。因其皮损形态及发病部位不同而名称各异，如半球形状，如花蕊，多发于手背、手指、头皮等处者，称千日疮、疣目、枯筋箭或瘊子；丘疹扁平，肤色或褐色，多发于颜面、手背、前臂等处者，称扁瘊；丘疹呈脐凹、蜡样光泽的，发于胸背部的赘疣，称鼠乳；丘疹呈角化性，多发于足跖部者，称跖疣；皮疹为单个丝状突起，多发于颈周围及眼睑部位者，称丝状疣或线瘊。疣之病名最早见于《五十二病方》，曰："即燔其末，以久（灸）尤（疣）末，热，即拔尤（疣）去。"该文中即提出了采用灸法治疗疣。

本病西医学亦称疣，一般分为寻常疣、扁平疣、传染性软疣、掌跖疣和丝状疣等。

【病因病机】

本病多由风热毒邪搏于肌肤而生；或怒动肝火，肝旺血燥，筋气不荣，肌肤不润所致。其中跖疣多由局部气血凝滞而成，外伤、摩擦常为其诱因。正如《外科正宗·杂疮毒门》说："枯筋箭乃忧郁伤肝，肝无荣养，以致筋气外发。"

西医学认为，疣是由人类乳头瘤病毒（HPV）感染引起的表皮良性赘生物。

【辨病】

1. 诊断

（1）疣目 相当于西医学的寻常疣。多发于儿童及青年。

最初为一个针头大至绿豆大的疣状赘生物，呈半球形或多角形，突出表面，色灰白或污黄，表面蓬松枯槁，状如花蕊，粗糙而坚硬（彩图 10-5）。以后体积可渐次增大，发展成乳头状赘生物，此为原发性损害，称母瘊。此后由于自身接种，数目增多，一般为二三个，多则十余个至数十个不等，有时可呈群集状。好发于手背、手指，也可见于头面部。病程慢性，有自然消退者。一般无自觉症状，常因搔抓、碰撞、摩擦破伤而易出血。

（2）扁瘊 相当于西医学的扁平疣。多发于青年男女，故又称青年扁平疣。

皮损为表面光滑的扁平丘疹，针头、米粒到黄豆大小，呈淡红色、褐色或正常皮肤颜色（彩图 10-6）。数目很多，散在分布，或簇集成群，有的互相融合，常因搔抓沿表皮剥蚀处发生而形成一串新的损害。好发于颜面部和手背。一般无自觉症状，偶有瘙痒感，有时可自行消退，但也可复发。

（3）鼠乳 相当于西医学的传染性软疣。多见于儿童。

皮损为半球形丘疹，米粒到黄豆、豌豆大小。中央有脐凹，表面有蜡样光泽，挑破顶端可挤压出白色乳酪样物质（彩图 10-7）。数目不定，数个到数十个不等，呈散在性或簇集性分布，但不相互融合。好发于躯干和面部。有轻度传染性，愈后不留疤痕，可自行消失。

（4）跖疣 相当于西医学的掌跖疣。发生在手掌、足底或指（趾）间。

皮损为角化性丘疹，中央稍凹，外周有稍带黄色高起的角质环，除去表面角质后，或见疏松的白色乳头状角质物，挑破后易出血，数目多时可融合成片（彩图 10-8）。可有压痛。常在外伤部位发生，足部多汗者易生本病。

（5）丝状疣 中年妇女较多见，多生于颈项或眼睑部位。

皮损为单个细软的丝状突起，呈褐色或淡红色，可自行脱落，不久又可长出新的皮损（彩图 10-9）。一般无自觉症状。

2. 鉴别诊断

（1）扁平苔藓 与扁瘊相鉴别。该病多发于四肢伸侧、背部、臀部；皮疹为多角形扁平丘疹，表面有蜡样光泽，多数丘疹可融合成斑片，呈暗红色；也可有一定程度的瘙痒。

（2）鸡眼　与跖疣相鉴别。鸡眼多生于足底和趾间；损害为圆锥形的角质增生，表面为褐黄色鸡眼样的硬结嵌入皮肉；压痛明显，走路摩擦疼痛剧烈。

（3）胼胝　与跖疣相鉴别。胼胝也发于跖部受压迫处；为角化斑片，中厚边薄，范围较大，表面光滑，皮纹清晰；疼痛不甚或不疼。

【治疗】

本病以清热解毒散结为主要治法。扁平疣、疣目宜内外合治，其余疣多可单纯采用外治。

1. 辨证论治

（1）疣目

①风热血燥证

证候：疣目结节如豆，坚硬粗糙，大小不一，高出皮肤，色黄或红；舌红，苔薄，脉弦数。

治法：清热解毒，养血活血。

方药：治瘊方加减。常用板蓝根、夏枯草、牛蒡子、金银花、连翘、熟地黄、何首乌、杜仲、赤芍、桃仁、红花、牡丹皮、赤小豆、白术等。

②湿热血瘀证

证候：疣目结节疏松，色灰或褐，大小不一，高出皮肤；舌暗红，苔薄，脉细。

治法：清化湿热，活血化瘀。

方药：马齿苋合剂加减。常用马齿苋、败酱草、紫草、大青叶、夏枯草、龙骨、牡蛎、桑叶、薏苡仁、冬瓜仁等。

（2）扁瘊

①风热蕴结证

证候：皮疹淡红，数目较多，或微痒，或不痒，病程短；伴口干不欲饮；舌红，苔薄白或薄黄，脉浮数或弦。

治法：疏风清热，解毒散结。

方药：马齿苋合剂加木贼草、郁金、浙贝母、板蓝根等。

②热瘀互结证

证候：病程较长，皮疹较硬，大小不一，其色黄褐或暗红，不痒不痛；舌红或暗红，苔薄白，脉沉弦。

治法：活血化瘀，清热散结。

方药：桃红四物汤加减。常用桃仁、红花、生地黄、赤芍、当归、川芎、紫草、夏枯草、郁金等。

疣目、扁瘊皮损少者及鼠乳、掌跖疣、丝状疣一般不需内服治疗。

2. 外治疗法

各种疣均可选用木贼草、板蓝根、马齿苋、香附、苦参、白鲜皮、薏苡仁等中药，煎汤趁热洗涤患处，每天2～3次，持续治疗可使部分皮疹脱落。

（1）疣目

①推疣法　用于治疗头大蒂小，明显高出皮面的疣。在疣的根部用棉花棒与皮肤平行或呈30°角向前推进，用力不宜猛。有的疣体仅用此法即可推除，推除后创面压迫止血；或掺上桃花散少许，并用纱布盖贴，胶布固定。

②鸦胆子敷贴法　先用热水浸洗患部，用刀刮去表面的角质层，然后将鸦胆子仁5粒捣烂敷

贴，用玻璃纸及胶布固定，3天换药1次。

③荸荠或菱蒂摩擦法　荸荠削去皮，用白色果肉摩擦疣体，每天3～4次，每次摩擦至疣体角质层软化、脱掉、微有痛感及点状出血为止，一般数天可愈。或取菱蒂长约3cm，洗去污垢，用切面在患部不断涂擦，每次2～3分钟，每天6～8次。

（2）扁瘊

①擦洗法　用内服方的第二煎汁外洗，以海螵蛸蘸药汁轻轻擦洗疣体，使之微红为度，每天2～3次。

②鸦胆子涂法　用鸦胆子仁油外涂患处，每天1次。用于治疗散在扁瘊，防止正常皮肤受损。

（3）鼠乳

①挑刺法　用一次性注射器针头挑破患处，挤尽白色乳酪样物，再用碘酒或75%酒精点患处，若损害较多应分批治疗，并要对挤出的软疣小体进行严格消杀处理，避免皮肤接触。

②刮疣法　先局部消毒后用刮匙刮去疣体，部分大的疣体刮除后会有创面渗血，用棉棒压迫止血即可，亦可在创面上撒涂珍珠粉。

（4）跖疣

①外敷法　用千金散局部外敷；亦可用乌梅肉（将乌梅用盐水浸泡1天，混为泥状）每次少许敷贴患处。

②手术疗法　常规消毒，局麻下先以刀尖在疣与正常组织交界处修割，然后用止血钳钳住疣体中央，向外拉出，可以见到一个疏松的软蕊，但软蕊周围不易挖净而易复发，故修割后可敷腐蚀药，如千金散或鸡眼膏。敷药时间不宜过长，一般5～7天即可，否则腐蚀过深会影响愈合。

（5）丝状疣　采用结扎法，可用细丝线或头发结扎疣的根底部，数日后即可自行脱落。

3.其他疗法

（1）针灸疗法

①艾灸疗法　疣目少者可用艾炷灸疣体，每日1次，每次3壮，至脱落为止。

②针刺疗法　适用于疣目、跖疣。用针尖从疣顶部刺入达到基底部，四周再用针刺以加强刺激，针后挤出少许血液，有效者3～4天可萎缩，逐渐脱落。

③火针疗法　适用于疣目、扁瘊、跖疣、丝状疣。

（2）物理疗法　根据不同适应证可采取冷冻、微波、电灼、激光等物理疗法。

（3）西医治疗　外用干扰素、维A酸霜、咪喹莫特乳膏等；皮损泛发者可使用阿昔洛韦等核苷类抗病毒药，或使用胸腺肽、卡介菌等免疫调节剂。

【预防与调护】

1.扁瘊忌搔抓，以防抓破后皮损加重。

2.疣目应避免摩擦或挤压，以防出血。生于甲下者疼痛异常，宜早治。

3.跖疣应避免挤压。

4.鼠乳应防抓破后自身接种，并应避免继发感染。

附：尖锐湿疣

尖锐湿疣是由人类乳头瘤病毒所引起的一种病毒性赘生物，又称生殖器疣、性病疣，属于中医"瘙瘊"的范畴。

本病主要因性滥交或房室不洁，感受秽浊之毒，毒邪蕴聚，酿生湿热，湿热下注皮肤黏膜而产生赘生物。西医学认为，本病病原体为人类乳头瘤病毒（HPV）的6、11、16、18型，主要经性接触传播，少数患者由污染的日用物品间接传播。

皮损初起为柔软淡红色小丘疹，逐渐增大增多，表面凹凸不平，湿润柔软呈乳头状、菜花状或鸡冠状，低温干燥的部位皮损呈扁平疣状（彩图10-10）。好发于龟头、冠状沟、包皮内侧、包皮系带、尿道口及阴茎，肛周与直肠部、大小阴唇、宫颈、阴道、阴道口，以及会阴、阴阜、腹股沟等部位。本病有与尖锐湿疣患者不洁性交或生活接触史，潜伏期1～8个月，平均3个月。常无明显自觉症状，可有轻微瘙痒、白带增多有臭味等表现。与生殖器癌发生的关系密切。

醋酸白试验阳性，疣体组织病理学检查有特异性。

本病应与生殖器鳞状细胞癌、扁平湿疣、生殖器鲍温样丘疹病、假性湿疣、阴茎珍珠状丘疹等鉴别。

本病的治疗原则为清热解毒，燥湿除疣。临床常以中西医结合内外同治。外治法用清热解毒药煎水先熏后洗或用五妙水仙膏点涂疣体、鸦胆子仁捣烂涂敷。内治湿毒下注证宜利湿化浊、清热解毒，方用萆薢化毒汤加减；火毒炽盛证宜清火解毒、化浊利湿，方用黄连解毒汤加减。西医治疗主要包括局部用药、抗病毒治疗、提高机体免疫力，光动力、激光、电灼、冷冻、手术疗法等。同时积极治疗性伴侣，避免交叉感染。

第四节　黄水疮

王某，男，4岁。头面、四肢红斑水疱2天。患儿数日前在农村居住1周后回家，2天前出现四肢散在脓疱，疱壁薄易破，露出糜烂创面，周围红晕，伴有瘙痒，随脓液流到之处即发脓疱，皮疹增多蔓延至头面部。

黄水疮是一种发于皮肤有传染性的化脓性皮肤病。其临床特点是皮损主要表现为浅在性脓疱和脓痂，有接触传染和自体接种的特性，在托儿所、幼儿园或家庭中传播流行。古代文献中本病又称"滴脓疮""天疱疮"。如《洞天奥旨·卷十一》记载："黄水疮又名滴脓疮，言其脓水流到之处，即便生疮，故名之也。"又如《医宗金鉴·外科心法要诀》记载："黄水疮，初如粟米，而痒兼痛，破流黄水，浸淫成片，随处可生。"

本病相当于西医学的脓疱疮。

【病因病机】

夏秋季节气候炎热，湿热交蒸，暑湿热邪袭于肌表，以致气机不畅，疏泄障碍，熏蒸皮肤而成。若小儿机体虚弱，肌肤娇嫩，腠理不固，汗多湿重，暑邪湿毒侵袭，更易发病，且可相互传染。反复发作者邪毒久羁，可造成脾气虚弱。

西医学认为，本病主要由凝固酶阳性的金黄色葡萄球菌感染所致，其次为溶血性链球菌引起，亦可出现两者混合感染。

【辨病】

1.诊断

（1）临床表现　本病多发于夏秋季节，儿童尤为多见，有传染性。好发于头面、四肢等暴露部位，也可蔓延全身。

皮损初起为红斑，或为水疱，约黄豆、豌豆大小，经1～2天后，水疱变为脓疱，界限分明，四周有轻度红晕，疱壁极薄，内含透明液体，逐渐变成混浊。脓疱较大者疱壁由紧张渐变弛缓，由于体位关系，疱内脓液沉积为脓清及脓渣两层，形成半月状坠积性脓疱。疱壁破裂后显出湿润而潮红的糜烂疮面，流出黄水，干燥后结成脓痂，痂皮逐渐脱落而愈，愈后不留疤痕。脓液流溢之处又常引起新的脓疱发生。

皮损处自觉瘙痒，破后形成糜烂时疼痛，常可引起附近臖核肿痛。一般无全身症状，或轻度不适；重者可有发热、口渴等全身症状。病程长短不一，少数可延至数月，入冬后病情减轻或痊愈。重者易并发严重疾病，如败血症、肺炎、急性肾炎等，甚至危及生命。

（2）辅助检查　血常规、C反应蛋白（CRP）、脓液培养等检查有助于明确诊断。

2. 鉴别诊断

（1）水痘　多在冬、春季流行；全身症状明显；皮疹以大小不等发亮的水疱为主，疱大者可见脐窝，可并见红斑、疱疹、结痂等各种不同皮损。

（2）脓窝疮　常因虱病、疥疮、湿疹、虫咬性皮炎等继发感染而成；脓疱壁较厚，破后疱陷成窝，结成厚痂。

【治疗】

本病治疗以清暑利湿为主要治法。实证以祛邪为主，虚证以健脾为主。

1. 辨证论治

（1）暑湿热蕴证

证候：皮疹多而脓疱密集，色黄，四周有红晕，破后糜烂面鲜红，伴附近臖核肿大；或有发热，多有口干、便干、小便黄等；舌红，苔黄腻，脉濡数或滑数。

治法：清暑利湿解毒。

方药：清暑汤加减。常用金银花、连翘、淡竹叶、花粉、赤芍、泽泻、车前子、六一散等。若壮热者，加黄连、栀子；面目浮肿者，加桑白皮、猪苓、金钱草。

（2）脾虚湿滞证

证候：皮疹少而脓疱稀疏，色淡黄或淡白，四周红晕不显，破后糜烂面淡红；多伴食少，面白无华，大便溏薄；舌淡，苔薄微腻，脉濡细。

治法：健脾渗湿。

方药：参苓白术散加减。常用白术、砂仁、苍术、茯苓、泽泻、鸡内金、金银花、连翘、黄芩、葛根、冬瓜仁、藿香、六一散等。

2. 外治疗法　局部治疗原则为解毒、收敛、燥湿。

（1）脓液多者选用马齿苋、蒲公英、野菊花、千里光等适量煎水湿敷或外洗。

（2）脓液少者用三黄洗剂加入5%九一丹混合摇匀外搽，每天3～4次。青黛散或煅蚕豆荚灰外扑，或用麻油调搽，每天2～3次；颠倒散洗剂外搽，每天4～5次。

（3）局部糜烂者用青黛散油外涂。

（4）痂皮多者选用5%硫黄软膏或红油膏掺九一丹外敷。

3. 其他疗法　早期系统地使用抗生素以控制感染病灶，清除或减少细菌产生的外毒素。抗生素一般选用敏感的耐青霉素酶的半合成新型青霉素或广谱半合成青霉素，对青霉素过敏者可选用大环内酯类抗生素。

【预防与调护】

1. 病变处禁止水洗，如清洗脓痂，可用 10% 黄柏溶液揩洗。

2. 炎夏季节每天洗澡 1～2 次，浴后扑痱子粉，保持皮肤清洁干燥。

3. 病变部位应避免搔抓，以免病情加重及传播。

4. 幼儿园、托儿所在夏季应对儿童做定期检查，发现患儿应立即隔离治疗，患儿接触过的衣服物品要进行消毒处理。

第五节　癣

李某，男，37 岁。间断性左足糜烂、瘙痒 4 年余。4 年来，每至春夏季节左足掌起小水疱，小趾缝糜烂、浸渍、发白、时有渗液，瘙痒剧烈，真菌直接镜检阳性。

癣是发生在表皮、毛发、指（趾）甲的浅部真菌性皮肤病。具有传染性、长期性和广泛性的特征，一直是皮肤病防治工作的重点。本病发生部位不同，名称各异。临床常见的癣病有发于头部的白秃疮、肥疮；发于手部的鹅掌风；发于足部的脚湿气；发于面、颈、躯干、四肢的圆癣、紫白癜风等。本节只讨论浅在的常见皮肤真菌病，如头癣、手足癣、体癣等。

【病因病机】

皮肤浅部癣之病因总由生活起居不慎，感染真菌，复因风、湿、热邪外袭，郁于腠理，淫于皮肤所致。病发于头皮、毛发，则发为白秃疮、肥疮；病发于趾丫，则发为脚湿气；发于手掌部，则为鹅掌风；发于体表、股阴间，则为紫白癜风、圆癣、阴癣等。如表现为发热起疹，瘙痒脱屑者，多为风热盛所致；若见渗流滋水，瘙痒结痂者，多为湿热盛引起；若见皮肤肥厚、燥裂、瘙痒者，多由郁热化燥，气血不和，肤失营养所致。

【辨病】

1. 诊断

（1）临床表现

①白秃疮　相当于西医学的白癣。

本病是头癣的一种，多见于学龄儿童，男性多于女性。皮损特征是在头皮有圆形或不规则覆盖灰白鳞屑的斑片。病损区毛发干枯无泽，常在距头皮 0.2～0.4cm 处折断而呈参差不齐。头发易于拔落且不疼痛，病发根部包绕有白色鳞屑形成的菌鞘。自觉瘙痒。发病部位以头顶、枕部居多，但发缘处一般不被累及。青春期可自愈，秃发也能再生，不遗留疤痕。

②肥疮　相当于西医学的黄癣。

俗称"黄癞"，是头癣的一种，多见于农村，好发于儿童。其特征是：有黄癣痂堆积，癣痂呈蜡黄色，肥厚，富黏性，边缘翘起，中心微凹，上有毛发贯穿，质脆易粉碎，有特殊的鼠尿臭。除去黄癣痂，其下为鲜红湿润的糜烂面。病变区头发干燥无光泽。久之毛囊被破坏而成永久性脱发。当病变痊愈后，遗留萎缩性疤痕。本病多由儿童期染病，延至成年始趋向愈，甚至终生不愈。少数糜烂化脓，常致附近出现瞽核肿痛

③鹅掌风　相当于西医学的手癣。《医宗金鉴·外科心法要诀》记载：此证"初起紫白斑点，叠起白皮，坚硬且厚，干枯燥裂，延及遍手"。

本病以成年人多见，男女老幼均可染病。多数为单侧发病，也可波及双手。夏天起水疱病情加重，冬天则枯裂疼痛明显。皮损特点是：初起为掌心或指缝水疱或掌部皮肤角化脱屑、水疱，水疱多透明如晶，散在或簇集，瘙痒难忍。水疱破后干涸，叠起白屑，中心向愈，四周继发疱疹，并可延及手背、腕部。若反复发作，可致手掌皮肤肥厚，枯槁干裂，疼痛，屈伸不利，宛如鹅掌。损害若侵及指甲，可使甲板被蛀蚀变形，甲板增厚或萎缩翘起，色灰白而成灰指甲（甲癣）。鹅掌风病程为慢性，反复发作。

④脚湿气　相当于西医学的足癣。

本病以脚丫糜烂瘙痒伴有特殊臭味而得名。若皮损处感染邪毒，足趾焮红肿痛，起疱糜烂渗液而臭者，称"臭田螺""田螺疱"。《医宗金鉴·外科心法要诀》记载："田螺疱，此证多生足掌，而手掌罕见……初生形如豆粒，黄疱闷胀，硬疼不能着地。连生数疱，皮厚难于自破，传度三五成片湿烂；甚则足跗俱肿，寒热往来。"我国南方地区气温高，潮湿，发病率高。多发于成年人，儿童少见。夏秋病重，多起水疱、糜烂；冬春病减，多干燥裂口。

脚湿气主要发生在趾缝，也见于足底。以皮下水疱，趾间浸渍糜烂，渗流滋水，以及角化过度、脱屑、瘙痒等为特征。分为水疱型、糜烂型、脱屑型，但常以 1～2 种皮肤损害为主。

水疱型：多发在足弓及趾的两侧，为成群或分散的深在性皮下水疱，瘙痒，疱壁厚，内容物清澈，不易破裂。数天后干燥脱屑或融合成多房性水疱，撕去疱壁可显示蜂窝状基底及鲜红色糜烂面。

糜烂型：发生于趾缝间，尤以 3、4 趾间多见。表现为趾间潮湿，皮肤浸渍发白。如将白皮除去后，基底呈鲜红色。剧烈瘙痒，往往搔至皮烂疼痛、渗流血水方止。此型易并发感染。

脱屑型：多发生于趾间、足跟两侧及足底。表现为角化过度，干燥，粗糙，脱屑，皲裂。常由水疱型发展而来，且老年患者居多。

水疱型和糜烂型常因抓破而继发感染，致小腿丹毒、红丝疔或足丫化脓，局部红肿，趾间糜烂，渗流腥臭滋水，胯下臖核肿痛，并可出现形寒发热、头痛骨楚等全身症状。

⑤圆癣　相当于西医学的体癣。

本病因皮损多呈钱币状、圆形，故名圆癣，亦称铜钱癣。以青壮年男性多见，多发于夏季，好发于面部、颈部、躯干及四肢近端。发于股胯、外阴等处者，称阴癣（股癣）。圆癣初起为丘疹或水疱，逐渐形成边界清楚的钱币形红斑，其上覆盖细薄鳞屑。病灶中央皮疹消退，呈自愈倾向，但向四周蔓延，有丘疹、水疱、脓疱、结痂等损害。圆癣的皮损特征为环形或多环形、边界清楚、中心消退、外围扩张的斑块。斑块一般为钱币大或更大，多发时可相互融合形成连环形。若发于腰间，常沿扎裤带处皮肤多汗潮湿处传播，形成带形损害。

阴癣发于胯间与阴部相连的皱褶处，向下可蔓延到阴囊，向后至臀间沟，向上可蔓延至下腹部。由于患部多汗潮湿，易受摩擦，故瘙痒明显，发展较快，皮肤损害基本同圆癣。自觉瘙痒，搔抓日久皮肤可呈苔藓样变，病情多在夏季发作或扩大，入冬痊愈或减轻。

⑥紫白癜风　相当于西医学的花斑癣，俗称汗斑。

本病常发于多汗体质青年，可在家庭中互相传染。皮损好发于颈项、躯干，尤其是多汗部位及四肢近心端。为大小不一、边界清楚的圆形或不规则的无炎症性斑块，色淡褐、灰褐至深褐色，或轻度色素减退，或附少许糠秕状细鳞屑，常融合成片。有轻微痒感，常夏发冬愈，复发率高。

（2）辅助检查

①真菌直接镜检　将取得的病变部鳞屑或分泌物用氢氧化钾涂片镜检，该方法简单、快速，

较易掌握。但镜检仅能确定菌丝和孢子的有无,阳性表示真菌存在,且一次阴性不能完全否定。

②真菌培养 可将取得的病变部鳞屑或分泌物做鉴定菌种的培养。常用培养基为沙堡琼脂培养基,培养阳性后可转种到特殊培养基,根据形态、生化等特性进行菌种鉴定。深部真菌病须做病变组织的病理学检查。

③伍德灯检查 可辅助本病诊断。

2. 鉴别诊断

(1)白屑风与白秃疮 白屑风多见于青年人,症见病变部位白色鳞屑堆叠,梳抓时纷纷脱落,脱发而不断发;无传染性。

(2)白疕与白秃疮 白疕皮损为较厚的银白色鳞屑性斑片,头发呈束状,刮去鳞屑可见渗血点;无断发现象。

(3)头部湿疮与肥疮 头部湿疮有丘疱疹、糜烂、流滋、结痂等多形性损害,瘙痒;一般不脱发。

(4)手部湿疮与鹅掌风 手部湿疮常对称发生;皮损多形性,边界明显;痒剧;可反复发作。

(5)掌跖角化病与鹅掌风、脚湿气脱屑型 本病多自幼年即发病;手掌、足底有对称性的角化和皲裂,无水疱等炎症反应。

(6)白癜风与紫白癜风 白癜风皮损为纯白的色素脱失斑,白斑中毛发也白,边界明显;无痛痒;也不传染。

(7)风热疮与紫白癜风 风热疮有母斑存在,然后继发子斑,皮疹淡红色,皮损长轴沿肋骨方向排列;瘙痒剧烈;有自限性。

【治疗】

本病以杀虫止痒为主要治法,必须彻底治疗。癣病以外治为主;若皮损广泛,自觉症状较重,或抓破染毒者,则以内治、外治相结合为宜。抗真菌西药治疗有一定优势,可中西药合用。

1. 辨证论治

(1)风湿毒聚证

证候:多见于肥疮、鹅掌风、脚湿气,症见皮损泛发,蔓延浸淫,或大部分头皮毛发受累,黄痂堆积,毛发脱而头秃;或手如鹅掌,皮肤粗糙,皮下水疱;或趾丫糜烂、浸渍剧痒;苔薄白,脉濡。

治法:祛风除湿,杀虫止痒。

方药:消风散加地肤子、白鲜皮、威灵仙;或苦参汤加白鲜皮、威灵仙。

(2)湿热下注证

证候:多见于脚湿气伴抓破染毒,症见足丫糜烂,渗流臭水或化脓,肿连足背,或见红丝上窜,胯下臀核肿痛;甚或形寒高热;舌红,苔黄腻,脉滑数。

治法:清热化湿,解毒消肿。

方药:湿重于热者用萆薢渗湿汤;湿热兼瘀者用五神汤;湿热并重者用龙胆泻肝汤。

2. 外治疗法

(1)白秃疮、肥疮 采用拔发疗法。其方法为剪发后每天以0.5%明矾水或热肥皂水洗头,然后在病灶处敷药(敷药宜厚),可用5%硫黄软膏或雄黄膏,用薄膜盖上,包扎或戴帽固定。每天如上法换药1次。敷药1周病发比较松动时,即用镊子将病发连根拔除(争取在3天内拔完）。拔发后继续薄涂原用药膏，每天1次，连续2～3周。

（2）鹅掌风、脚湿气

①水疱型 可选用1号癣药水、2号癣药水、复方土槿皮酊外搽；或二矾汤熏洗；或鹅掌风浸泡方或藿黄浸剂（藿香30g，黄精、大黄、皂矾各12g，醋1kg）浸泡。

②糜烂型 可选用1∶1500高锰酸钾溶液、3%硼酸溶液、二矾汤或半边莲60g煎汤待温，浸泡5分钟，次以皮脂膏或雄黄膏外搽。

③脱屑型 可选用以上软膏外搽，浸泡剂浸泡。如角化增厚较剧，可选用10%水杨酸软膏厚涂，外用油纸包扎，每晚1次，使其角质剥脱；然后再用抗真菌药物，也可用市售治癣中成药。

（3）灰指甲 每日以小刀刮除病甲变脆部分，然后用棉花蘸2号癣药水或30%冰醋酸浸涂。或用鹅掌风浸泡方浸泡，白凤仙花捣烂敷病甲上，或采用拔甲方法。

（4）圆癣 可选用1号癣药水、2号癣药水、复方土槿皮酊等外搽。阴癣由于患部皮肤薄嫩，不宜选用刺激性强的外用药物。若皮损有糜烂痒痛者，宜选用青黛膏外涂。

（5）紫白癜风 用密陀僧散，以茄子片蘸药涂搽患处，或用2号癣药水，或1%土槿皮酊外搽，每天2～3次。治愈后继续用药1～2周，以防复发。

3.其他疗法

（1）头癣 内服药一般单独使用。①伊曲康唑：儿童5mg/（kg·d），疗程6周。伊曲康唑为脂溶性，多吃油脂食物可促进药物吸收。②特比萘芬：儿童体重<20kg者62.5mg/d，20～40kg者125mg/d，>40kg者250mg/d，疗程6周。肝功能不良者以上两种药物应慎用。

（2）体癣和股癣 皮损较广泛者，内服药可选伊曲康唑、特比萘芬、氟康唑等。外用药物可选水杨酸苯甲酸酊、10%冰醋酸溶液、1%～2%咪唑类霜剂或溶液、1%特比萘芬软膏等。每日1～2次，疗程2周以上。

（3）手癣和足癣 内服药可选伊曲康唑、特比萘芬或氟康唑。伊曲康唑0.4g/d，连服1周；特比萘芬0.25g/d，连服1个月；氟康唑每次0.15g，每周1次，连服3～4次。对既往有肝病史者应慎用。外用咪唑类溶液或霜剂，亦可用水杨酸制剂，每日1～2次。皮肤干燥甚至皲裂者用软膏剂，局部封包疗效更好。

（4）花斑癣 皮损面积广泛者可内服伊曲康唑0.2～0.4g/d，至真菌培养阴性为止，以后改为每月服1次伊曲康唑，每次0.2g，以防止复发。外用可选5%～10%硫黄软膏、50%丙二醇、咪唑类及丙烯胺类霜剂或溶液，每日1～2次，连用2周。

【预防与调护】

1.加强癣病基本知识的宣传，对预防和治疗要有正确的认识。

2.注意个人、家庭及集体卫生。对幼儿园、学校、理发室、浴室、旅店等公共场所要加强卫生管理。

3.对已有患者要早发现、早治疗，并坚持治疗以巩固疗效。对患癣病的动物也要及时处理，以消除传染源。

4.要针对不同癣病传染途径做好消毒灭菌工作。白秃疮、肥疮患者要注意理发工具及患者梳、帽、枕巾等的灭菌；脚湿气患者要注意保持足部干燥，勿与他人共用洗脚盆、浴巾、鞋袜等，鞋袜宜干爽透风，并经常洗涤、暴晒；圆癣、阴癣、紫白癜风患者的内衣、裤、床单等要常洗换、暴晒，并宜煮沸消毒。

第六节 虫咬皮炎

张某，男，12岁。右背部见条索状红肿，上有密集的丘疹、水疱伴灼热、疼痛2天。发病时值7月。2天前外出玩耍后，即在右背部出现一索状红肿，上有密集的丘疹、水疱、脓疱，伴灼热、疼痛。

虫咬皮炎是被致病虫类叮咬，接触其毒液或虫体的毒毛而引起的一种皮炎。较常见的致病害虫有蠓、螨、隐翅虫、刺毛虫、跳蚤、虱类、臭虫、飞蛾、蜂等。其临床特点是皮肤上出现红斑、风团、丘疹、水疱、瘀点，呈散在性分布。多见于昆虫孳生的夏秋季节，好发于暴露部位。一般无全身不适，严重者可有畏寒发热、头痛恶心、胸闷、呼吸困难等全身中毒症状。

虫咬皮炎为西医学病名，相当于中医学的恶虫叮咬。《外科正宗·恶虫叮咬》曰："恶虫乃各禀阴阳毒种而生。见之者勿触其恶，且如蜈蚣用钳，蝎蜂用尾，恶蛇以舌螫人，自出有意附毒害人，必自知其恶也。凡有所伤，各寻类而推治。"

【病因病机】

1. 人体皮肤被昆虫叮咬，接触其毒液，或接触虫体的有毒毛刺，邪毒侵入肌肤，与气血相搏；或禀赋不耐，过敏而成本病。

2. 禀赋不耐，高度敏感者，感染虫毒后正邪交争剧烈，毒邪入于营血，或侵蚀筋脉或累及脏腑，则皮损严重，并有全身中毒反应。

西医学认为，虫咬皮炎是因虫类叮咬，昆虫将口器刺入皮肤吸血，或将毒汁注入体内，或接触其毒液及虫体的毒毛所致。

【辨病】

1.诊断

（1）临床表现 本病多见于昆虫孳生的夏秋季节，好发于暴露部位。尤以小儿及青少年多见。

皮损以丘疹、风团或瘀点为多见，亦可出现红斑、丘疱疹或水疱，皮损中央常可见有刺吮点，散在分布或数个成群（彩图10-11）。由于搔抓而水疱破裂，引起糜烂，有的可继发感染，或局部臀核肿大。自觉奇痒，灼热红肿或疼痛。一般无全身不适，严重者有畏寒发热、头痛、恶心、胸闷、呼吸困难等全身中毒症状。

因虫类不同，其皮损表现也有差异：

①蠓虫皮炎 叮咬后局部出现瘀点和黄豆大小的风团，奇痒，个别发生水疱，甚至引起丘疹性荨麻疹。

②螨虫皮炎 粟米至黄豆大小的红色丘疱疹，或为紫红色的肿块或风团，有时可见到虫咬的痕迹，或因搔抓而有抓痕和血痂。

③隐翅虫皮炎 皮损多呈线状或条索状红肿，上有密集的丘疹、水疱或脓疱（彩图10-12）。自觉灼热、疼痛。

④桑毛虫皮炎 皮损为绿豆至黄豆大小的红色斑丘疹、丘疱疹或风团，剧痒。

⑤松毛虫皮炎 皮损为斑疹、风团，间有丘疹、水疱、脓疱、皮下结节等。不少患者伴有关节红肿疼痛，甚至化脓，但脓液培养无细菌生长。

⑥蜂螫皮炎　伤处有烧灼感，或显著的痛痒感，局部很快出现红肿。如被群蜂同时螫伤，可发生大面积的肿胀。可伴有头晕、恶心、呕吐等症状，严重者可晕厥。

（2）辅助检查　对疑似桑毛虫、松毛虫皮炎患者，可用解剖显微镜直接检查，或以透明胶纸粘贴皮疹后用低倍显微镜检查，找到毒毛则可予以确诊。

2. 鉴别诊断

瘾疹（荨麻疹）发病突然，皮肤出现红色或苍白色风团，时隐时现，消退迅速，不留痕迹，以后又成批发生。其中风团时起时消、发无定处是主要鉴别点。

【治疗】

本病以预防为主，发病后以外治为主，轻者外治可愈，重者内、外合治。治法主要为清热解毒止痒。外治是关键。

1. 辨证论治

热毒蕴结证

证候：皮疹较多，成片红肿，水疱较大，瘀斑明显，皮疹附近臖核肿大；伴畏寒，发热，头痛，恶心，胸闷；舌红，苔黄，脉数。

治法：清热解毒，消肿止痒。

方药：五味消毒饮合黄连解毒汤加减。常用金银花、连翘、蒲公英、野菊花、紫背天葵、黄连、黄芩、牡丹皮、赤芍、白鲜皮等。

2. 外治疗法

（1）初起红斑、丘疹、风团等皮损，用1%薄荷三黄洗剂（即三黄洗剂加薄荷脑1g）外搽。

（2）生于毛发处者剃毛后外搽50%百部酊杀虫止痒。

（3）感染邪毒，水疱破后糜烂红肿者，可用马齿苋煎汤湿敷，再用青黛散油剂涂搽；或外用颠倒散洗剂外搽。

（4）松毛虫、桑毛虫皮炎可用橡皮膏粘去毛刺，外涂5%碘酒。

（5）蜂螫皮炎应先拔去毒刺，火罐吸出毒汁，消毒后用紫金锭磨水外涂。

3. 其他疗法

（1）外涂1%～2%薄荷洗剂或炉甘石洗剂或5%樟脑乙醇以止痒。隐翅虫皮炎外用肥皂水或1：5000～1：8000高锰酸钾溶液湿敷，再涂1：10聚维酮碘溶液。虱病可用1%γ-666霜。

（2）内服可选抗组胺药物。

【预防与调护】

1. 保持环境清洁卫生，消灭害虫。
2. 衣服、被褥应勤洗勤晒，防虫藏身。
3. 儿童户外玩耍时要涂防虫叮咬药物。
4. 发病期间忌海鲜鱼腥发物，多饮水，多吃蔬菜、水果，保持大便通畅。

第七节　疥　疮

王某，男，22岁。全身皮肤起红色丘疹、水疱、结痂伴瘙痒2月余。患者住集体宿舍，室友有类似患者2人，2个月前指缝、腕屈侧、小腹、股内侧，出现红色丘疹、丘疱疹、小水疱，剧烈瘙痒，夜间更甚，1个月前阴囊出现结节。

疥疮是由疥虫（人型疥螨）寄生在人体皮肤所引起的一种接触传染性皮肤病。其临床特点是夜间剧痒，在皮损处有灰白色、浅黑色或普通皮色的隧道，可找到疥虫。

中医文献中又称"虫疥""癞疥""干疤疥"；若继发感染，称为"脓窝疥"。《诸病源候论·小儿杂病诸候·疥候》曰："疥疮，多生手足指间，染渐生至于身体，痒有脓汁……其疮里有细虫，甚难见。小儿多因乳养之人病疥，而染着小儿也。"

本病西医亦称疥疮。

【病因病机】

疥疮是由疥虫通过密切接触传染所致。其传染性很强，在家庭或集体宿舍中可相互传播，可因使用患者用过而未经消毒的衣服、被席、用具等传染而得。本病发生后，患者常伴有湿热之邪郁于肌肤的症状。

西医学的认识与中医学基本相同，疥螨俗称疥虫，种类很多，主要由人疥螨和动物疥螨致病。西医学认为，疥疮由人疥螨引起。疥螨寄生在表皮内，从卵到成虫需15天左右，疥螨离开人体后可存活2～3天，可通过气味和体温寻找新的宿主。动物疥螨亦可感染人，但因人皮肤不是其合适的栖息地，人感染后症状较轻，有自限性。

【辨病】

1. 诊断

（1）临床表现　本病传染性极强，冬春季多见。易在集体生活的人群中和家庭内流行。皮损好发于皮肤薄嫩和皱褶处，如手指侧、指缝、腕肘关节屈侧、腋窝前缘、女性乳房下、少腹、外阴、腹股沟、大腿内侧等处。头面部和头皮、掌跖一般不易累及，但婴幼儿例外。皮疹主要为红色小丘疹、丘疱疹、小水疱、隧道、结节和结痂。水疱常见于指缝；结节常见于阴囊、少腹等处；隧道为疥疮的特异性皮疹，长约0.5mm，弯曲，微隆起，呈淡灰色或皮色，在隧道末端有1个针头大的灰白色或微红的小点，为疥虫隐藏处。如不及时治疗，迁延日久则全身遍布抓痕、结痂、黑色斑点，甚至脓疱。久病男性患者阴茎、阴囊有结节；女性皮损主要在小腹、会阴部。患者常有奇痒，遇热或夜间尤甚，常影响睡眠。

（2）辅助检查　刮取皮损部位，阳性标本可找到疥螨或椭圆形、淡黄色的薄壳虫卵。

2. 鉴别诊断

（1）寻常痒疹　多数自幼童开始发病；好发于四肢伸侧，丘疹较大；常并发腹股沟淋巴结肿大。

（2）皮肤瘙痒症　好发于四肢，重者可延及全身；皮损主要为抓痕、血痂和脱屑，无疥疮特有的丘疹、水疱和隧道。

（3）丘疹性荨麻疹　多见于儿童；好发于躯干与四肢；皮疹主要表现为红斑与风团，皮疹似梭形，顶部有小丘疹或小水疱。

（4）虱病　主要表现为躯干或会阴部位皮肤瘙痒及血痂，指缝无皮疹；在衣缝处或毛发部位常可找到虱子或虫卵。

【治疗】

本病以杀虫止痒为主要治法。必须隔离治疗，以外治为主。一般不需内服药，若抓破染毒则须内外合治。

1.辨证论治

湿热蕴结证

证候：皮损以水疱为多，丘疱疹泛发，壁薄液多，破流脂水，浸淫糜烂，或脓疱多，或起红丝走窜，臀核肿痛；舌红，苔黄腻，脉滑数。

治法：清热化湿，解毒杀虫。

方药：黄连解毒汤合三妙丸加减。常用金银花、连翘、蒲公英、野菊花、黄芩、黄柏、苍术、薏苡仁、白鲜皮、地肤子、百部、苦参等。

2.外治疗法　疥疮以外治杀虫为主。硫黄治疗疥疮，古今皆为常用特效药物。临床多与水银、雄黄等杀虫药配用，以油调敷，或与大枫子、蓖麻仁等有油脂之果仁捣膏用之。目前临床常用浓度5%～20%的硫黄软膏，小儿用5%～10%、成人用10%～15%的浓度，若患病时间长，可用20%的浓度，但浓度不宜过高，否则易产生皮炎；亦可用含水银的制剂一扫光或雄黄软膏等外搽。

具体的涂药方法是：先以花椒9g、地肤子30g煎汤外洗，或用温水肥皂洗涤全身后再搽药。一般先搽好发部位，再涂全身。每天早、晚各涂1次，连续3天，第4天洗澡，换洗席被，此为1个疗程。一般治1～2个疗程，停药后观察1周左右，如无新皮损出现，即为痊愈。因为疥虫卵在产生后1周左右才能发育为成虫，故治疗后观察以1周为妥。

3.其他疗法　目前临床常用优力肤乳剂、疥宁霜等外搽，每日1次。

【预防与调护】

1.加强卫生宣传及监督管理，对公共浴室、旅馆、车船上的衣被应定期严格消毒。

2.注意个人卫生，勤洗澡，勤换衣服，被褥常洗晒。

3.接触疥疮患者后用肥皂水洗手。患者所用衣服、被褥、毛巾等均须煮沸消毒，或在阳光下充分暴晒，以便杀灭疥虫及虫卵。

4.彻底消灭传染源，注意消毒隔离。家庭和集体宿舍患者应分居，并积极治疗，以杜绝传染源。

5.发病期间忌食辛燥鱼腥发物。

第八节　日晒疮

李某，女，22岁。室外游泳后暴露皮肤红肿热痛1天。1天前中午于室外游泳2小时后，暴露部位皮肤出现弥漫性红斑、水肿，自觉局部灼热、瘙痒，轻微灼痛。

日晒疮是皮肤受日光暴晒而引起的炎症性皮肤病。因日晒成疮而得名。其临床特点是皮肤暴晒部位焮红漫肿，甚至燎浆起疱，灼热痒痛。多发于盛夏及春末夏初。明代《外科启玄·日晒疮》："三伏炎天，勤苦之人，劳于工作，不惜身命，受酷日曝晒，先疼后破而成疮者，非血气所生也。"

本病相当于西医学的日光性皮炎，又称日晒伤。

【病因病机】

1.禀赋不耐，腠理不密，不能耐受日光暴晒，热毒侵袭，灼伤皮肤，而致局部焮红漫肿。

2.湿热内蕴，又反复日晒，盛夏暑湿与热毒之邪侵袭，与内湿相搏壅滞于肌肤，而出现红斑、水疱、糜烂等病变。

西医学认为，本病是因皮肤受到了超过耐受量的日光照射，引起表皮、真皮的炎症反应，发病情况视日光强度、暴晒时间及个体皮肤敏感性而异。

【辨病】

1. 诊断

（1）临床表现　本病多在照射日光后数小时或十余小时内发病，也有慢性发病者。好发于皮肤暴露部位，如颜面、颈项、前臂、手背。皮损表现为弥漫性红斑、水肿，重者可出现水疱，甚至糜烂。部分患者呈多形性损害，表现为丘疹、丘疱疹、水肿性红斑等。反复发作或长期日晒者，可出现慢性损害，如皮肤增厚、角化、萎缩、毛细血管扩张、色素沉着或减退。局部灼热、瘙痒，甚至灼痛。一般无明显全身症状，若皮损面积大时，可伴有发热、畏寒、头痛、乏力、恶心等。皮损轻者一般在 2～3 天后开始消退，红斑渐变为暗红或红褐色，脱屑，消退后留色素沉着。反复发作或长期日晒者，可出现慢性损害，迁延不愈。

（2）辅助检查　必要时可行光斑试验和紫外线红斑反应试验等检查。

2. 鉴别诊断

（1）漆疮（接触性皮炎）　有接触刺激物史，皮损发于接触刺激部位，与日晒无关，可发生于任何季节。

（2）癞皮病（烟酸缺乏症）　除暴露部位皮炎外，有明显的舌炎和腹泻等消化系统症状，以及烦躁、抑郁、幻想、运动失调和丧失定向力等神经系统症状。

（3）鬼脸疮（盘状红斑狼疮）　为浸润性红斑，境界清楚，边缘稍隆起，表面鳞屑固着，有角栓，持续不退。

（4）湿疮（湿疹）　皮损多形态，发生的部位与光线照射和季节的关系不大。

【治疗】

1. 辨证论治

（1）热毒侵袭证

证候：多见于夏季，暴露部位皮肤日晒后弥漫性潮红、肿胀，或见红色丘疹集簇，甚者可发生水疱、大疱，局部有刺痛、灼热、瘙痒感；可伴有发热，头痛，口渴，大便干结，小便短赤等；舌质红或红绛，苔黄，脉数。

治法：清热凉血解毒。

方药：清营汤加减。常用生地黄、玄参、黄芩、栀子、知母、牡丹皮、赤芍、生石膏、野菊花、苍术、苦参、土茯苓、生苡仁、青蒿等。身热、口渴、汗出者，加白虎汤。

（2）暑湿热毒证

证候：日晒部位皮肤红肿、红色丘疹、小水疱、糜烂、渗液，瘙痒较著；可伴身热不扬，头胀痛，胸闷，纳呆，小便短赤；舌质红，苔白腻或黄腻，脉滑数或濡数。

治法：清暑利湿解毒。

方药：三石汤合清暑汤加减。常用金银花、鲜扁豆花、连翘、青蒿、牡丹皮、赤芍、藿香、香薷等。皮损红肿明显者，加白茅根；头重如裹、胸脘痞闷者，加鲜佩兰、厚朴。

2. 外治疗法　外搽以遮光、止痒、消炎为原则。

（1）轻者先以凉水湿敷患处，再酌情选用炉甘石洗剂、氧化锌油等外涂。

（2）糜烂、渗液较多，选用生石膏、生地榆、金银花、生甘草等，水煎，待凉后湿敷患处，每日2～3次。

（3）脱皮痛痒明显者，选用湿润烧伤膏或青黛膏，外涂，每日2～3次。

【预防与调护】

1. 经常参加户外锻炼，以提高皮肤对日光的耐受性。
2. 避免烈日过度暴晒，外出时注意防晒，穿浅色长袖衣衫，涂防晒剂。
3. 避免接触光感性物质，如化妆品中香料、某些染料、沥青、荧光增白剂。某些药物如磺胺、四环素、阿司匹林等，泥螺，以及很多绿叶野菜、蔬菜含光敏物质，患者应忌食。
4. 对日光敏感的患者，尽可能避免日光照射。
5. 已发病患者，皮损局部禁用热敷，避免搔抓。

第九节　湿　疮

王某，男，36岁。全身红斑、丘疹、水疱、糜烂伴剧烈瘙痒10天。患者有类似病史2年，反复发作，此次发病前曾食用海鲜。刻诊：全身泛发红斑、丘疹、丘疱疹、水疱、糜烂、渗液，并有散在脓疱，境界不清。伴有剧烈瘙痒，胸闷纳呆，口苦，大便干，小便赤少。舌质红，苔薄黄，脉滑数。

湿疮是一种过敏性炎症性皮肤疾患。因皮损总有湿烂、渗液、结痂而得名。其临床特点是皮损对称分布，多形损害，剧烈瘙痒，有渗出倾向，反复发作，易成慢性等。根据病程可分为急性、亚急性、慢性三类。急性湿疮以丘疱疹为主，炎症明显，易渗出；慢性湿疮以苔藓样变为主，易反复发作。本病男女老幼皆可发病，但以先天禀赋不耐者为多，无明显季节性，但冬季常复发。根据皮损形态不同，名称各异。如浸淫全身、滋水较多者，称为浸淫疮；以丘疹为主者，称为血风疮或粟疮。根据发病部位的不同，其名称也不同。如发于耳部者，称为旋耳疮；发于手足部者，称为瘑疮；发于阴囊部者，称为肾囊风；发于脐部者，称为脐疮；发于肘、膝弯曲部者，称为四弯风；发于乳头者，称为乳头风。《医宗金鉴·外科心法要诀》记载："浸淫疮……此证初生如疥，搔痒无时，蔓延不止，抓津黄水，浸淫成片，由心火、脾湿受风而成。"该书中还指出："血风疮……此证由肝、脾二经湿热，外受风邪，袭于皮肤，郁于肺经，致遍身生疮，形如粟米，搔痒无度。抓破时，津脂水浸淫成片，令人烦躁、口渴、搔痒，日轻夜甚。"

本病相当于西医学的湿疹。

【病因病机】

由于禀赋不耐，饮食失节，或过食辛辣刺激荤腥动风之物，脾胃受损，失其健运，湿热内生，又兼外受风邪，内外两邪相搏，风湿热邪浸淫肌肤所致。急性者以湿热为主；亚急性者多与脾虚湿恋有关；慢性者则多病久耗伤阴血，血虚风燥，乃致肌肤甲错。发于小腿者则常由经脉弛缓、青筋暴露，气血运行不畅，湿热蕴阻，肤失濡养所致。

西医学认为，本病病因尚不清楚，发病机制与各种外因（食物、吸入物等）、内因（慢性感染病灶、内分泌及代谢改变等）相互作用有关，某些患者可能由迟发型变态反应介导。

【辨病】

1. 诊断

（1）临床表现

1）急性湿疮　相当于西医学的急性湿疹。

起病较快，皮损常为对称性、原发性和多形性（常有红斑、潮红、丘疹、丘疱疹、水疱、脓疱、流滋、结痂并存）。可发于身体的任何部位，亦可泛发全身，但常发于头面、耳后、手足、阴囊、外阴、肛门等，多呈对称分布。病变常为片状或弥漫性，无明显边界。皮损为多数密集的粟粒大小的丘疹、丘疱疹，基底潮红，由于搔抓，丘疹、丘疱疹或水疱顶端抓破后流滋、糜烂及结痂，皮损中心较重，外周有散在丘疹、红斑、丘疱疹，故边界不清。如不转化为慢性，1～2个月可脱去痂皮而愈。自觉瘙痒剧烈，搔抓、肥皂热水烫洗、饮酒、食辛辣发物均可使皮损加重，瘙痒加剧，重者影响睡眠。搔抓染毒多致糜烂、渗液、化脓，并可发生臀核肿大等。

2）亚急性湿疮　相当于西医学的亚急性湿疹。

常由急性湿疮未能及时治疗，或处理失当，病程迁延所致；也可初发即呈亚急性湿疮。皮损较急性湿疮轻，以丘疹、结痂、鳞屑为主，仅有少量水疱及轻度糜烂（彩图10-13）。自觉剧烈瘙痒，夜间尤甚。

3）慢性湿疮　相当于西医学的慢性湿疹。

常由急性和亚急性湿疮处理不当，长期不愈，或反复发作而成。部分患者一开始即表现为慢性湿疮的症状。皮损多局限于某一部位，如小腿、手足、肘窝、腘窝、外阴、肛门等处。表现为皮肤肥厚粗糙，触之较硬，色暗红或紫褐，皮纹显著或呈苔藓样变。皮损表面常附有鳞屑，伴抓痕、血痂、色素沉着，部分皮损可出现新的丘疹或水疱，抓破后有少量流滋。发生于手足及关节部位者常易出现皲裂，自觉疼痛，影响活动。患者自觉瘙痒，呈阵发性，夜间或精神紧张、饮酒、食辛辣发物时瘙痒加剧。病程较长，反复发作，时轻时重。

4）特定部位湿疮　某些特定部位湿疮，临床表现有一定的特异性。

①耳部湿疮　又称旋耳疮。多发生在耳后皱襞处，也可见于耳轮上部及外耳道，皮损表现为红斑、流滋、结痂及皲裂，有时带脂溢性，常两侧对称。

②头部湿疮　多由染发剂、生发剂、洗发剂等刺激所引起。呈弥漫性，甚至累及整个头皮，可有脓性流滋，覆以或多或少的黄痂，痂多时可将头发黏结成团，或化脓染毒而发生臭味，甚至可使头发脱落。

③面部湿疮　常见于额部、眉部、耳前等处。皮损为淡色或微红的斑，其上有或多或少的鳞屑，常对称分布，自觉瘙痒（彩图10-14）。由于面部经常洗擦或应用化妆品刺激，病情易反复发作。

④乳房湿疮　主要见于女性。损害局限于乳头，表现为潮湿、糜烂、流滋，上覆以鳞屑，或结黄色痂皮，反复发作可出现皲裂，疼痛，自觉瘙痒，一般不化脓。

⑤脐部湿疮　皮损为位于脐窝的鲜红或暗红色斑片，或有糜烂、流滋、结痂，皮损边界清楚，不累及外周正常皮肤，常有臭味，自觉瘙痒，病程较长。

⑥手部湿疮　由于手是暴露部位，接触致病因素机会较多，故手部湿疮极为常见。好发于手背及指端掌面，可蔓延至手背和手腕部，皮损形态多样，边界不清，表现为潮红、糜烂、流滋、结痂；至慢性时皮肤肥厚粗糙，因手指经常活动而皲裂，病程较长，顽固难愈。

⑦阴囊湿疮　为湿疮中常见的一种。局限于阴囊皮肤，有时可延至肛周，甚至阴茎部。有潮

湿型和干燥型两种。前者表现为整个阴囊肿胀、潮红、轻度糜烂、流滋、结痂，日久皮肤肥厚，皮色发亮，色素加深；后者潮红、肿胀不如前者，皮肤浸润变厚，呈灰色，上覆鳞屑，且有裂隙，因经常搔抓而有不规则小片色素消失，瘙痒剧烈，夜间更甚，常影响睡眠和工作。

⑧小腿湿疮 好发于小腿下 1/3 内侧，常伴有青筋暴露，皮损呈局限性暗红色，弥漫密集丘疹、丘疱疹，糜烂、流滋，日久皮肤变厚、色素沉着。常伴发小腿溃疡。部分患者皮损中心色素减退，可形成继发性白癜风。

⑨钱币状湿疮 是湿疮的一种特殊类型，因其皮损似钱币状而得名。常发于冬季，与皮肤干燥同时发生。皮损好发于手足背、四肢伸侧、肩、臀、乳房等处。皮损为红色小丘疹或丘疱疹，密集而呈钱币状，滋水较多。慢性者皮肤肥厚，表面有结痂及鳞屑，皮损的周围散发丘疹、水疱，常呈"卫星状"。自觉瘙痒剧烈，反复发作，不易治愈。

（2）辅助检查 可进行过敏原检测以协助明确病因，有可疑外因接触史者（如手部湿疮）可做皮肤斑贴试验。

2. 鉴别诊断

（1）接触性皮炎 与急性湿疮鉴别（表 10-1）。

表 10-1 急性湿疮与接触性皮炎鉴别

	急性湿疮	漆疮
病因	病因复杂，常不明确	常有明显的病因
好发部位	任何部位，常对称发生	主要局限于接触部位
皮疹	多形性，丘疹，水疱等	较单一，有红肿、水疱
皮损境界	边界弥漫不清	境界清楚
接触史	不明确	有
主观症状	瘙痒剧烈	瘙痒或灼热感
转归	常有复发倾向	去除病因，较快痊愈，不再接触即不复发

（2）牛皮癣 与慢性湿疮相鉴别。本病好发于颈项、肘、尾骶部，皮损分布常不对称；有典型的苔藓样变，皮损倾向干燥；无多形性损害。

（3）鹅掌风、脚湿气 与手足部的湿疮鉴别。鹅掌风、脚湿气多从单侧发病，好发于掌跖或指趾间，有小水疱、脱屑等，向对侧传染蔓延；可伴有甲损害。真菌镜检阳性。

【治疗】

本病以清热利湿止痒为主要治法。急性者以清热利湿为主，慢性者以养血润肤为主。外治宜用温和的药物，以免加重病情。

1. 辨证论治

（1）湿热蕴肤证

证候：发病快，病程短，皮损潮红，有丘疱疹，灼热瘙痒无休，抓破渗液流脂水；伴心烦口渴，身热不扬，大便干，小便短赤；舌红，苔薄白或黄，脉滑或数。

治法：清热利湿止痒。

方药：龙胆泻肝汤合萆薢渗湿汤加减。常用龙胆草、黄芩、萆薢、生苡仁、茵陈、白鲜皮、六一散等。水疱多，破后流滋多者，加土茯苓、鱼腥草；热盛者，加黄连解毒汤；瘙痒重者，加紫荆皮、地肤子。

（2）脾虚湿蕴证

证候：发病较缓，皮损潮红，有丘疹，瘙痒，抓后糜烂渗出，可见鳞屑；伴纳少，腹胀便溏，易疲乏；舌淡胖，苔白腻，脉濡缓。

治法：健脾利湿止痒。

方药：除湿胃苓汤或参苓白术散加减。常用苍术、白术、茯苓、薏苡仁、陈皮、白鲜皮、泽泻、大腹皮、白花蛇舌草、炒麦芽、紫荆皮、六一散等。

（3）血虚风燥证

证候：病程久，反复发作，皮损色暗或色素沉着，或皮损粗糙肥厚，剧痒难忍，遇热或肥皂水洗后瘙痒加重；伴有口干不欲饮，纳差，腹胀；舌淡，苔白，脉弦细。

治法：养血润肤，祛风止痒。

方药：当归饮子或四物消风饮加减。常用当归、生地黄、丹参、鸡血藤、荆芥、防风、乌梢蛇、徐长卿等。瘙痒不能入眠者，加珍珠母（先煎）、夜交藤、酸枣仁。

2. 外治疗法

（1）急性湿疮　初起仅有潮红、丘疹，或少数水疱而无渗液时，外治宜清热安抚，避免刺激，可选用清热止痒的中药苦参、黄柏、地肤子、荆芥等煎汤湿敷，或用三黄洗剂、炉甘石洗剂外搽。若水疱糜烂、渗出明显时，外治宜收敛、消炎，促进表皮恢复，可选用黄柏、生地榆、马齿苋、野菊花等煎汤，或10%黄柏溶液，或2%～3%硼酸水冷敷，用青黛散麻油调搽。急性湿疮后期滋水减少时，外治宜保护皮损，避免刺激，促进角质新生，清除残余炎症，可选黄连膏、青黛膏外搽。

（2）亚急性湿疮　外治原则为消炎、止痒、燥湿、收敛，选用青黛膏、3%黑豆馏油、5%黑豆馏油软膏外搽。

（3）慢性湿疮　可选用各种软膏剂、乳剂，根据瘙痒及皮肤肥厚程度加入不同浓度的止痒剂、角质促成和溶解剂，一般可外搽5%硫黄软膏、10%～20%黑豆馏油软膏。

3. 其他疗法

（1）内服西药　以抗炎、止痒为目的，选用抗组胺药、镇静剂。如扑尔敏、苯海拉明、多虑平、酮替芬、氯雷他定、西替利嗪、咪唑斯汀等，可选其中1～2种药应用。急性期可选用钙剂、维生素C、硫代硫酸钠等静脉给药，或用普鲁卡因静脉封闭疗法。合并感染者加用抗生素。

（2）外用西药　急性期无渗液者用氧化锌油，渗出多者用3%硼酸溶液湿敷；当渗出减少时，可用糖皮质激素霜剂，可与油剂交替使用。亚急性期用糖皮质激素乳剂、糊剂。慢性期选用软膏、硬膏、涂膜剂。对顽固局限肥厚性损害可用糖皮质激素作局部皮内注射，每周1次，4～6次为1个疗程。

【预防与调护】

1. 急性湿疮忌用热水烫洗，忌用肥皂等刺激物洗患处。

2. 湿疮患者应避免搔抓，以防感染。

3. 应忌食辛辣、鱼虾及鸡、鹅、牛、羊肉等发物，亦应忌食香菜、韭菜、芹菜、姜、葱、蒜等辛香之品。

4. 急性湿疮或慢性湿疮急性发作期间应暂缓预防注射各种疫苗和接种牛痘。

附：婴儿湿疮

婴儿湿疮是发于 1 ～ 2 岁婴儿的过敏性皮肤病。又称奶癣、胎敛疮。相当于西医学的婴儿湿疹。其临床特点是：好发在头面，重者可延及躯干和四肢，患儿常有家族过敏史，多见于人工哺育的婴儿。

本病多由于禀性不耐，脾胃运化失职，内有胎火湿热，外受风湿热邪，两者蕴阻肌肤而成；或因消化不良、食物过敏、衣服摩擦、肥皂水洗涤刺激等而诱发。

临床表现方面，皮损好发于颜面，多自两颊开始，渐侵至额部、眉间、头皮，反复发作，严重者可侵延至颈部、肩胛部，甚至遍及全身。皮损形态多样，分布大多对称，时轻时重。在面部者，初为簇集的或散在的红斑或丘疹；在头皮或眉部者，多有油腻性的鳞屑和黄色发亮的结痂。病轻者仅有淡红的斑片，伴有少量的丘疹、小水疱和小片糜烂流滋；病重者红斑鲜艳，水疱多，以糜烂流滋为主。转为亚急性者水疱减少，暗红色斑片，丘疹稀疏，附有鳞屑。若过分搔抓、摩擦、洗烫，则糜烂加重，流滋增多，并可向颈部、躯干、四肢蔓延。常因皮肤破损而继发感染，引起附近瘰核肿痛，伴有发热、食欲减退、便干溲赤等全身症状。因剧痒患儿常用手搔抓，烦躁，哭闹不安，常影响健康和睡眠。有些婴儿湿疹到 2 岁后未愈，有家族过敏史或有哮喘、过敏性鼻炎等病史，应考虑为特应性皮炎。

根据发病年龄及皮损特点，婴儿湿疮可分为三型：①脂溢型：多发于出生后 1 ～ 2 个月的婴儿。皮损在前额、面颊、眉周围，呈小片红斑，上附黄色鳞屑，颈部、腋下、腹股沟常有轻度糜烂。停乳后可痊愈。②湿型（渗出型）：多发于饮食无度、消化不良、外形肥胖、3 ～ 6 个月的婴儿。皮损有红斑、丘疹、水疱、糜烂、流滋。易继发感染而有发热、纳呆、吵闹、瘰核肿大等症状。③干型（干燥型）：多发于营养不良而瘦弱或皮肤干燥的 1 岁以上婴儿。皮损潮红、干燥、脱屑，或有丘疹和片状浸润，常反复发作，迁延难愈。

临床上需与黄水疮（脓疱疮）、湮尻疮（尿布皮炎）相鉴别。

中药内治上，胎火湿热证治宜凉血清火、利湿止痒，方选消风导赤汤加减；脾虚湿蕴证治宜健脾利湿，方选小儿化湿汤加土茯苓、鱼腥草。外治法使用上，脂溢型和湿型用生地榆、黄柏煎水或马齿苋合剂、2% 硼酸水外用冷湿敷，待流滋、糜烂减轻后，选用青黛散油、黄连油或蛋黄油外搽；干型用三黄洗剂、黄柏霜外搽。

第十节　接触性皮炎

王某，男，32 岁。腰部红斑，肿胀作痒 2 天。患者发病前因腰部扭伤外用中药药膏，数小时后感常见贴膏药处皮肤刺痒，揭除膏药后发现局部皮肤红肿，边界与膏药形状一致。

接触性皮炎是指因皮肤或黏膜接触某些外界致病物质所引起的皮肤急性或慢性炎症反应。其临床特点是发病前均有明显的接触某种物质的病史，好发于接触部位，皮疹有红斑、丘疹、水疱、糜烂、渗出、结痂等。中医文献中没有一个统一的病名来概括接触性皮炎，而是根据接触物质的不同及其引起的症状特点而有不同的名称。如因漆刺激而引起者，称为漆疮；因贴膏药引起者，称为膏药风；接触马桶引起者，称为马桶癣等。

【病因病机】

由于患者禀赋不耐，皮肤腠理不密，接触某些物质，例如漆、药物、塑料、橡胶制品、染料和某些植物的花粉、叶、茎等，使毒邪侵入皮肤，蕴郁化热，邪热与气血相搏而发病。但体质因素是发病的主要原因，同一种物质，禀赋不耐者接触后易发病。

西医学认为，接触性皮炎分为原发刺激性接触性皮炎和变态反应性接触性皮炎两种。①刺激性接触性皮炎：接触物（如强酸、强碱等）本身具有强烈刺激性，任何人接触该物均可发病。或虽刺激性较小，但接触时间长也可致病。②变应性接触性皮炎：为典型的 IV 型超敏反应。接触物为致敏因子，本身并无刺激性，多数人接触后不发病，仅有少数过敏体质者接触后发病。能引起接触性皮炎的接触物质很多，主要有动物性、植物性和化学性三种。本病的发病机理十分复杂，目前尚未完全阐明。

【辨病】

1. 诊断

（1）临床表现　本病发生前有明显的接触史，均有一定的潜伏期，第一次在 4～5 天以上，再次接触发病时间缩短，多数在数小时或 1 天左右。但由强酸、强碱等强烈的刺激物所致可立即发生皮损而无潜伏期。

一般急性发病，常见于暴露部位，如面、颈、四肢。皮损的形态、范围、严重程度取决于接触物质种类、性质、浓度、接触时间的久暂、接触部位和面积大小，以及机体对刺激物的反应程度。皮损边界清楚，多局限于接触部位，形态与接触物大抵一致。皮疹一般为红斑、肿胀、丘疹、水疱或大疱、糜烂、渗出等，一个时期内以某一种皮损为主（彩图 10-15）。若为强酸、强碱或其他强烈化学物质接触，常可引起坏死或溃疡。若发生在组织疏松部位，如眼睑、包皮、阴囊处则表现为皮肤局限性水肿，皮肤光亮，表面纹理消失，无明确边缘。若患者反应强烈，则皮疹不仅局限于接触部位，还可播散到其他部位，甚至泛发全身。自觉瘙痒、烧灼感，重者疼痛。少数患者伴有怕冷、发热、头痛、恶心等全身症状。病因去除和恰当处理后可在 1～2 周内痊愈。但反复接触或处理不当，可转变为亚急性或慢性，皮损表现为肥厚粗糙，呈苔藓样变。

（2）辅助检查　将可疑致敏物用适当溶剂配成一定比例的浓度做斑贴试验，若示阳性则提示患者对被试物过敏。

2. 鉴别诊断

（1）急性湿疮　与接触性皮炎鉴别，具体见湿疮一节的内容。

（2）颜面丹毒　无异物接触史；全身症状严重，常有寒战、高热、头痛、恶心等症状；皮疹以水肿性红斑为主，形如云片，色若涂丹；自感灼热、疼痛而无瘙痒。其中无接触史，疼痛，高热是主要鉴别点。

【治疗】

本病以清热祛湿止痒为主要治法。首先应避免接触过敏物质，否则治疗无效。急性者以清热祛湿为主，慢性者以养血润燥为主。

1. 辨证论治

（1）风热蕴肤证

证候：起病较急，好发于头面部，皮损色红，肿胀轻，其上为红斑或丘疹，自觉瘙痒、灼热；心烦，口干，小便微黄；舌红，苔薄白或薄黄，脉浮数。

治法：疏风清热止痒。

方药：消风散加减。常用荆芥、防风、牛蒡子、苦参、金银花、连翘、蝉衣、僵蚕、生地黄、紫荆皮（花）、甘草等。

（2）湿热毒蕴证

证候：起病急骤，皮损面积较广泛，其色鲜红肿胀，上有水疱或大疱，水疱破后则糜烂渗液，自觉灼热、瘙痒；伴发热，口渴，大便干，小便短黄；舌红，苔黄，脉弦滑数。

治法：清热祛湿，凉血解毒。

方药：龙胆泻肝汤合化斑解毒汤加减。常用龙胆草、黄芩、黄柏、苍术、茯苓、泽泻、生石膏、连翘、牡丹皮、六一散等。黄水多者，加土茯苓、紫荆皮、马齿苋；红肿面积广泛者，加熟大黄、紫荆皮、桑白皮。

（3）血虚风燥证

证候：病程长，病情反复发作，皮损肥厚、干燥、有鳞屑，或呈苔藓样变，瘙痒剧烈，有抓痕及结痂；舌淡红，苔薄，脉弦细。

治法：养血润燥，祛风止痒。

方药：当归饮子加减。常用当归、生地黄、防风、蝉衣、制何首乌、黄芪、僵蚕、刺蒺藜、甘草等。瘙痒甚者，加紫荆皮、徐长卿。

2.外治疗法　应找出致病原因，去除刺激物质，避免再接触。用药宜简单、温和、无刺激性。

（1）皮损以红斑、丘疹为主者　选用三黄洗剂或炉甘石洗剂外搽，或选用青黛散冷开水调涂，或1%～2%樟脑、5%薄荷脑粉剂外涂，每日5～6次。若有大量渗出、糜烂，选用绿茶、马齿苋、黄柏、羊蹄草、石韦、蒲公英、桑叶等组方煎水湿敷，或用3%硼酸溶液、10%黄柏溶液湿敷。

（2）糜烂、结痂者　选用青黛膏、清凉油乳剂或2%雷锁辛硫黄糊剂等外搽。

（3）皮损肥厚粗糙，有鳞屑，或呈苔藓样者　选用软膏或霜剂，如3%黑豆馏油、糠馏油或皮质类固醇激素类软膏。

【预防与调护】

1.不宜用热水或肥皂水洗澡，避免摩擦、搔抓，禁用刺激性强的外用药物。

2.多饮水，并给以易消化的饮食，忌食辛辣、油腻、鱼腥等发物。

3.明确病因，避免继续接触过敏物质。

4.与职业有关者应加强防护措施。

第十一节　药　毒

杨某，男，47岁。全身泛发红斑、水疱、糜烂伴瘙痒6天。6天前因感冒头痛自行服用止痛药（具体药物不详）后，全身开始发痒，随即出现紫红色斑片，并有粟粒大水疱、破溃和糜烂，以头面、胸背、手足部为重。伴有饮食不佳，大便秘结，小便黄赤，夜寐不安。

药毒是指药物通过口服、注射或皮肤黏膜直接用药等途径，进入人体后所引起的皮肤或黏膜的急性炎症反应。中医文献中又称为"中药毒"。其临床特点是：发病前有用药史，并有一定的潜伏期，常突然发病，皮损形态多样，颜色鲜艳，可泛发或仅限于局部，病情轻重不一，严重者可累及多个系统，甚至危及生命。男女老幼均可发病，尤以禀赋不耐者为多见。随着药物的广泛应用、新药的不断出现及药物滥用的加剧，药毒的发病率不断增高。《诸病源候论》《备急千金要方》等书中都有关于"药毒"的记载。如《诸病源候论·蛊毒病诸候·解诸药毒候》曰："凡药物云有毒及有大毒者，皆能变乱，于人为害，亦能杀人。"

本病相当于西医学的药物性皮炎，亦称药疹。

【病因病机】

本病总由禀赋不耐，药毒内侵所致。

1. 风热外侵，入里化热　风热邪侵袭腠理，入里化热，热入营血，血热妄行，溢于肌肤。

2. 湿热内蕴，药毒侵袭　患者禀血热之体，受药毒侵扰，火毒炽盛，燔灼营血，外发皮肤，内攻脏腑；或禀湿热之体，受药毒侵扰，体内湿热蕴蒸，郁于肌肤。

3. 病程日久，气阴两虚　病久药毒灼伤津液，气阴两伤，肌肤失养；或久病阴液耗竭，阳无所附，浮越于外，病重而危殆。

西医学认为，药疹主要是由药物过敏引起。各型超敏反应均可发生，如Ⅰ型超敏反应（荨麻疹型药疹）、Ⅱ型超敏反应（紫癜型药疹）、Ⅲ型超敏反应（血管炎型药疹）、Ⅳ型超敏反应（剥脱性皮炎型、麻疹型或湿疹型药疹）。此外，还可通过其他免疫效应途径，以及参与药物代谢的酶缺陷和抑制等引起。

引起本病的药物较多，任何一种药物在一定条件下都有引起药疹的可能。常引起药疹的药物有抗生素类、解热镇痛类、磺胺类、巴比妥类、安眠药及各种预防接种的生物制品，近年来也有某些中药、中成药引起药毒的报道。

【辨病】

1. 诊断

（1）临床表现

1）基本特征　本病临床表现复杂，基本具有以下特征：

①发病前有用药史。

②有一定的潜伏期，第一次发病多在用药后 5 ～ 20 天，重复用药常在 24 小时内发生，短者甚至在用药后瞬间或数分钟内发生。

③突然发病，自觉灼热瘙痒，重者伴有发热、倦怠、纳差、大便干燥、小便黄赤等全身症状。

④皮损形态多样，颜色鲜艳，分布为全身性、对称性，可泛发或仅限于局部。

2）常见类型　药毒的临床表现多种多样，不同患者用同一种药物可引起不同的皮疹和症状，常见的临床类型有以下几种：

①固定型药毒　典型皮损为圆形或椭圆形水肿性紫红斑，边界清楚，重者红斑中央形成水疱或大疱。单发或多发，可发生于身体任何部位，好发于皮肤黏膜交界处，如唇、眼睑、外生殖器、肛门周围，此处皮疹很易擦破而糜烂、感染，发生严重水肿，甚至形成溃疡（彩图 10-16、10-17）。经 1 ～ 2 周后急性炎症消退，留有褐色色素沉着斑，终年不褪，发作次数越多，色素沉着越深。如再服此药，可在数分钟或数小时后先感原发疹部位瘙痒，随之局部发生同样皮损，但损害可扩大，呈现中央暗红、边缘鲜红的表现，并可增发新疹。

②荨麻疹型药毒　症状为大小不等的风团，颜色较一般荨麻疹红，持续时间较长。自觉瘙痒，可有刺痛及触痛感。也可发生血管性水肿，也可以是血清病样综合征或过敏性休克时的症状之一。

③麻疹样或猩红热样发疹型药毒　皮损为密集、红色、针头至米粒大的斑疹或斑丘疹，常对

称分布，可泛发全身，以躯干为多，类似麻疹，黏膜、掌跖也可受累，可有程度不等的瘙痒。猩红热样发疹型开始为小片红斑，从面、颈、上肢、躯干向下发展，快者24小时，慢者3～4天可遍及全身，为水肿性鲜红色斑疹，弥漫对称分布，互相融合，似猩红热。麻疹样和猩红热样发疹型全身症状较轻，无麻疹或猩红热的中毒症状。白细胞数可升高，少数患者肝功能可有一过性异常。停药后1～2周，皮疹颜色变淡，糠状或大片脱屑，体温渐下降。若不及时停药，则可发展为重症药毒。

④湿疹型药毒　大都先由外用药物引起局部接触过敏，发生湿疹样皮炎后，再服用或注射同样的或化学结构相似的药物，即可发生泛发的湿疹样皮损。一般无全身症状。病程常在1个月以上。

⑤多形红斑型药毒　临床表现与多形红斑相似，皮损为豌豆至蚕豆大圆形或椭圆形水肿性红斑、丘疹，红斑中心呈紫红色或有水疱，有虹膜样或靶样损害，境界清楚（彩图10-18、10-19、10-20）。重者可全身泛发红斑、水疱、大疱、糜烂，包括口、鼻、眼、肛门、外生殖器等部位，有全身不适、畏寒、高热及重要脏器的累及。

⑥紫癜型药毒　轻者双小腿出现针头至豆大或更大的紫红色瘀点或瘀斑，散在或密集分布，皮疹平或稍隆起。重者可累及四肢、躯干，有时可有风团，甚至中央有小血疱。

⑦大疱性表皮松解型药毒　是最严重的一型药毒。发病急，1～4天皮损遍及全身，全身中毒症状重，有高热、疲乏、咽痛等。初起皮损发生于面、颈、胸部，为紫红或暗红色略带铁灰色斑，很快扩大、增多、融合，红斑上出现大小不等的松弛性水疱及表皮松解，水疱极易破，形成大片糜烂面或外观无水疱，该处表皮极松，一推即形成糜烂面，似浅Ⅱ度烫伤（彩图10-21、10-22、10-23）。眼、鼻、口、消化道、呼吸道黏膜均可剥脱。皮肤有明显疼痛感。其他重要脏器如心、肝、肾、脑等均可同时严重受累。严重者可因感染、重要脏器病变、水电解质失衡等造成死亡。

⑧剥脱性皮炎或红皮病型药毒　属重症药毒，可开始即有全身皮肤潮红肿胀，或从麻疹样或猩红热样发疹型发展而来。面部及手足皮损尤为严重，可伴有丘疱疹或小水疱、糜烂、渗液、结痂。2周左右全身皮肤大量脱屑，呈落叶状或鳞片状，手足呈手套袜套样剥脱，头发、指（趾）甲可脱落。常伴有明显全身症状，如畏寒、发热、胃肠道症状等，可出现蛋白尿、低蛋白血症、肝肾功能损害、白细胞数显著增高或降低。常有全身浅表淋巴结肿大。严重者全身衰竭或继发感染而死亡。

（2）辅助检查

①血常规检查见白细胞数增多，常伴有嗜酸性粒细胞比例增高。

②若多脏器受累者可见肝功能异常，血清转氨酶增高；肾功能异常，出现血尿、蛋白尿，血尿素氮、肌酐增高；心脏受累可见心电图异常。

2. 鉴别诊断

（1）发疹性皮肤病及传染病如麻疹、猩红热等　药毒起疹前有明确的用药史，皮疹颜色更为鲜艳，瘙痒更剧烈，而全身症状却较轻；缺乏传染病应具有的症状和体征。

（2）常见皮肤病如荨麻疹、多形红斑、玫瑰糠疹、过敏性紫癜等　这些常见皮肤病发病前无服药史及潜伏期，有原发皮肤病特有的病程，皮疹的分布不如药毒广泛、对称，颜色不如药毒鲜艳。

【治疗】

停用一切可疑致敏药物，临床以清热利湿解毒为主。重症宜中西医结合治疗。

1. 辨证论治

（1）湿毒蕴肤证

证候：皮疹为红斑、丘疹、风团、水疱，甚则糜烂渗液，表皮剥脱；伴灼热剧痒，口干，大便燥结，小便黄赤，或有发热；舌红，苔薄白或黄，脉滑或数。

治法：清热利湿，解毒止痒。

方药：萆薢渗湿汤或龙胆泻肝汤加减。常用萆薢、苍术、薏苡仁、茵陈、知母、六一散等。伴发热，加生石膏；肿胀糜烂者，加白茅根；剧烈瘙痒者，加白鲜皮；大便燥结者，加生大黄。

（2）热毒入营证

证候：皮疹鲜红或紫红，甚则为紫斑、血疱，灼热痒痛；伴高热，神志不清，口唇焦燥，口渴不欲饮，大便干结，小便短赤；舌红绛，苔少或镜面舌，脉洪数。

治法：清热凉血，解毒护阴。

方药：清营汤加减。常用生地黄、牡丹皮、赤芍、水牛角片、紫草、生石膏、黄芩、栀子、玄参、麦冬、甘草等。神昏谵语者，加紫雪丹或安宫牛黄丸；尿血者，加大小蓟、侧柏叶；高热者，加羚羊角粉。

（3）气阴两虚证

证候：严重药毒后期大片脱屑；伴低热，神疲乏力，气短，口干欲饮；舌红，少苔，脉细数。

治法：益气养阴，清解余热。

方药：增液汤合益胃汤加减。常用沙参、麦冬、玄参、生地黄、石斛、茯苓、白术、山药等。脾胃虚弱者，加白术、黄芪；神疲乏力、气短者，加太子参、五味子；低热者，加青蒿、鳖甲等。

2. 外治疗法

（1）中药溻渍　对于皮疹鲜红者可用马齿苋等清热解毒中药，后期皮疹色暗者可用当归等活血化瘀中药，煮水局部溻渍，每日2～3次，每次30分钟。

（2）中药熏洗　消退期皮疹暗红，选用鸡血藤、丹参等活血化瘀中药煎剂外洗治疗，每日1次，每次30分钟。

（3）中药涂擦　皮疹消退，皮肤粗糙，局部皮肤瘙痒，可选用黄连膏局部涂擦，每日2～3次。中药溻渍或中药熏洗治疗后行中药涂擦疗效更佳。

3. 其他疗法

（1）西药治疗

①一般治疗措施为停用可疑致敏药物，避免用与该药结构近似的药物，注意交叉过敏或多价过敏。多饮水或静脉输液，以促进致敏药物从体内排出。

②轻型药毒一般于停药后皮损多能迅速消退。可给予抗组胺药、维生素C及钙剂等治疗。必要时口服泼尼松片，控制症状后逐渐减量至停药。局部可用炉甘石洗剂及皮质类固醇霜剂。

③重型药毒包括重症多形红斑型、大疱性表皮松解型、剥脱性皮炎型等，应尽早使用足量皮质类固醇激素，并给予积极的抗过敏治疗；加强全身的支持疗法，注意水、电解质平衡及蛋白质等的摄入量，补充多种维生素，流质饮食，可给能量合剂，必要时输血浆；加强护理，预防和治

疗并发症，防止继发感染。

④对药物引起的过敏性休克或药物过敏伴急性咽喉水肿时，须首先皮下注射 1:1000 的肾上腺素 0.5 ～ 1.0mL，同时静脉推注相当泼尼松剂量 1mg/kg 的皮质类固醇（氢化可的松、地塞米松或甲泼尼龙）治疗，以预防呼吸道阻塞，但同时必须做好气管内插管或气管切开和吸氧的准备。

（2）针灸疗法 伴瘙痒明显，夜寐不安者，可选用王不留行籽于神门、肺、心、肝等穴位贴压，2 ～ 3 天更换 1 次，双耳交替。

（3）物理疗法 皮损红肿处可运用半导体激光局部照射，每日 1 次。

【预防与调护】

1. 预防本病发生的关键是合理用药。用药前必须询问患者有无药物过敏史。应用青霉素及抗毒血清制剂时，用药前要做过敏试验。

2. 用药过程中要注意观察用药后的反应，遇到全身出疹、瘙痒，要考虑药疹的可能，应及时诊断、及时处理。

3. 多饮开水，忌食辛辣发物。

4. 皮损忌用热水烫洗或搔抓。

5. 重症药毒应按危重患者进行护理。

第十二节 瘾 疹

秦某，女，40 岁。全身泛发风团伴瘙痒 2 天。5 天前患者出现发热、头痛、咽痛、咳嗽，查体温 38.5℃。2 天前患者全身出现鲜红色风团，大小不一，形态各异，忽起忽消，风团持续半小时消退，消退后不留痕迹，伴有剧烈瘙痒。

瘾疹是一种皮肤出现风团，时隐时现的瘙痒性、过敏性皮肤病。其临床特点是皮肤上出现风团，色红或白，形态各异，发无定处，骤起骤退，退后不留痕迹，自觉瘙痒。《诸病源候论·风瘙身体瘾疹候》中曰："邪气客于皮肤，复逢风寒相折，则起风瘙瘾疹。"古代文献中称之为"瘾疹""风疹块"等。

本病相当于西医学的荨麻疹。

【病因病机】

本病总由禀赋不足，复感外邪所致。

先天禀赋不足，表虚不固，风寒、风热外袭，客于肌表，致使营卫失调而发；或饮食不节，过食辛辣肥厚，或有肠道寄生虫，使肠胃积热，复感风邪，内不得疏泄，外不得透达，郁于皮毛腠理之间而发。此外，情志内伤，冲任不调，肝肾不足，血虚生风生燥，阻于肌肤也可发病。

西医学认为，荨麻疹的病因复杂，约 3/4 的患者找不到原因，特别是慢性荨麻疹。

【辨病】

1. 诊断

（1）临床表现 荨麻疹一般分为急性、慢性和特殊类型。急性荨麻疹整个病程短于 6 周，多数能治愈，并能找到病因，如感染、药物、食物、接触过敏等；慢性荨麻疹病程超过 6 周，反复发作，常难以找到病因。

1）急性荨麻疹　皮疹为大小不等的风团，色淡红、鲜红或苍白色，孤立、散在或融合成片，数小时内风团减轻，变为红斑而渐消失，但不断有新的风团出现（彩图 10-24、10-25、10-26）。

病情严重者可有胸闷、心慌、血压下降，发生过敏性休克样症状。累及胃肠道黏膜而出现恶心、呕吐、腹痛、腹泻；累及食道，食管水肿致进食困难；累及喉头黏膜可出现喉头水肿、呼吸困难，甚至窒息。如伴有高热、寒战等全身中毒症状，应注意有无严重感染的可能。大约有90%的急性荨麻疹在 2 ～ 3 周后症状消失。

2）慢性荨麻疹　全身症状一般较轻，风团时多时少，反复发生，病程在 6 周以上。大多数患者不能找到病因。

3）特殊类型荨麻疹

①皮肤划痕症　亦称人工荨麻疹。用钝器划或用手搔抓皮肤后，沿着划痕发生条状隆起，并有瘙痒，不久即消退。

②寒冷性荨麻疹　较常见。可分为家族性（较罕见）和获得性两种。好发于面部、手背等暴露部位，在接触冷物、冷空气、冷风或食冷物后发生红斑、风团，有轻到中等度瘙痒。

③胆碱能性荨麻疹　遇热、进食辛辣食物、饮酒、情绪紧张、工作紧张、剧烈运动等刺激后数分钟发生风团。

④压迫性荨麻疹　身体受压部位如臀部、上肢、掌跖等处受到一定压力后，4 ～ 8 小时局部发生肿胀性斑块，多数有痒感，或灼痛、刺痛感等，可伴寒战、发热等全身症状。

⑤日光性荨麻疹　皮肤被紫外线照射后，在暴露部位出现水肿性红斑、风团，持续 1 分钟或数小时后消退，自觉瘙痒或针刺感。光感试验阳性。

⑥水源性荨麻疹　接触水的皮肤几分钟内出现风团，自觉瘙痒，1 小时左右消退。该型发病与水温无关。

⑦自身免疫性荨麻疹　在临床上表现为严重而持续性的风团，瘙痒剧烈。皮损主要侵犯四肢躯干，面颈部不易受累，同时伴有发热、畏寒、关节痛等。患者具有自身免疫性疾病的病史或家族史，特别是甲状腺炎具有提示意义。

（2）辅助检查　血液中嗜酸性粒细胞比例升高。若伴感染时，白细胞总数及中性粒细胞、淋巴细胞比例可增高。自身免疫性荨麻疹患者可出现血沉、抗核抗体、补体、甲状腺功能异常。

2. 鉴别诊断

（1）丘疹性荨麻疹　为散在性，性质稍坚硬，顶端有小疱的丘疹，周围有纺锤形红晕，自觉瘙痒。本病瘙痒剧烈，多数认为与昆虫叮咬有关。儿童多见。

（2）阑尾炎　伴有腹痛的荨麻疹需要与外科急腹症如阑尾炎等鉴别。后者为转移性右下腹疼痛伴有压痛及反跳痛，血白细胞总数和中性粒细胞比例明显增高，彩超显示阑尾充血水肿。

【治疗】

寻找病因，对症处理。中医以辨证论治为主，特殊类型者采用中西医结合治疗。

1. 辨证论治

（1）风寒束表证

证候：风团色白，遇寒加重，得暖则减；恶寒，口不渴；舌淡红，苔薄白，脉浮紧。

治法：疏风散寒，解表止痒。

方药：桂枝麻黄各半汤加减。常用麻黄、桂枝、白芍、防风、生姜、大枣、生甘草等。畏寒怕冷者，加玉屏风散；恶心欲呕者，加法半夏、陈皮等。

（2）风热犯表证

证候：风团鲜红，灼热剧痒，遇热加重，得冷则减；伴有发热，恶寒，咽喉肿痛；舌质红，苔薄白或薄黄，脉浮数。

治法：疏风清热，解表止痒。

方药：消风散加减。常用金银花、连翘、黄芩、苦参、荆芥、防风、赤芍、射干、刺蒺藜、蝉蜕、甘草等。风团颜色鲜红者，加牡丹皮、生地黄等；口渴者，加玄参；瘙痒剧烈者，加白鲜皮、徐长卿等。

（3）胃肠湿热证

证候：风团片大色红，瘙痒剧烈；发疹的同时伴脘腹疼痛，恶心呕吐，神疲纳呆，大便秘结或泄泻；舌质红，苔黄腻，脉弦滑数。

治法：疏风解表，通腑泄热。

方药：防风通圣散加减。常用苍术、泽泻、茯苓、薏苡仁、茵陈、防风、大黄、枳实、半夏、竹茹。有肠道寄生虫者，加乌梅、使君子、槟榔等；大便稀溏者，加四君子汤；恶心呕吐者，加藿香等。

（4）血虚风燥证

证候：反复发作，迁延日久，午后或夜间加剧；伴心烦易怒，口干，手足心热；舌红少津，脉沉细。

治法：养血祛风，润燥止痒。

方药：当归饮子加减。常用当归、生地黄、熟地黄、黄芪、党参、白术、茯苓、白芍、夜交藤、刺蒺藜、炙甘草等。心烦失眠者，加酸枣仁、柏子仁等；手足心热者，加白薇、青蒿等；瘙痒剧烈者，加磁石、钩藤等。

2. 外治疗法

（1）中药熏洗　瘙痒明显，无胸闷气憋者适用。风团红，瘙痒明显者，选用马齿苋、白鲜皮等解毒止痒中药熏洗；风团色淡白，皮肤干燥者，选用当归、茯苓、白术等健脾养血中药熏洗，每日1次。

（2）中药保留灌肠　对于因饮食不慎而诱发者，采取苦参、黄柏等中药保留灌肠以泻浊解毒，每日1次。

3. 其他疗法

（1）西药治疗

①急性荨麻疹可选用1～2种抗组胺药物治疗。伴感染时，应积极寻找病因，控制感染；严重者可使用糖皮质激素；伴有喉头水肿、呼吸困难时应立即抢救。

②慢性荨麻疹应积极寻找病因，一般以抗组胺药物治疗为主，可根据风团发生的时间决定给药的时间。风团控制后应逐渐减量。一种抗组胺药治疗无效时，可几种抗组胺药联用或交替使用。

③特殊类型荨麻疹常选用兼有抗5-羟色胺、抗乙酰胆碱的抗组胺药物，或与肥大细胞膜稳定剂联合应用。

（2）针灸疗法

①毫针　皮疹发于上半身者，取曲池、内关穴；发于下半身者，取血海、足三里、三阴交穴；发于全身者，配风市、风池、大椎、大肠俞穴等。耳针取肝区、脾区、肾上腺、皮质下、神

门穴等。每日 1 次，10 次为 1 个疗程。

②耳穴贴压　用王不留行籽在耳部的内分泌、神门、肾上腺、肺俞等穴位贴压以疏风止痒。2 ～ 3 天更换一次，双耳交替，10 次为 1 个疗程。

③刺络拔罐　用三棱针在背部大椎、肺俞、脾俞点刺 3 ～ 5 针，上罐，出血 5 ～ 10mL 时取罐。对急性荨麻疹患者可泄热止痒，每周 2 次。

④自血疗法　对于荨麻疹急性发作的患者可用。抽取患者少量（约 4mL）静脉血注入患者相应穴位中，以达到泄热止痒，调理气血的作用。

【预防与调护】

1. 做好生活日记，积极寻找过敏原。

2. 禁用或禁食某些对机体致敏的药物或食物，避免接触致敏物品，积极防治某些肠道寄生虫病。

3. 忌食鱼腥虾蟹、辛辣、酒等。

4. 注意气温变化，自我调摄寒温，加强体育锻炼。

第十三节　猫眼疮

黄某，女，28 岁。双上肢红斑伴痒 1 周。1 周前患者双手背出现圆形水肿性红斑、丘疹，境界清楚，皮损呈远心性扩展。3 天后皮疹增多，发展到双上臂、双前臂，原有红斑中央略凹陷，其颜色较边缘略深，中央出现水疱、紫癜，周围绕以鲜红色晕，呈虹膜状损害；伴轻度瘙痒，未见黏膜损害。

猫眼疮是一种以靶形或虹膜状红斑为主，兼有丘疹或丘疱疹等多形性损害的急性炎症性皮肤病。其临床特点是：发病急骤，皮损为红斑、丘疹、丘疱疹等多形性损害，典型皮损有虹膜样特征性红斑；重症可有严重的黏膜、内脏损害。本病易复发，好发于冬春季节，女性多于男性，以10 ～ 30 岁者发病率最高。猫眼疮之名首见于《医宗金鉴·外科心法要诀》，曰："猫眼疮名取象形，痛痒不常无血脓，光芒闪烁如猫眼，脾经湿热外寒凝"，阐述了猫眼疮的临床特点和病因病机。古时又称之为"雁疮"或"寒疮"。

本病相当于西医学的多形性红斑。

【病因病机】

本病多由素体禀赋不耐，腠理不固，感受不耐之物，搏于肌肤而发；或阳气不足，卫外不固，风寒、风热之邪侵袭肌肤而发；或因过食辛辣肥甘，损伤脾胃，湿浊内生，蕴久化热，湿热蕴阻肌肤而发；或素体湿热内蕴，复感毒邪，热毒内蕴，燔灼营血，以致火毒炽盛，蕴结肌肤而发。

西医学认为，本病病因复杂，常因致敏物、感染病灶、药物、食物及物理因素（寒冷、日光、放射线）等引起。另外，某些疾病（风湿热、自身免疫病、恶性淋巴瘤等）也可出现多形性红斑样皮损。

【辨病】

1. 诊断

（1）临床表现　多见于冬春两季。前驱症状可见头痛、低热、四肢倦怠、食欲不振、关节肌肉疼痛等。按病情特点分为轻症和重症两型。

①轻症　最常见，青年女性为多，以 10 ～ 30 岁者发病率最高。皮损为多形性，有红斑、丘疹、水疱、大疱、紫癜、风团等。典型损害为水肿性圆形红斑，或淡红色扁平丘疹，境界清楚，皮损呈远心性扩展，1 ～ 2 天内直径可达 1 ～ 2cm，红斑中央略凹陷，其颜色较边缘略深，中央常为一水疱、紫癜或坏死区，边缘为一轻度的水肿环，周围绕以鲜红色晕，称为靶形损害或虹膜状损害，伴轻度瘙痒，无明显的全身症状。多对称发于手足背、前臂、踝部和面颈部；口腔黏膜、外阴黏膜亦可累及。轻症者病程 2 ～ 4 周，易复发。

②重症　多见于儿童，男性多于女性。起病急骤，前驱症状明显。皮损广泛分布于全身各处，常为水肿性红斑、水疱、大疱、血疱和瘀斑等，自觉疼痛（彩图 10-27）；或皮疹不多，但黏膜损害广泛且严重，口腔、鼻咽、眼、尿道、肛门或呼吸道黏膜广泛累及，发生大片糜烂和坏死，其中眼损害可造成视力减退甚至失明。可伴发支气管炎、肺炎、消化道出血、关节炎及内脏损害等。重症者病程 3 ～ 6 周，预后差。

（2）辅助检查　血常规检查白细胞计数及嗜酸性粒细胞比例增高，红细胞沉降率增快，抗链球菌溶血素"O"值增高，C 反应蛋白增高，若肾脏受累可出现蛋白尿、血尿、尿素氮增高等。

2. 鉴别诊断

（1）冻疮　多见于冬季；好发于肢体末端显露部位，皮损多为暗红或青紫斑块，红斑浸润显著，黏膜无损害，中心无虹膜样改变；自觉瘙痒，遇热尤甚。

（2）药毒（多形性红斑型）　有明确服药史，发病无季节性，也无一定好发部位。

（3）疱疹样皮炎　群集水疱，环形排列，剧烈瘙痒；皮损虽呈多形性，但多发于四肢、躯干，黏膜不被累及。

【治疗】

去除致病因素，控制感染，避免接触可疑致敏源、药物等；同时结合患者病情进行对症治疗，以减轻症状和缩短病程。

1. 辨证论治

（1）风寒阻络证

证候：冬季发病，水肿性红斑，色暗红或紫红，发于颜面及手足时形如冻疮，水肿明显，遇冷加重，得热则减；伴畏寒，小便清长；舌质淡，苔白，脉沉紧。

治法：温经散寒，活血通络。

方药：当归四逆汤加减。常用当归、桂枝、干姜、木通、细辛、鸡血藤、赤芍、川芎、炙甘草等。畏寒肢冷明显者，加伸筋草；关节疼痛者，加羌活、独活、威灵仙；水肿明显者，加防己、车前子、泽泻；斑色紫暗者，加丹参、泽兰。

（2）风热蕴肤证

证候：以红斑、丘疹、小风团样损害为主，颜色鲜红，自觉瘙痒；可伴发热，咽干咽痛，关节酸痛，便干溲黄；舌质红，苔薄黄，脉浮数。

治法：疏风清热，凉血解毒。

方药：消风散加减。常用荆芥、防风、蝉衣、牛蒡子、苦参、黄芩、生地黄、生石膏、知母、当归、白鲜皮、甘草等。红斑鲜红伴灼热者，加牡丹皮、紫草、茜草；水肿、水疱明显者，加车前草、白茅根；关节疼痛甚者，加秦艽、松节、老鹳草；咽干咽痛者，加射干、玄参、山豆根。

（3）湿热蕴结证

证候：水肿性红斑，色泽鲜红，兼见水疱，或口腔糜烂，外阴湿烂，自感痒痛；或见发热头重，身倦乏力，纳呆呕恶，溲赤，便秘或黏滞不爽；舌质红，苔黄腻，脉弦滑。

治法：清热利湿，解毒止痒。

方药：龙胆泻肝汤加减。常用龙胆草、生地黄、金银花、黄连、栀子、赤茯苓、牛蒡子、车前草、生石膏、竹叶、知母、苍术等。伴恶心泛呕者，加半夏、竹茹；发热头重者，加藿香、佩兰；瘙痒甚者，加白鲜皮、刺蒺藜。

（4）火毒炽盛证

证候：起病急骤，全身泛发红斑、大疱、糜烂、瘀斑，口腔、二阴破溃糜烂；伴高热恶寒，头痛无力，恶心呕吐，关节疼痛，大便秘结，小便黄赤；舌质红，苔黄，脉滑数。

治法：清热凉血，解毒利湿。

方药：清瘟败毒饮合导赤散加减。常用水牛角、生地黄、牡丹皮、赤芍、生石膏、知母、金银花、连翘、生苡仁、柴胡、栀子、黄芩等。高热、口干唇燥者，加玄参、天花粉；壮热不退者，加羚羊角粉 0.3g 冲服，或用紫雪散 1～2g 冲服；大便秘结者，加生大黄；恶心呕吐者，加半夏、竹茹。

2. 外治疗法

（1）皮损以红斑、丘疹、水疱、糜烂为主者，以清热、收敛、止痒为主。用三黄洗剂水煎湿敷患处，每日 3～4 次；并外搽黄连膏。

（2）皮损呈水疱、大疱，渗出明显者，以清热、燥湿、消肿为主。用马齿苋 30g、黄柏 30g、地榆 30g 水煎冷敷患处，每次 20 分钟，每日 3～5 次，冷敷后外搽紫草油。

（3）黏膜糜烂者可用生肌散或锡类散外吹患处，每日 2～4 次；若口腔黏膜糜烂，可用蒲黄含漱，并用青吹口散外吹。

3. 其他疗法　轻症者用抗组胺药、钙剂、维生素C；重症者应尽早应用足量糖皮质激素，同时保持水、电解质平衡，保证热量、蛋白质和维生素的摄入，若合并感染应及时给予抗感染治疗。

【预防与调护】

1. 寻找并去除致病因素，及时控制感染，停用可疑致敏药物。

2. 风寒型者注意保暖，避免寒冷刺激。

3. 忌食辛辣腥发之物，忌烟酒，多食新鲜水果和蔬菜。

4. 重症者若皮肤大疱破溃、糜烂，应加强护理，皮损处及时换药；并注意床上用品及衣物的消毒、更换，防止感染。

第十四节　葡萄疫

张某，男，10岁。双下肢胫前瘀点、瘀斑伴腹痛3天。3天前患儿进食大量虾蟹，1小时后出现腹部阵发性绞痛，持续10分钟左右，随后双下肢胫前出现针尖大小瘀点，瘀点逐渐融合呈瘀斑，无明显瘙痒及疼痛。

葡萄疫是皮肤、黏膜下出现瘀点或瘀斑为主要表现的一种血管炎性疾病。其临床特点是皮肤或黏膜出现紫红色瘀点、瘀斑，压之不退色，可伴有腹痛、关节痛或肾脏病变，一般无血液系统疾病。本病多见于儿童及青少年，好发于四肢伸侧，尤多见于小腿，且春季发病较多。葡萄疫之病名首见于《外科正宗·杂疮毒门》，曰："葡萄疫，其患多生小儿，感受四时不正之气，郁于皮肤不散，结成大小青紫斑点，色若葡萄，发在遍体头面，乃为腑症。"古代文献中有称"肌衄""斑毒"等。

本病相当于西医学的过敏性紫癜。

【病因病机】

本病总由禀赋不耐，邪伤脉络所致。血不循经或瘀血阻滞络道，血溢脉外，凝滞肌肤，发为紫斑。累及脏腑则发为腹痛、尿血、便血之症。

1. 热毒伤络 多因外感风热，邪毒入里，脏腑蕴热，灼伤脉络，血不循经，热邪迫血妄行，外溢肌肤，内渗脏腑。

2. 湿热伤营 湿热蕴肤，郁热化毒，伤及脉络，阻塞脉道，血不循经，血外溢肌肤而出疹，内则蕴阻肠胃、关节而发病。

3. 脾气亏虚 素体脾虚，气虚不固，统血无权，血溢脉外而发斑。

4. 脾肾两虚 阴血不足，虚火上炎，灼伤脉络，血随火动，渗于脉外，而成紫斑；或火不生土，运化无力或思虑饮食伤脾，脾阳虚衰，不能统血，血溢脉外而发斑；肾阳虚衰，气化失司，水湿内停，湿热下注而发斑疹。

西医学认为，本病病因复杂，细菌、病毒、食物、药物等均可导致发病，此外，恶性肿瘤和自身免疫性疾病亦可成为致病因素。

【辨病】

1. 诊断

（1）临床表现 发病前常有上呼吸道感染、食用鱼虾发物或服药过敏等病史。皮疹以四肢伸侧为主，尤多见于小腿部，亦可泛发于臀部及躯干。

表现为针尖到绿豆大小的瘀点或瘀斑，色鲜红或紫红，压之不退色，多对称或成批出现，1周左右转为黄褐色（彩图10-28）。多一面消退，一面又发新皮损。皮疹若融合成片，严重可出现风团、红斑、水肿、血疱、溃疡、坏死等。无瘙痒或偶有瘙痒，易反复发作。

单纯型仅有皮肤损害，而未累及内脏，一般无明显全身症状；关节型皮损可出现风团、红斑、血疱，并伴有腕、肘、膝、踝关节等处疼痛；腹型者除皮疹外，伴有恶心呕吐，腹痛腹泻，甚至便血等，重者出现肠套叠或肠穿孔；肾型者皮损较重，伴有蛋白尿、血尿、管型尿，后期可转为慢性肾炎、尿毒症，或同时兼见关节、胃肠道症状及肾脏损害。

（2）辅助检查 白细胞有轻度至中度增高，嗜酸性粒细胞计数有时增高，红细胞沉降率增快。肾型者，尿中有红细胞、蛋白、管型。血小板计数、出凝血时间、血块收缩时间均正常。

2. 鉴别诊断

（1）血小板减少性紫癜 除皮肤紫癜外，实验室检查血小板计数明显减少，出血时间延长，血块收缩时间延长。

（2）血友病 有家族遗传史，可因轻微外伤而有严重出血，凝血时间延长。

【治疗】

治疗早期以清热凉血、活血化瘀为主，后期以补脾益肾为基本原则，结合病证，对症治疗，标本兼顾。同时尽可能寻找并避免致敏因素。

1. 辨证论治

（1）热毒发斑证

证候：起病急，皮疹为鲜红色较密集的瘀点或瘀斑，高出皮面；伴发热恶寒，咽痛口干，甚者鼻衄，大便秘结，小便短赤；舌质红绛，舌苔黄腻，脉洪数。本证多见于单纯型。

治法：清热凉血，化瘀消斑。

方药：犀角地黄汤合银翘散加减。常用水牛角、生地黄、牡丹皮、赤芍、金银花、连翘、牛蒡子、桔梗、薄荷、竹叶、荆芥、淡豆豉、芦根、甘草。瘙痒者，加蝉蜕等疏风散热止痒。

（2）湿热伤络证

证候：皮疹多见于下肢，为鲜红色较密集的瘀点、瘀斑或大片紫癜；伴关节红肿疼痛、肿胀，或恶心、呕吐、腹痛、便血，或血尿；舌质红，舌苔黄腻，脉滑数。本证多见于关节型、腹型及肾型。

治法：清热利湿，通络消斑。

方药：茵陈蒿汤合犀角地黄汤加减。常用水牛角、茵陈、栀子、生地黄、牡丹皮、芍药。伴关节痛者，加虎杖、桑枝、土茯苓等清热祛湿利关节；恶心呕吐者，加黄连，半夏等降逆止呕；腹痛者，加延胡索、山楂、木香等行气散瘀止痛；血尿者，加蒲黄、大蓟、小蓟等凉血止血，散瘀利尿；尿蛋白者，加白茅根、知母、黄柏、大蓟、小蓟等清热凉血利尿。

（3）脾气亏虚证

证候：病程较长，反复发作，迁延日久，皮疹紫暗或暗淡，分布稀疏；伴面色萎黄，神疲气短，自汗乏力，纳呆便溏；舌质淡，或有齿痕，舌苔薄，脉濡细。

治法：健脾益气，养血止血。

方药：归脾汤加减。常用人参、白术、黄芪、当归、炙甘草、茯神、远志、酸枣仁、木香、龙眼肉、生姜、大枣。纳呆者，加砂仁、焦三仙、鸡内金等行气消食和胃；气虚甚者，加党参、升麻等益气升提。

（4）脾肾两虚证

证候：病程日久，反复发作，皮疹紫红；伴见面色萎黄，神疲乏力，午后潮红，颧红盗汗，五心烦热；舌质红，少苔，脉细数。或皮疹淡紫，触之欠温，遇寒加重；伴见头晕耳鸣，腰膝酸软，身寒肢冷，腹痛喜按，食少纳呆，五更泄泻；舌质淡，舌苔薄，脉沉迟。

治法：滋阴降火，温脾肾阳。

方药：大补阴丸或金匮肾气丸加减。常用熟地黄、龟板、黄柏、知母、山药、山茱萸、茯苓、牡丹皮、泽泻、桂枝。若阳虚明显者，加制附子、细辛、吴茱萸等温补肾阳。

2. 外治　若有局部皮损，可用黄连膏外涂；若瘙痒，可外用炉甘石洗剂外擦。

3. 其他疗法

西医治疗　抗组胺药物治疗，同时亦可配合维生素 C、芦丁片、钙剂等，急性期腹痛症状明显及并发肾炎者可应用糖皮质激素、免疫抑制剂、解痉止痛药等治疗。

【预防与调护】

1. 积极寻找并消除可疑致病因素。预防上呼吸道感染，避免服用可致敏的药物或食物。

2. 清淡饮食，食用新鲜蔬菜水果，忌食辛辣腥发之物。注意休息，避免剧烈活动、劳累，防止外伤。

第十五节　瓜藤缠

王某，女，50岁。双下肢结节性红斑伴压痛20天。1个月前患者无明显诱因出现发热，体温38.6℃，伴有头痛、倦怠、咽痛、食欲不振等，经治疗后病情好转。20天前患者双小腿伸侧出现黄豆大小结节，色鲜红，略高出皮面，对称性分布，伴有疼痛。10天前数个结节融合在一起则大如鸡卵，皮损周围水肿，境界清楚，皮肤紧张，自觉疼痛，压之更甚，颜色由鲜红渐变为暗红。

瓜藤缠是一种发生于下肢的结节红斑性、皮肤血管炎性皮肤病。其临床特点是散在性皮下结节，鲜红至紫红色，大小不等，压痛，好发于小腿伸侧（彩图10-29）。多见于青中年女性，以春秋季发病者为多。《医宗金鉴·外科心法要诀》云："此证生于腿胫，流行不定，或发一二处，疮顶形似牛眼，根脚漫肿……若绕胫而发，即名瓜藤缠。"

本病相当于西医学的结节性红斑。

【病因病机】

素体血分有热，外感湿邪，湿与热结，或脾虚失运，水湿内生，湿郁化热，湿热下注，气滞血瘀，瘀阻经络而发；或体虚之人气血不足，卫外不固，寒湿之邪乘虚外袭，客于肌肤腠理，流于经络，气血瘀滞而发。

西医学认为，本病病因不明，可由感染性、免疫性、炎症性疾病，肿瘤、药物、妊娠等因素引起。

【辨病】

1. 诊断

（1）临床表现　发病前常有低热、倦怠、咽痛、食欲不振等前驱症状。皮损好发于两小腿伸侧，为鲜红色疼痛性结节，略高出皮面，蚕豆至杏核大或桃核大，对称性分布，若数个结节融合在一起则大如鸡卵，皮损周围水肿，但境界清楚，皮肤紧张，自觉疼痛，压之更甚，颜色由鲜红渐变为暗红。约经数天或数周，颜色及结节逐渐消退，不留痕迹，不化脓，亦不溃破。在缓解期常残存数个小结节，新的结节可再次出现。皮损发生部位除小腿外，少数患者可发于上肢及面颈部。本病发病急，一般在6周左右可自愈，但亦有长达数月不愈者。部分患者可因劳累、感冒、妇女行经而复发。

（2）辅助检查　外周血白细胞总数正常或稍升高，红细胞沉降率加快，C反应蛋白增高。

2. 鉴别诊断

（1）硬结性红斑　秋冬季节发病；好发于小腿屈侧；结节较大而深在，疼痛轻微，易溃破而发生溃疡，愈合后留有疤痕；起病缓慢，病程较长；常有结核病史。

（2）皮肤变应性血管炎　皮损为多形性，可有红斑、丘疹、斑丘疹、瘀斑、结节、溃疡、瘢痕等，疼痛较轻；反复发作，病程较长。

【治疗】

本病以活血化瘀、散结止痛为基本治疗原则。结合病证，或清热利湿，或散寒祛湿。严重病例可采用中西医结合治疗。

1. 辨证论治

（1）湿热瘀阻证

证候：发病急骤，皮下结节略高出皮面，灼热红肿，压痛明显；伴头痛，咽痛，关节痛，发热，口渴，大便干，小便黄；舌质微红，苔薄黄或黄腻，脉滑微数。

治法：清热利湿，祛瘀通络。

方药：萆薢渗湿汤合桃红四物汤加减。常用萆薢、黄柏、忍冬藤、木瓜、伸筋草、赤芍、红花等。咽喉疼痛、畏寒发热者，加山豆根、荆芥、牛蒡子、桔梗；关节疼痛明显者，加牛膝、防己；大便干者，加生大黄。

（2）寒湿入络证

证候：皮损暗红，反复缠绵不愈；伴有关节痛，遇寒加重，肢冷，口不渴，大便不干；舌质淡，苔白或白腻，脉沉缓或迟。

治法：散寒祛湿，化瘀通络。

方药：阳和汤加减。常用黄芪、桂枝、红花、赤芍、鸡血藤、炒白术、秦艽、当归尾、莪术、干姜、细辛等。关节疼痛，遇寒加重，肢冷明显者，加制附子。

2. 外治疗法 以散结、止痛为原则。

（1）皮下结节较大，红肿疼痛者，外敷金黄膏、四黄膏或玉露膏。

（2）皮下结节色暗红，红肿不明显者，外敷冲和膏。

（3）蒲公英、丹参、紫草各30g，荆芥、牡丹皮、当归各20g，煎水外洗。

3. 其他疗法

（1）针刺疗法 主穴取足三里、三阴交、昆仑、阳陵泉，实证用泻法，虚证用补法，隔日1次。

（2）西医治疗 疼痛明显者可考虑给予非甾体抗炎药物；皮损广泛，炎症较重，疼痛剧烈者，可考虑使用免疫抑制剂或皮质类固醇激素，合并感染者抗感染治疗。

【预防与调护】

1. 注意休息，适当抬高患肢，以减轻局部肿痛。
2. 注意饮食宜忌，忌饮酒，勿食辛辣发物。
3. 避风寒，防潮湿，冬季注意保暖，以防复发。

第十六节 风瘙痒

李某，男，80岁。全身皮肤瘙痒3年，反复复发加重1周。3年前患者在立秋后皮肤开始出现瘙痒，冬季加重，反复发作。1周前立冬，患者明显感觉全身皮肤瘙痒剧烈，未见原发性皮疹，可见全身皮肤干燥、脱屑、抓痕、血痂，肩胛部部分皮肤呈暗红色苔藓样改变，自觉瘙痒呈阵发性，夜间明显。

风瘙痒是一种无明显原发性皮肤损害而以瘙痒为主要症状的皮肤感觉异常的皮肤病，亦称痒风。《外科证治全书·痒风》记载："遍身瘙痒，并无疮疥，搔之不止。"其临床特点是：皮肤阵发性瘙痒，搔抓后常出现抓痕、血痂、色素沉着和苔藓样变等继发性损害。临床上有局限性、泛发性两种。局限性者以阴部、肛门周围最为多见，泛发性者可泛发全身。

本病相当于西医学的皮肤瘙痒症。

【病因病机】

禀赋不耐，血热内蕴，外感之邪侵袭，则易血热生风，因而致痒；久病体弱，气血亏虚，风邪乘虚外袭，血虚易生风，肌肤失养而致本病；饮食不节，过食辛辣、油腻，或饮酒，损伤脾胃，湿热内生，化热生风，内不得疏泄，外不得透达，郁于皮肤腠理而发本病。

西医学认为，其致病因素比较复杂，有内因和外因两方面。常见的内因有内分泌疾病（如糖尿病）、肝胆疾病、内脏肿瘤、感染性疾病、神经障碍性疾病、妊娠等；常见的外因有环境因素、物理或化学性刺激等。

【辨病】

1. 诊断

临床表现　好发于老年及青壮年人，多见于冬季，少数也有夏季发作。主要表现为瘙痒剧烈，常呈阵发性，以夜间为著。无原发性皮肤损害，由于经常搔抓，患处皮肤常伴抓痕、血痂，也可有湿疹样变、苔藓样变及色素沉着等继发性损害。见彩图 10-30、10-31。

根据发生部位可分为全身性瘙痒症和局限性瘙痒症。前者见于因皮肤干燥、基础疾病引起的老年性皮肤瘙痒症，与季节关系明显的季节性瘙痒症；后者见于肛门瘙痒症、外阴瘙痒症等。

2. 鉴别诊断

（1）虱病　虽有全身皮肤瘙痒，但主要发生在头部、阴部，并可找到成虫或虱卵，有传染性。

（2）疥疮　好发于皮肤皱褶处，皮疹以针尖大小丘疹为主，隧道一端可挑出疥螨。

【治疗】

尽可能去除一切可疑致病因素。中医治疗以祛风清热凉血为主，并发内部疾病时宜标本兼顾，采用内外兼治方法。

1. 辨证论治

（1）风热血热证

证候：皮肤瘙痒剧烈，遇热更甚，皮肤抓破后有血痂；伴心烦，口渴，小便色黄，大便干燥；舌质红，苔薄黄，脉浮数。

治法：疏风清热，凉血止痒。

方药：消风散合四物汤加减。常用生地黄、玄参、丹参、白蒺藜、生龙骨、生牡蛎、蝉衣、防风、苦参、牛蒡子、甘草等。也可用中成药防风通圣丸、皮肤病血毒丸。

（2）湿热内蕴证

证候：瘙痒不止，抓破后继发感染或湿疹样变；伴口干口苦，胸胁闷胀，纳谷不香，小便黄赤，大便秘结；舌质红，苔黄腻，脉滑数或弦数。

治法：清热利湿，解毒止痒。

方药：龙胆泻肝汤加减。常用金银花、苍术、黄柏、龙胆草、黄芩、木通、栀子、白茅根、六一散等。也可用中成药龙胆泻肝丸、湿毒清胶囊。

（3）血虚风燥证

证候：一般以老年人多见，病程较久，皮肤干燥，抓破后可有少量脱屑，血痕累累，如情绪波动可引起发作或瘙痒加剧；伴头晕眼花，失眠多梦；舌红，苔薄，脉细数或弦数。

治法：养血润燥，祛风止痒。

方药：当归饮子加减。常用熟地黄、生地黄、当归、何首乌、麻仁、桃仁、红花、荆芥、白蒺藜、苦参、甘草等。也可用中成药润燥止痒胶囊。

2. 外治疗法

（1）中药熏洗治疗　适用于无明显抓痕、血痂及皮疹无渗出的患者。采用当归、丹参、鸡血藤、白鲜皮、连翘等养血活血、解毒止痒的中药煎剂对皮损部位进行熏洗，温度 33～38℃，每日 1 次，每次 15 分钟。

（2）中药蒸气治疗　适用于皮损肥厚，呈苔藓样变的患者。采用当归、丹参、生地黄、火麻仁、地骨皮、白鲜皮等具有清热解毒、活血润肤作用的中药煎剂熏蒸皮损，每周 3 次，10 次为 1 个疗程。

（3）中药涂擦治疗　适用于皮肤干燥者。可用黄连膏等外擦，以润肤止痒。

（4）中药封包治疗　用于皮肤干燥、脱屑者。用黄连膏外搽皮肤干燥处，用保鲜膜将皮肤封包 40 分钟，加强皮肤对药物的吸收，保持皮肤水分，以润肤止痒。

3. 其他疗法

（1）西药治疗　主要为镇静止痒，可应用各种抗组胺类和镇静类药物，亦可选用盐酸普鲁卡因静脉封闭疗法或选用钙剂。局部外用药以止痒为主，可选用止痒剂及润肤剂，也可选用各种皮质类固醇制剂。外阴、肛门黏膜区避免使用刺激性药物。

（2）针灸疗法

毫针　适用于顽固性瘙痒继发苔藓样变者。根据经络辨证选取背部俞穴和相应腧穴进行针灸治疗，以达到活血化瘀通络、养血祛风止痒的作用。每日 1 次，10 次为 1 个疗程。

【预防与调护】

1. 忌饮酒类，少食鱼、虾、蟹等动风发物，多食新鲜蔬菜水果。
2. 避免用搔抓、摩擦或热水烫洗等方式止痒，不用碱性强的肥皂洗澡。
3. 内衣应柔软宽松，宜穿棉织品或丝织品，不宜贴身穿毛织品。
4. 平素调畅情志，避免劳累，保持心情舒畅。

第十七节　牛皮癣

张某，男，33 岁。后颈部斑块伴痒 1 年，反复加重 1 个月。1 年前患者因工作调动，心情烦躁，后颈部开始出现红斑，患者因反复搔抓，不久后红斑逐渐出现粟粒大小成簇的圆形或多角形扁平丘疹，渐融合成苔藓样斑块，边界清楚。自觉阵发性瘙痒，常于局部刺激、精神烦躁时加剧，夜间明显；皮损及其周围常见抓痕或血痂。

牛皮癣是一种皮肤状如牛项之皮，厚而且坚的慢性瘙痒性皮肤病。《外科正宗》说："牛皮癣如牛项之皮，顽硬且坚，抓之如朽木。"其临床特点是：皮损多是圆形或多角形的扁平丘疹融合成片，搔抓后皮损肥厚，皮沟加深，皮嵴隆起，形成苔藓样变，呈阵发性瘙痒。古代文献称之为"摄领疮""干癣""顽癣"等。

本病相当于西医学的慢性单纯性苔藓，又名神经性皮炎。

【病因病机】

本病初起为风湿热之邪阻滞肌肤或硬领等外来机械刺激所引起；病久耗伤阴液，营血不足，血虚生风生燥，皮肤失去濡养而成。肝火郁滞，情志不遂，郁闷不舒，或紧张劳累，心火上炎，以致气血运行失职，凝滞肌肤，每易成为诱发的重要因素，且致病情反复。

西医学认为，本病病因不明，精神紧张、过度疲劳、失眠及搔抓等局部刺激常为本病诱因。

【辨病】

1. 诊断

临床表现　本病多发于中青年人，老人及儿童少见。

好发于颈项、上眼睑处，也常发生于腕部、肘窝、股、腰骶部、踝部、女阴、阴囊和肛周等部位，多局限于一处或两侧对称分布。

常先有局部瘙痒，经不断搔抓或摩擦后出现粟粒大小成簇的圆形或多角形扁平丘疹，呈皮色或淡褐色。皮损逐渐融合成苔藓样斑片，边界清楚。皮损周围可见散在扁平丘疹。见彩图 10-32、10-33、10-34。

自觉阵发性瘙痒，常于局部刺激、精神烦躁时加剧，夜间明显；皮损及其周围常见抓痕或血痂。

本病病程慢性，常年不愈或反复发作。

2. 鉴别诊断

（1）慢性湿疮　由急性或亚急性湿疮转变而来，皮损也可苔藓化，但有渗出倾向。

（2）紫癜风　皮损多为暗红、淡紫或呈多角扁平丘疹，有蜡样光泽、网状纹，可累及黏膜及指（趾）甲，组织病理切片有鉴别诊断价值。

（3）原发性皮肤淀粉样变　常见于小腿伸侧，皮疹呈高粱至绿豆大小圆形丘疹，密集成片而不融合，或呈念珠状排列。皮内注射 1.5% 刚果红溶液试验阳性，组织病理有特异性。

【治疗】

本病以祛邪止痒，扶正润肤为治疗原则。

1. 辨证论治

（1）肝郁化火证

证候：皮疹色红；伴心烦易怒，失眠多梦，眩晕，心悸，口苦咽干；舌边尖红，脉弦数。

治法：疏肝理气，泻火止痒。

方药：龙胆泻肝汤合丹栀逍遥散加减。常用龙胆草、柴胡、黄芩、栀子、生地黄、车前子、泽泻、当归、白蒺藜、白鲜皮、苦参、生甘草等。瘙痒剧烈者，可加用僵蚕、乌梢蛇；心烦失眠者，可加用合欢皮、珍珠母、钩藤等。

（2）风湿蕴肤证

证候：皮损呈暗红或淡褐色片状，粗糙肥厚，剧痒时作，夜间尤甚；舌淡红，苔薄白或白腻，脉濡缓。

治法：祛风除湿，清热止痒。

方药：消风散加减。常用荆芥、防风、石膏、知母、苦参、蝉蜕、苍术、木通、当归、生地黄、生甘草等。若睡眠欠佳者，可加用夜交藤、磁石等；瘙痒剧烈者，可加用刺猬皮、乌梢蛇等。

（3）血虚风燥证

证候：皮损色淡或灰白，状如枯木，肥厚粗糙似牛皮；心悸怔忡，失眠健忘，女子月经不调；舌淡，苔薄，脉沉细。

治法：养血润燥，息风止痒。

方药：当归饮子加减。常用当归、火麻仁、秦艽、白芍、生地黄、何首乌、白蒺藜、石斛、玉竹、山药、沙参、生甘草等。若失眠者，加酸枣仁、珍珠母等。

2. 外治疗法

（1）中药熏洗　适用于泛发性神经性皮炎且皮肤干燥者。用鸡血藤、当归、丹参、三棱、莪术、白鲜皮等具有活血化瘀、软坚散结功效的中药煎剂对皮损部位进行熏洗治疗，每日 1 次，每次 20～30 分钟。

（2）中药蒸气治疗　适用于病程长，皮损呈苔藓样变者。用当归、丹参、茯苓、白术、白鲜皮等具有清热解毒、活血化瘀功效的中药煎剂熏蒸皮损，每日 1 次，每次 10～20 分钟。

（3）中药涂搽　适用于皮疹表面干燥者。选用黄连膏、青黛膏等中药膏局部涂搽，每日 1～2 次。

（4）封包疗法　适用于皮损肥厚者。对局部皮损涂擦中药膏后，采用保鲜薄膜将皮损处封包 40 分钟，每日 1～2 次。

3. 其他疗法

（1）西药治疗

①全身治疗适用于皮损广泛者。可选用镇静剂或抗组胺药内服，亦可用普鲁卡因静脉封闭或钙剂静脉注射。

②外用药常选用各种皮质类固醇制剂和各种止痒制剂。若皮损比较肥厚者，可涂药后封包。小面积顽固皮损亦可用皮质类固醇等药物局部封闭。

（2）针灸治疗

①毫针　适用于容易摩擦部位的皮损及瘙痒顽固者，可进行皮损周围毫针围刺治疗。

②拔罐　躯干、四肢皮损肥厚处可走罐治疗，以疏通经络、行气活血、解毒止痒，每日 1 次，7 天为 1 个疗程。

③艾灸　适用于浸润肥厚、范围较小的损害，或经过反复治疗皮损变化不明显者。可选用艾条进行局部皮损处灸疗，每天 1 次，7 天为 1 个疗程。

（3）划痕疗法　在皮损肥厚、瘙痒剧烈处行划痕疗法，5～7 天一次。

（4）熏药疗法　皮损肥厚、浸润深者可采用三棱、莪术等具有软坚散结功效的中药行局部熏药治疗，每日 1 次，每次 20～30 分钟。

（5）火针疗法　用火烧红针刺针迅速刺入皮损内，深度至皮损微渗血为度，每周 1～2 次。

【预防与调护】

1. 注意生活规律，保证充足的睡眠与休息，避免精神刺激，保持精神和情绪稳定。
2. 避免各种机械性、物理性刺激，如少食辛辣食物，戒烟酒，避免硬质衣领摩擦。

3.禁用手搔抓及热水烫洗，沐浴时少用肥皂。

第十八节 白 疕

赵某，女，25岁。身起红斑、丘疹、鳞屑伴瘙痒10天。10天前无明显诱因躯干、四肢出现绿豆、黄豆大小的鲜红色斑丘疹，上覆鳞屑，刮去鳞屑有点状出血，皮损躯干密集，四肢散在，瘙痒明显。伴咽喉疼痛，心烦易怒，便干。

白疕是一种以红斑、丘疹、鳞屑损害为主要表现的慢性复发性炎症性皮肤病。其临床特点是红斑基础上覆盖多层银白色鳞屑，刮去鳞屑有薄膜及露水珠样出血点。病程较长，反复发作，不易根治。男女老幼皆可罹患，具有一定的遗传倾向，在自然人群中的发病率为0.1%～3%。初发病例季节性明显，多冬重夏轻，但部分患者可相反，数年之后则季节性不明显。白疕之名首见于清代祁坤的《外科大成·白疕》："白疕，肤如疹疥，色白而痒，搔起白疕，俗呼蛇风。"古代文献中有称"松皮癣""干癣""蛇虱""白壳疮"等。

本病相当于西医学的银屑病。

【病因病机】

多因素体营血亏损，血热内蕴，化燥生风，肌肤失养所致。

1.初起 多因内有蕴热，复感风寒或风热之邪，阻于肌肤，蕴结不散而发；或机体蕴热偏盛，或性情急躁，心火内生，或外邪入里化热，或恣食辛辣肥甘及荤腥发物，伤及脾胃，郁而化热，内外之邪相合，蕴于血分，血热生风而发。

2.病久 耗伤营血，阴血亏虚，生风化燥，肌肤失养，或加之素体虚弱，气血不足，病程日久，气血运行不畅，以致经脉阻塞，气血瘀结，肌肤失养而反复不愈；或热蕴日久，生风化燥，肌肤失养，或流窜关节，闭阻经络，或热毒炽盛，气血两燔而发。

西医学认为，本病的确切病因尚未清楚，目前认为是遗传因素与环境因素等多因素相互作用的多基因遗传病，通过免疫介导的共同通路，最后引起角质形成细胞发生增殖。

【辨病】

1.诊断

（1）临床表现 根据白疕的临床特征，可分为寻常型、脓疱型、关节病型、红皮病型，其中寻常型占99%以上，以上四型可合并发生或相互转化。

1）寻常型 为本病最常见的类型。皮损初起为针头大小的丘疹，逐渐扩大为绿豆、黄豆大小的淡红色或鲜红色丘疹或斑丘疹，可融合成形态不同的斑片，边界清楚，表面覆盖多层银白色鳞屑（彩图10-35），刮除鳞屑则露出发亮的半透明薄膜，称薄膜现象，再刮除薄膜，出现多个筛状出血点，称为点状出血现象，为本病特征性皮损。发生在头部，其发呈束状，但毛发正常，无脱落；发生在指甲则甲板呈顶针状；发生在面部的皮损可呈小片红斑；发生在口腔黏膜则为灰白色斑片，四周有红晕，基底浸润；发生在龟头则为光滑、干燥性红斑，边界清楚，刮之有白色鳞屑；小腿前反复发作的皮损可有苔藓样变。

皮损可发生于身体各处，多对称分布。初发时多在头皮及肘、膝关节等处。临床上可见点滴状、钱币状、斑块状、地图状、蛎壳状、混合状等多种形态。

少数轻型病例初次发病可有自愈情况。但当反复患咽炎、扁桃体炎，或紧张劳累，或恣食腥膻发物、辛辣等，往往可诱发或复发。

病程缓慢，有的自幼发病，持续十余年或数十年，甚至有迁延终身者。病程一般可分为三期。

①进行期 新皮疹不断出现，原皮疹不断扩大，颜色鲜红，鳞屑较厚，针刺、搔抓、外伤、手术等损伤可导致受损部位出现典型的皮疹，称为同形反应。

②静止期 皮损稳定，基本无新疹出现，原皮疹色暗红，鳞屑较多，既不扩大，也不消退。

③退行期 皮损缩小或变平，颜色变淡，鳞屑减少，或从中心开始消退，遗留暂时性的色素减退斑或色素沉着斑。

2) 脓疱型 可继发于寻常型，亦可为原发性，一般分为泛发性和局限性两种。

①泛发性脓疱型 临床表现为皮疹初发多为炎性红斑，或在寻常型银屑病的皮损上出现密集的、针尖到粟粒大、黄白色浅在的小脓疱，表面覆盖少量鳞屑，2周左右消退，再发新脓疱；严重者可急性发病，全身出现密集脓疱，并融合成"脓湖"，可伴有发热、关节肿痛、全身不适；可并发肝、肾等系统的损害，亦可因继发感染、电解质紊乱或衰竭而死亡。

②局限性脓疱型 以掌跖脓疱病多见，临床表现为皮损仅限于手、足部，掌跖出现对称性红斑，其上密集针尖至粟粒大小的深在脓疱，不易破溃，1～2周后干枯、结痂、脱皮，脓疱常反复发生，顽固难愈。

3) 关节病型 常有寻常型银屑病的基本皮肤损害，伴有关节炎的表现，以侵犯远端指趾关节为主，常不对称，亦可侵犯大关节和脊柱。受累关节红肿、疼痛，重者可有关节腔积液、强直、关节畸形。此型往往经年累月而不易治愈。

4) 红皮病型 常由寻常型银屑病发展而成，或由于治疗不当，或外用刺激性很强的药物，或长期大量应用激素后突然停药而引起。全身皮肤弥漫性潮红或紫红、肿胀、浸润，大量糠状脱屑，仅有少量片状正常皮肤（称"皮岛"），掌跖角化，指（趾）甲增厚甚至脱落。伴有发热、畏寒、浅表淋巴结肿大等全身症状。病程较长，常数月或数年不愈。

（2）辅助检查 血白细胞增高及血沉加快。脓疱型者细菌培养阴性。

组织病理检查具有以下改变：

①寻常型 主要为角化过度伴角化不全，角化不全区可见 Munro 微脓肿，颗粒层变薄或消失，棘层增厚，表皮突延长，深入真皮。真皮乳头呈杵状向表皮内上伸。真皮浅层血管周围淋巴细胞、中性粒细胞浸润。

②脓疱型 表皮内海绵状脓疱，疱内多数嗜中性粒细胞，脓疱多位于棘细胞上层。真皮浅层血管扩张，周围有淋巴细胞和组织细胞及少量中性粒细胞浸润。

③红皮病型 除银屑病的病理改变外，与慢性皮炎相似，呈明显的角化不全，颗粒层消失，棘层肥厚，上皮脚延长，表皮细胞内及细胞间水肿，真皮浅层水肿，血管扩张充血，周围炎性细胞浸润。

2. 鉴别诊断

（1）风热疮 好发于躯干、四肢近端；特征性皮疹为椭圆形红斑，上覆糠秕状鳞屑，长轴与皮纹走向一致，无薄膜及筛状出血现象。

（2）慢性湿疮 皮疹好发于四肢屈侧；皮损肥厚粗糙，有色素沉着，鳞屑较少；瘙痒剧烈。

（3）白屑风 皮疹多发于头面；红斑边界不清，鳞屑多呈油腻性，无筛状出血；头发不呈束状，病久有脱发现象。

【治疗】

寻常型进行期多以清热凉血解毒为基本治则，静止期多以养血滋阴润燥或活血化瘀、解毒通络为基本治则。脓疱型、关节病型、红皮病型应中西医结合治疗。

1. 辨证论治

（1）血热内蕴证

证候：皮疹多呈点滴状，发展迅速，颜色鲜红，层层鳞屑，瘙痒剧烈，刮去鳞屑有点状出血；伴口干舌燥，咽喉疼痛，心烦易怒，便干溲赤；舌质红，苔薄黄，脉弦滑或数。

治法：清热凉血，解毒消斑。

方药：犀角地黄汤加减。常用水牛角、牡丹皮、生地黄、赤芍等。咽喉肿痛者，加板蓝根、射干、玄参；因感冒诱发者，加金银花、连翘；大便秘结者，加生大黄。

（2）血虚风燥证

证候：病程较久，皮疹多呈斑片状，颜色淡红，鳞屑减少，干燥皲裂，自觉瘙痒；伴口咽干燥；舌质淡红，苔少，脉沉细。

治法：养血滋阴，润肤息风。

方药：当归饮子加减。常用当归、白芍、川芎、生地黄、白蒺藜、防风、荆芥、何首乌、黄芪、甘草等。脾虚者，加白术、茯苓；风盛瘙痒明显者，加白鲜皮、乌梢蛇。

（3）气血瘀滞证

证候：皮损反复不愈，皮疹多呈斑块状，鳞屑较厚，颜色暗红；舌质紫暗有瘀点、瘀斑，脉涩或细缓。

治法：活血化瘀，解毒通络。

方药：桃红四物汤加减。常用当归、赤芍、生地黄、川芎、桃仁、红花等。病程日久，反复不愈者，加土茯苓、白花蛇舌草、蜈蚣；皮损肥厚色暗者，加三棱、莪术；月经色暗，经前加重者，加益母草、泽兰。

（4）湿毒蕴积证

证候：皮损多发生在腋窝、腹股沟等皱褶部位，红斑糜烂有渗出，痂屑黏厚，瘙痒剧烈，或表现为掌跖红斑、脓疱、脱皮；或伴关节酸痛、肿胀，下肢沉重；舌质红，苔黄腻，脉滑。

治法：清利湿热，解毒通络。

方药：萆薢渗湿汤加减。常用萆薢、薏苡仁、黄柏、茯苓、牡丹皮、泽泻、滑石、通草。脓疱泛发者，加蒲公英、紫花地丁、半枝莲；关节肿痛明显者，加羌活、独活、秦艽、忍冬藤；瘙痒剧烈者，加白鲜皮、地肤子。

（5）风寒湿痹证

证候：皮疹红斑不鲜，鳞屑色白而厚，抓之易脱，关节肿痛，活动受限，甚至僵硬畸形；伴形寒肢冷；舌质淡，苔白腻，脉濡滑。

治法：祛风除湿，散寒通络。

方药：独活寄生汤合桂枝芍药知母汤加减。常用独活、桑寄生、杜仲、牛膝、细辛、秦艽、肉桂、防风、川芎、人参、当归、桂枝、芍药、知母、附子等。

（6）火毒炽盛证

证候：全身皮肤潮红、肿胀，大量脱皮，或有密集小脓疱，伴局部灼热痒痛；壮热畏寒，头身疼痛，口渴欲饮，便干溲赤；舌质红绛，苔黄腻，脉弦滑数。

治法：清热泻火，凉血解毒。

方药：清瘟败毒饮加减。常用生石膏、生地黄、水牛角粉、黄连、栀子、桔梗、黄芩、知母、赤芍、玄参、连翘、淡竹叶、甘草、牡丹皮等。寒战高热者，加生玳瑁；大量脱皮、口干唇燥者，加天花粉、石斛；大便秘结者，加生大黄。

2.外治疗法　寻常型进行期皮损宜用温和之剂，可用黄连膏外搽，每日1次；寻常型静止期、消退期皮损可用内服煎剂的药渣煎水，待温洗浴浸泡患处，再以黄连膏外搽，亦可采用中药药浴熏洗疗法；红皮病型、脓疱型可用紫草油外搽，每日2次。

3.其他疗法

（1）针刺疗法

①体针　进行期不宜采用，适合于静止期、退行期。取穴大椎、肺俞、曲池、合谷、血海、三阴交。头面部加风池、迎香；在下肢加足三里、丰隆。中等强度刺激，留针半小时，每日1次，10次为1个疗程，症状好转后改为隔日1次。

②耳针　取穴肺、神门、内分泌、心、大肠穴等，耳穴埋针或压豆。

（2）游走罐　适合斑块肥厚性皮损。

（3）西医治疗　常选用抗生素、维生素类、维A酸类、免疫抑制剂、免疫调节剂、生物制剂及紫外光照射等疗法。

【预防与调护】

1.预防感染和外伤。在秋冬及冬春季节交替之时，要特别注意预防感冒、咽炎、扁桃体炎。对反复发作的扁桃体炎合并扁桃体肿大者，可考虑手术摘除。

2.忌食辛辣腥膻发物，戒烟酒，多食新鲜蔬菜和水果。

3.避免过度紧张劳累，生活要有规律，保持情绪稳定。

4.进行期或红皮病型不宜用刺激性强的药物，忌热水洗浴。

第十九节　风热疮

刘某，女，30岁。胸背红斑、鳞屑伴瘙痒7天。7天前无明显诱因前胸出现2处拇指甲大小的鲜红斑块，无明显瘙痒，未予重视。3天后在原发皮损周围及肩背出现形状相似但较小的红斑，有轻度瘙痒。

风热疮是一种斑疹色红如玫瑰、脱屑如糠秕的急性自限性皮肤病。其临床特点是初发时多在躯干部先出现玫瑰红色母斑，其长轴与皮纹一致，上有糠秕样鳞屑，继则分批出现较多、形态相仿而较小的子斑。好发于青中年，春秋季多见。有自限性，一般4～6周可自行消退，但也有少数患者病程长达2～3个月，甚至更长时间。中医文献对本病早有记载。《外科秘录》称"风热疮"。《外科正宗》称"风癣"，如《外科正宗·顽癣》云："风癣如云朵，皮肤娇嫩，抓之则起白屑。"

本病相当于西医学的玫瑰糠疹。

【病因病机】

本病总由各种诱因致肌肤郁闭，腠理闭塞而发病。

1.外感风热，郁闭肌肤　风热外感，郁滞肌肤腠理，不得宣泄而发。

2.血分有热，化燥生风　过食辛辣炙煿，或情志抑郁化火，导致血分蕴热，热伤阴液而化燥生风，外泛肌肤而成。

西医学认为，本病病因尚未明确，多认为与病毒感染有关。

【辨病】

1. 诊断

临床表现　本病好发于青年和中年人，以春秋季多见。皮损最先在躯干或四肢近端某处出现，皮损为一个如指甲盖大小或稍大的圆形或椭圆形的淡红色或黄红色鳞屑斑，称为原发斑或母斑，这种母斑易被患者忽视。母斑出现 1～2 周后，即在躯干及四肢近端出现多数与母斑相似而形状较小的红斑，称为子斑或继发斑（彩图 10-36）。皮损或横或斜，椭圆形，长轴与皮纹走行一致，中心略有细微皱纹，边缘不整，略似锯齿状，表面附有少量糠秕状细小鳞屑，多数孤立不相融合。子斑出现后，母斑颜色较为暗淡。斑疹颜色不一，自鲜红至褐色、褐黄或灰褐色不等。皮损好发于胸、背、腹、四肢近端、颈部，尤以胸部两侧多见。

患者有不同程度的瘙痒，部分患者初起可伴有周身不适、头痛、咽痛、轻度发热、颈或腋下臑核肿大等全身症状。

本病预后良好，一般经 4～6 周可自然消退，亦有迁延 2～3 个月，甚至更长一段时间才痊愈者。愈后一般不复发。

2. 鉴别诊断

（1）圆癣　皮损数目少，呈环形。中心有自愈倾向，周边有丘疹、水疱。真菌检查阳性。

（2）紫白癜风　多发于胸背、颈侧、肩胛等处，皮损为黄豆到蚕豆大小的斑片，微微发亮，先淡红或赤紫，将愈时呈灰白色斑片。一般无自觉症状，或有轻度瘙痒。真菌检查阳性。

（3）白疕　皮损为大小不等的红色斑片，其上覆有较厚的银白色鳞屑，搔抓后有露水珠样点状出血；病程较长，易在冬季复发。

【治疗】

本病以疏风清热止痒为主要治法。初期以疏风清热为主，后期以养血活血为主。

1. 辨证论治

（1）风热蕴肤证

证候：发病急骤，皮损呈圆形或椭圆形淡红色斑片，中心有细微皱纹，表面有少量糠秕状鳞屑；伴心烦口渴，大便干，尿微黄；舌红，苔白或薄黄，脉浮数。

治法：疏风清热止痒。

方药：消风散加减。常用荆芥、防风、当归、生地黄、苦参、苍术、蝉蜕、火麻仁、牛蒡子、知母、石膏、木通。痒甚者，加白鲜皮、地肤子。

（2）风热血燥证

证候：皮疹为鲜红或紫红色斑片，鳞屑较多，皮损范围大，瘙痒较剧，伴有抓痕、血痂等；舌红，苔少，脉弦数。

治法：清热凉血，养血润燥。

方药：凉血消风散加减。常用生地黄、当归、荆芥、蝉衣、苦参、白蒺藜、知母、生石膏、生甘草。血热甚者，加水牛角粉、牡丹皮。

2. 外治疗法

（1）皮损早期用三黄洗剂外搽，中后期外涂黄连膏，每天 2～3 次。

（2）用苦参、蛇床子、黄柏、生大黄各30g，生甘草10g，煎汤外洗患处。

3.其他疗法

（1）针刺疗法 取穴合谷、曲池、大椎、肩髃、肩井、血海、足三里，宜泻法，留针10～15分钟，每日1次，10次为1个疗程。

（2）西医治疗 瘙痒明显者可口服抗组胺药物，外用炉甘石洗剂等止痒药物；UVB照射可明显缩短病程。

【预防与调护】

1.保持心情舒畅，不食辛辣及鱼腥发物。

2.注意皮肤清洁卫生，忌用热水烫洗。

3.多饮水，保持大便通畅。

第二十节 紫癜风

刘某，男，45岁。口腔溃疡伴疼痛2年，加重4天。2年前无明显诱因口腔颊黏膜处出现乳白色斑点，未予重视，后斑点逐渐增多，形成溃疡，自觉疼痛，曾在某医院活检诊断为扁平苔藓。4天前食火锅后病情加重，进食困难。口干便秘，舌质红，苔薄腻，脉滑数。

紫癜风是一种特发性炎症性皮肤病。其临床特点是以紫红色的多角形扁平丘疹为典型皮损，表面有蜡样光泽，常伴有黏膜损害。好发于成年人，病程慢性。

本病相当于西医学的扁平苔藓。

【病因病机】

本病发生总由内因、外因致病邪气相合，气血凝滞，蕴阻皮肤、黏膜而成。

1.外因多为感受风湿热之邪，搏于肌肤所致。

2.久病血虚生风生燥，或肝肾阴虚，肌肤失于濡养而成。

3.久病不愈，肝气郁滞，气滞血瘀，致皮损呈苔藓样斑片。

西医学认为，本病病因尚不清楚，可能与免疫、遗传、病毒感染、神经精神因素、某些药物等有关。

【辨病】

1.诊断

（1）临床表现 好发于四肢屈侧，病程慢性，易反复发作。

典型皮损为高起的紫红色多角形扁平丘疹，粟粒至绿豆大小或更大，境界清楚，表面有蜡样薄膜，可见白色光泽小点或细浅的白色网状条纹（Wickham纹），为特征性皮损。经过中皮疹逐渐增多并可相互融合，呈苔藓状斑片，周围可有散在皮疹，但各个皮疹大多仍保持其原发固有的形态特点。急性期搔抓后可出现线状串珠形同形反应。常伴有不同程度的瘙痒。

黏膜损害较常见，以口腔及外阴为主，可单发于黏膜，亦可与皮肤同时并发，表现为乳白色斑点，斑细小孤立，或排成环状、线状及不规则的网状。发生于口腔者多见于与白齿相对的颊黏膜处。口腔黏膜及口唇、阴唇部扁平苔藓易继发癌变。另外，头皮损害可造成永久性脱发，甲受累可引起甲板增厚或变薄，甚至脱甲。

临床上可分为多种亚型，如急性泛发性扁平苔藓、慢性局限性扁平苔藓、色素型扁平苔藓、肥厚型扁平苔藓及大疱型扁平苔藓等。

（2）辅助检查　组织病理有特征性，表现为表皮角化过度，颗粒层楔形增厚，棘层不规则增厚，表皮突呈锯齿状，基底细胞液化变性。

2. 鉴别诊断

（1）原发性皮肤淀粉样变　皮损多对称分布于两小腿伸侧及两侧，为半球形或扁平丘疹，呈灰褐或灰黄色，表面粗糙无光泽，无 Wickham 纹，刚果红试验阳性。

（2）牛皮癣　皮损多发于颈部、尾骶部及四肢关节伸侧，苔藓样变明显，无多角形脐窝状丘疹，常与皮色一致，无 Wickham 纹，不并发口腔、甲损害。

【治疗】

本病初期以疏风除湿、清热止痒为主，后期以养血滋阴、活血化瘀为主。

1. 辨证论治

（1）风湿热证

证候：皮疹广泛，为紫红色扁平丘疹，自觉瘙痒；多并发黏膜损害，甚或出现糜烂、溃疡；可伴乏力纳呆；舌质红，苔薄腻，脉濡或数。

治法：祛风止痒，清热燥湿。

方药：消风散加减。常用荆芥、防风、当归、生地黄、苦参、苍术、蝉蜕、火麻仁、牛蒡子、知母、石膏、木通。有口腔黏膜损害，加淡竹叶；有外阴黏膜损害，加黄柏、车前子。

（2）血虚风燥证

证候：皮肤干燥，皮疹暗红，或融合成片状、环状、线状等，瘙痒较剧；伴咽干鼻燥；舌红少苔，脉沉细。

治法：养血滋阴，润肤息风。

方药：当归饮子加减。常用当归、白芍、川芎、生地黄、白蒺藜、防风、荆芥、何首乌、黄芪、鸡血藤、丹参、甘草。

（3）气滞血瘀证

证候：病程较长，皮疹融合成肥厚性斑片，色褐红或紫红色，皮肤粗糙，瘙痒明显；舌质紫或边有瘀点，脉涩。

治法：行气活血，解毒止痒。

方药：逍遥散合桃红四物汤加减。常用柴胡、白芍、当归、白术、茯苓、生地黄、川芎、桃仁、红花、金银花、白花蛇舌草、白鲜皮。

（4）肝肾阴虚证

证候：皮疹较局限，颜色较暗，或中央萎缩；若阴虚湿热下注则皮疹多发于阴部，以肛门、龟头等处为主；伴腰膝酸软；舌红少苔，脉沉细数。

治法：滋阴降火。

方药：知柏地黄丸加减。常用生地黄、山茱萸、山药、泽泻、茯苓、牡丹皮、女贞子、旱莲草、知母、黄柏。

2. 外治疗法

（1）皮损瘙痒明显者，可外搽苦参酊、百部酊。

（2）皮损泛发者，用三黄洗剂外搽。

（3）黏膜溃疡者，可用锡类散外吹或外涂患处。亦可用金银花30g、生甘草10g煎水漱口或湿敷。

3. 其他疗法

（1）针刺疗法

①体针 主穴：曲池，血海。备用穴：合谷、三阴交、阿是穴。中强刺激，每日1次，留针15～30分钟。

②耳针 取穴：肺、神门、肾上腺、皮质下等处或敏感点，留针或埋针。

③梅花针 皮损肥厚者亦可用七星针在患处来回击刺，以少量出血为宜，每日1次。

（2）西医治疗 瘙痒甚者可用抗组胺药内服。病情严重或顽固难愈者可酌情使用激素、免疫抑制剂或羟氯喹。

【预防与调护】

1. 积极治疗感染灶等其他疾病，忌用可能激惹本病的药物。

2. 保持心情舒畅，避免精神紧张。忌食辛辣等刺激性食物，戒烟酒。勿用烫水洗浴或过度搔抓，以免皮损产生同形反应而扩散。

第二十一节 白驳风

杨某，男，18岁。左侧面部及肩颈部白斑2个月，无自觉症状。2个月前发现左侧面部及肩颈部出现白斑，渐渐明显，平时学习紧张，睡觉迟，夜寐不安。查体：左侧面部及肩颈部有不规则形乳白色斑片，边界清楚，周围色素稍深。

白驳风是指以皮肤出现大小不同、形态各异的白斑为主要临床表现的后天性局限性色素脱失性皮肤病。其临床特点是皮肤白斑可发生于任何部位、任何年龄，单侧或对称，大小不等，形态各异，与周围正常皮肤的交界处有色素沉淀圈，边界清楚；亦可泛发全身。本病为慢性病程，易诊难治。本病深肤色人群较浅肤色者发病率高。"白癜"之名首见于《诸病源候论·白癜候》，曰："白癜者，面及颈项身体皮肉色变白，与肉色不同，亦不痒痛，谓之白癜。"中医文献中又之称之为"斑白""斑驳"等。

本病西医学也称白癜风。

【病因病机】

本病总由气血失和，脉络瘀阻所致。

1. 肝郁气滞 情志内伤，肝气郁结，气机不畅，复感风邪，搏于肌肤。

2. 肝肾不足 素体肝肾虚弱，或亡精失血，伤及肝肾，致肝肾不足，外邪侵入，郁于肌肤。

3. 气滞血瘀 跌打损伤，化学灼伤，络脉瘀阻，毛窍闭塞，肌肤腠理失养，酿成白斑。

西医学认为，本病发病原因不明。近年来一些学者认为，具有遗传素质的个体在多种因素如精神、神经因素刺激下，免疫、代谢等功能紊乱，导致酪氨酸酶系统的抑制或使自身黑素细胞破坏，最终导致皮肤色素局限性脱失。

【辨病】

1. 诊断

（1）临床表现 皮损呈白色或乳白色斑点或斑片，逐渐扩大，边界清楚，周边色素常反见增加，患处毛发亦可变白（彩色 10-37）。皮损大小不等，形态各异，常融合成片。本病男女皆可罹患，可发于任何年龄、任何部位，尤以暴露及摩擦损伤部位多见，可对称或单侧分布，亦可沿神经走行呈节段性分布。泛发全身者可仅存少许正常皮肤。患处皮肤光滑，无脱屑、萎缩等变化，无明显自觉症状，有的皮损中心可出现色素岛状褐色斑点。进展期正常皮肤可出现"同形反应"，病程慢性迁延，有时可自行好转或消退。

（2）辅助检查 皮肤病理检查显示表皮内黑素细胞及黑素颗粒减少或缺失。

2. 鉴别诊断

（1）单纯糠疹 皮损淡白或灰白，为局限性色素减退斑，上覆少量细小糠状鳞屑，边界不清；多发于面部，其他部位很少累及；儿童多见。

（2）花斑癣 皮损淡白或淡褐色，呈边界清楚的圆形或卵圆形，上覆细碎鳞屑，病变处毛发不变白色；皮损处真菌镜检阳性；多发于颈、胸背、腋窝；男性青壮年或多汗者多见。

（3）贫血痣 皮损淡白，为先天性局部血管功能缺陷，一般单侧分布，以手摩擦局部则周围皮肤发红而白斑不红；多发于躯干；女性出生时或幼年多见。

【治疗】

本病以调和气血、疏通脉络为基本治疗原则。临床应辨证论治，灵活用药。

1. 辨证论治

（1）肝郁气滞证

证候：白斑散在渐起，数目不定；伴有心烦易怒，胸胁胀痛，夜寐不安，女子月经不调；舌质正常或淡红，苔薄，脉弦。

治法：疏肝理气，活血祛风。

方药：逍遥散加减。常用柴胡、香附、郁金、当归、丹参、红花、白芍、白术、白蒺藜、补骨脂、荆芥、防风、枳壳、蝉衣、甘草等。心烦易怒者，加牡丹皮、栀子；月经不调者，加益母草；发于头面者，加蔓荆子、菊花；发于下肢者，加木瓜、牛膝。

（2）肝肾不足证

证候：多见于体虚或有家族史的患者。病史较长，白斑局限或泛发；伴头晕耳鸣，失眠健忘，腰膝酸软；舌质红，少苔，脉细弱。

治法：滋补肝肾，养血祛风。

方药：六味地黄丸加减。常用熟地黄、当归、川芎、赤芍、白芍、沙苑子、女贞子、枸杞子、羌活、白蒺藜、补骨脂等。神疲乏力者，加党参、白术；真阴亏损者，加阿胶。

（3）气血瘀滞证

证候：多有外伤，病史缠绵。白斑局限或泛发，边界清楚，局部可有刺痛；舌质紫暗或有瘀斑、瘀点，苔薄白，脉涩。

治法：活血化瘀，通经活络。

方药：通窍活血汤加减。常用当归、川芎、红花、桃仁、鸡血藤、紫草、丹参、首乌藤、浮萍、白薇、白蒺藜、陈皮、木香、甘草等。跌打损伤后而发者，加乳香、没药；局部有刺痛者，加制鬼箭羽、白芷；发于下肢者，加牛膝、木瓜；病久者，加苏木、补骨脂。

2. 外治疗法 30% 补骨脂酊外用，同时可配合日光照射 5～10 分钟，或紫外线照射，每日或隔日 1 次。

3. 其他疗法

（1）西医治疗　皮损局限或全身泛发者可选用光疗；外用钙调神经磷酸酶抑制剂或（和）维生素 D_3 衍生物，氮芥乙醇仅限于白斑区外用；局限型、节段型的静止期患者可选用外科疗法进行自体表皮移植；泛发型进展期损害者系统应用糖皮质激素可使病情尽快趋于稳定。

（2）针刺疗法

①梅花针　局部叩刺。在白斑周围用较强刺激，有防止皮疹扩大的作用，可配合外用药涂搽，每日 1 次。

②耳针　取肺、肾、内分泌、肾上腺，每次选 2～3 穴，单耳埋针，双耳交替，每周轮换。

③火针疗法　用于静止期白斑。

【预防与调护】

1. 可进行适当的日光浴及理疗，要注意光照的强度和时间，并在正常皮肤上搽避光剂或盖遮挡物，以免晒伤。

2. 避免滥用外搽药物，尤其是刺激性过强的药物，以防损伤肌肤。

3. 坚持治疗，树立信心；愈后巩固治疗，防止复发。

第二十二节　黧黑斑

王某，女，34 岁。面部褐色斑片 2 年余。颧部褐色斑片，对称分布，边界尚清，表面光滑。平素性情急躁，胸胁胀闷，月经不调，夹有血块。服用避孕药已 1 年。

黧黑斑是指由于皮肤色素沉着而在面部呈现局限性褐色斑的皮肤病。其临床特点是色斑对称分布，大小不定，形状不规则，无自觉症状，日晒后加重。本病好发于青中年女性，尤以孕妇或经血不调的妇女为多，男性亦可发病，部分患者可伴有其他慢性病史。一般夏季加重，冬季减轻。黧黑斑之病名首见于《外科正宗·女人面生黧黑斑》，曰："黧黑斑者，水亏不能制火，血弱不能华肉，以致火燥结成斑黑，色枯不泽。朝服肾气丸以滋化源，早晚以玉容丸洗面斑上，日久渐退。"本病属中医学"面尘"的范畴，其中因肝病引起者称为"肝斑"，因妊娠而发病者称为"妊娠斑"。

本病相当于西医学的黄褐斑。

【病因病机】

本病多与肝、脾、肾三脏关系密切，气血不能上荣于面为主要病机。

1. 肝郁气滞　情志不畅导致肝郁气滞，气郁化热，熏蒸于面，灼伤阴血而生。

2. 肝肾不足　本病女性患者较多，多为冲任失调，肝肾不足，水火不济，虚火上炎所致。

3. 脾虚湿蕴　饮食不节，忧思过度，损伤脾胃，脾失健运，湿热内生，熏蒸而致病。

4. 气滞血瘀　一些慢性疾病致营卫失和，气血运行不畅，气滞血瘀，面失所养而成。

西医学认为，本病多数与内分泌失调有关，可能与雌激素和孕激素在体内增多，刺激黑素细胞分泌黑素和促进黑色素的沉着堆积有关。

【辨病】

1. 诊断

（1）临床表现　男女均可发生，尤以青中年女性多见，皮损夏重冬轻。如发生于孕妇，多开始于孕后 2～5 个月，分娩后逐渐消退，但也有不消退者；对称发生于颜面，尤以两颊、额部、鼻、唇及颏等处为多见；皮损为淡褐色至深褐色、淡黑色斑片，大小不等，形状各异，孤立散在或融合成片，边缘较明显，一般多呈蝴蝶状（彩图 10-38）。无自觉症状，病程不定，慢性经过。

（2）辅助检查 皮肤组织病理检查显示表皮中色素过度沉着，真皮中噬黑素细胞也有较多的色素，基底细胞层色素颗粒增多。

2. 鉴别诊断

（1）雀斑 皮疹分散而不融合，斑点较小；夏重冬轻；有家族史。

（2）阿狄森病 原发性肾上腺皮质功能减退症，色素沉着除发生于皮肤外，黏膜上也有褐黑色斑片；常伴有神疲乏力、怕冷、舌胖脉细等症状。

（3）瑞尔黑变病 有长期接触煤焦油史，成长期使用含光敏物质的化妆品；皮损主要在面颈部等暴露部位，呈弥漫性色素沉着；往往伴有痤疮样炎性反应。

【治疗】

本病以疏肝、健脾、补肾、化瘀为基本治疗原则。临床应辨证论治，随症加减。

1. 辨证论治

（1）肝郁气滞证

证候：多见于女性，斑色深褐，弥漫分布；伴有烦躁不安，胸胁胀满，经前乳房胀痛，月经不调，口苦咽干；舌质红，苔薄，脉弦细。

治法：疏肝理气，活血消斑。

方药：逍遥散加减。常用柴胡、白芍、当归、白术、茯苓、丹参、川芎、甘草。伴口苦咽干、大便秘结者，加牡丹皮、栀子；月经不调者，加女贞子、香附；斑色深褐而面色晦暗者，加桃仁、红花、益母草。

（2）肝肾不足证

证候：斑色褐黑，面色晦暗；伴有头晕耳鸣，腰膝酸软，失眠健忘，五心烦热；舌质红，少苔，脉细。

治法：补益肝肾，滋阴降火。

方药：六味地黄丸加减。常用熟地黄、山茱萸、淮山药、牡丹皮、白茯苓、泽泻、女贞子、旱莲草。阴虚火旺明显者，加知母、黄柏；失眠多梦者，加龙骨、牡蛎、珍珠母；褐斑日久色深者，加丹参、僵蚕。

（3）脾虚湿蕴证

证候：斑色灰褐，状如尘土附着；伴有疲乏无力，纳呆困倦，月经色淡，白带量多；舌质淡胖边有齿痕，苔白腻，脉濡或细。

治法：健脾益气，祛湿消斑。

方药：参苓白术散加减。常用党参、黄芪、白术、茯苓、当归身、陈皮、升麻、柴胡、炙甘草。伴月经量少而色淡者，加红花、益母草。

（4）气滞血瘀证

证候：斑色灰褐或黑褐；多伴有慢性肝病病史，或月经色暗有血块，或痛经；舌质暗红有瘀斑，苔薄，脉涩。

治法：理气活血，化瘀消斑。

方药：桃红四物汤加减。常用当归、生地黄、桃仁、红花、枳壳、赤芍、甘草、桔梗、川芎、牛膝。胸胁胀痛者，加柴胡、郁金；痛经者，加香附、乌药、益母草；病程长者，加僵蚕、白芷。

2. 外治疗法

（1）用玉容散粉末搽面，早、晚各 1 次。

（2）用茯苓粉，每日 1 匙，洗面或外搽，早、晚各 1 次。

（3）白附子、白芷、滑石各 250g，共研细末，每日早晚蘸末搽面。

（4）赤芍、丹参、桃仁、红花、白及、僵蚕、白丁香、白附子等各等份，研成粉末，加适当基质配制成中药面膜，每次敷于面部 30 分钟，每日 1 次。

3. 其他疗法

（1）西医治疗　口服维生素 C 和维生素 E。维生素 C 每次 0.2g，每日 3 次；维生素 E 每次 0.1g，每日 1 次。外用氢醌乳膏。

（2）针刺疗法

①体针　取肝俞、肾俞、风池为主穴，迎香、太阳、曲池、血海为辅穴。肝郁加内关、太冲；脾虚加足三里、气海；肾虚加三阴交、阴陵泉。毫针刺入，留针 20 分钟，每日 1 次，10 次为 1 个疗程。

②耳针　取内分泌、皮质下、热穴，消毒皮肤后用三棱针尖刺破至微出血，再以消毒棉球敷盖。

【预防与调护】

1. 心情舒畅，保持乐观情绪，避免忧思恼怒。

2. 注意劳逸结合，睡眠充足，避免劳损。

3. 避免日光暴晒，科学防晒，避免使用劣质化妆品。

4. 多食含维生素 C 的蔬菜、水果。

第二十三节　粉　刺

　　张某，女，20 岁。4 个月前无明显诱因于颜面部出现红色丘疹，并于丘疹顶端偶见小脓疱，痒痛明显，自行应用祛痘膏等多种外用制剂，皮损反复发作。近日来食辛辣刺激物后，于额头、两颊部再发红色丘疹、脓疱，部分丘疹可挤出粉渣样分泌物。伴口干喜饮，便秘，溲黄。

　　粉刺是一种以颜面、胸、背等处见丘疹顶端如刺状，可挤出白色碎米样粉汁为主的毛囊、皮脂腺的慢性炎症。其临床特点是丘疹、脓疱等皮疹多发于颜面、前胸、后背等处，常伴有皮脂溢出。多见于青春期男女。《医宗金鉴·外科心法要诀》对肺风粉刺记载曰："此证由肺经血热而成，每发于面鼻，起碎疙瘩，形如黍屑，色赤肿痛，破出白粉汁。"中医文献中又称"肺风粉刺""面疮""酒刺"，俗称"青春疙瘩""青春痘"。

　　本病相当于西医学的痤疮。

【病因病机】

本病早期以肺热及肠胃湿热为主，晚期有痰瘀。

1. 肺经风热　素体阳热偏盛，肺经蕴热，复受风邪，熏蒸面部而发。

2. 肠胃湿热　过食辛辣肥甘厚味，肠胃湿热互结，上蒸颜面而致。

3. 痰湿瘀滞 脾气不足，运化失常，湿浊内停，郁久化热，热灼津液，煎炼成痰，湿热瘀痰凝滞肌肤而发。

西医学认为，本病与内分泌、毛囊皮脂腺导管角化过度、痤疮丙酸杆菌感染及继发炎症反应密切相关。

【辨病】

1. 诊断

（1）临床表现 好发于颜面、颈、胸背等处。皮损初起为针头大小的毛囊性丘疹，或为白头粉刺、黑头粉刺，可挤出白色或淡黄色脂栓，因感染而成红色小丘疹，顶端可出现小脓疱（彩图10-39）。愈后可留暂时性色素沉着或轻度凹陷性疤痕。严重者称聚合型痤疮，感染部位较深，出现紫红色结节、脓肿、囊肿，甚至破溃形成窦道和疤痕，或呈橘皮样改变，常伴皮脂溢出。皮疹反复发生，常因饮食不节、月经前后而加重。自觉有轻度瘙痒，炎症明显时伴疼痛。病程长短不一，部分患者青春期后可逐渐痊愈。

（2）辅助检查 部分女性患者有性激素异常。

2. 鉴别诊断

（1）酒齄鼻 多见于壮年；皮疹分布以鼻准、鼻翼为主，两颊、前额也可发生，不累及其他部位；无黑头粉刺，患部潮红、充血，常伴有毛细血管扩张。

（2）职业性痤疮 常发生于接触沥青、煤焦油及石油制品的工人，同工种的人往往多发生同样损害；丘疹密集，伴毛囊角化；除面部外，其他接触部位如手背、前臂、肘部亦有发生。

（3）颜面播散性粟粒性狼疮 多见于成年人；损害为粟粒大小淡红色、紫红色结节，表面光滑，对称分布于颊部、眼睑、鼻唇沟等处；用玻片压之可呈苹果酱色。

【治疗】

本病以清热祛湿为基本治疗原则，或配合化痰散结、活血化瘀等法，内、外治相结合。

1. 辨证论治

（1）肺经风热证

证候：丘疹色红，或有痒痛，或有脓疱；伴口渴喜饮，大便秘结，小便短赤；舌质红，苔薄黄，脉弦滑。

治法：疏风清肺。

方药：枇杷清肺饮加减。常用枇杷叶、桑白皮、黄连、黄芩、生地黄、赤芍、牡丹皮、地骨皮、栀子、生甘草等。伴口渴喜饮者，加生石膏、天花粉；大便秘结者，加生大黄；脓疱多者，加紫花地丁、白花蛇舌草；经前加重者，加香附、益母草、当归。

（2）肠胃湿热证

证候：颜面、胸背部皮肤油腻，皮疹红肿疼痛，或有脓疱；伴口臭、便秘、溲黄；舌质红，苔黄腻，脉滑数。

治法：清热除湿解毒。

方药：茵陈蒿汤加减。常用茵陈蒿、栀子、黄芩、黄柏、生大黄、蒲公英、生薏苡仁、车前草、生甘草等。伴腹胀，舌苔厚腻者，加生山楂、鸡内金、枳实；脓疱较多者，加白花蛇舌草、野菊花、金银花。

（3）痰湿瘀滞证

证候：皮疹颜色暗红，以结节、脓肿、囊肿、疤痕为主，或见窦道，经久难愈；伴纳呆腹胀；舌质暗红，苔黄腻，脉滑。

治法：除湿化痰，活血散结。

方药：二陈汤合桃红四物汤加减。常用当归、桃仁、红花、茯苓、白术、淮山药、姜半夏、陈皮、白芥子、丹参、白花蛇舌草等。伴妇女痛经者，加益母草、泽兰；伴囊肿成脓者，加贝母、皂角刺、夏枯草；伴结节、囊肿难消者，加三棱、莪术、海藻、昆布。

2. 外治疗法

（1）皮疹较多者可用颠倒散茶水调涂患处，每日2次，或每晚涂1次，次晨洗去。

（2）脓肿、囊肿、结节较甚者，可外敷金黄膏，每日2次。

3. 其他疗法

（1）西医治疗　根据病情选择内服抗生素类、维A酸类、抗雄激素药等。抗生素以四环素类、大环内酯类使用最为广泛。配合外用维A酸类、抗菌药物等。

（2）针罐疗法

①火针　适用于皮损以白头粉刺、红色丘疹、脓丘疹及脓肿为主者；囊肿较大者，可使用小火罐拔脓。

②体针　取穴大椎、合谷、四白、太阳、下关、颊车。肺经风热证，加曲池、肺俞；肠胃湿热证，加大肠俞、足三里、丰隆；月经不调，加膈俞、三阴交。中等刺激，留针30分钟，每日1次，10次为1个疗程。

③耳针　取穴肺、内分泌、交感、脑点、面颊、额区。皮脂溢出加脾；便秘加大肠；月经不调，加子宫、肝。耳穴压豆，每次取穴4～5个，2～3天换豆1次，5次为1个疗程。

④刺络拔罐　可取大椎、肺俞等穴，用三棱针点刺放血后加拔罐3分钟，每周1～2次。

【预防与调护】

1. 经常用温水洗脸配合温和洁面用品，皮脂较多时可每日洗2～4次。

2. 忌食辛辣刺激性食物，如辣椒、酒类；少食油腻、甜食；多食新鲜蔬菜、水果；保持大便通畅。

3. 不要滥用化妆品，有些粉质化妆品会堵塞毛孔，造成皮脂淤积而成粉刺。

4. 禁止用手挤压粉刺，以免炎症扩散，愈后遗留凹陷性疤痕。

第二十四节　白屑风

罗某，男，26岁。头皮脱屑瘙痒伴脱发4年余，头顶头发逐渐稀疏、油腻。平时喜欢食辣、饮酒、玩游戏、上网聊天，经常熬夜。

本病是一种发生在头皮及颜面的慢性疾病，因白屑层层飞扬而定名为白屑风。颜面部以油性皮脂溢出为主要表现者，亦称为面游风。其临床特点以毛囊口棘状隆起、糠状鳞屑为特征，一般无自觉症状，或有轻度瘙痒，病程长，青壮年患者最多，或在乳儿期发生。《外科正宗·白屑风》中已有详细描述，如："白屑风多生于头面、耳项、发中，初起微痒，久则渐生白屑，叠叠飞起，脱之又生。此皆起于热体当风，风热所化。"《外科真诠》中则说："白屑风初生发内，延及面目、耳项，燥痒，日久飞起白屑，脱去又生。由肌热当风，风邪侵入毛孔，郁久燥血，肌肤失养，化成燥症也。"

本病相当于西医学的脂溢性皮炎。

【病因病机】

本病主要因素体湿热内蕴，感受风邪所致。

1. 湿热上蒸 湿为重浊之邪，常夹风、热等，以热为多，湿热互结，循经上行，加之恣食肥甘油腻、辛辣之品，以致脾胃运化失常，化湿生热，湿热蕴阻肌肤而成。

2. 风热血燥 风热之邪外袭，郁久耗伤阴血，阴伤血燥；或平素血燥之体，复感风热之邪，血虚生风，风热燥邪蕴阻肌肤，肌肤失于濡养而致。

西医学认为，本病与皮脂溢出过度及马拉色菌的定植与感染有关。精神因素、嗜食辛辣油腻、维生素 B 族缺乏、嗜酒等可加重本病。

【辨病】

1. 诊断

临床表现 湿性白屑风多见于青壮年，发生在皮脂腺丰富的头皮和颜面等处。皮肤表现为油腻发亮，手摸之有油黏的感觉，鼻部如涂上一层油，毛囊口扩大，能挤出黄白色的粉汁。头皮毛发油腻，或头屑多，瘙痒，继而头发稀疏、细软、脱落、秃顶。20 ～ 40 岁最重。见彩图 10-40。

干性白屑风多发于头皮部，头皮有堆叠飞起的油腻鳞屑，抓之如下雪样飘落，头发也可稀疏、变细、变软，容易折断和脱落。有不同程度的瘙痒。本病多病程缓慢，但常有急性发作。

2. 鉴别诊断

（1）头皮白疕 皮损多在肘、膝关节的伸侧面，头皮也可发生，但损害为边界清楚的红斑，其上堆积较厚的银白色鳞屑，搔抓后可见到露珠样出血点；身体其他部位有典型白疕皮损。

（2）白秃疮 多见于儿童，头部有灰白色鳞屑斑片，其上有长短不齐的断发，发根有白色菌鞘；真菌检查呈阳性，Wood 灯光下呈亮绿色荧光。

【治疗】

根据本病皮疹干性与湿性的临床特点，干性者以养血润燥为主，湿性者以清热祛湿为主，内、外治相结合。

1. 辨证论治

（1）湿热蕴结证

证候：皮损为潮红斑片，有油腻性痂屑，甚至糜烂、渗出；伴口苦口黏，脘腹痞满，小便短赤，大便臭秽；舌质红，苔黄腻，脉滑数。

治法：清热利湿，健脾和胃。

方药：龙胆泻肝汤加减。常用龙胆草、生栀子、黄芩、茵陈、茯苓、柴胡、生山楂、生地黄、薏苡仁、薄荷、甘草。热盛者，加桑白皮、蒲公英。

（2）风热血燥证

证候：多发于头面部，为淡红色斑片，干燥、脱屑、瘙痒，或头皮瘙痒，头屑多，毛发干枯脱落；伴口干口渴，大便干燥；舌质偏红，苔薄白或黄，脉细数。

治法：祛风清热，养血润燥。

方药：消风散合当归饮子加减。常用苦参、威灵仙、当归、生地黄、川芎、荆芥、防风、大胡麻、石菖蒲、苍术、白花蛇舌草、生山楂。皮损颜色较红者，加牡丹皮、金银花、青蒿；瘙痒较重者，加白鲜皮、刺蒺藜；皮损干燥明显者，加玄参、麦冬、天花粉。

2. 外治疗法

（1）干性皮损在头皮者，用白屑风酊外搽，每天 3 次。

（2）干性皮损在面部者，用黄连膏薄涂，每天 2 次。

（3）湿性皮损有少量渗出者，可用马齿苋、黄柏、大青叶、龙葵各 30g，或单味 30g，煎汤，放凉后外洗或湿敷患处，每次 30 分钟，每日 2～3 次；湿敷后外搽青黛膏。或用脂溢洗方（苍耳子 30g，苦参 15g，王不留行 30g，明矾 9g）煎水洗头。

3. 其他疗法

（1）西药　全身治疗可口服维生素 B_2、B_6 等；瘙痒剧烈时可用抗组胺药；局部治疗以去脂、消炎、杀菌、止痒为主，常用药物有雷锁辛、咪唑类、水杨酸等，如发于头皮部可选用 2% 酮康唑溶液外洗。

（2）针灸疗法　取合谷、曲池、大椎、血海、足三里，施泻法，隔日 1 次。

【预防与调护】

1. 忌食荤腥、油腻，少食甘甜、辛辣及浓茶、咖啡、酒等，多食水果、蔬菜。

2. 生活规律，睡眠充足，保持大便通畅。

3. 避免搔抓、烫洗，不用刺激性强的洁面及洗头用品。

第二十五节　酒齄鼻

董某，男，42 岁。鼻部及周围起红斑 3 年，反复发作。平时喜饮酒及食辛辣食物。刻下可见鼻部及周围皮肤有红斑、丘疹，鼻翼有毛细血管扩张，皮肤油腻。

酒齄鼻是发生于鼻及面部中央，以红斑和毛细血管扩张为特点的慢性皮肤病。其临床特点是鼻及颜面中央部持续性红斑和毛细血管扩张，伴丘疹、脓疱、鼻赘。多发生于中年人，男女均可发病，以女性为多见。《诸病源候论·面体病诸候·酒齄候》云："此由饮酒，热势冲面而遇风冷之气相搏所生，故令鼻面生齄，赤疱匝匝然也。"因鼻色紫红如酒渣，故名酒齄鼻。中医文献又称之为"赤鼻"，俗称"红鼻头""酒糟鼻"。

本病西医学称为酒渣鼻、玫瑰痤疮。

【病因病机】

本病早期往往为体内郁热，日久则为气滞血瘀。

1. 肺胃热盛　由肺胃积热上蒸，复遇风寒外袭，血瘀凝结而成。

2. 热毒蕴肤　本病多发于嗜酒之人，酒气熏蒸，热毒凝结于鼻，复遇风寒之邪，交阻肌肤所致。

3. 气滞血瘀　热毒日久瘀阻鼻面，气滞血瘀，毒邪聚而不散所致。

西医学认为，本病多与皮脂溢出、胃肠功能紊乱、毛囊虫寄生、嗜食辛辣、饮酒及冷热刺激有关，致使颜面血管舒缩功能失调，长期扩张而发本病。

【辨病】

1. 诊断

（1）临床表现 皮损以红斑为主，好发于鼻尖、鼻翼、两颊、前额等部位，少数鼻部正常而只发于两颊和额部。依据临床症状可分为三型。

①红斑型 颜面中部特别是鼻尖部出现红斑，开始为暂时性，时起时消，寒冷、饮酒、进食辛辣刺激性食物及精神兴奋时红斑更为明显，以后红斑持久不退，并伴有毛细血管扩张，呈细丝状，分布如树枝。

②丘疹脓疱型 在红斑基础上出现痤疮样丘疹或小脓疱，无明显的黑头粉刺。毛细血管扩张更为明显，如红丝缠绕，纵横交错，皮色由鲜红变为紫褐，自觉轻度瘙痒。病程迁延数年不愈，极少数最终发展成鼻赘型。

③鼻赘型 临床较少见，多为病期长久者。可见鼻部结缔组织增生，皮脂腺异常增大，致鼻尖部肥大，形成大小不等的结节状隆起，称为鼻赘。且皮肤增厚，表面凹凸不平，毛细血管扩张更加明显。

（2）辅助检查 无特殊检查，部分患者皮脂中可查到蠕形螨（毛囊虫）。

2. 鉴别诊断

（1）粉刺 多发于青春期男女；常见于颜面、前胸、背部，鼻部常不侵犯；皮损为散在性红色丘疹，可伴有黑头粉刺。

（2）面游风 分布部位较为广泛，不只局限于面部；有油腻性鳞屑，不发生毛细血管扩张；常有不同程度的瘙痒。

【治疗】

本病以清泄肺胃积热、理气活血化瘀为基本治疗原则。早期及时治疗，皮疹可以治愈；鼻赘型可采用手术治疗。

1. 辨证论治

（1）肺胃热盛证

证候：多见于红斑型。红斑多发于鼻尖或两翼，压之退色；常嗜酒，伴口干、便秘；舌质红，苔薄黄，脉弦滑。

治法：清泄肺胃积热。

方药：枇杷清肺饮加减。常用枇杷叶、桑白皮、黄芩、黄连、黄柏、丹参、川芎、白花蛇舌草、甘草等。嗜酒者，加葛花；便秘者，加生大黄、厚朴。

（2）热毒蕴肤证

证候：多见于丘疹脓疱型。在红斑上出现痤疮样丘疹、脓疱，毛细血管扩张明显，局部灼热；伴口干，便秘；舌质红，苔黄，脉数。

治法：清热解毒凉血。

方药：黄连解毒汤合凉血四物汤加减。常用黄芩、黄连、黄柏、栀子、当归、生地黄、赤芍、茯苓、陈皮、红花等。局部灼热者，加牡丹皮；便秘者，加大黄。

（3）气滞血瘀证

证候：多见于鼻赘型。鼻部组织增生，呈结节状，毛孔扩大；舌质暗红，脉沉缓。

治法：活血化瘀散结。

方药：通窍活血汤加减。常用当归尾、赤芍、红花、香附、青皮、陈皮、茜草、泽兰、牛膝等。鼻部组织增生呈结节状者，加海藻、生山楂、王不留行、莪术。

2. 外治疗法

（1）鼻部有红斑、丘疹者，可选用颠倒散洗剂外搽，每天 3 次。

（2）鼻部有脓疱者，可选用四黄膏外搽，每天 2 ～ 3 次。

（3）鼻赘形成者，可先用三棱针刺破放血，再用颠倒散外敷。

3. 其他疗法

（1）西医治疗　内服维生素 B 族、甲硝唑、米诺环素等；外用 1% 甲硝唑霜等；亦可使用激光疗法去除毛细血管扩张。

（2）针刺疗法

①局部以丘疹脓疱为主者，可采用火针治疗；以红斑及毛细血管扩张为主者，可火针点刺放血。

②取穴印堂、迎香、地仓、承浆、颧髎、大迎、合谷、曲池，取坐位，轻度捻转，留针 20 ～ 30 分钟，每日 1 次。

【预防与调护】

1. 避免过冷、过热、不洁物等刺激及精神紧张。

2. 忌食辛辣、酒类等刺激性食物和肥甘厚腻之品。

3. 保持大便通畅。

第二十六节　油　风

李某，女，28 岁。头发片状脱落 2 月余。近半年来工作繁忙，精神紧张，睡眠不足。2 个月前无意中突然发现枕后有一片状脱发，几天后头顶部又发现两处脱发。曾服谷维素等，未见好转，脱发处皮肤光滑发亮呈椭圆形，脱发区边缘头发松动易拔。伴头皮瘙痒，头晕，乏力，失眠。

油风是一种头发突然发生斑块状脱落的慢性皮肤病。因头发脱落之处头皮光亮而得名。其临床特点是突然发生斑片状脱发，脱发区皮肤变薄，多无自觉症状。可发生于任何年龄，多见于青年，男女均可发病。《外科正宗·油风》云："油风乃血虚不能随气荣养肌肤，故毛发根空，脱落成片，皮肤光亮，痒如虫行，此皆风热乘虚攻注而然。"本病俗称"鬼舐头""鬼剃头"。

本病相当于西医学的斑秃。

【病因病机】

肝藏血，肾藏精。肝肾不足，精血亏虚为脱发的主要病因，同时与血热生风，肝郁血燥，气血两虚等相关。

1. 血热风燥　过食辛辣厚味，或情志不遂，抑郁化火，损阴耗血，血热生风，风热上窜巅顶，毛发失于阴血濡养而突然脱落。

2. 气滞血瘀　情志内伤，气机不畅，气滞血瘀致毛发失荣，及跌仆损伤，瘀血阻络，清窍失养致发脱不生。

3. 气血两虚　久病及产后致气血两虚，精血亏虚，毛发失养而脱。

4. 肝肾不足 肝肾亏损，精不化血，血不养发，肌腠失润，发无生长之源，毛根空虚而发落成片，甚至全身毛发脱落。

西医学认为，本病与遗传、情绪、应激、内分泌失调、自身免疫等因素有关。

【辨病】

1. 诊断

（1）临床表现 头发突然成片迅速脱落，脱发区皮肤光滑，边缘的头发松动，容易拔出，拔出时可见发根近端萎缩，呈上粗下细的感叹号（！）样。脱发区呈圆形、椭圆形或不规则形。数目不等，大小不一，可相互连接成片，或头发全部脱光而称全秃。严重者眉毛、胡须、腋毛、阴毛甚至毳毛等全身毛发脱落，称普秃。一般无自觉症状，多在无意中发现。常在过度劳累、睡眠不足、精神紧张或受刺激后发生。病程较长，可持续数月或数年，多数能自愈，但也有反复发作或边长边脱者。开始长新发时往往纤细柔软，呈灰白色毳毛，以后逐渐变粗变黑，最后恢复正常。见彩图10-41。

（2）辅助检查 部分较严重脱发患者可检出甲状腺功能及免疫功能异常。

2. 鉴别诊断

（1）白屑风 头发呈稀疏、散在性脱落，脱发多从额角开始，延及前头及顶部；或头皮有糠秕状或油腻性鳞屑；常有不同程度的瘙痒。

（2）白秃疮 好发于儿童，为不完全脱发，毛发多数折断，残留毛根，附有白色鳞屑和结痂；断发中易查到真菌。

（3）肥疮 多见于儿童，头部有典型的碟形癣痂，其间有毛发穿过，头皮有萎缩性的疤痕；真菌检查阳性。

【治疗】

本病实证以清热通瘀为主，血热清则血循其经，血瘀祛则新血易生；虚证以补摄为要，精血得补则毛发易生。选用适当的外治或其他疗法能促进毛发生长。

1. 辨证论治

（1）血热风燥证

证候：突然脱发成片，偶有头皮瘙痒，或伴头部烘热；心烦易怒，急躁不安；舌质红，苔薄，脉弦。

治法：凉血息风，养阴护发。

方药：四物汤合六味地黄汤加减。常用生地黄、当归、赤芍、川芎、牡丹皮、茯苓、泽泻、山茱萸、山药等。若风热偏胜，脱发迅猛者，宜养血散风、清热护发，方用神应养真丹加减；瘙痒明显者，加白鲜皮；头部烘热者，加地骨皮；烦躁易怒者，加栀子。

（2）气滞血瘀证

证候：病程较长，头发脱落前先有头痛或胸胁疼痛等症；伴夜多恶梦，烦热难眠；舌质暗红，有瘀点、瘀斑，苔薄，脉沉细。

治法：通窍活血，祛瘀生发。

方药：通窍活血汤加减。常用当归尾、赤芍、红花、香附、青皮、王不留行、茜草、泽兰、牛膝等。头痛者，加白芷、藁本、天麻；胸胁疼痛者，加郁金、柴胡、延胡索；烦热难眠多梦者，加栀子、丹参。

（3）气血两虚证

证候：多在病后或产后头发呈斑块状脱落，并呈渐进性加重，范围由小而大，毛发稀疏枯槁，触摸易脱；伴唇白，心悸，气短懒言，倦怠乏力；舌质淡，舌苔薄白，脉细弱。

治法：益气补血，养血生发。

方药：八珍汤加减。常用当归、川芎、熟地黄、白芍、党参、白术、茯苓、甘草等。乏力、气短明显者，加黄芪。

（4）肝肾不足证

证候：病程日久，平素头发焦黄或花白，发病时呈大片均匀脱落，甚或全身毛发脱落；伴头昏，耳鸣，目眩，腰膝酸软；舌质淡，苔薄，脉细。

治法：滋补肝肾，养阴生发。

方药：七宝美髯丹加减。常用制首乌、牛膝、补骨脂、茯苓、菟丝子、当归身、枸杞子等。头晕耳鸣者，加天麻；腰膝酸软者，加杜仲、桑寄生。

2. 外治疗法　5%～10%斑蝥酊或10%补骨脂酊或10%辣椒酊外搽，每天数次。

3. 其他疗法

（1）西医治疗　口服复方甘草酸苷控制脱发发展，迅速而广泛的脱发（包括全秃和普秃）可考虑口服皮质类固醇激素治疗，口服胱氨酸、泛酸钙、维生素B族亦有助于生发；局部治疗可外用强效皮质类固醇激素或多点皮内或皮下注射，亦可选用1%～3%米诺地尔酊剂涂搽患部，每日2次。

（2）针刺疗法　主穴取百会、头维、生发穴（风池与风府连线中点），配翳明、上星、太阳、风池、鱼腰透丝竹空。实证用泻法，虚证用补法。每次取3～5穴，每日或隔日1次。如病期延长，可在脱发区和沿头皮足太阳膀胱经循行部位用梅花针移动叩击，每天1次。亦可采用局部火针治疗，脱发严重、面积较大者，可采用火针加拔罐疗法。

【预防与调护】

1. 劳逸结合，保持心情舒畅，睡眠充足。避免烦躁、忧愁、动怒等。

2. 加强营养，多食富含维生素的食物，纠正偏食的不良习惯，忌食辛辣刺激性食物。

3. 注意头发卫生，加强头发护理，发病期间不烫发，不染发。

第二十七节　红蝴蝶疮

　　侯某，女，35岁。面颊部红斑伴关节疼痛2年余，加重半年。2年前面部出现红斑，伴发热、关节疼痛。半年前，日晒后面部红斑范围扩大，水肿明显，呈蝶形分布；全身关节疼痛明显加重。

　　红蝴蝶疮是一种可累及皮肤和全身多脏器的自身免疫性疾病。本病是一组病谱性疾病，70%～85%的患者有皮肤受累，临床常见类型为盘状红蝴蝶疮和系统性红蝴蝶疮。其临床特点是：盘状红蝴蝶疮好发于面颊部，主要表现为皮肤损害，多为慢性局限性；系统性红蝴蝶疮除有皮肤损害外，常同时累及全身多系统、多脏器，病变呈进行性经过，预后较差。本病多见于15～40岁女性。中医古代文献没有对其病名的论述，根据症状描述多归为"阴阳毒""蝴蝶斑""日晒疮""痹病""水肿"等范畴。《金匮要略·百合狐惑阴阳毒病脉证治》曰："阳毒之为病，面赤斑斑如锦纹，咽喉痛，唾脓血……升麻鳖甲汤主之"；"阴毒之为病，面目青，身痛如被杖，咽喉痛……升麻鳖甲汤去雄黄蜀椒主之。"这些症状和红蝴蝶疮常见的皮疹、关节痛、发热、咽痛、出血等症状相似。

本病相当于西医学的红斑狼疮。

【病因病机】

本病总由先天禀赋不足，肝肾亏虚而成。因肝主藏血，肾主藏精，精血不足，虚火上炎；兼因腠理不密，日光暴晒，外热入侵，热毒入里，二热相搏，瘀阻脉络，内伤脏腑，外伤肌肤而发病。

热毒蕴结肌肤，上泛头面，则面生盘状红蝴蝶疮；热毒内传脏腑，瘀阻于肌肉、关节，则发系统性红蝴蝶疮。在系统性红蝴蝶疮病程中，或因热毒炽盛，燔灼营血，阻隔经络，则可引起急性发作而见高热、肌肉酸楚、关节疼痛；或邪热渐退，则又多表现为低热、乏力、唇干舌红、盗汗等阴虚火旺、肝肾不足证候；或因肝气郁结，久而化火，致气血凝滞；或因病久气血两虚，致心阳不足。疾病后期每多阴损及阳，累及于脾，以致脾肾阳虚，水湿泛滥，膀胱气化失权而见便溏溲少、四肢清冷、下肢甚至全身浮肿等症。在整个发病过程中，热毒炽盛之证可相继或反复出现，甚或表现为热毒内陷，热盛动风。

本病病情常虚实互见，变化多端。六淫侵袭、劳倦内伤、七情郁结、妊娠分娩、日光暴晒、内服药物都可成为发病的诱因。

【辨病】

1. 诊断

（1）临床表现　本病临床表现存在多样性，常见类型为盘状红蝴蝶疮与系统性红蝴蝶疮。

1）盘状红蝴蝶疮　多见于 20～40 岁的女性，男女之比约 1:3，家族中可有相同患者，本病的发生与紫外线的照射密切相关。

皮损好发于面部，尤以两颊、鼻部为著，其次为头项、两耳、眼睑、额角，亦可发于手背、指侧、唇红部、肩胛部等处。初为针尖至黄豆大小或更大微高起的红色斑，呈圆形或不规则形，境界清楚，边缘略隆起，中央轻度萎缩，形如盘状，表面覆有灰褐色的黏着性鳞屑，鳞屑下有角质栓，嵌入毛囊口内，毛囊口多开放，犹如筛孔，皮损周围有色素沉着，伴毛细血管扩张。两颊部和鼻部的皮损可相互融合，呈蝶形外观。黏膜亦可累及，主要发生在唇部，表现除鳞屑、红斑外，甚至可发生糜烂、溃疡。

一般无自觉症状，进展时或日光暴晒后可有轻度瘙痒感，少数患者可有低热、乏力及关节痛等全身症状。

皮损仅累及头面者为局限型盘状红蝴蝶疮，累及手、足、四肢、躯干时称之为播散性盘状红蝴蝶疮。

本病呈慢性经过，患部对日光敏感，春夏加重，入冬减轻，病程中不破溃，亦难自愈，消退后遗留浅在性疤痕。盘状红蝴蝶疮患者有 1%～5% 可转变为系统性红蝴蝶疮或继发皮肤癌变。

2）系统性红蝴蝶疮　多见于中青年女性，男女之比约为 1:10。

本病早期表现多样，症状多不明显，常表现为发热、关节疼痛、面部红斑、食欲减退、体重减轻等。初起可单个器官受累，也可多个系统同时被侵犯。

皮肤、黏膜损害：约 80% 的患者出现对称性的皮损，典型者在开始时与盘状红蝴蝶疮皮损相似，在两颊和鼻部出现蝶形水肿性红斑，为不规则形，色鲜红或紫红，有时可见鳞屑，即蝶形红斑，病情缓解时红斑消退，留有棕色色素沉着，较少出现萎缩现象。皮损发生在指甲周围皮肤及甲下者，常为出血性紫红色斑片，指尖点状萎缩；发生在口唇者，则为下唇部红斑性唇炎的表现。皮损严重者可有全身泛发性多形性红斑、紫红斑、水疱等，口腔、外阴黏膜有糜烂。额部毛发细软干枯、参差不齐，且易折断，即狼疮发。手部遇冷时有雷诺现象，常为本病的早期表现。

全身症状：

①发热　一般都有不规则发热，多数呈低热，急性活动期出现高热，甚至可达 40℃～41℃。

②关节、肌肉疼痛　约90%的患者有关节及肌肉疼痛，关节疼痛可侵犯四肢大小关节，多为游走性，软组织可有肿胀，但很少发生积液和潮红。

③肾脏损害　几乎所有的系统性红蝴蝶疮皆累及肾脏，但有临床表现的约占75%，肾脏损害为较早发生的常见重要内脏损害，可见到各种肾炎的表现，早期尿中有蛋白、管型和红、白细胞，后期肾功能损害可出现尿毒症、肾病综合征表现。

④心血管系统病变　约有1/3的患者有心血管系统的病变，以心包炎、心肌炎、心包积液较为常见。有时伴发血栓性静脉炎、血栓闭塞性脉管炎。

⑤呼吸系统病变　主要表现为胸膜炎和间质性肺炎，出现呼吸功能障碍。

⑥消化系统病变　约40%的患者有恶心呕吐、腹痛腹泻、便血等消化道症状。约30%的患者有肝脏损害，呈慢性肝炎样表现。

⑦神经系统病变　神经系统症状多见于后期，可表现为各种精神、神经症状，如抑郁、失眠、精神分裂症样改变，严重者可出现抽搐、症状性癫痫。

⑧其他病变　可累及淋巴系统，表现为局部或全身淋巴结肿大，质软无压痛。累及造血系统见贫血、全血细胞减少。另外，约20%的病例有眼底病变，如视乳头水肿、视网膜病变。

（2）辅助检查

1）一般检查　血常规呈中度贫血，约56%的患者白细胞及血小板减少，血沉加快；尿中有蛋白及红、白细胞和管型，蛋白电泳白蛋白减少，γ球蛋白、α2球蛋白增多，白、球蛋白比例倒置。

2）免疫学检查

①狼疮细胞检查　阳性率在60%左右，但特异性低。

②抗核抗体检查　阳性率在90%以上，其中抗双链 DNA 抗体特异性高，阳性率为95%，效价与病情轻重成正比。其他如抗 Sm 抗体、抗 SSA 抗体、抗 SSB 抗体阳性率为30%左右。

③补体及免疫复合物检查　循环免疫复合物升高，血清总补体及 C_3、C_4 均降低，尤以 C_3 下降显著。

④狼疮带试验检查　用直接荧光免疫法检测患者皮肤和真皮连接处，可见免疫球蛋白和补体沉积，呈颗粒状、球状或线条状排列的黄绿色荧光带，在系统性红蝴蝶疮的正常皮肤暴露部位阳性率为50%～70%，皮损部位高达90%以上，诊断意义较大。

2. 鉴别诊断

（1）风湿性关节炎　关节肿痛明显，可出现风湿结节；无系统性红蝴蝶疮特有的皮肤改变；对光线不敏感；抗风湿因子大多为阳性；红斑狼疮细胞及抗核抗体检查阴性。

（2）皮肌炎　多从面部开始，皮损为以双眼睑为中心的暗紫色水肿性红斑，多发性肌炎症状明显，肌酶、尿肌酸含量升高。

【治疗】

中医治疗多从补益肝肾、活血化瘀、祛风解毒入手。本病病情复杂，临床多采用中西医结合治疗。

1. 辨证论治

（1）热毒炽盛证

证候：多见于系统性红蝴蝶疮急性活动期。面部蝶形红斑，色鲜艳，皮肤紫斑，关节肌肉疼痛；伴高热，烦躁口渴，抽搐，大便干结，小便短赤；舌红绛，苔黄腻，脉洪数或细数。

治法：清热凉血，化斑解毒。

方药：犀角地黄汤合黄连解毒汤加减。常用水牛角、生地黄、牡丹皮、赤芍、黄连、黄芩、黄柏、栀子等。高热神昏者，加安宫牛黄丸，或服紫雪丹、至宝丹。

（2）阴虚火旺证

证候：斑疹暗红，关节痛，足跟痛；伴有不规则发热或持续性低热，手足心热，心烦失眠，疲乏无力，自汗盗汗，面浮红，月经量少或闭经；舌红，苔薄，脉细数。

治法：滋阴降火。

方药：六味地黄丸合大补阴丸、清骨散加减。常用生地黄、山茱萸、淮山药、牡丹皮、茯苓、知母、黄柏、青蒿、鳖甲、墨旱莲、女贞子等。

（3）脾肾阳虚证

证候：眼睑、下肢浮肿，胸胁胀满，尿少或尿闭，面色无华，腰膝酸软，面热肢冷，口干不渴；舌淡胖，苔少，脉沉细。

治法：温肾助阳，健脾利水。

方药：附桂八味丸合真武汤加减。常用附子、肉桂、牛膝、茯苓、泽泻、薏苡仁、仙茅、仙灵脾等。

（4）脾虚肝旺证

证候：皮肤紫斑；胸胁胀满，腹胀纳呆，头昏头痛，耳鸣失眠，月经不调或闭经；舌紫暗或有瘀斑，脉细弦。

治法：健脾清肝。

方药：四君子汤合丹栀逍遥散加减。常用党参、白术、黄芪、茯苓、柴胡、当归、白芍、香附、陈皮等。

（5）气滞血瘀证

证候：多见于盘状局限型及亚急性皮肤型红蝴蝶疮。红斑暗滞，角质栓形成及皮肤萎缩；伴倦怠乏力；舌暗红，苔白或光面舌，脉沉细涩。

治法：疏肝理气，活血化瘀。

方药：逍遥散合血府逐瘀汤加减。常用柴胡、枳壳、赤芍、香附、川芎、青皮、陈皮、当归、桃仁、红花、郁金、丹参、川楝子、延胡索等。

2. 外治疗法 皮损处涂白玉膏或黄柏霜，每天 1～2 次。

3. 其他疗法

（1）西医治疗 对急性发作或重型病例，宜选用皮质类固醇激素、免疫抑制剂等进行中西医结合治疗。

（2）中成药 昆明山海棠片，每片 50mg，每次 2～4 片，口服，每天 3 次；或雷公藤多苷片，按每天每公斤体重 1～1.2mg，分 2～3 次口服。

【预防与调护】

1. 避免日光暴晒，夏日应特别注意避免阳光直接照射。

2. 避免感冒、受凉，严冬季节对暴露部位应适当予以保护，如戴手套、穿厚袜及戴口罩等。

3. 避免各种诱发因素，对易于诱发本病的药物如青霉素、链霉素、磺胺类、普鲁卡因酰胺、肼苯哒嗪及避孕药等应避免使用，皮损处忌涂有刺激性的外用药。

4. 忌食辛辣等刺激性食品；有水肿者应限制钠盐的摄取；注意加强饮食营养，多食富含维生素的蔬菜、水果。

5. 注意劳逸结合，适量活动，避免劳累，病情严重者应卧床休息。

6. 肾脏受损害者应忌食豆类及植物蛋白含量高的食品，以免加重肾脏负担。

第二十八节　淋　病

张某，男，28 岁。患者 2 天前尿道口出现红肿、疼痛，伴轻微瘙痒，未予处理。1 天前感到排尿疼痛不适，尿道口溢出脓性分泌物，今晨起分泌物增多，质稠。

淋病是由淋病双球菌（简称淋球菌）所引起的泌尿生殖系感染的性传播疾病。其临床特点是：以尿道刺痛、尿道口排出脓性分泌物为主症。主要通过性交传染，极少数也可通过间接传染。中医称之为"花柳毒淋"。

【病因病机】

因宿娼恋色或误用污染之器具，湿热秽浊之气由下焦前阴窍口入侵，阻滞于膀胱及肝经，局部气血运行不畅，湿热熏蒸，精败肉腐，气化失司而成本病；病久及肾，导致肾虚阴亏，瘀结于内，由实转虚，形成虚证或虚实夹杂之证。

西医学认为，本病的病原体为淋球菌，系革兰阴性球菌，多寄生在淋病患者的泌尿生殖系统。

【辨病】

1. 诊断

（1）临床表现　有不洁性交或间接接触传染史。潜伏期一般为 2～10 天，平均 3～5 天。

1）男性淋病　一般症状和体征较明显。

①急性淋病　尿道口红肿、发痒及轻度刺痛，继而有稀薄黏液流出，引起排尿不适，24 小时后症状加剧。排尿开始时尿道外口刺痛或灼热痛，排尿后疼痛减轻。尿道口溢脓，开始为浆液性分泌物，以后逐渐变稠，出现黄色黏稠的脓性分泌物，特别是清晨起床后分泌物的量较多。若有包皮过长，可引起包皮炎、包皮龟头炎，严重时可并发包茎、尿道黏膜外翻、腹股沟淋巴结肿大。部分患者可有尿频、尿急、夜尿增多。当病变上行蔓延至后尿道时，可出现终末血尿、血精、会阴部轻度坠胀等现象。

全身症状一般较轻，少数患者可伴有发热（38℃左右）、全身不适、食欲不振等。

②慢性淋病　多由急性淋病治疗不当，或在急性期嗜酒及与配偶性交等因素而转为慢性；也有因患者体质虚弱或伴贫血、结核，病情一开始即呈慢性经过。

慢性淋病患者表现为尿痛轻微，排尿时仅感尿道灼热或轻度刺痛，常可见终末血尿。尿道外口不见排脓，挤压阴茎根部或用手指压迫会阴部，尿道外口仅见少量稀薄浆液性分泌物。患者多有慢性腰痛，会阴部胀感，夜间遗精，精液带血。淋病反复发作者可出现尿道狭窄，少数可引起输精管狭窄或梗塞，发生精液囊肿。

男性淋病可合并淋病性前列腺炎、附睾炎、精囊炎、膀胱炎等。

2）女性淋病 大多数患者可无症状，有症状者往往不太明显，多在出现严重病变，或娩出感染淋病的新生儿时才被发现。

①急性淋病 女性急性淋病的主要类型有以下三种：

淋菌性宫颈炎：表现为大量脓性白带，宫颈充血、触痛，若阴道脓性分泌物较多者，常有外阴刺痒和烧灼感。因常与尿道炎并见，故也可有尿频、尿急等症状。

淋菌性尿道炎：表现为尿道口充血、压痛，并有脓性分泌物，轻度尿频、尿急、尿痛，排尿时有烧灼感，挤压尿道旁腺有脓性分泌物。

淋菌性前庭大腺炎：表现为前庭大腺红、肿、热、痛，严重时形成脓肿，触痛明显。全身症状有高热、畏寒等。

②慢性淋病 常由急性转变而来。一般症状较轻，部分患者有下腹坠胀，腰酸背痛，白带较多，下腹疼痛，月经过多，少数可引起不孕、宫外孕等。常见下列情况：

幼女淋菌性外阴阴道炎：表现为外阴红肿、灼痛，阴道及尿道有黄绿色脓性分泌物等。

女性淋病若炎症波及盆腔等处，则易并发盆腔炎、输卵管炎、子宫内膜炎等，偶可继发卵巢脓肿、盆腔脓肿、腹膜炎等。

3）播散性淋病 常出现淋菌性关节炎，淋菌性败血症、脑膜炎、心内膜炎及心包炎等。

4）其他部位的淋病 主要有新生儿淋菌性结膜炎、咽炎、直肠炎等。

（2）辅助检查 采取病损处分泌物或穿刺液涂片做革兰染色，在多形核白细胞内找到革兰染色阴性的淋球菌，可做初步诊断。经培养检查即可确诊。

2. 鉴别诊断

（1）非淋菌性尿道炎 常与淋病伴发，主要由沙眼衣原体和解脲支原体感染所引起。其潜伏期较长；尿道炎症较轻，尿道分泌物少；分泌物查不到淋球菌。有条件的可做衣原体、支原体检测。

（2）念珠菌性尿道炎 病史较长，多有反复感染史；尿道口、龟头、包皮潮红，可有白色垢物；明显瘙痒；实验室检查可见念珠菌丝。

【治疗】

西医以抗生素治疗为主，须按规范方案及时、足量用药。中西医结合治疗淋病，特别是对慢性淋病和有合并症状淋病的治疗，有一定的优势。

1. 辨证论治

（1）湿热毒蕴证（急性淋病）

证候：尿道口红肿，尿液混浊如脂，尿道口溢脓，尿急、尿频、尿痛，尿道灼热，严重者尿道黏膜水肿，附近淋巴结红肿疼痛，女性宫颈充血、触痛，并有脓性分泌物，或有前庭大腺红肿热痛等；可伴有发热等全身症状；舌红，苔黄腻，脉滑数。

治法：清热利湿，解毒化浊。

方药：龙胆泻肝汤加减。常用龙胆草、木通、车前子、栀子、萆薢、滑石、蒲公英、忍冬藤、土茯苓、红藤、萆薢、生甘草等。热毒入络者，合清营汤加减。

（2）阴虚毒恋证（慢性淋病）

证候：小便不畅、短涩，淋沥不尽，女性带下多，或尿道口见少许黏液，酒后或疲劳易复发；腰酸腿软，五心烦热，食少纳差；舌红，苔少，脉细数。

治法：滋阴降火，利湿祛浊。

方药：知柏地黄丸加减。常用知母、黄柏、五味子、山茱萸、熟地黄、女贞子、淮山药、泽泻、牡丹皮、茯苓、萆薢、鹿衔草、青皮、乌药、土茯苓等。

2.外治疗法 可选用土茯苓、地肤子、苦参、芒硝各30g，煎水外洗局部，每天3次。

3.其他疗法 临床应选用以下抗生素治疗，且应早期足量使用：普鲁卡因青霉素 G 480 万 U，1 次肌内注射；壮观霉素（淋必治）2g，1 次肌内注射；或头孢三嗪（菌必治）250mg，1 次肌内注射。急性期且为初次感染者，给药 1 ～ 2 次即可，慢性者应给药 7 天以上。诺氟沙星 800mg，1 次口服，或 800mg，每天 2 次；氧氟沙星 400mg，1 次口服，或每天 2 次，共服 10 天。

【预防与调护】

1. 杜绝不洁性交，提倡性交时使用避孕套。
2. 及时规范治疗，并同时治疗性伴侣。
3. 患病期间暂停性行为，并注意个人卫生。
4. 忌烟酒、辛辣刺激性食物。

附：非淋菌性尿道炎

非淋菌性尿道炎是一种由淋球菌以外的多种病原微生物引起的泌尿生殖器黏膜化脓性炎症。主要通过性接触传播，以性活跃期的中青年多见。属中医淋证、淋浊的范畴。病原微生物以沙眼衣原体、解脲支原体为多见。另外，阴道滴虫、白色念珠菌、单纯疱疹病毒、巨细胞病毒等均可导致本病的发生。

下焦湿热、肝郁气滞、肝肾亏损，导致膀胱功能失调，三焦水道通调不利，为本病的主要病因病机。

本病临床表现似淋病而症轻。男性主要表现为尿道炎，可有尿频、尿急、尿痛、尿道刺痒，尿道口潮红，有清稀的黏液性分泌物，亦可并发附睾炎和前列腺炎。女性尿道炎症状常轻微，甚至无症状，可有宫颈炎，宫颈充血、水肿、糜烂、分泌物增多，还可并发前庭大腺炎、阴道炎、子宫内膜炎等。如治疗不当、反复发作可导致不育症。

实验室检查：尿道、宫颈分泌物涂片革兰染色，高倍显微镜视野下多形核白细胞数大于 5 个，淋球菌检查及培养阴性，有条件可分离培养衣原体、支原体等病原微生物。

中药内治分为 3 个证型：①湿热阻滞证：治宜清热利湿、化浊通淋，方用萆薢分清饮或八正散加减；②肝郁气滞证：治宜疏肝解郁、理气通淋，方用橘核丸加减；③阴虚湿热证：治宜滋阴补肾、清热利湿，方用知柏地黄丸加减。外治可选用苦参、贯众、败酱草、蒲公英等煎水外洗。抗生素可酌情选用红霉素、琥乙红霉素、阿奇霉素、氧氟沙星、环丙沙星等内服。

第二十九节 梅 毒

李某，男，35岁。全身玫瑰色斑疹、丘疹5天。查体：掌跖、躯干、四肢屈侧有豆瓣大小

第十章 皮肤及性传播疾病 221

铜红色圆形或卵圆形斑疹，不相互融合，其上有白色细薄鳞屑覆盖。皮疹无痛痒。

梅毒是由梅毒螺旋体引起的一种慢性传染性疾病。其临床特点是梅毒螺旋体几乎可侵犯人体所有器官，早期主要表现为皮肤黏膜损害，晚期可造成骨骼及眼部、心血管、中枢神经系统等多器官组织的病变。主要通过性接触和血液传播，危害性极大。梅毒又称"霉疮"。我国第一部论述梅毒的专著《霉疮秘录》，记载霉疮"酷烈匪常，人体沦肌，流经走络……或攻脏腑，或巡孔窍……可致形损骨枯，口鼻俱费，甚则传染妻妾，丧身绝育，移患于子女"。古代文献又称之为"疳疮""花柳病"等。

【病因病机】

本病为淫秽疫毒与湿热、风邪杂合所致。传播方式主要是精化传染（直接传染），间有气化传染（间接传染）和胎中染毒。邪之初染，疫毒结于阴器及肛门等处，发为疳疮；流于经脉，则生横痃；后期疫毒内侵，伤及骨髓、关窍、脏腑，变化多端，证候复杂。

西医学认为，本病的病原体为梅毒螺旋体，亦称苍白螺旋体。根据传播途径的不同可分为获得性（后天）梅毒和胎传（先天）梅毒；根据病程的长短又可分为早期梅毒（一期、二期梅毒）和晚期梅毒（三期梅毒）。

【辨病】

1. 诊断

（1）临床表现 一般有不洁性交史，或性伴侣有梅毒病史。

1）一期梅毒 主要表现为疳疮（硬下疳）和横痃（硬化性淋巴结炎），一般无全身症状。硬下疳约90%发生在男女外生殖器部位，少数发生在唇、舌、口腔、咽及肛门、直肠等处。其典型表现初为丘疹或浸润性红斑，继之轻度糜烂或成浅表性溃疡，其上有少量浆液性分泌物，内含大量的梅毒螺旋体，传染性极强。边缘隆起，边缘及基底部呈软骨样硬度，无痛无痒，直径1～2cm，圆形，常为单个，偶为多个。局部淋巴结肿大。疳疮不经治疗，可在3～4周后自然消失，而淋巴结肿大持续较久。

2）二期梅毒 一期梅毒未经治疗或治疗不彻底，梅毒螺旋体由淋巴系统进入血液循环，可形成菌血症播散全身，引起皮肤黏膜及系统性损害，称二期梅毒。主要表现为杨梅疮。

①皮肤黏膜损害 其特点是分布广泛、对称，自觉症状轻微，破坏性小，传染性强。主要表现有下列几种：

皮损：可有斑疹（玫瑰疹）、斑丘疹、丘疹鳞屑性梅毒疹、毛囊疹、脓疱疹、蛎壳状疹、溃疡疹等，这些损害可以单独或合并出现。见彩图10-42。

扁平湿疣：好发于肛门周围、外生殖器等皮肤互相摩擦和潮湿的部位。稍高出皮面，界限清楚，表面湿烂，其颗粒密聚如菜花，覆有灰白色薄膜，内含大量的梅毒螺旋体。见彩图10-43。

梅毒性白斑：好发于妇女的颈部、躯干、四肢、外阴及肛周。为局限性色素脱失斑，可持续数月。

梅毒性脱发：脱发呈虫蚀状。

黏膜损害：为黏膜红肿及糜烂，黏膜斑内含大量的梅毒螺旋体。

②骨损害 可发生骨膜炎及关节炎，晚上和休息时疼痛较重，白天及活动时较轻。多发生在四肢的长骨和大关节，也可发生于骨骼肌的附着点，如尺骨鹰嘴、髂骨嵴及乳突等处。

③眼梅毒 可发生虹膜炎、虹膜睫状体炎、视神经炎和视网膜炎等。

也可出现二期神经梅毒等。

3）三期梅毒　亦称晚期梅毒，主要表现为杨梅结毒。此期特点为病程长，易复发，除皮肤黏膜损害外，常侵犯多个脏器。

①三期皮肤梅毒　损害多为局限性、孤立性、浸润性斑块或结节，发展缓慢，破坏性大，愈后留有疤痕。常见者有：

结节性梅毒疹：多见于面部和四肢，为豌豆大小铜红色的结节，成群而不融合，呈环形、蛇形或星形，质硬，可溃破，愈后留有萎缩性疤痕。

树胶样肿：先为无痛性皮下结节，继之中心软化溃破，溃疡基底不平，为紫红色肉芽，分泌如树胶样黏稠脓汁，持续数月至2年，愈后留下疤痕。

近关节结节：为发生于肘、膝、髋等大关节附近的皮下结节，对称发生，其表现无炎症，坚硬，压迫时稍有痛感，无其他自觉症状，发展缓慢，不溃破，治疗后可逐渐消失。

②三期黏膜梅毒　主要见于口、鼻腔，为深红色的浸润型，上腭及鼻中隔黏膜树胶肿可侵犯骨质，产生骨坏死，死骨排出后形成上腭、鼻中隔穿孔及马鞍鼻，引起吞咽困难及发音障碍，少数可发生咽喉树胶肿而引起呼吸困难、声音嘶哑。

③三期骨梅毒　以骨膜炎为多见，常侵犯长骨，损害较少，疼痛较轻，病程缓慢。其次为骨树胶肿，常见于扁骨，如颅骨，可形成死骨及皮肤溃疡。

④三期眼梅毒　可发生虹膜睫状体炎、视网膜炎及角膜炎等。

⑤三期心血管梅毒　主要有梅毒性主动脉炎、梅毒性主动脉瓣闭锁不全、梅毒性主动脉瘤和梅毒性冠状动脉狭窄等。

⑥三期神经梅毒、脑膜梅毒、脑血管梅毒及脊髓脑膜血管梅毒和脑实质梅毒　可见麻痹性痴呆、脊髓痨、视神经萎缩等。

4）潜伏梅毒（隐性梅毒）　梅毒未经治疗或用药剂量不足，无临床症状，血清反应阳性，排除其他可引起血清反应阳性的疾病存在，脑脊液正常，这类患者称为潜伏梅毒。若感染期限在2年以内者称为早期潜伏梅毒，早期潜伏梅毒随时可发生二期复发损害，有传染性；病期在2年以上者称为晚期潜伏梅毒，少有复发，少有传染性，但女患者仍可经过胎盘传给胎儿，发生胎传梅毒。

5）胎传梅毒（先天梅毒）　胎传梅毒是母体内的梅毒螺旋体由血液通过胎盘传入胎儿血液中，导致胎儿感染的梅毒。多发生在妊娠4个月后。发病小于2岁者称早期胎传梅毒，大于2岁者称晚期胎传梅毒。胎传梅毒不发生硬下疳，常有严重的内脏损害，对患儿的健康影响很大，病死率高。

①早期胎传梅毒　多在出生后2周～3个月内出现症状。表现为消瘦，皮肤松弛多皱褶，哭声嘶哑，发育迟缓，常因鼻炎而导致呼吸、哺乳困难。皮肤损害可表现为斑疹、斑丘疹、水疱、大疱、脓疱等，多分布在头面、肢端、口周皮肤，口周可见皲裂，愈后留有辐射状疤痕。此外，也可发生甲周炎、甲床炎、无发、骨髓炎、骨软骨炎、贫血、血小板减少等。大部分患儿可有脾肿大、肝肿大，少数出现活动性神经梅毒。

②晚期胎传梅毒　患儿发育不良，智力低下，可有前额圆凸、镰刀胫、胡氏齿、桑椹齿、马鞍鼻、锁骨胸骨关节骨质肥厚、视网膜炎、角膜炎、神经性耳聋、脑脊液异常、肝脾肿大、鼻或腭树胶肿导致口腔及鼻中隔穿孔和鼻畸形。皮肤黏膜损害与成人相似。

③胎传潜伏梅毒　胎传梅毒未经治疗，无临床症状而血清反应呈阳性。

（2）辅助检查　梅毒螺旋体抗原血清试验阳性，或蛋白印迹试验阳性，均有利于诊断；聚合酶链反应检查梅毒螺旋体核糖核酸阳性；或取硬下疳、病损皮肤、黏膜损害的表面分泌物、肿大的淋巴结穿刺液在暗视野显微镜下查到梅毒螺旋体，均可确诊。

2. 鉴别诊断

（1）硬下疳与软下疳　后者病原菌为 Ducreyi 链杆菌；潜伏期短，发病急；炎症明显，基底柔软，溃疡较深，表面有脓性分泌物；疼痛剧烈；常多发。

（2）梅毒玫瑰疹与风热疮（玫瑰糠疹）　后者皮损为椭圆形，红色或紫红色斑，其长轴与皮纹平行，附有糠状鳞屑，常可见较大母斑；自觉瘙痒；淋巴结无肿大；梅毒血清反应阴性。

（3）梅毒扁平湿疣与尖锐湿疣　后者疣状赘生物呈菜花状或乳头状隆起，基底较细，呈淡红色；梅毒血清反应阴性。

【治疗】

梅毒的治疗原则为及早、足量、规范。抗生素特别是青霉素类药物疗效确切，为首选。中医药治疗梅毒一般仅作为驱梅治疗中的辅助疗法。

1. 辨证论治

（1）肝经湿热证

证候：多见于一期梅毒。外生殖器疳疮质硬而润，或伴有横痃，杨梅疮多在下肢、腹部、阴部；兼见口苦口干，小便黄赤，大便秘结；舌质红，苔黄腻，脉弦滑。

治法：清热利湿，解毒驱梅。

方药：龙胆泻肝汤加减。常用龙胆草、栀子、干地黄、车前子、泽泻、柴胡、黄芩、土茯苓、牡丹皮、赤芍等。

（2）血热蕴毒证

证候：多见于二期梅毒。周身起杨梅疮，色如玫瑰，不痛不痒，或见丘疹、脓疱、鳞屑；兼见口干咽燥，口舌生疮，大便秘结；舌质红绛，苔薄黄或少苔，脉细滑或细数。

治法：凉血解毒，泻热散瘀。

方药：清营汤合桃红四物汤加减。生地黄、牡丹皮、赤芍、水牛角、当归、川芎、桃仁、红花、金银花、连翘、黄连、土茯苓等。

（3）毒结筋骨证

证候：见于杨梅结毒。患病日久，在四肢、头面、鼻咽部出现树胶肿，伴关节、骨骼作痛，行走不便，肌肉消瘦，疼痛夜甚；舌质暗，苔薄白或灰或黄，脉沉细涩。

治法：活血解毒，通络止痛。

方药：五虎汤加减。常用僵蚕、蜈蚣、全虫、生大黄、土茯苓、牛膝等。

（4）肝肾亏损证

证候：见于三期梅毒脊髓痨者。患病可达数十年之久，逐渐两足瘫痪或痿弱不行，肌肤麻木或如虫行作痒，筋骨窜痛；腰膝酸软，小便困难；舌质淡，苔薄白，脉沉细弱。

治法：滋补肝肾，填髓息风。

方药：地黄饮子加减。常用熟地黄、山茱萸、肉苁蓉、附子、肉桂、巴戟天、麦冬、石斛、五味子、远志、威灵仙等。

（5）心肾亏虚证

证候：见于心血管梅毒患者。症见心慌气短，神疲乏力，下肢浮肿，唇甲青紫，腰膝酸软，动则气喘；舌质淡有齿痕，苔薄白而润，脉沉弱或结代。

治法：养心补肾，祛瘀通阳。

方药：苓桂术甘汤加减。常用白术、茯苓、桂枝、炙甘草、黄芪、丹参、川芎、当归、茯神、杜仲等。

2. 外治疗法

（1）疳疮　可选用鹅黄散或珍珠散敷于患处，每日 3 次。

（2）横痃、杨梅　结毒未溃时选用冲和膏，醋、酒各半调成糊状外敷；溃破时先用五五丹掺在疮面上，外盖玉红膏，每日 1 次；待其腐脓除尽，再用生肌散掺在疮面上，盖玉红膏，每日 1 次。

（3）杨梅疮　可用苦参 30g、土茯苓 30g、蛇床子 30g、蒲公英 15g、莱菔子 30g、黄柏 30g 煎汤外洗，每日 1 次。

3. 其他疗法

一旦确诊为梅毒，应及早实施西医驱梅疗法，并足量、规范用药。

（1）早期梅毒　水剂普鲁卡因青霉素 G 80 万 U/d，肌内注射，每日 1 次，连续 10 ～ 15 日；苄星青霉素 240 万 U，分两侧臀部肌内注射，每周 1 次，共 2 ～ 3 周；四环素或红霉素，2g/d，分 4 次口服，连续 15 日，肝肾功能不良者禁用。

（2）晚期梅毒　水剂普鲁卡因青霉素 G 80 万 U/d，肌内注射，每日 1 次，连续 20 日为 1 个疗程，也可考虑给第二个疗程，疗程间停药 2 周；苄星青霉素 240 万 U，肌内注射，每周 1 次，共 3 ～ 4 次；四环素或红霉素 2g/d，分 4 次口服，连续服 30 日为 1 个疗程。

（3）胎传梅毒　普鲁卡因青霉素 G，每日 5 万 U/kg，肌内注射，连续 10 日；苄星青霉素 5 万 U/kg，肌内注射，1 次即可（对较大儿童的青霉素用量不应超过成人同期患者的治疗量）。对青霉素过敏者可选用红霉素 7.5 ～ 25mg/kg，口服，每日 4 次。

【预防与调护】

1. 加强梅毒危害及其防治常识的宣传教育。
2. 严禁卖淫、嫖娼，对旅馆、浴池、游泳池等公共场所加强卫生管理和性病监测。
3. 做好孕妇胎前检查工作，对梅毒患者要避孕，或及早中止妊娠。
4. 对高危人群定期进行检查，做到早发现、早治疗。
5. 坚持查出必治、治必彻底的原则，建立随访追踪制度。
6. 夫妇双方共同治疗。

第三十节　艾滋病

史者，男，40 岁，农民。低热伴乏力 3 月余。无明显诱因出现发热，体温 38℃左右，伴盗汗、极度乏力。近 1 个月来体重明显减轻。全身淋巴结肿大，面部及躯干部见红色斑丘疹，口腔多处溃疡。患者数年前曾有卖血史。

艾滋病全称是获得性免疫缺陷综合征，是由人类免疫缺陷病毒（HIV）感染所致的以严重免疫缺陷为主要特征的传染病。其临床特点是：HIV 能特异性侵犯 Th 淋巴细胞（CD4[+]），引起机体细胞免疫系统严重缺陷，导致各种机会性顽固感染、恶性肿瘤的发生，并对机体各系统尤其是神经系统造成致命的损害。主要通过性接触及血液、血液制品和母婴传播传染。由于传染性强，死亡率高，号称"超级癌症"，已引起全世界的高度重视。属于中医学"疫疬""虚劳""癥瘕"

等范畴。

【病因病机】

本病的发生总由邪毒外袭和正气不足所致。其病机为邪盛与正虚共存，最终导致正气衰竭，五脏受损，阴阳离决。

1.邪毒外袭　邪毒为疫疠之气，疫疠之邪为艾滋病毒，具有强烈的传染性，可侵犯肺卫或上蒙清窍而发病。

2.正气不足　主要为肾不藏精、肾亏体弱，所谓"邪之所凑，其气必虚"，正虚多表现为气虚、肺肾阴虚、脾胃虚弱、脾肾亏虚。大凡由性接触传染者，多为嫖娼、肛交、滥交伐精纵欲者，其肾精处于匮乏状态，易为邪毒所入；而凡吸毒者均用兴奋致幻之品，令人异常亢奋，性欲亢进（暂时），心神恍惚，不能自持，毒品为燥烈耗气伤精之品，久则致人形容消瘦、精力减退、性功能降低，呈肾精亏乏状态，易为邪毒所犯；至于输血等亦为气血不足，夹邪毒之血液染毒而为病。

西医学认为，艾滋病的病原体为 HIV，为逆转录 C 型 RNA 病毒，患者的精液、血液、唾液、眼泪、乳汁、尿液、阴道分泌物中均可分离出 HIV，可通过精液、血液及分泌物经血流和破损的皮肤与黏膜传入全身，主要通过性交传染、血液传染和围产期母婴感染。HIV 嗜 CD4$^+$ 细胞，在细胞内进行繁殖，使后者不断地破裂、溶解、消失，遭到破坏。由于 CD4$^+$ 细胞减少，依赖 CD4$^+$ 细胞参加的细胞免疫反应处于无能状态，致使患者极易发生一系列的原虫、蠕虫、真菌、细菌和病毒等条件性病原体的感染，最后发生少见的恶性肿瘤。同时，HIV 能侵犯神经系统，感染脑和脊髓，出现神经系统症状。HIV 病毒侵犯人体后，核酸可以与宿主染色体 DNA 整合，故无论是免疫接种预防还是治疗都极其困难。

【辨病】

1.诊断

（1）临床表现　潜伏期长短不一，可由 6 个月至 5 年或更久。感染 HIV 后，由于细胞免疫缺陷的程度不同，临床症状可分为艾滋病感染、艾滋病相关综合征、艾滋病三个阶段。

①艾滋病感染　新近感染的患者约 90% 可完全没有症状，为 HIV 病毒的携带者，是艾滋病的传染源。有的早期出现类似传染性单核细胞增多症的症状，有的发展为慢性淋巴结病综合征，表现为除腹股沟部位外，全身淋巴结或至少有 2 处以上持续肿大 3 个月以上。

②艾滋病相关综合征　约占患患者数的 10%，患者有一定程度的 T 细胞免疫功能缺陷所致的临床症状和慢性淋巴结综合征，有较长期的发热（38℃以上持续 3 个月以上），体重减轻 10% 以上，疲乏，夜间盗汗及持续腹泻等；同时常有非致命性的真菌、病毒或细菌性感染，如口腔白色念珠菌病、皮肤单纯疱疹、带状疱疹和脓皮病等。

③艾滋病　约 1% 的 HIV 感染者可发展为艾滋病，其临床表现为严重的细胞免疫缺陷而致的条件性感染和少见的恶性肿瘤，较常见的有卡氏肺囊虫肺炎和卡波西肉瘤。

（2）辅助检查

①免疫学检查　CD4$^+$ 淋巴细胞减少，外周血淋巴细胞显著减少，低于 $1×10^9$/L；CD4$^+$/CD8$^+$<1（正常为 1.75 ～ 2.1）；自然杀伤细胞（NK）活性下降，B 淋巴细胞功能失调。

②HIV 检测　常用的有：①细胞培养分离病毒；②检测 HIV 抗原；③检测逆转录酶；④检测病毒核酶等。由于操作复杂，价格昂贵，不作为常规筛选之用。

③HIV 抗体检测 这类方法是确定有无 HIV 感染的最简便方法，但高危人群若为阴性应在 2 个月后复查。常用的方法有：①酶联免疫吸附法（ELISA）；②间接免疫荧光法（IIF）；③明胶颗粒凝集试验（PA）；④免疫 EP 迹检测法（WB 法）；⑤放射免疫沉淀试验（RIP）。其中前三种用于筛选检查，后两种用于明确诊断。

【治疗】

抗反转录病毒治疗（antiretroviral therapy，ART）可明显改善 HIV 感染者的预后，提高患者的生存质量。艾滋病的防治重点在控制传染源、切断传播途径和保护易感人群三个方面。抓住早期普遍抗病毒治疗、HIV 暴露前和暴露后的预防、阻断母婴传播三个环节。中医中药和其他自然疗中医中药和其他自然疗法已运用于艾滋病的预防和治疗，抗 HIV 病毒及提高机体免疫功能的中药得以筛选并推向临床，作为辨证论治基础上辨病用药的有效治疗手段。针灸的整体调节功能在治疗中也能发挥一定的作用。

1. 辨证论治

（1）肺卫受邪证

证候：见于急性感染期。症见发热，微畏寒，微咳，身痛，乏力，咽痛；舌质淡红，苔薄白或薄黄，脉浮。

治法：宣肺祛风，清热解毒。

方药：银翘散加减。常用金银花、连翘、黄芩、桔梗、竹叶、芦根、土茯苓、夏枯草、荆芥、淡豆豉、生甘草等。若寒邪为患者，选用荆防败毒散加减。

（2）肺肾阴虚证

证候：多见于以呼吸系统症状为主的艾滋病早、中期患者，尤以卡氏肺囊虫肺炎、肺孢子肺炎、肺结核较多见。症见发热，咳嗽，无痰或少量黏痰，或痰中带血，气短胸痛，动则气喘；全身乏力，消瘦，口干咽痛，盗汗，周身可见淡红色皮疹，伴轻度瘙痒；舌红，少苔，脉沉细数。

治法：滋补肺肾，解毒化痰。

方药：百合固金汤合瓜蒌贝母汤加减。常用百合、百部、浙贝母、桔梗、北沙参、天冬、麦冬、玉竹、熟地黄、淮山药、玄参、虎杖、夏枯草、土大黄、瓜蒌皮、五味子、山茱萸、生地黄、牡丹皮、黄芩、甘草等。

（3）脾胃虚弱证

证候：多见于以消化系统症状为主者。症见腹泻久治不愈，腹泻呈稀水状便，少数夹有脓血和黏液，里急后重不明显，可有腹痛；兼见发热，消瘦，全身乏力，食欲不振，恶心呕吐，吞咽困难，或腹胀肠鸣，口腔内生鹅口疮；舌质淡有齿痕，苔白腻，脉濡细。

治法：扶正祛邪，培补脾胃。

方药：补中益气汤合参苓白术散加减。常用黄芪、广木香、白术、淮山药、茯苓、扁豆、当归、白芍、石榴皮、人参、土茯苓、田基黄、猫爪草、诃子肉、肉豆蔻、炙甘草等。

（4）脾肾亏虚证

证候：多见于晚期患者，预后较差。症见发热或低热，形体极度消瘦，神情倦怠，心悸气短，头晕目眩，腰膝酸痛，四肢厥逆，食欲不振，恶心，呃逆频作，腹泻剧烈，或五更泄泻，毛发枯槁，面色苍白；舌质淡或胖，苔白，脉细无力。

治法：温补脾肾，益气回阳。

方药：肾气丸合四神丸加减。常用附子、续断、肉豆蔻、肉桂、山茱萸、菟丝子、枸杞子、淮山药、杜仲、白术、仙茅、五味子、熟地黄、茯苓、鹿角胶、炙甘草等。

（5）气虚血瘀证

证候：以卡波济肉瘤多见。症见周身乏力，气短懒言，面色苍白，饮食不香，四肢、躯干部出现多发性肿瘤，瘤色紫暗，易于出血，淋巴结肿大；舌质暗，脉沉细无力。

治法：补气化瘀，活血清热。

方药：补阳还五汤、犀角地黄汤合消瘰丸加减。常用生地黄、桃仁、红花、当归、赤芍、牡丹皮、黄芪、鳖甲、猫爪草、白花蛇舌草、半枝莲、紫花地丁、三棱、莪术等。

（6）窍闭痰蒙证

证候：多见于出现中枢神经病症的晚期患者。症见发热，头痛，恶心呕吐，神志不清，或神昏谵语，项强惊厥，四肢抽搐，或伴癫痫或痴呆；舌质暗或胖，或干枯，苔黄腻，脉细数或滑。

治法：清热化痰，开窍通闭。

方药：安宫牛黄丸、紫雪丹、至宝丹。常用西洋参、郁金、五味子、麦冬、龟板、鳖甲、龙骨、牡蛎、白芍、天竺黄、石菖蒲、生地黄、玄参、琥珀等。若为寒甚者，用苏合香丸豁痰开窍。痰闭缓解后，则治其本，可用生脉散益气养阴。

2. 常用有效中药辨病施治

（1）抗HIV有效的中药 甘草、人参、党参、黄芪、白术、茯苓、当归、大枣、枸杞子、杜仲、淫羊藿、苦参、柴胡、刺五加、香菇、丹参、黄连、金银花、黄芩、天花粉、紫花地丁、夏枯草、穿心莲、牛蒡子、蟛蜞菊、紫草、狗脊、贯众、千里光、丁公藤、苦瓜、龙胆草、蒲公英、麻黄、水牛角、漏芦、巴豆、槟榔、白头翁、防风、麝香、白屈菜、姜黄、桑白皮、大蒜、山豆根、连翘、鱼腥草、大青叶、白花蛇舌草、野菊花、知母、板蓝根、十大功劳叶等。

（2）促进单核细胞吞噬能力的中药 人参、党参、黄芪、紫河车、淫羊藿、五加皮、白术、黄精、灵芝、蒲公英、金银花、丹参、桃仁、赤芍、川芎、香菇、云苓、甘草。

（3）促进巨噬细胞吞噬作用的中药 黄芪、党参、人参、白术、灵芝、猪苓、香菇、当归、地黄、蝮蛇、淫羊藿、补骨脂、刺五加、杜仲。

（4）增加T细胞的中药 人参、灵芝、茯苓、香菇、白术、薏苡仁、黄精、天冬、女贞子、淫羊藿。

（5）提高细胞免疫力的中药 人参、党参、黄芪、黄精、白术、山药、灵芝、阿胶、菟丝子、淫羊藿、旱莲草、当归、红花、仙鹤草、丹参、生地黄、女贞子、枸杞子、白芍、川芎、五味子、金银花、黄连等。

（6）提高体液免疫力的中药 人参、党参、黄芪、白术、灵芝、黄精、山药、旱莲草、菟丝子、阿胶、淫羊藿、丹参、红花、川芎、当归、仙鹤草、生地黄、女贞子、枸杞子、白芍、金银花、五味子。

（7）延长抗体存活及促进其生成的中药 麦冬、玄参、沙参、鳖甲、鸡血藤、阿胶、女贞子等可延长抗体存活时间；肉桂、附子、仙茅、淫羊藿、锁阳、菟丝子可促进抗体生成，提高淋巴细胞转化作用。

3. 其他疗法

（1）针刺 针灸可以调动机体的免疫系统，提高抗病能力。可选关元、命门、腰俞、脾俞、足三里、内关、合谷、曲池、百会、阴陵泉、阳陵泉、风池、委中、列缺等穴位。

（2）西医治疗 HIV实施定点医院治疗制度，目前采用的高效抗反转录病毒治疗（HAART，俗称"鸡尾酒疗法"）在临床取得了重大进展。抗病毒药物国际上主要为6大类，分别为核苷

类反转录酶抑制剂 (NRTIs)、非核苷类反转录酶抑制剂 (NNRTIs)、蛋白酶抑制剂 (Pis)、整合酶抑制剂 (INSTIs)、融合抑制剂 (FIs) 及 CCR5 抑制剂。国内的抗反转录病毒治疗药物有 NRTIs、NNRTIs、PIs、INSTIs 及 FIs 五大类 (包含复合制剂)。以上各药联合使用，即所谓"鸡尾酒"疗法。合并条件性感染和恶性肿瘤者可采取对症处理。

【预防与调护】

1. 加强对艾滋病防治知识的宣传普及。

2. 加强性道德观念的教育，杜绝不洁性行为，避免与 HIV 感染者、艾滋病患者及高危人群发生性接触。

3. 禁止静脉吸毒者共用注射器，严格加强普通人群注射消毒管理，提倡使用一次性用品。

4. 使用进口血液、血液成分制品时一定要进行 HIV 检测。

5. 严格选择供血者，HIV 检测应作为供血者的常规检查项目，防止血源传染。

6. 艾滋病患者或 HIV 阳性者应避孕，已出生婴儿不用母乳喂养。

7. 加强入境检疫，严防艾滋病传入。

8. 加强心理治疗，创造良好环境，不歧视患者。

【复习思考题】

1. 原发性皮损与继发性皮损有何不同？在皮肤病的诊断中有何意义？

2. 如何预防和治疗带状疱疹后遗神经痛？

3. 疥疮外治用药及涂药方法应注意什么？

4. 药毒临床如何辨证治疗？

5. 瘾疹的并发症有哪些？

6. 红斑鳞屑性皮肤病常见的有哪些？如何鉴别？

7. 中医药治疗白疕的特色和优势体现在哪些方面？

8. 白疕、风热疮的红斑鳞屑临床上如何与二期梅毒疹相鉴别？

9. 女性痤疮发病与性激素有何关系？

10. 系统性红斑狼疮应如何诊断治疗？

11. 试述梅毒的分期及各期的临床表现及危害？

第十一章

肛肠疾病

扫一扫，查阅本章数字资源，含PPT、音视频、图片等

肛肠疾病是指发生于肛门、直肠部位的疾病。常见的有痔、肛隐窝炎、肛裂、肛痈、肛漏、脱肛、息肉痔、锁肛痔等，在古代文献中统称为痔疮、痔瘘。

【解剖生理概要】

肛门直肠是消化道的末端，是通于体外的出口。直肠起源于内胚层，肛管起源于外胚层。直肠全长约 12cm，上端约在第三骶椎平面与乙状结肠相接，下端在尾骨尖稍上方与肛管相连，其上下两端狭小，中间部分膨大，膨大部分称为直肠壶腹。直肠沿骶尾骨弯曲前方下行，与肛管形成了一近似于 90°的角，称肛直角。在做内窥镜检查时，要注意顺应这一角度，以避免损伤直肠。直肠前面的上 2/3 有腹膜遮盖，并向前反折形成直肠膀胱陷凹或直肠子宫陷凹。直肠两侧上 1/3 有腹膜遮盖，且向两侧形成腹膜反折。直肠后壁无腹膜遮盖。直肠壁由浆膜层、肌层、黏膜下层、黏膜层四层组织构成，黏膜层丰厚，黏膜下层疏松，因此易与肌层分离而造成直肠黏膜脱垂。直肠腔内有 3 个半月形的皱襞，称为直肠瓣，其主要作用是防止粪便的逆行。

肛管长约 3cm，上接直肠，下端止于肛门缘，其周围有内、外括约肌环绕。肛管的表层为复层上皮，下部为鳞状上皮，表面光滑，无汗腺、皮脂腺和毛囊。由于直肠下端变得缩窄，肠腔内黏膜被折成了 6 ～ 10 个纵行的皱襞，称为直肠柱。相邻的两个直肠柱下端之间有半月形皱襞，称为肛门瓣。肛门瓣与直肠柱之间的肠壁黏膜形成开口向上的袋状间隙，称肛隐窝或肛窦（图11-1）。隐窝底部有肛腺开口，由于该处常积存粪屑，易发生感染，可引发肛隐窝炎，进而导致肛门直肠周围脓肿、肛瘘等疾病。直肠柱的基底部有 2 ～ 6 个乳头状突起，称之为肛乳头，其长度一般 ≤ 2mm，局部炎症的刺激可使其增大，临床称之为肛乳头肥大。

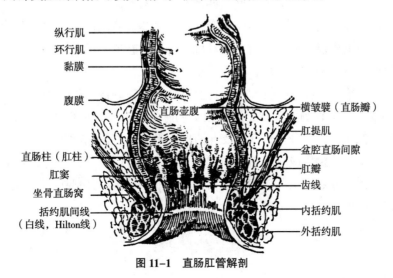

图 11-1　直肠肛管解剖

　　肛瓣与直肠柱的基底在直肠与肛管交界处形成一条不整齐的交界线，称为齿线。由于齿线上、下组织起源不同，因此在血液供应、淋巴回流、神经支配、内衬上皮等方面也各不相同，齿线是解剖上的重要标志线。其主要区别见表 11-1。

表 11-1　齿线上、下解剖的比较及临床意义

	齿线以上	齿线以下	临床意义
胚胎	内胚层，后肠	外胚层，原肛	肛管，直肠分界
组织	复层立方上皮	复层扁平上皮	皮肤，黏膜分界
动脉	直肠上动脉 / 直肠下动脉	肛门动脉	与痔的好发部位有关
静脉	门静脉	下腔静脉	与痔的好发部位有关，与直肠癌转移至肝有关
淋巴	腰淋巴结 / 髂内淋巴结	腹股沟淋巴结	肛管癌转移至腹股沟，直肠癌转移至腹腔内
神经	自主神经	脊神经	齿线上为无痛区，齿线下为有痛区

　　肛门括约肌分为内括约肌与外括约肌。内括约肌是直肠环肌在下端的增厚部分，围绕肛管的上 2/3，内括约肌是不随意肌，对控制肛门功能有重要作用。外括约肌分皮下部、浅部、深部，受脊髓神经支配，为随意肌。皮下部在肛门缘皮下，是环形肌束，围绕肛管下部，位于内括约肌的外下方，两者之间形成一环形的沟称为括约肌间沟，恰是肛门白线的部位。手术时皮下部常被切断，但不致引起大便失禁。浅部在皮下部与深部之间，其肌纤维起源于尾骨，向前延伸到肛管后缘附近，分为两束，于肛门内括约肌平面呈弧形绕过肛管两侧，至肛管前又合二为一，止于会阴中心腱。深部位于浅部的上外侧，亦为环形肌束，后半部与耻骨直肠肌相融合，前方肌纤维交叉附于对侧坐骨结节。肛提肌薄而阔，起于骨盆的前壁和侧壁，分耻骨直肠肌、耻骨尾骨肌和髂骨尾骨肌三部分，其主要作用是承托盆内脏器、启闭肛门、协助排便。外括约肌的深、浅二部围绕直肠纵肌及肛门内括约肌并联合肛提肌的耻骨直肠肌，环绕肛管、直肠连接处，组成一肌环，称为肛管直肠环。手术时切断该环可引起肛门失禁。

　　肛管和直肠周围有许多间隙，这些间隙内充满疏松结缔组织，容易感染发生脓肿。其中较大的间隙有 5 个：①2 个骨盆直肠间隙，位于肛提肌上，腹膜反折以下，直肠的两侧。②1 个直肠后间隙，位于骶骨前面与直肠后方之间，两侧与骨盆直肠间隙以直肠侧韧带相隔，间隙内有骶神经丛和交感神经支及直肠下动脉和骶中动脉。③2 个坐骨直肠间隙，位于肛管两侧，肛提肌下方，坐骨、闭孔内肌的内侧，间隙内有肛门动脉及神经。在肛管的前方和后方，感染的脓液可由一侧坐骨直肠窝通至对侧坐骨直肠窝，形成"蹄铁型"脓肿。

　　肛门、直肠部位的血液供应（图 11-2）主要来自 4 支动脉，即直肠上动脉、直肠下动脉、肛门动脉及骶中动脉。①直肠上动脉是肠系膜下动脉的终末支，在直肠上端第三骶椎处分为左、右两支，沿直肠两侧下行，并分出许多小支与直肠下动脉、肛门动脉吻合。②直肠下动脉为髂内动脉前干的一个分支，主要供应直肠前壁肌层和直肠下部各层，其大小与分布不规则。③肛门动脉由阴部内动脉分出，分数支至肛门内、外括约肌及肛管末端。④骶中动脉是由腹主动脉分叉上方后壁发出，该动脉细小，分支不定。

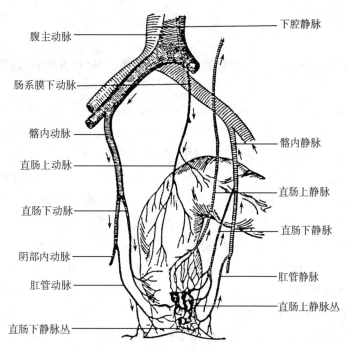

图 11-2　肛门直肠部位的血液供应

　　肛门直肠部位有 2 个静脉丛：①齿线上的直肠上静脉丛：分布于齿线以上直肠黏膜下层，在右前、右后、左侧较为丰富，上述 3 处为内痔的好发部位，所以称为母痔区。该静脉丛汇集成数支静脉，穿过直肠壁合成为直肠上静脉，经肠系膜下静脉入脾静脉、门静脉。这些静脉无瓣膜，穿过肌层时易受压迫，使直肠上静脉丛扩张而形成内痔。②位于齿线以下的直肠下静脉丛：汇集于直肠下静脉、肛门静脉，入髂内静脉，进下腔静脉。直肠上静脉丛和直肠下静脉丛在肛门白线附近互为交通，使门静脉系统与体静脉系统相通，门静脉高压症患者此处为一侧支循环的通路，故门脉高压症患者引起的内痔出血不宜做手术结扎。

　　肛门直肠的淋巴组织分为上、下两组。上组在齿线以上，包括直肠黏膜下层、肌层、浆膜下及肠壁外淋巴网。这些淋巴网的淋巴液主要向 3 个方向汇流：向上至直肠后骶骨前淋巴结，再至乙状结肠系膜根部淋巴结，最后至腹主动脉根部淋巴结；向两旁至肛提肌上淋巴结，再至闭孔淋巴结，最后至髂内淋巴结；向下至两侧坐骨直肠窝淋巴结，然后穿过肛提肌至髂内淋巴结。下组在齿线以下，包括外括约肌、肛管和肛门周围皮下的淋巴网，经会阴部流入腹股沟淋巴结，至髂外淋巴结。上、下组淋巴网经吻合支可彼此相通。

　　直肠受属于自主神经系统的交感、副交感神经支配。肛管部的神经受体神经系统的阴部内神经的分支支配，分布至肛提肌、外括约肌、肛管及肛门周围皮肤。所以，齿线以上的黏膜对痛感迟钝，但在直肠胀满和按压时可感到不适，而肛管和肛门周围皮肤感觉异常敏锐，炎症或手术后刺激可以引起剧烈疼痛，并引起反射性肛提肌和内括约肌痉挛。另外，膀胱颈部的肌肉也受阴部神经支配，因此，肛门部疾病或手术可引起小便困难、尿潴留等。

　　肛管与直肠的主要生理功能是排泄粪便、分泌黏液、吸收水分和部分药物。排便是一复杂而协调的反射性生理动作。在正常情况下，粪便贮存于乙状结肠内，直肠内无粪便，当结肠出现蠕动时，将粪便推入直肠，使直肠下端膨胀而引起便意，反射性地引起内括约肌舒张和外括约肌松弛，从而排出粪便。直肠下端的切除、神经反射的障碍、括约肌张力的丧失都可以引起大便失禁。

【病因病机】

肛门直肠疾病的致病因素很多，但常见的主要有风邪、湿邪、燥邪、热邪、气虚、血虚、血瘀等。

1. 风邪　《证治要诀·卷八·肠风脏毒》曰："血清而色鲜者，为肠风。"《见闻录》曰："纯下清血者，风也。"说明风邪可引起下血。风性善行而数变，且多夹热，热伤肠络，血不循经，下溢而便血。因风而引起的便血，其色鲜红，出血急暴，呈喷射状，多见于内痔实证。

2. 湿邪　湿有内湿与外湿之分。外湿多因久居雾露潮湿之处所致；内湿多由饮食不节，损伤脾胃，脾失运化，湿自内生。湿性重浊，常先伤于下，故肛肠病中因湿邪致病者较多。湿与热结，致肛门部气血纵横、筋脉交错而发内痔；湿性秽浊，热伤络脉，可致下血如烟尘，正如《见闻录》所曰"色如烟尘者，湿也"；湿热蕴阻肛门，经络阻隔，气血凝滞，热盛肉腐而成脓，易致肛痈；湿热下注大肠，肠道气机不利，经络阻滞，瘀血凝聚，可发为息肉痔。

3. 热邪　《丹溪心法·卷二·痔疮》曰："痔者，皆因脏腑本虚，外伤风湿，内蕴热毒。"热为阳邪，易伤津动血，热积肠道，耗伤津液而致热结肠燥，大便秘结不通；便秘日久，可导致局部气血不畅，瘀滞不散，结而为痔；热盛迫血妄行，血不循经，则发生便血；热与湿结，蕴阻肛门，腐蚀血肉而发肛痈。

4. 燥邪　《医宗金鉴·外科心法要诀·痔疮》曰："肛门围绕，折纹破裂，便结者，火燥也。"燥有内燥、外燥之分，引起肛门疾病者多为内燥，常因饮食不节，恣饮醇酒，过食辛辣厚味，以致燥热内结，耗伤津液，无以下润大肠，则大便干结；或素有血虚，血虚津乏，肠道失于濡润而致大便干燥；临厕努责，常使肛门裂伤或擦伤痔核而致便血等。

5. 气虚　《疮疡经验全书·卷三·痔漏图说》曰："又有妇人产育过多，力尽血枯，气虚下陷，及小儿久痢，皆能使肛门突出。"说明气虚也是肛门直肠疾病的发病因素之一。以脾胃失运、中气不足为主，妇人生育过多，小儿久泻久痢，老年气血不足、机能衰退，以及某些慢性疾病等，都能导致中气不足，气虚下陷，无以摄纳而引起直肠脱垂不收、内痔脱出不纳。气虚则正不胜邪，不能托毒外出，故肛门、直肠周围发生脓肿时，初起症状不明显，难消难溃，溃后脓水稀薄。

6. 血虚　血虚常因失血过多或脾虚生血乏源所致。在肛门直肠疾病中，常因长期便血而致血虚，血虚则气虚，气虚则无以摄血而致下血，更导致血虚，如此往复，形成恶性循环。血虚生燥，无以润滑肠道，则大便燥结，损伤肛门而致肛裂，或擦伤内痔而便血。创口的愈合需赖血的濡养，故血虚可致陈旧性肛裂难以愈合，肛痈易成肛瘘。

7. 血瘀　久坐久立，或负重远行，或生育过多，或久泻久痢，或排便努挣，或气虚失摄等，均可导致血液瘀滞肛门不散；或血络损伤，血离经脉，溢于肛门皮下，瘀血凝聚成块，形成血栓外痔等。

总之，上述致病因素可以单独致病，也可多种因素同时存在，如风多夹热，湿热相兼等。在病程中，有的为实证，有的为虚证，有的则为虚中夹实。所以在审证求因时要进行全面分析。

【辨证】

1. 辨症状　肛门、直肠疾病常见的症状有便血、肿痛、脱垂、坠胀、流脓、便秘、便频、分泌物等。由于病因不同，表现的症状及轻重程度也不一致。

（1）便血　便血是肛门直肠疾病最常见的症状，可见于内痔、肛裂、直肠息肉、直肠癌等多种疾病。由于疾病不同，病因各异，其表现特点也不一样。血不与大便相混，附于大便表面，或便时点滴而下，或一线如箭，无疼痛者，多为内痔；便血少而肛门部有撕裂样疼痛者，多为肛裂；儿童便血，大便次数和性质无明显改变者，多为直肠息肉；血与黏液相混，其色晦暗，肛门有重坠感者，应考虑有直肠癌的可能。便血鲜红，血出如箭，并伴有口渴、便秘、尿赤、舌红、脉数等症状，多属风热肠燥；便血色淡，日久而量多，伴有面色无华、头晕心悸、神疲乏力、舌淡、脉沉细等症状，属血虚肠燥。

（2）肿痛　常见于肛旁脓肿、内痔嵌顿、外痔水肿、血栓外痔等。肿势高突，疼痛剧烈，多为湿热阻滞，可伴有胸闷腹胀、体倦身重、食欲不振、发热、苔黄腻、脉濡数等症状，常见于肛旁脓肿、外痔水肿等。微肿微痛者，每因气血、气阴不足又兼湿热下注之虚中夹实证，可伴发热不高、神疲乏力、头晕心悸、盗汗、便溏或便秘、舌淡或红、苔黄或腻、脉濡细等症状，常为肛旁脓肿症状不明显者或结核性肛周感染。

（3）脱垂　是Ⅱ、Ⅲ、Ⅳ期内痔、息肉痔、直肠脱垂的常见症状。直肠脱垂呈管状、环形；内痔脱出呈颗粒状，如枣形；息肉痔头圆而有长蒂。肛门松弛易脱出，轻者可自行回纳，重者不能自行回纳，伴有面色无华、头晕眼花、心悸气短、自汗盗汗、舌质淡、脉沉细弱等，为气血虚衰、中气下陷；内痔脱出，嵌于肛外，红肿疼痛，不易复位者，多为湿热下迫；若复因染毒，热毒熏灼则局部糜烂坏死，可伴有寒热烦渴、便干溲赤、舌红苔黄或腻、脉弦数等症状。

（4）坠胀　坠胀是便秘、肛隐窝炎、直肠炎患者常有的症状，坠胀伴有排便不畅或便次频数，多为粪便堵塞，俗称"热结旁流"；坠胀伴有脓血、黏液者，多见于锁肛痔、直肠炎、肛隐窝炎等；直立或行走时坠胀明显，卧床休息后减轻或消失者，多见于肠疝、直肠黏膜内脱垂等。坠胀伴有乏力、气短、舌淡、脉沉细弱等，多为中气不足，升提无力；坠胀伴身重体倦，食欲不振、溲赤、苔黄或腻、脉弦或数者，多为湿热下注大肠，蕴阻肛门。

（5）流脓　常见于肛痈或肛瘘。脓出黄稠带粪臭者，多为湿热蕴阻肛门，热盛肉腐而成脓，伴有发热等症状。脓出稀薄不臭，或微带粪臭，淋漓不尽，疮口凹陷，周围有空腔，不易敛合者，多为气阴两亏兼湿热下注之证，可伴低热盗汗、面色萎黄、神疲纳呆、舌淡红、脉濡细或细数等。

（6）便秘　是痔、肛裂、肛痈等许多肛门直肠病的常见症状。腹满胀痛拒按，大便秘结，伴口臭、心烦、身热、溲赤、舌红苔黄燥、脉数等，多为燥热内结，热结肠燥；腹满作胀，喜按而大便燥结，伴有面色淡白、头晕心悸、神疲乏力、舌质淡、脉细无力等，多为血虚肠燥。

（7）便频　便次突然增多，伴有腹痛、呕吐者，多为急性肠炎；便意频繁，但排出不畅，无脓血、黏液者，多见于出口梗阻型便秘；便次增多，伴有脓血黏液，里急后重，多见于直肠癌、溃疡性结直肠炎。伴舌淡、苔薄白、脉沉细无力，多属脾胃虚弱，脾失健运；伴舌红、苔黄或腻，脉弦滑有力，多为湿热下注所致。

（8）分泌物　常见于内痔脱出、直肠脱垂、肛瘘等。多为湿热下注或热毒蕴结所致，多伴有局部肿痛、口干、食欲不振、胸闷不舒、便溏或干结、溲赤、舌红、苔黄腻、脉弦数等。内痔、直肠脱垂嵌顿及实证肛瘘多见。分泌物清稀不臭，多为气虚脱肛、内痔脱垂或虚证肛瘘。

2. 辨部位　肛门、直肠疾病的好发部位常用膀胱截石位表示。以时钟面的十二等分标记法，将肛门分成12个部位，会阴部正中称12点，骶尾部正中称6点，左侧中点称3点，右侧中点称9点，其余以此类推。内痔好发于肛门齿线以上3、7、11点处；赘皮外痔多发生于6、12点处；血栓外痔好发于肛缘3、9点处；肛裂好发于6、12点处。过3、9点作一连线，肛瘘瘘管外口发生于连线上方的，其管道多为直行；发生于下方的，其管道往往弯曲，且其内口多在6点附近；

凡瘘管外口距肛缘近的，其管道亦短（直通向肛内），凡肛瘘外口距肛缘较远的，则其管道亦长；环肛而生的肛瘘，其内口往往在6点附近。

【检查】

1. 检查注意事项　肛门直肠疾病的诊断在详细询问病史后，必须进行必要的肛门直肠检查，才能做出正确的诊断。检查前要给予患者适当的解释与安慰，不可在患者毫无思想准备的情况下突然进行，以免患者不合作。操作时动作要轻柔，尽可能减轻患者的痛苦。做肛门、直肠检查时要嘱患者做深呼吸或进行努挣，在指套或肛门镜上涂以润滑剂，先将指端或镜头抵在肛门口，待肛门松弛时徐徐插入。

2. 体位　为了利于检查，暴露病变部位，临床上常采用以下几种体位，各种体位均有一定的优点，应根据检查和治疗的要求选择不同的体位。

（1）侧卧位　患者向左侧或右侧卧于检查床上，上腿充分向前屈曲，靠近腹部，使臀部及肛门充分暴露（图11-3）。是常用的检查和治疗体位。

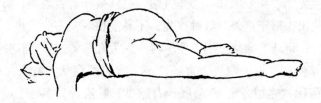

图 11-3　侧卧位

（2）膝胸位　患者跪伏在检查床上，胸部贴近床面，臀部抬高，使肛门充分暴露（图11-4）。适用于检查直肠下部、直肠前壁或身体肥胖的患者。

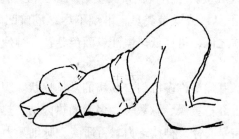

图 11-4　膝胸位

（3）截石位　患者仰卧于手术床上，两腿屈曲放在腿架上，将臀部移至台边缘，使肛门暴露良好（图11-5）。为肛门直肠手术时常用的体位。

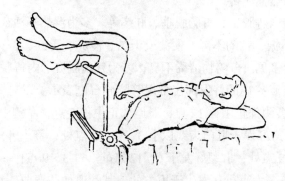

图 11-5　截石位

（4）蹲位　患者蹲踞并用力增加腹压（图11-6）。为检查脱出性疾病的常用体位，可查到Ⅱ、Ⅲ期内痔、脱肛、息肉痔等。

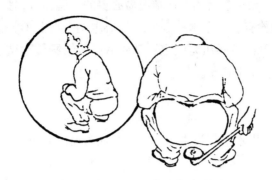

图 11-6　蹲位

（5）折刀位　患者俯伏于床上，髋关节屈曲，两腿随检查床下垂，臀部抬高，头部稍低。为肛门直肠手术时的常用体位。

（6）弯腰扶椅位　患者向前弯腰，双手扶椅，露出臀部。此种体位适用于团体检查。

3. 检查方法

（1）肛门视诊　患者取侧卧位或膝胸位，医生用双手将患者臀部分开，查看肛门周围有无外痔、内痔、息肉、脱垂、肛周脓肿、瘘管外口、肛周湿疹、肛门白斑、肛管裂口等。

（2）肛门指诊　又称肛诊或直肠指诊。患者取侧卧位，医生将戴有手套或指套的右手或左手食指涂上润滑剂，轻轻插入肛管及直肠，查看肛管及直肠下部有无异常改变，如狭窄、硬结、肿块等，若发现肿块，要注意肿块的大小、质地、活动度及指套有无染血等。

（3）窥肛器检查　俗称肛门镜检查。患者取侧卧位或膝胸位，嘱患者做深呼吸，放松肛门，将已插入塞芯的窥肛器慢慢地插入肛门内，取出塞芯后观察直肠黏膜有无充血、溃疡、息肉、肿瘤等病变；再将窥肛器缓缓退到齿线附近，查看有无内痔、肛瘘内口、乳头肥大、肛隐窝炎等。

（4）探针检查　是寻找肛瘘内口及管道的常用检查方法。操作时应耐心、轻柔，禁用暴力。将探针自外口沿硬索状管道慢慢探入，同时以左手食指插入肛内作引导。通过检查可以探知肛瘘管道的走向、深度、长度，以及管道是否弯曲、有无分支、与肛管直肠是否相通等。

（5）亚甲蓝染色检查　是寻找肛瘘内口常用的方法。肛管直肠内放置一纱布卷，从肛瘘外口注入亚甲蓝稀释液，缓慢取出纱布卷，观察有无染色及染色的部位，以此判定有无内口及内口的位置。

4. 纤维 / 电子结肠镜检查　适用于直肠和结肠的各种病变。尤其是对直肠和结肠肿瘤的早期诊断有重要意义。对原因不明的血便、黏液便、脓血便、慢性腹泻、里急后重、肛门直肠疼痛、粪便变形等，均应做纤维 / 电子结肠镜检查，以便早期明确诊断。但肛管狭窄、妇女月经期、精神病，以及有严重的心、肺、肾病患者、高血压患者不宜做此项检查。操作方法为：检查前清洁灌肠，取膝胸位，将涂上润滑剂的结肠镜缓缓插入肛门、直肠与结肠，边退镜边观察黏膜颜色，以及有无瘢痕、炎症、出血点、分泌物、结节、息肉、溃疡、肿块等病理改变。对于肿块、息肉、溃疡可做活体组织检查，以进一步明确诊断。术后应休息数小时，并观察患者有无腹痛、便血。必要时测血压及脉搏变化，有出血及肠穿孔时应及时处理。

5. X 线检查　结肠运输试验和排便造影是肛肠科特有的检查，可诊断慢传输型便秘或出口梗阻型便秘。钡剂灌肠拍片可查得直肠和结肠的形状，肠内容物是否通过顺利，有无梗阻或狭窄。直肠和结肠外部病变如骶骨前畸胎瘤，可见有直肠移位。复杂性肛瘘瘘管通道不清、内口不明的可用碘化油或 15% 碘化钠水溶剂从外口注入造影。直肠肿瘤与乙状结肠部位的息肉、肿瘤等均可通过摄片发现病灶。

6. 实验室及其他检查 根据患者的具体情况做必要的化验检查，如血常规、出凝血时间、大小便常规、肝功能或其他检查。在手术前还应加做心电图、肝脏 B 超及相关传染病检查等。其他如直肠腔内超声检查、肛门直肠压力测定、排粪造影、结肠传输试验、CT、磁共振、血管造影检查等，已越来越广泛应用于临床。

【治疗】

肛门直肠疾病以外治及手术治疗为主，以内治调理为辅，但在一些特殊情况下或对于特殊病种，内治与外治同等重要。

1. 辨证论治 一般用于肛门直肠疾病的初期或不需手术治疗者，或伴有严重的心、肝、肾脏疾病及年老体衰不宜手术者。

（1）清热凉血 适用于风热肠燥便血，血栓外痔初期等。方用凉血地黄汤或槐角丸等。

（2）清热利湿 适用于肛痈实证、肛隐窝炎、外痔肿痛等偏湿盛者。方用萆薢渗湿汤或龙胆泻肝汤加减。

（3）清热解毒 适用于肛痈实证、外痔肿痛等。方用黄连解毒汤或仙方活命饮加减。

（4）清热通腑 适用于热结肠燥便秘者。方用大承气汤或麻仁丸加减。

（5）活血化瘀 适用于气滞血瘀或瘀血凝结之外痔。方用活血散瘀汤加减。

（6）补养气血 适用于素体气血不足或久病气血虚弱者。方用八珍汤或十全大补汤加减。

（7）生津润燥 适用于血虚津乏便秘者。方用润肠汤或五仁汤加减。

（8）补中升陷 适用于小儿或年老体衰者、经产妇气虚下陷之直肠脱垂、内痔脱出等。方用补中益气汤。

2. 外治疗法 熏洗、敷药、塞药是治疗肛门直肠疾病常用的外治方法，可选择一种或多种治疗方法。

（1）熏洗 以药物加水煮沸或用散剂冲泡，先熏后洗，具有清热解毒、消肿止痛、收敛止血、祛风除湿、杀虫止痒等作用。适用于内痔脱垂、嵌顿、术后水肿、外痔肿痛、脱肛、肛周湿疹等。常用五倍子汤、苦参汤加减。

（2）敷药 即以药物敷于患处。每日大便后先坐浴，再外敷药物，每日 1～2 次。方用九华膏、五倍子散、黄连膏、马应龙痔疮膏、消痔膏等，具有消炎、止痛、生肌、收敛、止血等作用。此外，尚有清热消肿的金黄膏，提脓化腐的九一丹，生肌收口的生肌散和白玉膏等。

（3）塞药 是将药物制成栓剂，纳入肛内，可以溶化、吸收，直接作用于病变部位。一般用于内痔、肛裂、肛瘘、肛周脓肿、肛隐窝炎及其术后，直肠炎也可用栓剂治疗。常用的栓剂有痔疮栓、肛泰栓、九华栓等。

3. 手术疗法 如结扎疗法、挂线疗法及手术治疗等，详见于各病种。

【预防与调护】

1. 保持大便通畅，每天定时排便，临厕不宜久蹲努责。

2. 注意饮食卫生，少食辛辣刺激性食物，多吃蔬菜水果，以保持大便通畅。

3. 保持肛门清洁，常用温水清洗肛门，勤换内裤，便纸要柔软，防止擦伤。

4. 加强锻炼，增强体质，促进全身气血流畅和增加肠道蠕动。采用导引法、提肛运动等方法加强肛门功能锻炼，是防治肛门直肠疾病的有效方法之一。

5.积极治疗易引起痔瘘的高血压病、门静脉高压症、糖尿病等全身疾病，肛门周围的疮、痈、肠道寄生虫病要及时检查与治疗，以防继发肛瘘、肛周湿疹等。

第一节　痔

痔，是直肠末端黏膜下和肛管皮肤下的静脉丛发生扩大、曲张所形成的柔软静脉团，又称痔疮、痔核。以便血、脱出、肿痛为临床特点。男女老幼皆可发病，据2015年国内流行病学调查显示，肛肠疾病患病率为50.10%（城市51.14%，农村48.39%）。痔的发病率占肛肠疾病的49.14%，居首位，多见于25～64岁的成年人，男女之间患病率无明显差异。根据其发病部位的不同，临床上可分内痔、外痔和混合痔。

一、内痔

杨某，男，27岁。便血1天。1天前辛辣饮食后突然出现便血，血色鲜红，喷射而出，量较多，未与大便相混。便时无疼痛，无发热。

生于肛门齿线以上，直肠末端黏膜下的静脉丛扩大、曲张所形成的柔软静脉团称为内痔，现代认为内痔是盆底动力学改变、Treits肌退行变性和肛垫内动静脉吻合调节障碍导致的肛垫肥大或脱垂。内痔是肛门直肠最常见的疾病，好发于截石位的3、7、11点处，通常又称为母痔，其余部位发生的内痔则称为子痔。其主要临床表现是便血、痔核脱出及肛门不适感。

【病因病机】

中医学认为，本病的发生多因脏腑本虚，兼因久坐久立，负重远行，或长期便秘，或泻痢日久，或临厕久蹲，或饮食不节，过食辛辣醇酒厚味，都可导致脏腑功能失调，风湿燥热下迫大肠，瘀阻魄门，瘀血浊气结滞不散，筋脉懈纵而成痔。日久气虚，中气下陷，不能摄纳则痔核脱出。

1.风伤肠络　风善行而数变，又多夹热，风热伤于肠络，导致血不循经而溢于脉外，所下之血色泽鲜红，下血暴急呈喷射状。

2.湿热下注　多因饮食不节，恣食生冷、肥甘，伤及脾胃而滋生内湿。湿与热结，下迫大肠，导致肛门部气血纵横、经络交错而生内痔。热盛则迫血妄行，血不循经，则血下溢而便血；湿热下注大肠，肠道气机不畅，经络阻滞，则肛门内有块物脱出。

3.气滞血瘀　气为血之帅，气行则血行，气滞则血瘀。热结肠燥，气机阻滞而运行不畅，气滞则血瘀阻于肛门，故肛门内块物脱出，坠胀疼痛；气机不畅，统摄无力，则血不循经，导致血栓形成。

4.脾虚气陷　老人气虚，或妇人生育过多，及小儿久泻久痢，导致脾胃功能失常，脾虚气陷，中气不足，无力摄纳，导致痔核脱出不得回纳。气虚则无以生化，无力摄血，气虚则血虚，导致气血两虚，故下血量多而色淡。

西医学对痔的病因病机的认识尚无定论，目前较为认同的是"静脉曲张""血管增生""肛垫下移"三种学说。

【辨病】

1.诊断

（1）临床表现　初期常以无痛性便血为主要症状，血液与大便不相混，多在排便时出现手纸带血、滴血或射血。出血呈间歇性，饮酒、过劳、便秘、腹泻等诱因常使症状加重，出血严重者可出现继发性贫血。随着痔核增大，在排便时可脱出，若不及时回纳可形成内痔嵌顿。患者常伴有大便秘结，内痔持续脱出时有分泌物溢出，并可有肛门坠胀感。

（2）专科检查　指诊可触及柔软、表面光滑、无压痛的黏膜隆起，肛门镜下见齿线上黏膜呈半球状隆起，色暗紫或深红，表面可有糜烂或出血点。

（3）分期　由于病程的长短及病情轻重不同，可分为四期。

Ⅰ期内痔：痔核较小，不脱出，以便血为主。

Ⅱ期内痔：痔核较大，大便时可脱出肛外，便后自行回纳，便血或多或少。

Ⅲ期内痔：痔核更大，大便时痔核脱出肛外，甚至行走、咳嗽、喷嚏、站立时也会脱出，不能自行回纳，须用手推回，或平卧、热敷后才能回纳；便血不多或不出血。见彩图11-1。

Ⅳ期内痔：痔核脱出，不能及时回纳，嵌顿于外，因充血、水肿和血栓形成，以致肿痛、糜烂和坏死，即嵌顿性内痔。

（4）辅助检查　血常规检查白细胞总数及中性粒细胞比例一般无明显变化。长期便血不及时治疗，可引起红细胞及血红蛋白下降，甚至贫血。

2. 鉴别诊断

（1）直肠息肉　痔与本病的共同点是肿物脱出及便血；但本病多见于儿童，脱出物为肉红色，一般为单个，有长蒂，头圆，表面光滑，质地较痔核硬，可活动，容易出血，以便血、滴血为主，多无射血现象。

（2）肛乳头肥大　痔与本病的共同点是肿物脱出；但本病脱出物呈锥形或鼓槌状，灰白色，表面为上皮，质地较硬，一般无便血，常有疼痛或肛门坠胀，过度肥大者便后可脱出肛门外。

（3）肛裂　痔与本病的共同点是便血。但本病是排便时肛门疼痛伴出血，且疼痛呈周期性，便秘时尤甚；局部检查可见肛管部位有明显裂口，多在6或12点处。

（4）直肠脱垂　痔与本病的共同点是肛内有物脱出，质地柔软。但本病的脱出呈环层状，色淡红，一般不出血，肛周黏液等分泌物较多，可伴有肛门松弛。

（5）直肠癌　痔与本病的共同点是便血。但本病是粪便中混有脓血，多为暗红或暗紫色，常伴有黏液或腐臭的分泌物，大便变扁或变细，便次增多，里急后重；指检可触及菜花状块物，或凹凸不平的溃疡，易出血，质地坚硬，不能推动；细胞学检查或病理切片可以确诊。

【治疗】

1. 辨证论治　多适用于Ⅰ、Ⅱ期内痔，或内痔嵌顿伴有继发感染，或年老体弱者发病，或内痔兼有其他严重慢性疾病不宜手术治疗者。

（1）风伤肠络证

证候：大便带血、滴血或喷射状出血，血色鲜红，或有肛门瘙痒等；舌质红，苔薄白或薄黄，脉浮数。

治法：清热凉血祛风。

方药：凉血地黄汤加减。常用生地黄、当归尾、槐角、地榆、黄芩、黄连、升麻、荆芥、赤芍、枳壳、天花粉、生甘草。大便秘结者加槟榔、大黄等。

（2）湿热下注证

证候：便血色鲜，量较多，肛内肿物外脱，可自行回缩，肛门灼热；舌质红，苔黄腻，脉弦数。

治法：清热利湿止血。

方药：脏连丸加减。常用黄连、猪大肠。出血量多者，加地榆炭、仙鹤草等；灼热较甚者，加白头翁、秦艽等。

（3）气滞血瘀证

证候：肛内肿物脱出，甚或嵌顿，肛管紧缩，坠胀疼痛，甚则肛缘水肿、血栓形成，触痛明显；舌质红或暗红，苔白或黄，脉弦细涩。

治法：清热利湿，祛风活血。

方药：止痛如神汤加减。常用秦艽、桃仁、皂角子、苍术、防风、黄柏、当归尾、泽泻、槟榔、熟大黄。肿物紫暗明显者，加红花、牡丹皮；肿物淡红光亮者，加龙胆草、木通等。

（4）脾虚气陷证

证候：肛门松弛，痔核脱出需手法复位，便血色鲜或淡；面白少华，神疲乏力，少气懒言，纳少便溏；舌质淡，边有齿痕，苔薄白，脉弱。

治法：补中益气。

方药：补中益气汤加减。常用黄芪、人参、白术、当归、炙甘草、升麻、柴胡、陈皮。大便稍干者加肉苁蓉、火麻仁；贫血较甚时合四物汤。常用中成药有槐角丸、地榆丸、脏连丸、补中益气丸等，临床上根据辨证选择应用。

2. 外治疗法　适用于各期内痔及术后。

（1）熏洗　以药物加水煮沸，先熏后洗，或用毛巾蘸药液趁热湿敷患处，冷则更换。具有活血止痛、收敛消肿等作用。常用五倍子汤、苦参汤等。

（2）外敷　将药物敷于患处。具有消肿止痛、收敛止血、祛腐生肌等作用。根据不同病情可选用油膏或散剂，如九华膏、黄连膏、消痔膏（散）、五倍子散等。

（3）塞药　将药物制成栓剂，塞入肛内。具有消肿、止痛、止血作用。如痔疮栓等。

（4）挑治　适用于内痔出血。其机理是疏通经络，调理气血，促使肿消痛减。常用穴位有肾俞、大肠俞、长强、上髎、中髎、次髎、下髎等，一般挑治1次即可见效，必要时可隔10日再挑治1次。

（5）枯痔　即以药物如枯痔散、灰皂散敷于Ⅱ、Ⅲ期脱出肛外的内痔痔核的表面，具有强腐蚀作用，能使痔核干枯坏死，达到痔核脱落痊愈的目的。此法目前已少采用。

3. 手术疗法

（1）注射疗法　是目前治疗内痔的常用方法，按其所起的作用不同，分硬化萎缩和坏死枯脱两种方法。由于坏死枯脱疗法术后常有大出血、感染、直肠狭窄等并发症，故目前国内外普遍应用的都是硬化萎缩疗法。

适应证：Ⅰ、Ⅱ、Ⅲ期内痔；内痔兼有贫血者；混合痔的内痔部分。

禁忌证：Ⅳ期内痔；外痔；内痔伴肛门周围急、慢性炎症或腹泻；内痔伴有严重肺结核或高血压、肝、肾疾病及血液病患者；因腹腔肿瘤引起的内痔和妊娠期妇女。

常用药物：消痔灵注射液、芍倍注射液等。

操作方法：腰俞穴麻醉或局部麻醉后取侧卧位或截石位，肛门部常规消毒，在肛镜直视下局部常规再次消毒，以10mL针管（5号针头）抽取1：1浓度（即消痔灵注射液或芍倍注射液用1%利多卡因液稀释1倍）注射液10mL，于痔核上距齿线0.5cm处的黏膜下层，针头斜向15°进行注射，每个痔核注射1～3mL，注入药量多少的标志以痔核弥漫肿胀为度，总量不超过30mL。注射完毕，术者用食指轻轻按摩注射部分，使药液扩散，防止硬节形成。肛管内放入凡士林纱条，外盖纱布，胶布固定（图11-7）。

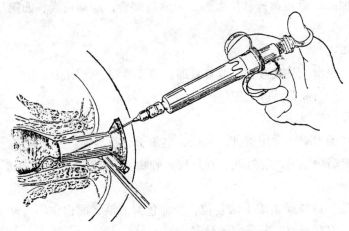

图11-7 内痔硬化萎缩注射法

注意事项：注射时必须注意严格消毒，每次注射都须再次消毒；必须用5号针头进行注射，否则针孔大，易出血；进针后应先做回血试验，注射药液宜缓缓进行；进针的针头勿向痔核内各方向乱刺，以免过多损伤痔内血管而引起出血，致使痔核肿大，增加局部的液体渗出，延长痔核的枯脱时间；注意勿使药液注入外痔区，或注射位置过低而使药液向肛管扩散，造成肛门周围水肿和疼痛；操作时应先注射小的痔核，再注射大的痔核，以免小痔核被大痔核挤压、遮盖，从而增加操作的难度。

（2）结扎疗法 结扎疗法是中医传统的外治法，除丝线结扎外，也可用药制丝线、纸裹药线缠扎痔核根部，以阻断痔核的气血流通，使痔核坏死脱落，遗留创面修复自愈。关于结扎疗法治疗痔疮，早在宋代《太平圣惠方》中就有记载："用蜘蛛丝，缠系痔鼠乳头，不觉自落。"由于其适应证广，操作简单，远期疗效比较理想，所以目前是治疗内痔最广泛使用的方法之一。临床上常用的有单纯结扎法、贯穿结扎法和胶圈套扎法。

①单纯结扎法

适应证：Ⅰ、Ⅱ期内痔。

禁忌证：肛门周围有急性脓肿或湿疮者；内痔伴有痢疾或腹泻者；因腹腔肿瘤引起的内痔；内痔伴有严重肺结核、高血压及肝、肾脏疾病或血液病的患者；临产期孕妇。

术前准备：用等渗盐水或1%软皂水300mL作清洁灌肠，如在门诊手术者，嘱先排空大便；肛门周围剃毛，并用1：5000高锰酸钾溶液冲洗、拭净。

操作方法：患者取侧卧位（患侧在下）或截石位，尽量暴露臀部，局部或腰俞麻醉后肛管及直肠下段常规消毒，再用双手示指扩肛，使痔核暴露；用弯血管钳夹住痔核基底部，用左手向肛外同一方向牵引，并在齿线下方剪一小口，用10号丝线在止血钳下方剪口处结扎，同法处理其他部位的痔。术后肛内纳入痔疮栓一枚或九华膏、红油膏适量，纱布覆盖，胶布固定。

②贯穿结扎法

适应证：Ⅱ、Ⅲ期内痔，对纤维型内痔更为适宜。

禁忌证：同单纯结扎法。

术前准备：同单纯结扎法。

操作方法：基本同单纯结扎法。用弯血管钳夹住痔核基底部，用左手向肛外同一方向牵引，右手用持针钳夹住已穿有丝线的缝针，将双线从痔核基底部中央稍偏上穿过；将已贯穿痔核的双线交叉放置，并用剪刀沿齿线剪一浅表裂缝，再分段进行"8"字形结扎或作"回"字形结扎；结扎完毕后，用弯血管钳挤压被结扎的痔核，也可在被结扎的痔核内注射6%明矾溶液，以加速痔核坏死；最后将存留在肛外的线端剪去，再将痔核送回肛内，术后肛内纳入痔疮栓一枚或挤入九华膏、红油膏适量，纱布覆盖，胶布固定（图11-8）。

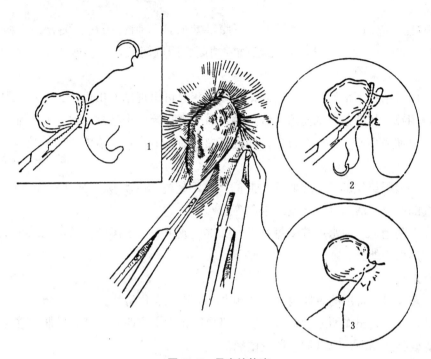

图 11-8 贯穿结扎法

注意事项：结扎内痔时，宜先扎小的痔核，后扎大的痔核；缝针穿过痔核基底部时，不可穿入肌层，否则结扎后可引起肌层坏死或并发肛门直肠周围脓肿；结扎术后当天不要解大便，若便后痔核脱出，应立即将痔核送回肛内，以免发生水肿，加剧疼痛反应；在结扎后的7～9天为痔核脱落阶段，嘱患者减少行动，大便时不宜用力努挣，以避免术后大出血。

③弹力线套扎法　自动弹力线痔疮套扎器是在胶圈套扎器的基础上进一步改进，通过套扎痔核基底部，阻断静脉倒流，减少瘀滞，使痔核组织缺血、坏死、萎缩、脱落，通过套扎痔上黏膜，上提肛垫，消除症状。

适应证：各期内痔；各期混合痔的内痔部分；对经痔上黏膜环切或其他疗法治疗后痔块或肛垫回缩不全者；直肠局灶良性病变，如直肠息肉。

禁忌证：环形痔嵌顿或绞窄；存在出血性疾病。

操作方法：麻醉成功后，术区常规消毒、铺无菌巾，肛内再次消毒。插入肛门镜，检查痔核位置及数目，选定套扎部位。连接套扎器与负压吸引器，术者持套扎器将痔核吸入到套扎器内，当负压表指针上升至 -0.08MPa 左右时，释放弹力线并收紧，最后释放气压并剪去多余的弹力线。其余痔核套扎方法相同。

注意事项：对于轻度内痔，一般采用痔块基底套扎法即可，而对于中、重度内痔，联合采用痔块基底套扎法与痔上黏膜套扎法效果更好；套扎点至少应位于齿线上方1.0cm处，切勿扎住齿线或肛管皮肤，否则会引起疼痛或重度坠胀感，严重者甚至出血与感染；套扎点一般选择截石位3、7、11点，但应依痔块具体情况而定；术后应保持大便通畅。

另外，内痔的治疗还有坏死枯脱注射法、插药疗法（即枯痔钉疗法）、铜离子电化学疗法、低温电凝技术、痔切闭术、痔上黏膜环切术（即 PPH 术）、痔动脉结扎术（即 HAL 术）、痔上黏膜选择性切除术（即 TST 术）等。

（3）术后常见反应及处理方法

①疼痛　术后用复方盐酸利多卡因注射液在肛周皮下点状注射；或肛内纳入吲哚美辛栓（消炎痛栓）1 枚。

②小便困难　应消除患者精神紧张；下腹部热敷或针刺三阴交、关元、中极等穴，留针15 ～ 30 分钟；或用 1% 利多卡因 10mL 长强穴封闭；因肛门敷料过多或压迫过紧引起者，可适当放松敷料；必要时采用导尿术。

③出血　内痔结扎不牢而脱落，或内痔枯萎脱落时可出现创面出血，甚至小动脉出血。对于创面渗血，可用凡士林纱条填塞压迫，或用桃花散外敷；至于小动脉出血，必须显露出血点，进行缝合结扎，以彻底止血；如出血过多，面色苍白，血压下降者，给予快速补液、输血、抗休克治疗。

④发热　一般因组织坏死、吸收而引起的发热不超过 38℃，除加强观察外，不需特殊处理。局部感染引起的可应用清热解毒药或抗生素等。

⑤水肿　以芒硝 30g 煎水熏洗，每日 1 ～ 2 次，或用五倍子汤或苦参汤加减熏洗，再外敷消痔膏，也可用热水袋外敷。

4. 其他疗法

（1）中成药治疗　常用的有槐角丸、地榆丸、脏连丸、化痔片、云南白药等。

（2）西药治疗　对出血明显者，可口服安络血等止血药物改善症状；肿胀疼痛剧烈者，可用地奥司明片等改善微循环，亦可加服消炎镇痛的药物。

（3）针灸治疗　针灸对痔出血、脱出、肿痛、肛门下坠均有良好效果，常用穴位有攒竹、飞扬、龈交、长强、承山、会阳、委中等。

【预防与调护】

1. 养成每天定时排便的良好习惯，防止便秘，蹲厕时间不宜过长，以免肛门部瘀血。
2. 注意饮食调和，多喝开水，多食蔬菜，少食辛辣食物。
3. 避免久坐久立，进行适当的活动或定时做提肛锻炼。
4. 发生内痔应及时治疗，防止进一步发展。

二、外痔

外痔是指发生于肛管齿线之下的痔。多由肛缘皮肤感染，或痔外静脉丛破裂出血，或反复感染、结缔组织增生，或痔外静脉丛扩大曲张而成。其特点是自觉肛门坠胀、疼痛，有异物感。由于临床症状、病理特点及其过程不同，可分为炎性外痔、血栓性外痔、结缔组织性外痔、静脉曲张性外痔四种。

（一）炎性外痔

由于肛缘皮肤破损或感染，使其局部产生红肿、疼痛的外痔，称为炎性外痔（彩图 11-2）。

【病因病机】

饮食不节，醉饱无时，恣食肥腻，过食辛辣，内蕴热毒，外伤风湿或破损染毒，以致气血、湿热结聚肛门，冲突为痔。

【辨病】

1. 诊断　多因过食辛辣、饮烈性酒、腹泻、便秘、手术等因素而诱发。起病时肛缘皮肤突然肿胀疼痛，伴肛门异物感，排便、坐位、行走甚至咳嗽等动作时均可加重疼痛。检查可见肛缘皮肤肿胀明显、光亮、色淡红或淡白，触痛明显，内无硬结。

2. 鉴别诊断

（1）血栓性外痔　大多发生于肛门左右两侧，突然肿起，形如葡萄，色呈青紫，按之坚硬光滑，疼痛较剧烈，痔体不随腹压增加而增大。

（2）结缔组织性外痔　为肛门缘松皮样赘生物，按之质地较软，无疼痛，排便及腹压增加时赘生物无变化。

【治疗】

早期以清热解毒消肿为主，内治、外治相结合。

1. 辨证论治

湿热蕴结证

证候：肛缘肿物肿胀、疼痛，咳嗽、行走、坐位均可使疼痛加重；便干，溲赤；舌质红，苔薄黄或黄腻，脉滑数或浮数。

治法：清热、祛风、利湿。

方药：止痛如神汤加减。常用秦艽、桃仁、皂角子、苍术、防风、黄柏、当归尾、泽泻、槟榔、熟大黄。便秘者加大黄、槟榔等；溲赤者加木通、滑石等。

2. 外治疗法

（1）熏洗　以药物加水煮沸，先熏后洗，或用毛巾蘸药液趁热湿敷患处，冷则更换。具有活血止痛、收敛消肿等作用。常用药物如五倍子汤、苦参汤等。

（2）外敷　将药物敷于患处。具有消肿止痛、收敛止血、祛腐生肌等作用。常用药物如九华膏、黄连膏、消痔膏（散）等。

3. 手术疗法　外痔反复发炎或痔体较大影响行走者，可考虑手术治疗，可采用外痔切除术。

（1）适应证　外痔反复发炎，痔体较大影响行走者。

（2）操作方法　取截石位或侧卧位，局麻或腰俞麻醉，局部常规消毒，用组织钳提起外痔组织，以剪刀环绕其痔根四周做一梭形切口，切口上端向肛管，将痔体由括约肌浅面分离，切除痔组织，结扎出血点，修剪皮缘，外敷桃花散或云南白药，凡士林纱条敷盖，无菌纱布包扎。每次便后用苦参汤或五倍子汤坐浴，伤面外敷红油膏或黄连膏，直至痊愈。

4. 其他疗法　远红外、微波或超短波治疗。

（二）血栓性外痔

血栓性外痔是指痔外静脉破裂出血，血液凝结于皮下，血栓形成而致的圆形肿物。其特点是肛门部突然剧烈疼痛，并有暗紫色肿块（彩图 11-3）。

【病因病机】

由于内热血燥，或便时努挣，或用力负重，致使肛缘皮下的痔外静脉破裂，血溢脉外，瘀积皮下而致血栓形成。

【辨病】

1. 诊断 好发于干燥季节，患者以中年男子占多数，病前有便秘、饮酒或用力负重等诱因。起病时肛门部突然剧烈疼痛，肛门缘截石位 3、9 点处可见暗紫色圆球形肿块，排便、坐下、走路甚至咳嗽等动作时均可加重疼痛。检查可见在肛缘皮肤表面隆起一暗紫色圆形结节，界限清楚，质地韧，可移动，触痛明显。

2. 鉴别诊断

（1）Ⅳ期内痔（嵌顿性内痔） 齿线上内痔脱出、嵌顿，疼痛时间较长，皮瓣水肿，消退缓慢，表面糜烂，伴感染时有分泌物和臭味。

（2）静脉曲张性外痔 痔外静脉丛发生扩大、曲张、瘀血，使肛缘皮肤一部分形成圆形或椭圆形的柔软团块，痔体可随腹压增加而增大，一般无疼痛。

【治疗】

血栓较小者可给予外治疗法，佐以内治；血栓较大者可手术剥离治疗。

1. 辨证论治

血热瘀阻证

证候：肛缘肿物突起，肿痛剧烈难忍，肛门坠胀疼痛，局部可触及硬结节，其色暗紫；伴便秘，口渴，烦热；舌紫，苔淡黄，脉弦涩。

治法：清热凉血，消肿止痛。

方药：凉血地黄汤加减。常用生地黄、当归尾、槐角、地榆、黄芩、黄连、升麻、荆芥、赤芍、枳壳、天花粉、生甘草。肿块较硬时可加桃仁、红花；便秘时加大黄、槟榔。

2. 外治疗法

（1）熏洗 同炎性外痔。

（2）外敷 同炎性外痔。

3. 手术疗法 可采用血栓剥离术。

（1）适应证 血栓性外痔较大，血块不易吸收，炎症水肿局限者。

（2）操作方法 取侧卧位，病侧在下方，局部常规消毒。局麻后在肿块中央做放射状或梭形切口，用止血钳将血块分离并摘除，然后修剪伤口两侧皮瓣，使创口引流通畅，术后用凡士林纱条嵌入创口，外盖无菌纱布，胶布固定。每次便后坐浴并常规换药，直至痊愈。

（三）结缔组织性外痔

结缔组织性外痔是由急、慢性炎症反复刺激，使肛缘的皮肤增生、肥大而成，痔内无曲张静脉丛。肛门异物感为其主要症状。

【病因病机】

炎性外痔、血栓性外痔、陈旧性肛裂、湿疹等反复发作，或内痔反复脱垂或妊娠分娩，负重努挣，导致邪毒外侵，湿热下注，使局部气血运行不畅，筋脉阻滞，瘀结不散，日久结缔组织增生肥大，结为皮赘。

【辨病】

1.诊断　肛门边缘处赘生皮瓣，逐渐增大，质地柔软，一般无疼痛，不出血，仅觉肛门有异物感，偶有染毒而肿胀时才觉疼痛，肿胀消失后赘皮依然存在。若发生于截石位 6、12 点处的外痔，常由肛裂引起；若发生于 3、7、11 点处的外痔，多伴有内痔；若呈环状或花冠状的，多发生于经产妇。

2.鉴别诊断

（1）血栓性外痔　多发生于肛门左右两侧，突然肿起，形如葡萄，色青紫，按之较硬，光滑，疼痛剧烈。

（2）静脉曲张性外痔　肛缘齿线下静脉曲张，触之柔软，在腹压增加时肿块随之增大，便后或经按摩后肿块体积可缩小。

【治疗】

无临床症状者不需要治疗，只有反复发炎、肿胀明显时才考虑手术治疗。

当外痔染毒发炎肿痛时，可外用熏洗法，如苦参汤加减；或外敷消痔膏、黄连膏等。参见炎性外痔外治法。

对反复发生炎症或赘皮较大影响清洁卫生者，可考虑手术治疗。可采用外痔切除术，操作方法参见炎性外痔。

（四）静脉曲张性外痔

静脉曲张性外痔是痔外静脉丛发生扩大、曲张，在肛缘形成圆形或椭圆形的柔软团块。以坠胀不适感为主要表现。

【病因病机】

多因Ⅱ、Ⅲ期内痔反复脱出，或妊娠分娩，负重努挣，腹压增加，致使筋脉横解，瘀结不散而成。若湿与热结，聚于肛门，则肿胀疼痛。

【辨病】

1.诊断　发生于肛管齿线以下，局部有圆形或椭圆形肿物，触之柔软，平时不明显，在排便或下蹲等腹压增加时肿物体积增大，并呈暗紫色，便后或经按摩后肿物体积缩小变软。一般无疼痛，仅有坠胀不适感。若便后肿物不缩小，可致周围组织水肿而引起疼痛。有静脉曲张性外痔的患者多伴有内痔。

2.鉴别诊断　参见炎性外痔。

【治疗】

无临床症状者不需要治疗。若破损染毒、继发感染者可考虑对症治疗。

1.辨证论治　若染毒者可按下述证型治疗。

湿热下注证

证候：便后肛门缘肿物隆起不缩小，坠胀感明显，甚则灼热疼痛或有滋水；便干，溲赤；舌红，苔黄腻，脉滑数。

治法：清热利湿，活血散瘀。

方药：萆薢化毒汤合活血散瘀汤加减。常用萆薢、当归尾、牡丹皮、牛膝、防己、木瓜、薏苡仁、秦艽、赤芍、桃仁、大黄、川芎、苏木、枳壳、瓜蒌仁、槟榔。

2. 外治疗法 肿胀明显时可用苦参汤熏洗，黄连膏外敷。参见炎性外痔外治法。

3. 手术疗法 彻底治疗应做静脉丛剥离切除术。

（1）适应证 单纯性静脉曲张性外痔；静脉曲张性混合痔的外痔部分。

（2）操作方法 取截石位或侧卧位，局麻或腰俞麻醉，局部常规消毒，用组织钳提起外痔组织，以剪刀环绕其痔根四周做一梭形切口，切口上端必须指向肛门中心呈放射状，再用剪刀分离皮下曲张的静脉丛，将皮肤连同皮下组织一并切除。术后用凡士林纱条填嵌创面引流。每次便后用苦参汤或五倍子汤坐浴，伤面外敷红油膏或黄连膏，无菌纱布包扎至痊愈。

4. 其他疗法 同炎性外痔。

三、混合痔

混合痔是指内、外痔静脉丛曲张，相互沟通吻合，使内痔部分和外痔部分形成一整体者。临床表现具有内痔、外痔的双重症状（彩图11-4）。

【病因病机】

多因Ⅱ、Ⅲ期内痔反复脱出，或妊娠分娩，负重努挣，腹压增加，致使筋脉横解，瘀结不散而成。

【辨病】

诊断 大便时滴血或射血，量或多或少，色鲜，便时常有肿物脱出，能自行回纳或须用手法复位，若合并染毒则可发生嵌顿肿痛。检查可见多发生于膀胱截石位3、7、11点位处，以11点处最多见，内、外痔相连，无明显分界。

【治疗】

1. 辨证论治 参见内痔辨证论治。

2. 外治疗法 参见内、外痔外治法。

3. 手术疗法

（1）外痔剥离、内痔结扎术 见图11-9。

操作方法：取侧卧位或截石位，局部常规消毒，局部浸润麻醉或腰俞穴麻醉。将混合痔充分暴露，在其外痔部分做"V"字形皮肤切口，用剪刀锐性剥离外痔皮下静脉丛至齿线处。然后用弯形血管钳夹住被剥离的外痔静脉丛和内痔基底部，在内痔基底正中用圆针粗丝线贯穿做"8"字形结扎，距结扎线1cm处剪去"V"字形皮肤切口内的皮肤及静脉丛，使其在肛门部呈一放射状伤口。同法处理其他痔核后，创面用红油膏纱布掺桃花散或云南白药引流，外用纱布敷盖，胶布固定。术后当天限制大便，每次便后用苦参汤或五倍子汤或温开水坐浴，纳入痔疮栓一枚，外敷黄连膏，直至痊愈。

若混合痔的外痔静脉丛不很明显，可在外痔中间做一放射状切口，然后用剪刀锐性剥离静脉丛，修剪两侧皮瓣，使之成一小"V"字形切口。外痔剥离时要选好切口，照顾外痔部分的整体关系，手术中注意保留适当的黏膜和皮肤，以防术后肛门直肠狭窄。术后处理参见内痔贯穿结扎法。

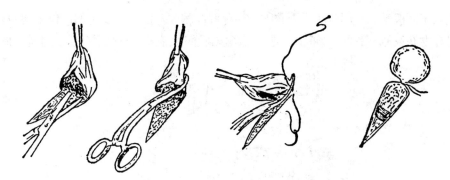

图 11-9 混合痔外剥内扎术

（2）环状混合痔分段结扎术　分段结扎术是将环状痔核按其自然段分成 4～5 段，再将各段痔核依次钳夹，丝线结扎于痔核基底部，使其坏死脱落的一种手术方法。

适应证：环状内痔、环状外痔、环状混合痔。

操作方法：常规消毒，指法或分叶肛门镜扩肛后双手各拿一块纱布，将肛门向两侧扒开，使内痔翻出肛外。以母痔为中心将环痔分成段，先在两痔核间用两把止血钳夹住，在两钳间剪开，剪至健康皮肤及黏膜，各痔核间取同法依次剪开，使各段痔核呈游离状态。以大弯止血钳依次横行钳夹各段痔核基底部，于钳下行"8"字贯穿结扎，残端排列钳夹压成片状，多余部分剪除。最后于肛门后位偏向一侧的两痔核间放射状切开皮肤，长约 3cm，经此切口挑出外括约肌皮下部及部分内括约肌切断，以防狭窄。凡士林纱条填入肛内并嵌入创腔，外用塔形纱布压迫，丁字带固定。

注意事项：横行钳夹痔核时，止血钳应向内痔部分倾斜，少夹外痔下皮肤，而多夹内痔上黏膜。这一点对术前有脱出史较长的患者尤为重要，也可避免黏膜外翻；松解括约肌要充分，以肛内能纳入两指尖为度，以防术后瘢痕挛缩而致狭窄。

4.其他疗法　参见内痔、外痔其他疗法。

【预防与调护】

1.保持大便通畅，养成每天定时排便的习惯，蹲厕时间不宜过长。

2.避免久坐久立，负重远行。

3.保持肛门局部清洁卫生，防止便秘或腹泻的发生。

4.饮食宜清淡，多喝开水，多食蔬菜水果，忌食辛辣刺激性食物。

5.进行适当的活动和肛门功能锻炼。有痔核脱出时应及时复位，可用热敷、卧床休息、外涂润滑剂、提肛等方法。便血量较多时应停止排便，可用棉球填塞压迫止血，出血不止或复位困难者应及时到医院诊治。

第二节　肛　痈

李某，男，35 岁。肛旁肿痛 3 天。3 天前因饮酒后突然出现肛旁肿痛，疼痛持续，逐渐加重，端坐受限。伴发热，最高 38.5℃。

肛痈是肛管直肠周围间隙发生急、慢性感染而形成的脓肿。在古代医学文献中，因发病部位的不同而有不同的称谓，如脏毒、悬痈、坐马痈、跨马痈等。其临床特点是多发病急骤，疼痛剧烈，伴寒战高热，破溃后大多形成肛漏。本病可发生于任何年龄，但以 20～40 岁的青壮年居多，婴幼儿也时有发生，男性多于女性。

　　本病相当于西医学的肛门直肠周围脓肿，简称肛周脓肿。由于其发生的部位不同而有不同的名称，如肛门旁皮下脓肿、坐骨直肠间隙脓肿、骨盆直肠间隙脓肿、直肠后间隙脓肿等（图11-10）。

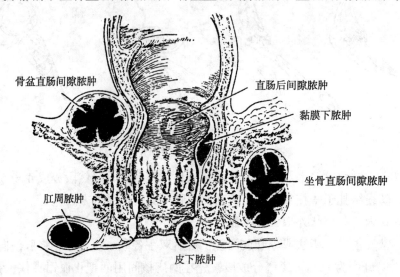

图 11-10　肛门直肠周围脓肿

【病因病机】

1. 火毒蕴结　感受火热邪毒，随血下行，蕴结于肛门，经络阻隔，瘀血凝滞，热盛肉腐而成脓。

2. 湿热壅滞　过食醇酒厚味及辛辣肥甘之品，损伤脾胃，酿生湿热，湿热下注大肠，阻滞经络，气血壅滞肛门而成肛痈。

3. 阴虚毒恋　素体阴虚，肺、脾、肾亏损，湿热瘀毒乘虚下注魄门而成肛痈。

　　西医学认为，本病多系肛隐窝感染后，炎症沿肛门腺导管延至肛门腺体，继而向肛门直肠周围间隙组织蔓延所致。其致病菌多为大肠杆菌，其次为金黄色葡萄球菌和链球菌，偶有厌氧细菌和结核杆菌。

【辨病】

1. 诊断

（1）临床表现　发病男性多于女性，尤以青壮年为多，主要表现为肛门周围皮肤发红、疼痛、肿胀、结块，伴有不同程度的全身症状。由于脓肿的部位和深浅不同，症状也有差异，如肛提肌以上的间隙脓肿位置深隐，全身症状重而局部症状轻；肛提肌以下的间隙脓肿部位浅，局部红、肿、热、痛明显而全身症状较轻或无。

（2）专科检查　通过肛门指诊可触及压痛、肿块、隆起或波动感。

（3）分类　根据脓肿发生的部位及直肠周围间隙的不同，肛痈可分为：

①肛门旁皮下脓肿　发生于肛门周围的皮下组织内，为最常见的一种脓肿。脓肿一般不大，局部红、肿、热、痛明显，脓成按之有波动感，全身症状轻微。见彩图11-5。

②坐骨直肠间隙脓肿　是肛管直肠周围脓肿中常见的一种。发于肛门与坐骨结节之间，感染区域比肛门旁皮下脓肿广泛而深。初起仅感肛门部不适或微痛，逐渐出现发热、畏寒、头痛、食欲不振等症状，继而局部症状加剧，肛门有灼痛或跳痛感，在排便、咳嗽、行走时疼痛加剧，甚则坐卧不安。肛门外观可发现患侧皮肤红肿，范围较大，双侧明显不对称。

③骨盆直肠间隙脓肿　临床较为少见。位于肛提肌以上，腹膜以下，位置深隐，局部症状不

明显，有时仅有直肠沉重坠胀感，但全身症状显著。

④直肠后间隙脓肿　临床也较少见。症状与骨盆直肠间隙脓肿相同，但直肠内有明显的坠胀感，骶尾部可产生钝痛，并可放射至下肢，在尾骨与肛门之间有明显的深部压痛。

本病5～7天成脓。若成脓期逾月，溃后脓出色灰稀薄，不臭或微臭，无发热或低热，应考虑结核性脓肿。

（4）辅助检查

①血常规检查　白细胞总数及中性粒细胞比例可有不同程度的增高。

②超声波检查　有助于了解肛痈的大小、深浅、位置及与肛门括约肌和肛提肌的关系。

2. 鉴别诊断

（1）肛周毛囊炎、疖肿　病灶仅在皮肤或皮下，因发病与肛窦无病理性联系，破溃后不会形成肛漏。

（2）骶前畸胎瘤　继发感染有时与直肠后部脓肿相似。肛门指诊直肠后有肿块，光滑，无明显压痛，有囊性感。X线检查可见骶骨与直肠之间的组织增厚和肿物，或见骶前肿物将直肠推向前方，肿物内有散在钙化阴影、骨质、牙齿。

（3）骶髂关节结核性脓肿　病程长，有结核病史，病灶与肛门和直肠无病理联系。X线检查可见骨质改变。

【治疗】

1. 辨证论治

（1）热毒蕴结证

证候：肛门周围突然肿痛，持续加剧，肛周红肿，触痛明显，质硬，皮肤焮热；伴有恶寒、发热、便秘、溲赤；舌红，苔薄黄，脉数。

治法：清热解毒。

方药：仙方活命饮、黄连解毒汤加减。常用皂角刺、金银花、防风、白芷、当归尾、陈皮、甘草、赤芍、乳香、没药、天花粉、贝母、黄芩、黄连、黄柏、栀子。若有湿热之象，如舌苔黄腻、脉滑数等，可合用萆薢渗湿汤。

（2）火毒炽盛证

证候：肛周肿痛剧烈，持续数日，痛如鸡啄，难以入寐；肛周红肿，按之有波动感或穿刺有脓；伴恶寒发热，口干便秘，小便困难；舌红，苔黄，脉弦滑。

治法：清热解毒透脓。

方药：透脓散加减。常用炒山甲、皂角刺、当归、生黄芪、川芎。

（3）阴虚毒恋证

证候：肛周肿痛，皮色暗红，成脓时间长，溃后脓出稀薄，疮口难敛；伴有午后潮热，心烦口干，盗汗；舌红，苔少，脉细数。

治法：养阴清热，祛湿解毒。

方药：青蒿鳖甲汤合三妙丸加减。常用青蒿、鳖甲、知母、生地黄、牡丹皮、苍术、黄柏、牛膝。肺虚者加沙参、麦冬；脾虚者加白术、山药、扁豆；肾虚者加龟板、玄参，生地黄改熟地黄。

2. 外治疗法

（1）初起　实证用金黄膏、黄连膏外敷，位置深隐者可用金黄散调糊灌肠；虚证用冲和膏或阳和解凝膏外敷。

（2）成脓　宜早期切开引流，并根据脓肿部位深浅和病情缓急选择手术方法。

（3）溃后　用九一丹纱条引流，脓尽改用生肌散纱条。日久成漏者按肛漏处理。

3. 手术疗法

（1）手术方法　见图 11-11。

①脓肿一次切开法

适应证：浅部脓肿。

操作方法：在腰俞穴麻醉或局麻下，取俯卧位或截石位，局部消毒，于脓肿处切开，切口呈放射状，长度应与脓肿等长，使引流通畅，同时寻找齿线处感染的肛隐窝或内口，将切口与内口之间的组织切开，并搔刮清除，以避免形成肛漏。

②一次切开挂线法

适应证：高位脓肿，如骨盆直肠间隙脓肿、直肠后间隙脓肿及马蹄形脓肿等。

操作方法：在腰俞穴麻醉下，患者取俯卧位或截石位，局部消毒，于脓肿波动明显处（或穿刺抽脓指示部位）做放射状或弧形切口，充分排脓后，以食指分离脓

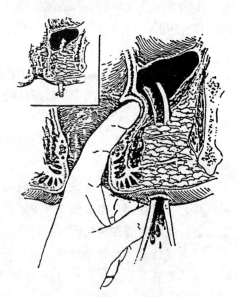

图 11-11　肛痈切开引流：骨盆直肠间隙脓肿

腔间隔，然后用双氧水或生理盐水冲洗脓腔，修剪切口扩大成梭形（可切取脓腔壁送病理检查）。然后再用球头探针自脓肿切口探入并沿脓腔底部轻柔地探查内口，另一食指伸入肛内引导协助寻找内口，探通内口后将球头探针拉出，以橡皮筋结扎于球头部，通过脓腔拉出切口，将橡皮筋两端收拢，并使之有一定张力后结扎，创口内填以红油膏纱条，外敷纱布，宽胶布固定。

③分次手术

适应证：适用于体质虚弱或不愿住院治疗的深部脓肿患者。

操作方法：切口应在压痛或波动感明显部位，尽可能靠近肛门，切口呈弧状或放射状，须有足够长度，用红油膏纱布条引流，以保持引流通畅。待形成肛漏后，再按肛漏处理。病变炎症局限和全身情况良好者，如发现内口，可采用切开挂线法，以免二次手术。

（2）术后处理　酌情应用清热解毒、托里排脓的中药或抗生素及缓泻剂。术后每次便后用苦参汤或 1 : 5000 高锰酸钾液坐浴，换药。挂线一般约 10 天自行脱落，10 天后未脱落者可酌情紧线或剪除，此时创面已修复浅平，再经换药后可愈合。各种方式的手术后须注意有无高热、寒战等，如有则应及时处理。

（3）术中注意事项

①定位要准确　一般在脓肿切开引流前应先穿刺，待抽出脓液后再行切开引流。

②切口　浅部脓肿可行放射状切口，深部脓肿应行弧形切口，避免损伤括约肌。

③引流要彻底　切开脓肿后要用手指去探查脓腔，分开脓腔内的纤维间隔，以利于引流。

④预防肛漏形成　术中如能找到原发性感染的肛隐窝，应尽可能切开或切除，以防止肛漏形成。

此外，术中如确实找不到内口，不应勉强行一次性根治术，可仅做切开引流。

4. 其他疗法　用火针治疗肛周脓肿，创面小，引流通畅，不影响肛门功能。

【预防与调护】

1. 保持大便通畅，注意肛门清洁。
2. 积极防治肛门病变，如肛隐窝炎、肛腺炎、肛乳头炎、直肠炎、痔等。
3. 患病后应及早治疗，防止炎症范围扩大。

第三节　肛　漏

许某，男，42岁。肛旁反复流脓水2年余，加重3天。两年前肛旁肿痛自行破溃后自行愈合，后上症反复发作，均可自行破溃、自行愈合。3天前辛辣饮食后肛旁又出现肿痛，今天破溃流脓水。

肛漏是指直肠或肛管与肛门周围皮肤相通所形成的异常通道，也称为肛管直肠瘘，简称肛瘘。古代文献又称痔漏、漏疮、穿肠漏等。一般由原发性内口、漏管和继发性外口三部分组成，也有仅具内口或外口者。内口为原发性，绝大多数在肛管齿线处的肛窦内；外口是继发的，在肛门周围皮肤上，常不止一个。肛漏多是肛痈的后遗症。临床上分为特异性或非特异性两类。其临床特点是以局部反复流脓、疼痛、瘙痒为主要症状，并可触及或探及瘘管通向肛门或直肠。发病率在肛门直肠疾病中位居第四，在我国占肛肠病发患者数的0.2%，发病高峰年龄在25～64岁，婴幼儿发病亦不少见。

本病相当于西医学的肛瘘。

【病因病机】

肛痈溃后，余毒未尽，留连肉腠，疮口不合，日久成漏；或因肺脾两虚，气血不足，以及虚劳久嗽，肺肾阴虚，湿热乘虚流注肛门，久则穿肠透穴为漏。

1. 湿热蕴阻　肛痈溃后，湿热未清，蕴结不散，留连肉腠而为漏患。

2. 正虚邪恋　久正虚，不能托毒外出，湿热留恋，久不收口，形成漏患。

3. 阴液亏虚　肺脾肾三阴亏损，邪乘下位，郁久肉腐化脓，溃破成漏。

西医学认为，肛瘘和肛门直肠周围脓肿为肛周间隙化脓性感染的两个病理阶段，急性期为肛门直肠周围脓肿，慢性期为肛瘘。肛瘘多为一般化脓性感染所致，少数为特异性，如结核、克罗恩病等。

【辨病】

1. 诊断

（1）临床表现　本病不论性别、年龄及体质的强弱均可发生，但以成年人为多见。通常有肛痈反复发作史，并有自行溃破或曾切开引流的病史。

①流脓　流脓不止、久不收口为本病的特征。一般新形成的肛漏流脓较多，有粪臭味，色黄而稠；久之则脓水逐渐减少，时有时无；若过于疲劳或嗜食辛辣刺激性食物时，则脓水增多；若内、外口及漏管较粗大时，可有少量粪便和气体从外口流出；若突然感觉肛门部肿胀疼痛者，常常表示有急性感染或有新的支管形成。

②疼痛　当漏管通畅时，一般不觉疼痛，而仅有局部坠胀不适感。若外口自行闭合，脓液积聚，可出现局部皮肤发红、肿胀、疼痛，严重的或有寒热；若溃破后脓水流出，症状可迅速减轻

或消失。

③瘙痒 由于脓液不断刺激肛门周围皮肤，可引起瘙痒，有时可伴发肛周湿疮。

（2）专科检查

①肛门视诊 可见外口，外口凸起较小者多为化脓性；外口较大，凹陷，周围皮肤暗紫，皮下有穿凿性者，应考虑复杂性或结核性肛漏。低位肛漏可在肛周皮下触及索条状物通向肛内，用力按压常有脓液从外口溢出。高位或结核性者一般不易触及。

②直肠指检 在肛管的后侧、齿线附近摸到中心凹陷的小硬结，有轻微压痛，往往是肛漏的原发性内口。

（3）分类

①单纯性肛漏 凡是只有一个外口、一条管道、一个内口的，都可以称为单纯性肛瘘，或称为完全漏，又称内外漏；若只有外口下连漏管而无内口者，称为单口外漏，又称外盲漏；若只有内口与漏管相通而无外口的，称为单口内漏，又称内盲漏。

②复杂性肛漏 是指在肛门内、外有3个或以上的开口，或有2条以上管道的肛漏。若管道绕肛门而生，形如马蹄者，称为马蹄形肛漏。

1975年全国首届肛肠学术会议制定了肛漏的统一分类标准，以外括约肌深部划线为标志，漏管经过此线以上者为高位，在此线以下者为低位，其分类如下：

低位单纯性肛漏：只有1个漏管，并通过外括约肌深层以下，内口在肛窦附近。

低位复杂性肛漏：漏管在外括约肌深层以下，有2个以上外口，或2条以上管道，内口在肛窦部位。

高位单纯性肛漏：仅有1条管道，漏管穿过外括约肌深层以上，内口位于肛窦部位。

高位复杂性肛漏：有2个以上外口及管道有分支窦道，其主管道通过外括约肌深层以上，有1个或2个以上内口者。

（4）肛漏的发展规律 将肛门两侧的坐骨结节画一条横线，当漏管外口在横线之前距离肛缘4cm以内，内口在齿线处与外口位置相对，其管道多为直行；如外口在距离肛缘4cm以外（彩图11-6），或外口在横线之后，内口多在后正中齿线处，其漏管多为弯曲或马蹄形（图11-12）。

（5）辅助检查

①碘化油造影检查 通过X线碘化油管道造影检查，可显示漏管走行、深浅、有无分支、与直肠是否相通及与直肠周围脏器的关系等。

②亚甲蓝染色检查 通过从外口注入亚甲蓝稀释液，一方面可观察到直肠腔内有无亚甲蓝染色，确定是否有内口及内口的位置；另一方面根据注入的液体量可观察管道的长度及管腔的大小。见彩图11-7。

③直肠腔内超声检查 可以发现条索状管道及内口的位置，为手术提供依据。

④CT瘘管成像 可了解肛周解剖结构，结合成像可立体显示瘘管轨迹、分支和内口等；多层螺旋CT扫描联合三维重建技术可进一步提高诊断的准确性。

⑤MRI 对软组织分辨率高，能较准确显示肛门内外括约肌、肛提肌和耻骨直肠肌的解剖结构，在显示残余脓腔、瘘管及其与肛提肌、内外括约肌及肛门周围组织的解剖关系等方面具有明显优势，可协助进行肛瘘的诊断分类，对指导手术具有较高的价值。

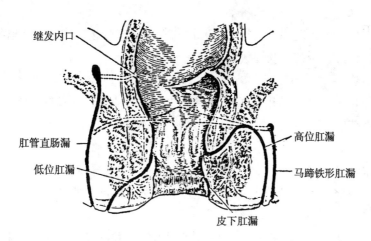

继发内口

肛管直肠漏

低位肛漏

高位肛漏

马蹄铁形肛漏

皮下肛漏

图 11-12　肛漏

2. 鉴别诊断

（1）肛门部化脓性汗腺炎　是皮肤及皮下组织的慢性炎症性疾病，常可在肛周皮下形成漏管及外口，流脓，并不断向四周蔓延。检查时可见肛周皮下多处漏管及外口，皮色暗褐而硬，肛管内无内口。

（2）骶前畸胎瘤溃破　骶前畸胎瘤是胚胎发育异常的先天性疾病。多在青壮年时期发病，初期无明显症状，如肿瘤增大压迫直肠可发生排便困难。若继发感染，可从肛门后溃破而在肛门后尾骨前有外口，但肛门指诊常可触及骶前有囊性肿物感而无内口。手术可见腔内有毛发、牙齿、骨质等。

（3）克罗恩病肛瘘　一种炎性肠病的肛周病变，多伴有腹泻、腹痛、发热和体重减轻等症状。常有多个外口和内口，瘘管走行无规律，内口位置深浅不一，多不在齿线附近的肛隐窝。小肠 CTE、MRI 或胃镜、小肠镜、结肠镜及活组织病理检查可辅助诊断。

【治疗】

一般以手术治疗为主，内治法多用于手术前后以增强体质，减轻症状，控制炎症发展。

1. 辨证论治

（1）湿热下注证

证候：肛周经常流脓液，脓质稠厚，肛门胀痛，局部灼热；肛周有溃口，按之有索状物通向肛内；舌红，苔黄腻，脉弦或滑。

治法：清热利湿。

方药：二妙丸合萆薢渗湿汤加减。常用萆薢、苍术、黄柏、茯苓、薏苡仁、牡丹皮、泽泻、滑石、通草。

（2）正虚邪恋证

证候：肛周流脓液，质地稀薄，肛门隐隐作痛，外口皮色暗淡，漏口时溃时愈；肛周有溃口，按之质较硬，或有脓液从溃口流出，且多有索状物通向肛内；伴神疲乏力；舌淡，苔薄，脉濡。

治法：托里透毒。

方药：托里消毒散加减。常用人参、当归、川芎、白芍、白术、金银花、茯苓、白芷、皂角刺、甘草、桔梗、黄芪。

（3）阴液亏损证

证候：肛周溃口，外口凹陷，漏管潜行，局部常无硬索状物可扪及，脓出稀薄；可伴有潮热盗汗，心烦口干；舌红，少苔，脉细数。

治法：养阴清热。

方药：青蒿鳖甲汤加减。常用青蒿、鳖甲、知母、生地黄、牡丹皮。肺虚者加沙参、麦冬；脾虚者加白术、山药。

2. 外治疗法

（1）肛漏脓水淋漓，肛周潮湿者，可用苦参汤煎水，坐浴熏洗。

（2）肛漏脓出不畅，发作频繁者，可用药线引流法，以药捻蘸九一丹等药自外口插入漏管，提脓拔毒引流。

3. 手术疗法　手术成败的关键在于正确地找到内口，并准确地处理内口和内口上方的漏管，否则创口就不能愈合，即使暂时愈合，日久又会复发。目前常用的手术疗法有挂线疗法、切开疗法、切开与挂线相结合等。

（1）挂线疗法　此法早在明代就已采用。《古今医统》中说："药线日下，肠肌随长，僻处即补，水逐线流，未穿疮孔，鹅管内消。"简要叙述了本疗法具有简便、经济、肛门功能影响小、瘢痕小、引流通畅等优点。其机理在于利用结扎线的机械作用，一方面以其紧缚所产生的压力或收缩力，缓慢勒开管道，给断端以生长并和周围组织产生炎症粘连的机会，从而防止了肛管直肠环突然断裂回缩而引起肛门失禁的发生；另一方面结扎线又起到一个引流作用。目前多以橡皮筋代替丝线，可缩短疗程，减轻术后疼痛。

适应证：适用于高位肛漏、婴幼儿肛漏，亦作为复杂性肛漏切开疗法或切除疗法的辅助方法。

禁忌证：肛门周围有皮肤病者；漏管仍有酿脓现象存在者；有严重的肺结核病、梅毒等或极度虚弱者；有癌变者。

操作方法：腰俞穴麻醉或局部浸润麻醉，取俯卧位或截石位。常规消毒，先在球头探针尾端缚扎一橡皮筋，再将探针从漏管外口轻轻地向内探入，将食指伸入肛管协助探针，在肛管齿线附近找到内口，并由内口将探针探出，若是高位肛漏，则寻找到漏管顶端，探针从顶端向肠腔作人工漏口探出，之后将探针弯曲，从肛门口拉出，使橡皮筋经过漏管外口进入漏管。由内口拉出后，提起橡皮筋，切开漏管内、外口之间的皮肤及皮下组织，拉紧橡皮筋，紧贴皮下切口用止血钳夹住，在止血钳下方用粗丝线收紧橡皮筋并双重结扎之，然后在结扎线外 1.5cm 处剪去多余的橡皮筋。松开止血钳，用红油膏纱布条填塞伤口压迫止血，外垫纱布，宽胶布固定（图 11-13）。

若以药线挂线，则将药线收紧后打一二扣活结，以备以后紧线；也可将药线的一端穿入另一段药线内，由肛门牵出，使线在漏管周围成为双股线，然后收紧，打一活结，每隔 1 ～ 2 天紧线1 次，直至挂线脱落。

（2）切开疗法

适应证：低位单纯性肛漏和低位复杂性肛漏；对高位肛漏切开时，必须配合挂线疗法，以免造成肛门失禁。

禁忌证：同挂线疗法。

操作方法：腰俞穴麻醉或局部浸润麻醉，取俯卧位或截石位。常规消毒后，先在肛门内塞入一块盐水纱布，再用钝头针头注射器由漏管外口注入 1% 亚甲蓝，如纱布染有颜色，则可有助于寻找内口，也便于在手术时辨认漏管走向。将有槽探针从漏管外口轻轻插入，然后沿探针走行切开皮肤和皮下组织及漏管外壁，使漏管部分敞开，再将有槽探针插入漏管残余部分。同样方法切开探针的表面组织，直到整个漏管完全切开为止。漏管全部敞开后用刮匙将漏管壁上染蓝色的坏死组织和肉芽组织刮除，修剪创口两侧的皮肤和皮下组织，形成一口宽底小的创面，使引流通畅。仔细止血，创面填塞红油膏纱布条，外垫纱布，宽胶布压迫固定。

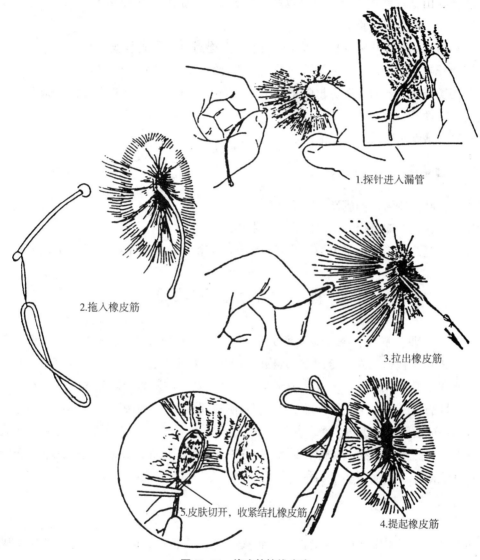

1.探针进入漏管

2.拖入橡皮筋

3.拉出橡皮筋

5.皮肤切开，收紧结扎橡皮筋

4.提起橡皮筋

图 11-13　橡皮筋挂线疗法

（3）手术时注意事项

①探针由外口探入时不能使用暴力，以免造成假道。

②如漏管在肛管直肠环下方通过，可以一次全部切开漏管。如漏管通过肛管直肠环的上方，必须加用挂线疗法，即先切开外括约肌皮下部、浅部及其下方的漏管，然后用橡皮筋由剩余的管道口引入，由内口或漏管顶端人工漏口引出，缚在肛管直肠环上，这样可避免由一次切断肛管直肠环而造成失禁。

③漏管若在外括约肌深、浅两层之间通过者，该处肌肉未形成纤维化时，不能同时切断两处外括约肌。在切断外括约肌时要与肌纤维成直角，不能斜角切断。

④高位肛漏通过肛尾韧带时可以做纵行切开，不能横行切断肛尾韧带，以免造成肛门向前

移位。

（4）术后处理

①术后须保持大便通畅，必要时可给予润下剂。

②术后疼痛者可给予止痛剂或采用耳针疗法。

③每天便后用苦参汤或1∶5000高锰酸钾溶液坐浴、换药。

④一般挂线后橡皮筋在7天左右可以脱落，若3周不脱落，可以剪开；若结扎橡皮筋变松，需要再紧线1～2次，直至脱落。

⑤伤口必须从基底部开始生长，防止表面过早粘连封口，形成假愈合。

⑥管道切开或挂开后，改用生肌散纱条或生肌玉红膏纱条换药至收口。

⑦肛漏在切开或挂开后可有少量脓水流出，四周肿胀逐渐消散。如仍有较多脓水，应检查有无支管或残留的管道。

⑧如有局部感染，应及时予以治疗。

【预防与调护】

1.经常保持肛门清洁，养成良好的卫生习惯。

2.发现肛痈，宜早期治疗，可以防止后遗肛漏。

3.肛漏患者应及早治疗，避免外口堵塞而引起脓液积聚，排泄不畅，引发新的支管。

第四节　肛周坏死性筋膜炎

李某，男，40岁。肛周、会阴部肿痛5天，加重伴阴囊肿大2天。5天前因饮酒后突然出现肛周肿痛，逐渐向会阴部波及，给予抗感染处理后症状未见明显缓解，疼痛持续加重；2天前病情加重，又出现阴囊红肿胀大。患者精神烦躁，坐立不安，伴发热，最高体温达39℃。

肛周坏死性筋膜炎是一种发生于肛周、会阴及阴囊部，以皮下组织和筋膜坏死，呈急性、进行性、坏死性为特征的感染性疾病。严重者可向躯干及下肢波及，属于肛肠科急危重症。本病多见于男性，平均发病年龄为50.9岁，发病率较低，但其临床病死率较高，文献报道病死率为9%～25%。

古代中医文献中，本病有多个名称，如"肛疽""烂疔""脏毒"等。

【病因病机】

本病的发生多因皮肉破损，感染毒气，致火毒之邪侵袭；或因过食醇酒厚味及辛辣刺激之品，湿热内生，下迫大肠，以致毒聚肌肤，蕴结肛门，热盛肉腐而成；或因肛痈失治误治，火毒炽盛，失于遏制，走窜入营血。若正气内虚，火毒炽盛，正不胜邪，毒不外泄，反陷于里，客于营血，内传脏腑，则容易导致内陷危症。

西医学认为，本病是由多种细菌混合感染、需氧菌和厌氧菌协同作用的结果。最常见的有大肠埃希杆菌、葡萄球菌、克雷伯菌、梭状芽孢杆菌及念珠菌等。易感因素包括：糖尿病、周围性血管疾病、肾功能衰竭、恶性肿瘤，以及营养不良或肥胖、滥用毒品、长期使用免疫抑制剂等。

【辨病】

1.诊断

（1）临床表现　初起肛门周围红、肿、热、痛，继而出现皮肤紫黑、溃烂、脓水稀薄恶臭，迅速向会阴部及周围蔓延，女性会波及大阴唇，男性会波及阴囊部，出现肿胀疼痛，皮肤暗红或紫黑色，甚至出现局部张力性水疱；局部触痛明显，可触及波动感或捻发音。严重者会蔓延至胸腹部、腰背部及下肢。

全身出现持续发热、寒战、面色苍白、脉洪数等症状。部分患者在数小时内病情急剧恶化，出现神昏谵语、烦躁嗜睡、心悸胸闷、气粗喘急、汗多肢冷等内陷表现。

（2）辅助检查

①血常规、C反应蛋白、降钙素原检查　白细胞总数可升高或降低，C反应蛋白、降钙素原明显增高，血红蛋白减少。

②生化全套检查　电解质紊乱，血糖、血清肌酐可升高，白蛋白降低。

③影像学检查　B超可见肛周皮下大面积炎性感染，不均匀低回声团，强气体回声。CT和MRI检查提示肛周皮下广泛感染，不对称筋膜增厚，软组织积气、积脓。对诊断具有重要的指导意义。

④组织病理学检查　肛周坏死浅筋膜、真皮中可见多形核细胞浸润，筋膜邻近组织灶性坏死及微小血管栓塞。

2. 鉴别诊断

（1）肛痈　常见于青壮年，表现为肛周皮肤红肿、疼痛，肿块按之有波动感，穿刺有脓，溃后脓出黄稠，易形成肛漏。伴有不同程度的全身症状，感染较少累及邻近器官。

（2）囊痈　发病部位在阴囊，表现为阴囊部红肿疼痛，皮紧光亮，寒热交作，形如瓢状，伴有腹股沟淋巴结肿大。但病变不累及肛周。

（3）脱囊　是一种发生于阴囊的特发性坏疽性疾病。多有阴囊皮肤外伤史，阴囊由红肿迅速变为紫黑腐烂，甚至睾丸暴露，病情危重，易发生内陷。

（4）肛周坏疽性脓皮病　好发于青少年患者，是一种少见的非感染性嗜中性皮病。表现为肛周皮肤多个大小不一、形态不规则的溃疡面，有少量黄白色分泌物，边界清楚，皮损周边皮肤灰紫色，略隆起。常伴有自身免疫系统疾病。

【治疗】

本病应中西医结合救治，内治外治并用，彻底清创引流。初起重在清热解毒，外用箍围药物，联合使用广谱抗生素；中期宜扶正祛邪或攻补兼施，并及时清创、彻底引流；后期重在补益气血，收敛生肌。密切注意病情变化，如有内陷表现，应按内陷证处理。

1. 辨证论治

（1）热毒炽盛证

证候：肛周及会阴部肿痛剧烈，肿势可向阴囊蔓延，皮肤焮红肿胀成片，按之有波动感；可伴有恶寒发热、面赤口干、小便困难；舌红，苔薄黄，脉数。

治法：清热解毒，凉血消肿。

方药：黄连解毒汤合凉血地黄汤加减。常用黄连、黄芩、黄柏、栀子、生地黄、当归尾、地榆、槐角、天花粉、生甘草、升麻、赤芍、枳壳、荆芥等。

（2）正虚邪盛证

证候：肛周、会阴及阴囊脓肿破溃，溃后脓出恶臭，夹有败絮样物质，周围皮色暗红，或坏死呈紫黑色；可伴有神疲乏力；舌淡，苔薄，脉濡。

治法：扶正祛邪，托毒消肿。

方药：托里消毒散加减。常用人参、黄芪、白芷、皂角刺、当归、丹参、川芎、桔梗、白术、甘草等。

（3）气血两虚证

证候：腐肉已脱，脓液稀薄，肉色灰淡，疮口难敛；可伴神疲乏力，面色无华；舌淡，苔薄白，脉沉细无力。

治法：益气养血，收敛生肌。

方药：固本养荣汤加减。常用人参、黄芪、白芍、当归、川芎、地黄、白术、茯苓、山萸肉、甘草等。阴虚者加青蒿、鳖甲、知母。肾虚者加龟甲、玄参、熟地黄。

2. 外治疗法

（1）初起　宜清热解毒消肿，选用金黄散调油外敷患处。

（2）中期　自行溃破或切开引流后，可用复方黄柏液涂剂或生理盐水反复冲洗创面，复方黄柏液浸泡纱条换药。7～10天后，创面脓性渗出减少，脓腐减少，改用生肌玉红膏纱条换药。

（3）后期　脓腐脱尽，肉芽组织新鲜，以生肌收口为主，用红油膏、生肌散换药。

3. 手术疗法　一旦诊断明确，应及时清创引流，彻底清除坏死组织及筋膜。

（1）清创引流

操作方法：腰俞穴麻醉或局部浸润麻醉，取俯卧位或截石位。常规消毒，从病灶中心切开，从最严重的区域逐渐向外扩展，彻底清除坏死组织及坏死的筋膜，确保创面的通畅引流。从皮肤的外观观察，坏死区域通常远远超出最初预期的范围，影像学表现胸腹壁皮下气体的部位，切开可无脓液或坏死组织，仅表现为大量的液体渗出，应充分切开减压引流，切口可行对口引流及拖线引流，对深部的腔隙予置管引流。术毕，用凡士林纱条填塞创面，外盖纱布棉垫，宽胶布固定。

（2）术中注意事项

①清创应彻底，以可见健康组织出血为度，避免遗漏盲腔。

②引流要通畅，有深部腔隙应置管引流。

③术中应取多处组织活检和培养物，进行微生物学和组织学评估以确认致病菌，指导敏感抗生素的应用。

④密切监测生命体征，警惕脓毒性休克及多脏器功能衰竭的发生。

（3）术后处理

①应加强营养。

②根据术后疼痛的程度，给予适当的镇痛治疗。

③若创面脓腐及坏死组织较多或红肿范围加大时，可再次清创引流。

4. 其他疗法

（1）抗生素治疗　早期、足量、联合使用广谱抗生素，必要时可应用碳青霉烯类抗生素，根据细菌培养及药敏试验及时更换敏感抗生素。

（2）负压伤口疗法　是一种处理创面的新辅助治疗手段，具有持续、有效、主动引流的优点。该方法对术后的肛周和会阴部创面完全封闭，并持续负压吸引，有利于清除创面的分泌物及坏死组织。

（3）高压氧治疗　高压氧可以改善局部组织供氧，为创口愈合提供有利条件，提高周围正常组织对致病菌的抵抗能力，有效改善患者预后。

（4）危急重症处理　若患者严重脓毒血症术后未纠正，发展为脓毒性休克、多器官功能衰竭，应及时给予液体复苏、抗休克、纠正多器官功能衰竭等治疗。

【预防与调护】

1. 保持大便通畅，注意肛门清洁。
2. 少食辛辣刺激、肥甘之品。
3. 生活规律，避免熬夜及过度劳累。
4. 如因基础疾病诱发者，应积极治疗原发病。
5. 肛周不适时，及时就诊，及早治疗。

第五节　肛　裂

张某，男，45 岁。排便时肛门疼痛伴便血 1 年，加重 3 个月。自述平素大便干结，近 1 年来便时疼痛剧烈，手纸带血，反复不愈。

肛管皮肤全层裂开并形成感染性溃疡者称为肛裂。中医学将本病称为"钩肠痔""裂痔""裂肛痔""脉痔"等。如《外科大成·痔疮》云："钩肠痔，肛门内外有痔，折缝破裂，便如羊粪，粪后出血，秽臭大痛……"其临床特点是肛门周期性疼痛、出血、便秘。多见于 20～40 岁的青壮年，好发于截石位 6、12 点处，而发于 12 点处的又多见于女性。在肛门部疾病中，肛裂的发病率位居第三。

【病因病机】

本病多因阴虚津液不足或脏腑热结肠燥，而致大便秘结，粪便粗硬，排便努挣，使肛门皮肤裂伤，湿热蕴阻，染毒而成。《医宗金鉴·外科心法要诀》曰："肛门围绕、折纹破裂、便结者，火燥也。"

1.血热肠燥　常因饮食不节，恣饮醇酒，过食辛辣厚味，以致燥热内结，耗伤津液，无以下润大肠，则大便干结；临厕努责，使肛门裂伤而致便血等。

2.阴虚津亏　素有血虚，血虚津乏生燥，肠道失于濡润，可致大便燥结，损伤肛门而致肛裂；阴血亏虚则生肌迟缓，疮口不易愈合。

3.气滞血瘀　气为血之帅，气行则血行，气滞则血瘀。热结肠燥，气机阻滞而运行不畅，气滞则血瘀阻于肛门，使肛门紧缩，便后肛门刺痛明显。

西医学认为，肛裂的发生与解剖、外伤、感染及内括约肌痉挛等因素有关。

【辨病】

1.诊断

（1）临床表现　主要表现为便时疼痛，呈阵发性刀割样疼痛或灼痛，排便后数分钟到十余分钟内疼痛减轻或消失，称为疼痛间歇期。随后又因括约肌持续性痉挛而剧烈疼痛，往往持续数小时方能逐渐缓解。病情严重时，咳嗽、喷嚏都可引起疼痛，并向骨盆及下肢放射。同时可见大便时出血，一般为滴血，量少或仅附着于粪便表面。患者常有习惯性便秘，干燥粪便常使肛门皮肤撕裂而引起肛裂，又因恐惧大便时的肛裂疼痛而不愿定时排便，产生"惧便感"，又使便秘加重，形成恶性循环。

（2）专科检查　以肛门视诊为主，用两拇指将肛缘皮肤向两侧轻轻分开，并嘱患者放松肛门，可见肛管有纵行裂口或纵行梭形溃疡（彩图11-8），多位于截石位6点或12点处，常伴有赘皮外痔、肛乳头肥大等。必要时可在局麻下行直肠指诊及肛门镜检查。

（3）临床分期　根据不同病程及局部表现，肛裂分为以下两期：

①早期肛裂　发病时间较短，仅在肛管皮肤上见有一小的梭形溃疡，创面浅而色鲜红，边缘整齐，有弹性。

②陈旧性肛裂　病程较长，反复发作，溃疡色淡白，底深，边缘呈"缸口"增厚，底部形成平整较硬的灰白组织（栉膜带）。由于裂口周围组织的慢性炎症，常可伴发结缔组织性外痔（又称赘皮痔）、单口内瘘、肛乳头肥大、肛窦炎、肛乳头炎等。因此，裂口、灰白组织、结缔组织性外痔、肥大乳头、单口内瘘、肛窦炎、肛乳头炎等局部的病理改变，均成为陈旧性肛裂的特征。

2. 鉴别诊断

（1）结核性溃疡　溃疡的形状不规则，溃疡面可见干酪样坏死物，疼痛不明显，无裂痔，出血量少，多有结核病史。

（2）肛门皲裂　多由肛门湿疹、肛门瘙痒等继发，裂口为多发，位置不定，一般较表浅，疼痛轻，出血少，无赘皮外痔和肛乳头肥大等并发症。

（3）梅毒性溃疡　多有性病史，溃疡不痛，位于肛门侧面，对触诊不敏感。溃疡呈圆形或梭形，微微隆起，较硬，有少量分泌物，可伴有双侧腹股沟淋巴结肿大。

【治疗】

肛裂的治疗以纠正便秘、止痛和促进溃疡愈合为目的。早期肛裂一般采用保守治疗。

1. 辨证论治

（1）血热肠燥证

证候：大便二三日一行，质干硬，便时肛门疼痛，便时滴血或手纸染血，裂口色红；腹部胀满，溲黄；舌偏红，脉弦数。

治法：清热润肠通便。

方药：凉血地黄汤合脾约麻仁丸加减。常用生地黄、当归尾、地榆、槐角、黄连、天花粉、生甘草、升麻、赤芍、枳壳、黄芩、荆芥、大黄、厚朴、杏仁、白芍、麻子仁。出血较多者，加侧柏炭；大便干硬者，加番泻叶。

（2）阴虚津亏证

证候：大便干结，数日一行，便时疼痛，点滴下血，裂口深红；口干咽燥，五心烦热；舌红，苔少或无苔，脉细数。

治法：养阴清热润肠。

方药：润肠汤加减。常用当归、甘草、生地黄、麻子仁、桃仁。便头干者，加肉苁蓉；口干较甚，加天花粉、石斛。

（3）气滞血瘀证

证候：肛门刺痛明显，便时便后尤甚，肛门紧缩，裂口色紫暗；舌紫暗，脉弦或涩。

治法：理气活血，润肠通便。

方药：六磨汤加减。常用大黄、槟榔、沉香、木香、乌药、枳壳。疼痛剧烈者，加红花、桃仁、赤芍等。

2. 外治疗法

（1）熏洗法　每次便后用苦参汤或花椒食盐水坐浴，也可用1∶5000高锰酸钾液坐浴，有促进血液循环、保持局部清洁、减少刺激的作用。

（2）**外敷法** 坐浴后用生肌玉红膏蘸生肌散涂于裂口，每天1～2次。具有活血祛腐、解毒镇痛、润肤生肌等作用。陈旧性肛裂可用七三丹或枯痔散等腐蚀药搽于裂口，二三天腐脱后，再改用生肌白玉膏或生肌散收口。或用5%石炭酸甘油涂擦患处后，再用75%乙醇擦去。

（3）**封闭法** 于长强穴用0.5%～1%普鲁卡因或1%利多卡因做扇形注射，隔天1次，5次为1个疗程。亦可于裂口基底部注入长效止痛液或复方利多卡因注射液，每周1次。

3. 手术疗法 陈旧性肛裂和非手术疗法治疗无效的早期肛裂，可考虑手术治疗，并根据不同情况选择不同的手术方法。

（1）**扩肛疗法**

适应证：适用于早期肛裂，无结缔组织外痔及肛乳头肥大等并发症者。

操作方法：取截石位或侧卧位，局麻或腰俞麻醉下，肛内常规消毒，术者戴无菌手套，并将双手示指和中指涂上润滑剂，先用右手示指插入肛内，再插入左手示指，两手腕部交叉，两手示指掌侧向外侧扩张肛管，以后逐渐伸入两中指，持续扩张肛管3～4分钟，使肛管内外括约肌松弛，切忌用暴力快速扩张肛管，以免撕裂黏膜和皮肤。术后，每次便后用温水或苦参汤或1∶5000高锰酸钾溶液坐浴，肛内纳入痔疮栓一枚或注入九华膏适量，外盖纱布，胶布固定。

（2）**切除疗法**

适应证：适用于陈旧性肛裂，伴有结缔组织性外痔、肛乳头肥大等。

操作方法：取侧卧位或截石位，局麻或腰俞麻醉下，肛内常规消毒，在肛裂正中纵行切口，上至齿线，切断栉膜带及部分内括约肌环形纤维，下端向下适当延长，切断部分外括约肌皮下部纤维，使引流通畅，同时将赘皮外痔、肥大肛乳头等一并切除，修剪溃疡边缘发硬的疤痕组织，形成一底小顶大的"V"字形开放创口，用红油膏纱条嵌压疮面，再用纱布覆盖固定。术后，每次便后用温水或苦参汤或1∶5000高锰酸钾溶液坐浴，用九华膏或黄连膏纱条换药至痊愈。

（3）**括约肌松解术**

适应证：适用于不伴有结缔组织外痔、皮下瘘等的陈旧性肛裂。

操作方法：侧卧位或截石位，局麻或腰俞麻醉下，肛内常规消毒，在肛门后方或侧方距肛缘1.5cm处做一纵行切口，深达皮下，以止血钳显露内括约肌下缘，在直视下用两把血管钳夹住内括约肌下缘后剪断之，切口一般不缝合，以红油膏纱条嵌压引流。术后处理同切除疗法。

（4）**纵切横缝法**

适应证：适应于陈旧性肛裂伴有肛管狭窄者。

操作方法：取侧卧位或截石位，局麻或腰俞麻醉下，肛内常规消毒，沿肛裂正中做一纵行切口，上至齿线上0.5cm，下至肛缘外0.5cm，切断栉膜带及部分内括约肌纤维，如有潜行性皮下瘘管、赘皮痔、肛乳头肥大、肛窦炎也一并切除，修剪裂口创缘，再游离切口下端的皮肤，以减少张力，彻底止血，然后用细丝线从切口上端进针，稍带基底部组织，再从切口下端皮肤穿出，横行缝合，一般缝合3～4针，外盖红油膏纱布，纱布压迫，胶布固定。术后，应嘱患者进流质饮食或软食2日，控制大便1～2日。便后用中药坐浴或1∶5000高锰酸钾液坐浴，肛内注入九华膏换药，5～7日拆线。

4. 其他疗法

中成药 槐角丸、当归龙荟丸、麻子仁丸等，临床上根据辨证选择应用。

【预防与调护】

1. 养成良好的排便习惯；多食蔬菜及水果，防止大便干燥，避免粗硬粪便擦伤肛门；注意肛门清洁卫生，避免感染；积极治疗便秘及其他肛门疾病。

2. 便后疼痛剧烈，可用温水坐浴或用九华膏、马应龙痔疮膏外敷。大便干结时，每次餐前半小时可口服适量蜂蜜凉开水（糖尿病除外）。

第六节 脱 肛

李某，女，40岁。排便时肛门有肿物脱出4年。自述4年来大便时有肿物自肛门脱出，不能回纳，每次便后需用手送回。

脱肛是肛管、直肠黏膜、直肠全层，甚至部分乙状结肠向下移位的一种疾病。脱肛之名首见于《神农本草经》。古代文献又称"人州出""脱肛痔""盘肠痔""截肠痔""重叠痔"等。其临床特点是努挣后肠黏膜或肠管全层脱出，不出血或有少量淡红色血性黏液，常伴肛门失禁或便秘。脱肛常见于儿童及老年人，在儿童本病是一种自限性疾病，在5岁前有自愈的可能。直肠黏膜松弛下移未脱出于肛门外者称为内脱垂，脱于肛门外视诊可见者为外脱垂。外脱垂又根据脱出组织为肠黏膜层或肠管全层，分为不完全脱垂及完全性脱垂。

本病相当于西医学的直肠脱垂。

【病因病机】

本病总因脾虚气陷所致，素有气血亏虚者亦可为实邪所侵而发病，故临证亦可出现虚实兼夹之象。

1. 脾虚气陷　小儿先天不足，气血未旺，或老年气血衰退，或因劳倦，久病体虚，妇人生产用力努责，以致气血不足，中气下陷，不能固摄而成。

2. 湿热下注　素本气虚，摄纳失司，复染湿热而脱。

西医学认为，本病多因先天性的盆底解剖缺陷，经阴道分娩或便秘等导致长期腹压增加，慢性消耗性疾病或营养吸收障碍，中枢或外周神经系统疾病，导致盆底及会阴部支持固定直肠能力减弱而发。

【辨病】

1. 诊断

（1）临床表现　多见于幼儿、老年人，尤其是多次分娩或有长期便秘、慢性腹泻者。

起病缓慢，以肠黏膜或肠管全层脱出为主要症状，脱出物为淡红色，可见放射状或环形黏膜皱襞。早期脱出，便后能自行还纳，以后渐渐须手托或平卧方能复位，日久失治，咳嗽、下蹲或行走时也可脱出。脱出的肠管持续扩张肛门周围括约肌使肛门功能下降，导致不同程度的肛门失禁。肛门失禁外溢的黏液长期刺激可诱发肛门瘙痒和湿疹。

（2）专科检查　蹲位检查有助于明确病情。排粪造影可了解是否有直肠黏膜内脱垂。直肠指诊、肛管直肠测压、肌电图检查可帮助判断患者肛门功能状况。对伴有阴道脱垂或尿失禁的患者，须做尿动力学和妇科学检查。

（3）分度　直肠脱垂可分为三度：

Ⅰ度脱垂：为直肠黏膜脱出，脱出物淡红色，长 3 ～ 5cm，触之柔软，无弹性，不易出血，便后可自行回纳。

Ⅱ度脱垂：为直肠全层脱出，脱出物长 5 ～ 10cm，呈圆锥状，淡红色，表面为环状而有层次的黏膜皱襞，触之较厚，有弹性，肛门松弛，便后有时需用手回复。

Ⅲ度脱垂：直肠及部分乙状结肠脱出，长达 10cm 以上，呈圆柱形，触之很厚，肛门松弛无力（彩图 11-9）。

2. 鉴别诊断

（1）内痔脱出Ⅱ、Ⅲ、Ⅳ期　内痔便后亦会脱出，应要求有脱出症状的患者取蹲位模拟排便动作，使医生可直接观察脱出物性状。痔核脱出颜色暗红或青紫，呈颗粒状，各痔核间有明显的分界。内痔出血色鲜红，可滴血或喷血。

（2）直肠息肉　肛外脱出物多为一圆形小瘤，常有蒂，发炎时表面呈鲜红草莓状，易出血。

【治疗】

脱肛的治疗当以补气升提为大法。以虚证为主者，治以补中升陷，益气升提；以实证为主者，治以清化湿热；虚实兼杂者，当虚实兼顾。

1. 辨证论治

（1）脾虚气陷证

证候：便时肛门肿物脱出，轻重程度不一，色淡红；伴有肛门坠胀，大便带血，神疲乏力，食欲不振，甚则头昏耳鸣，腰膝酸软；舌淡，苔薄白，脉弱。

治法：补气升提，收敛固摄。

方药：补中益气汤加减。常用黄芪、人参、炙甘草、当归身、橘皮、升麻、柴胡、白术。血虚者，面色萎黄或苍白，加芍药、地黄以养血益气；脱肛较重，不能回复者，重用黄芪、人参、升麻、柴胡，必要时加诃子、五倍子、金樱子以增强收敛固摄作用；兼便溏者，加茯苓、薏苡仁、泽泻以健脾渗湿止泻。

（2）湿热下注证

证候：肛门肿物脱出，色紫暗或深红，甚则表面溃破、糜烂，肛门坠痛，肛内有灼热感；舌红，苔黄腻，脉弦数。

治法：清热利湿。

方药：萆薢渗湿汤或葛根芩连汤加减。常用萆薢、薏苡仁、土茯苓、牡丹皮、泽泻、黄柏、滑石、通草等。如肿痛出血较多者，加地榆炭、炒槐花、侧柏炭以凉血止血；伴发热，肛门灼痛，糜烂者，加金银花、连翘、马齿苋、黄柏等以增清热解毒。

2. 外治疗法

（1）熏洗　脱肛日久，肛门周围潮湿瘙痒者，可用苦参汤先熏后洗以除湿止痒；如脱出肿胀，甚则表面溃破、糜烂，伴肛门坠痛，可用苦参汤加石榴皮、枯矾、五倍子煎水熏洗。

（2）外敷　对脱出物可外敷五倍子散或马勃散以收敛固涩。

3. 手术疗法

（1）注射疗法　适用于小儿或年老体弱不宜手术者。将芍倍注射液或消痔灵注射液注入直肠黏膜下层或直肠周围间隙内，使移位的直肠黏膜或直肠系膜与周围组织产生硬化粘连固定。其作用原理是：药物刺激致炎作用→无菌性炎症→纤维化形成→粘连固定脱垂组织。

①黏膜下注射法　此法分为黏膜下层点状注射法和柱状注射法两种。

适应证：Ⅰ、Ⅱ度脱肛，以Ⅰ度脱肛效果最好。

禁忌证：直肠炎、腹泻、肛周炎及持续性腹压增加者。

药物：消痔灵注射液、芍倍注射液等。

操作方法：取侧卧位或截石位，局部消毒后，将直肠黏膜暴露肛外，或在肛门镜下，在齿线上1cm环形选择2～3个平面，或纵行选择4～6行。每个平面或每行选择4～6点，各点距离相互交错，每点注药0.2～0.3mL，不要过深刺入肌层或过浅注入黏膜内，以免无效或坏死。总量一般为6～10mL。注射完毕后用塔形纱布压迫固定。柱状注射是在肛外直肠黏膜3、6、9、12点齿线上1cm的黏膜下层做柱状注射。长短视脱出长度而定，每柱药量2～3mL，注射完毕送回肛内。注射当天适当休息，不宜剧烈活动。流质饮食，控制大便1～3日。一般1次注射后可收到满意效果，若疗效不佳，7～10日后再注射1次。

②直肠周围注射法

适应证：Ⅱ、Ⅲ度脱肛。

禁忌证：肠炎、腹泻、肛门周围急性炎症者。

药物：消痔灵注射液、芍倍注射液等。

术前准备：术前晚上和术前各灌肠1次。

操作方法：在腰俞穴麻醉或局麻下，取截石位。局部和肛内消毒，术者戴无菌手套，选定在距离肛缘1.5cm的3、6、9点三个进针点，然后用细长腰穿针头和20mL注射器吸入注射药液，选3点处刺入皮肤、皮下，进入坐骨直肠窝，进入4～5cm，针尖遇到阻力，即达肛提肌，穿过肛提肌，进入骨盆直肠间隙。此时，另手食指伸入直肠内，仔细寻摸针尖部位，确定针尖在直肠壁外，再将针深入2～3cm，为了保证针尖不刺入直肠壁内，以针尖在直肠壁外可以自由摆动为准，然后缓慢注入药物6～8mL，使药液呈扇形均匀散开。用同法注射对侧。最后在6点处注射，沿直肠后壁进针，刺入4～5cm，到直肠后间隙，注药4～5mL。三点共注射药量16～20mL。注射完毕，局部消毒后，用无菌纱布覆盖。卧床休息，控制大便3日。注射后1～3小时内肛门周围胀痛，一般可自行缓解。术后2～3日有时有低热，如不超过38℃，局部无感染者为吸收热，可不予特殊处理；如超过38℃，局部有红、肿等感染性炎症改变时，应给予抗生素治疗。

操作时需严格遵守无菌操作原则，慎防局部感染形成。穿刺定位应在手指引导下进行，避免误刺入黏膜或肌肉内。

（2）手术　适用Ⅱ、Ⅲ度脱肛者。分为经腹入路及经会阴入路两类。手术方法较多，如Wells、Nigro、Orr、Altemeier、Delorme等。但各有优缺点及复发率，没有哪一种手术方法可用于所有的患者，有时对同一患者需要多种手术方法并用，如直肠黏膜结扎注射术、直肠周围间隙注射术及肛门紧缩术等。尽管手术方法繁多，但根据手术目的，主要分为直肠悬吊固定、肛门紧缩和脱垂肠管切除三大类。

4.其他疗法

针灸　体针及电针取长强、百会、足三里、承山、八髎穴；也可在肛门外括约肌部位用梅花针点刺。

【预防与调护】

1.及时纠正便秘及努挣排便的不良习惯；避免多次经阴道分娩造成的会阴部神经及肌肉损伤；脱垂初期应及早治疗，避免反复脱垂造成肛门失禁。

2.指导患者及时将脱出物回纳，避免脱出物嵌顿坏死；对肛门部潮湿瘙痒者，应指导其正确进行会阴部护理，便后可用温水或中药进行熏洗，避免使用烫水或具有刺激性的溶液局部清洗。

第七节　息肉痔

邹某，男，50 岁。排便时肛内有肿物脱出 2 年。自述 2 年来大便时肛内有肿物脱出，似花生米大小，色暗红，手纸带血，便后肿物可自行回纳。

息肉痔是指发生于直肠黏膜上的赘生物，是一种常见的直肠良性肿瘤。历代文献中有"息肉痔""悬胆痔""垂珠痔""樱桃痔"等病名。其临床特点为肿物蒂小质嫩，其色鲜红，便后出血。可分为单发性和多发性两种，前者多见于儿童，后者多见于青壮年。若很多息肉积聚在一段或全段大肠者，称息肉病。本病少数可恶变，尤以多发性息肉者恶变较多。

本病相当于西医学的直肠息肉。

【病因病机】

息肉的发生与饮食不节、劳倦内伤、情志失调及先天禀赋不足等因素有关。

1.风伤肠络　《证治要诀》曰："血清而色鲜者为肠风，浊而暗者为脏毒。"《见闻录》曰："纯下清血者，风也。"风性善行而数变，且风常夹热，热伤肠络，血不循经，溢于脉外则便血。

2.气滞血瘀　饮食不节、劳倦过度，导致脾胃运化功能不足，湿邪内生，下注大肠，经络阻塞、瘀血，浊气凝聚不散，气滞血瘀，日久而发为息肉。

3.脾气亏虚　先天禀赋不足或思虑过度，忧思不解，郁结伤脾，脾气不行，水湿不化，津液聚而成痰，痰气郁结于大肠，则化生息肉。

西医学认为，本病的发生可能与遗传、饮食、慢性炎症刺激等有关。

【辨病】

1.诊断

（1）临床表现　因息肉的大小及位置高低而不同。位置较高的小息肉一般无症状；低位带蒂息肉，大便时可脱出肛门外，小的能自行回纳，大的便后需用手推回，常伴有排便不畅、下坠，或有里急后重感。多发性息肉常伴腹痛、腹泻，排出血性黏液便，久之则体重减轻、体弱无力、消瘦、贫血等。

若息肉并发溃疡及感染，可有大便次数增加，里急后重，便后出血，伴血性黏液排出。

（2）专科检查　肛门指诊对低位息肉有重要诊断价值。可扪及圆形柔软肿物，表面光滑，活动度大，有长蒂时常有肿物出没不定的情况。多发性息肉则可触及直肠腔内有葡萄串样大小不等的球形肿物，指套染血或附有血性黏液。

乙状结肠镜或纤维结肠镜检查并取活体组织行病理检查，可进一步明确诊断。气钡双重造影检查能发现早期微小病变，可确定息肉的部位与数目。

（3）分类　按组织学表现和病理性质，息肉可分为：

①新生物　包括管状腺瘤、管状绒毛腺瘤、绒毛腺瘤和家族性腺瘤息肉病。这类息肉是由肠上皮生长的新生物，极易发生癌变。

②错构瘤　这类肿瘤是正常组织的异常混合，是一种或数种组织过度生长形成的肿瘤。包括幼年息肉、幼年息肉病、黑斑息肉和黑斑息肉综合征。这类息肉一般不会恶变，但息肉病则多会恶变。

③炎性息肉 即假息肉，由肠黏膜溃疡而引起。常见的有慢性溃疡性结肠炎、良性淋巴样息肉和良性淋巴样息肉病，属正常淋巴组织，与癌变无关。

④增生性息肉 又叫化生性息肉。是在直肠和结肠黏膜上的无蒂小结节，可单个孤立，也可多发，颜色与周围黏膜相同，直径仅有几毫米，一般无症状，多并发腺瘤。

⑤综合征类 该类病在肠胃内有息肉，在胃肠道外有特殊表现。

2. 鉴别诊断

（1）直肠癌 可有大便习惯的改变，大便变细变扁，便血，色紫暗，气味恶臭，伴里急后重。直肠指检可触及基底不平、质硬、推之不移的肿块，病理检查可明确诊断。

（2）肛乳头肥大 发生在齿线肛窦部附近，常单个发生，质较硬，呈灰白色，光面光滑，多无便血，活检可以明确性质。

（3）内痔 位于直肠末端近齿线处，呈圆形或椭圆形，基底较宽而无蒂，便血量多，多见于成年人。

【治疗】

本病发现后常应及早切除治疗，根据病情辅以中药辨证内服，多发性息肉者配合外治法。

1. 辨证论治

（1）风伤肠络证

证候：便血鲜红，滴血，带血；息肉表面充血明显，脱出或不脱出肛外；舌质红，苔薄白或薄黄，脉浮数。

治法：清热凉血，祛风止血。

方药：槐角丸加减。常用槐角、槐花、槟榔、黄芩、刺猬皮。便血量多者，加牡丹皮、生地黄、侧柏炭。

（2）气滞血瘀证

证候：肿物脱出肛外，不能回纳，疼痛甚，息肉表面紫暗；舌紫，脉涩。

治法：活血化瘀，软坚散结。

方药：少腹逐瘀汤加减。常用小茴香、干姜、延胡索、没药、川芎、官桂、赤芍、炒五灵脂、生蒲黄、当归。息肉较大或多发时，可加半枝莲、半边莲、白花蛇舌草。

（3）脾气亏虚证

证候：肿物易于脱出肛外，表面增生粗糙，或有少量出血，肛门松弛；舌质淡，苔薄，脉弱。

治法：补益脾胃。

方药：参苓白术散加减。常用白扁豆、人参、白术、白茯苓、炙甘草、山药、莲子肉、桔梗、薏苡仁、缩砂仁。出血量多时，可加阿胶、鸡血藤等。

2. 外治疗法

灌肠 适用于多发性息肉。选用具有收敛、软坚散结作用之药液，如6%明矾液50mL，保留灌肠，每天1次。或用乌梅、海浮石各12g，五倍子6g，牡蛎、夏枯草各30g，紫草、贯众各15g，浓煎为150～200mL，取每次50mL，保留灌肠，每天1次。

3. 手术疗法

（1）结扎法

适应证：适用于低位带蒂息肉。

操作方法：侧卧位或截石位，局部常规消毒，局部麻醉并扩肛后，用示指将息肉轻轻拉出肛外，或在肛镜下，用组织钳夹住息肉基底部轻轻拉出肛外，用圆针丝线在息肉基底贯穿结扎，然后切除息肉，注入九华膏或放置红油膏纱布条引流。

（2）套扎法　本法是通过器械将小乳胶圈套入息肉根部，利用胶圈较强的弹性阻止血液循环，促使息肉缺血、坏死、脱落。

适应证：适用于低位带蒂息肉。

禁忌证：同单纯结扎法。

操作方法：让患者排便后，取胸膝位或侧卧位；先做直肠指诊，以排除其他病变；插入肛门镜，检查息肉位置及数目，选定套扎部位；使用长棉花签，清洁套扎部位，常规消毒手术野，由助手固定肛门镜，术者左手持套扎器套住息肉基底部，将胶圈推出扎到息肉根部。术后处理同单纯结扎法。

（3）直肠结肠切除术　对高位多发性腺瘤，必要时可考虑做直肠结肠切除术。

【预防与调护】

1. 积极治疗结直肠疾病，如内外痔、肛漏、肛裂、肛窦炎及慢性肠炎等；保持大便通畅，养成定时排便习惯，防止便秘或腹泻的发生；不定期做大便潜血试验，反复潜血阳性者应及时进行肠镜检查，提高早期诊断率。

2. 息肉脱出肛外要及时回纳，切不可盲目牵拉，以免撕伤或断裂而造成大出血。

第八节　便　秘

吴某，女，55岁。渐进性排便困难3年，加重1年。大便不干硬，但排出困难，每次排便约需30分钟，越用力排出越困难，自觉直肠内有梗阻感，经常用手辅助排便，便后有排便不尽感。

便秘是临床上由多种原因引起的一种常见的消化道症候群，表现为排便次数减少、粪质干硬和（或）排便困难。其中排便次数减少指每周排便少于3次；排便困难包括排便费力、排出困难、排便不尽感、排便费时及需手法辅助排便。便秘包括慢传输型便秘、排便障碍型便秘、混合型便秘（两者兼而有之）。本节主要介绍排便障碍型便秘。这一类疾病的共同特点是出口处（肛门、远端直肠）有梗阻因素存在，而且这些梗阻因素仅在行使排便功能时才显露出来，安静状态下并无明显异常可见。在《内经》中称之为"后不利"，如《素问·厥论》曰："太阴之厥，则腹满胀，后不利。"程钟龄的《医学心悟·大便不通》将便秘分为"实秘、虚秘、热秘、冷秘"四种类型，对临床具有指导意义。本病男女均可发病，但多见于多产的女性。

【病因病机】

便秘多是由于排便习惯不良，临厕努责，妇女多产，会阴产伤，以及老年女性身体机能渐衰导致正常解剖结构改变，或气机阻滞，或湿热下注，或气阴两虚，或阳虚寒凝，日久肠胃受损，大便排出不畅或排便不尽、排便困难。

1. 脾虚气陷　素体虚弱，身体羸瘦，或老年人气血衰退，或妇女分娩用力耗气，致中气不足，升举无力，固摄失司，使盆腔组织或盆底肌肉松弛而发生便秘。

2. 气机阻滞　忧愁思虑过度，情志不舒，或久坐少动，而致气机郁滞，不能宣达，于是通降失常，肛周机能不调，粪便排出困难。

3. 湿热下注　平素嗜食辛辣炙热之品，辛辣之物易酿湿生热，湿邪重滞，热邪灼津，下注肛周，致肛门盆底肌肉收缩不良而发便秘。

4. 气阴两虚　劳倦饮食内伤，或病后、产后及年老体虚之人，气阴两亏，气虚则大肠传送无力，阴虚则津枯不能滋润大肠，致秘结不通，排出不畅。

5. 阳虚寒凝　凡阳虚体弱，或年高体衰，则阴寒内生，留于肠胃，于是凝阴固结，致阳气不通，津液不行，故肠道艰于传送，致排出困难。

西医学认为，这一类疾病的发生与性别、年龄、女性分娩情况、肛管直肠环及盆底肌肉异常、不良的排便习惯有关。

【辨病】

1. 诊断

（1）临床表现　便秘表现为排便过程不顺利，包括三个方面：大便量太少、质太硬，排出困难；排便困难，伴有一些特殊的症状，如长期用力排便、直肠肛门坠胀、便不尽感、甚者需要手法帮助排便；7天内排便少于2～3次。根据不同的情况还有不同的表现。

①直肠内脱垂　指直肠黏膜层或全层套叠入远端直肠腔或肛管内而未脱出肛门的一种功能性疾病。多见于中年人，女性多于男性。主要表现：一是排便困难，直肠排空困难，有排便不尽感、肛门阻塞感，且用力越大，阻塞感越重，常需手法辅助排便；二是疼痛，有些患者排便时肛门疼痛、下腹部或骶部疼痛；三是黏液血便，偶有血便或黏液便；四是大便失禁，多由阴部神经损伤，引起不同程度的大便失禁。另外，部分患者伴有精神症状，多为抑郁或焦虑。直肠指检时直肠黏膜较为松弛，偶可扪及套叠环。肛门镜检查有时可见直肠黏膜充血、水肿、溃疡。

②直肠前突　本病主要见于女性，以中、老年患者居多。由于直肠前壁向阴道突出，排便时压力向阴道方向而不向肛门口，粪块积存于前突内而造成梗阻（图11-14）。主要表现是排便困难，肛门口处梗阻感，排便时肛门处压力分散感，排空不全感；部分患者需用手在肛门周围或阴道内加压，甚至需将手指插入肛门内协助排便，有的患者将卫生纸卷或肥皂条插入肛门诱导排便；部分患者有便血、肛门疼痛等。直肠指检，肛管上端直肠前壁扪及圆形或椭圆形凹陷的薄弱区，嘱患者做大力排便动作，该凹陷区变深。

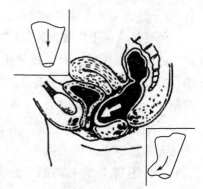

图11-14　直肠前突

③会阴下降综合征　指盆底肌肉异常松弛引起的一系列临床症状群。主要表现：一是排便困难，为最突出的症状，患者自觉直肠内有梗阻感，排便时间长、费力、排空障碍，结果导致经常做无效的用力努挣动作，部分患者排便时使用手法辅助排便；二是便血及便黏液；三是会阴部胀痛，久站后可有难以定位的后缘深部不适，平卧或睡眠时减轻，疼痛与排便无明显关系；四是大便失禁；五是小便失禁及阴道脱垂，部分女性患者有功能性排尿异常，多为应力性失禁，常伴有不同程度的阴道脱垂。检查可见用力排便时会阴低于坐骨结节平面；直肠指检时肛管张力低，伴发黏膜内脱垂时，可触及直肠末端黏膜堆积；直肠镜检偶见直肠前壁黏膜脱垂或溃疡。

④盆底失弛缓综合征　是指盆底横纹肌和平滑肌由于神经支配异常或反射异常，排便时盆底肌不松弛甚者反常收缩，引起进行性排便困难。涵盖了"盆底痉挛综合征""耻骨直肠肌综合征"及"内括约肌失弛缓"等概念。主要表现：一是长期进行性排便困难，长期使用导泻剂帮助排

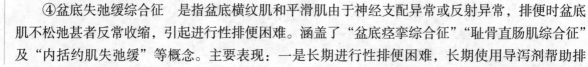

便，有些是自幼年起病；二是过度用力排便，排便时肛门梗阻感，常用手指插入肛门刺激排便，部分患者排便时需过度用力而大汗淋漓，越用力粪便排出越困难，甚至排气困难；三是大便变细，与便质无关，粪便量少，甚至细如铅笔芯；四是排便时间延长，常需半小时以上；五是心理精神异常，部分患者可伴随紧张、疑虑、易怒、抑郁、焦虑等症状。肛门指检时肛管张力较高。模拟排便动作时肛管不松弛反而收缩，停止排便动作时肛管可松弛。

上述疾病可以单见，严重者兼见。

（2）辅助检查　肛管测压、肛肠肌电图、结肠传输试验、排粪造影等检查有助于疾病的诊断。其中排粪造影是一种诊断肛门直肠部及盆底肌功能性疾病的重要检查方法，即将一定量的钡剂注入被检查者的直肠内，在符合生理状态下对肛门直肠部及盆底肌做静态及动态观察，主要用于诊断肛门直肠的功能性疾病，如直肠前突、直肠内脱垂、会阴下降综合征、盆底失弛缓综合征等，是决定治疗方式的可靠依据。

2. 鉴别诊断

（1）巨结肠综合征　绝大多数在新生儿期发生过便秘、腹胀、呕吐等情况。直肠指检一般能触及肠壁内狭窄环，直立位的腹部平片及钡剂灌肠检查有助于诊断。

（2）肛门直肠狭窄　因胚胎发育异常，或因局部外伤、手术损伤，致使肛门直肠口径狭小，表现为不同程度的排便不畅。严重者可出现低位肠梗阻现象。有排便不畅史，结合局部检查可以明确诊断。

（3）直肠癌　可依靠直肠指检、内窥镜检查明确诊断。

另外，本病的几种类型之间也需要鉴别。

【治疗】

本类疾病出现比较严重的便秘时，应首选非手术治疗，经过系统的保守治疗及中医辨证治疗后，大多数患者可缓解或减轻症状。如经非手术治疗无效，可考虑采取外科治疗，但须慎重。

1. 辨证论治

（1）脾虚气陷证

证候：大便不干，便条不粗，但排出困难；伴有神疲乏力，少气懒言，食少纳呆；舌淡，苔白，脉弦。

治法：补气润肠，健脾升阳。

方药：黄芪汤加减。常用黄芪、陈皮、白术、党参、山药、升麻等。气虚明显者，倍黄芪；食欲不振者，加焦三仙。

（2）气机阻滞证

证候：大便秘结，欲便不能，甚则便条不粗仍排出困难；兼嗳气频作，胸胁痞满，甚则腹中胀痛，纳食减少；舌淡，苔薄腻，脉弦。

治法：顺气行滞通便。

方药：六磨汤加减。常用槟榔、沉香、乌药、柴胡、枳壳等。嗳气严重者，加旋覆花、代赭石；胀痛明显者，加延胡索、川楝子。

（3）湿热下注证

证候：排便困难，直肠内有梗阻、坠胀感，会阴部灼热感，粪便夹有黏液，偶有血便；伴有口干、烦躁；舌红，苔黄腻，脉滑数。

治法：清热导滞，润肠通便。

方药：麻子仁丸加减。常用厚朴、枳实、大黄、麻子仁、郁李仁等。津伤明显者，加生地黄、麦冬；烦热不甚，便通而不爽者，可用青麟丸。

（4）气阴两虚证

证候：老年体弱之人，虽有便意，但临厕努挣乏力，挣则汗出气短，面色苍白；兼有恶心，烦热盗汗，神疲乏力，懒言；舌淡红，苔薄而少，脉细。

治法：益气养阴通便。

方药：八珍汤加减。常用党参、茯苓、白术、当归、川芎、白芍、何首乌、肉苁蓉等。本方为四君子汤合四物汤而成，平补气血，可加何首乌、肉苁蓉以助益气养阴通便之效。

（5）阳虚寒凝证

证候：大便艰涩，排出困难；小便清长，面色苍白，四肢不温，喜热怕冷，腹中冷痛或腰脊酸冷；舌淡，苔白，脉沉迟。

治法：温阳通便。

方药：济川煎加肉桂。常用肉苁蓉、当归、桃仁、肉桂、牛膝等。若老人虚冷便秘，可用半硫丸；若脾阳不足，中焦虚寒，可用理中丸加味；若肾阳不足，尚可选用金匮肾气丸或右归丸。

2. 外治疗法

灌肠　常用大黄、芒硝、桃仁、当归等中药煎剂灌肠或保留灌肠。

3. 手术疗法

（1）手术原则　由于目前评价手术方法的效果较为困难。所以，本节疾病必须经过系统的非手术治疗失败后方可进行手术治疗。决定进行手术治疗不但要基于患者的症状，而且要依据物理检查发现和对排粪造影过程中排空情况的客观分析，排便的原因往往不是单一的，多数是复合因素。因此，术前应详细检查，认真分析，以便采取合适的手术治疗方案。

（2）手术方法

1）直肠内脱垂常见术式如下：

①硬化剂注射疗法（经肛门直肠黏膜下和直肠周围注射术）　黏膜下注射时根据情况可选用点状注射或柱状注射。

②直肠黏膜胶圈套扎术（结扎术）　本法适用于直肠中段或远段黏膜内脱垂。在齿线上方黏膜脱垂处做3行胶圈套扎，每行1～3处，最多套扎9处，以去除部分松弛的黏膜。必要时可在套扎部位黏膜下加注硬化剂。

③吻合器痔上黏膜环切钉合术（PPH）　将PPH吻合器经肛管扩张器将其头端插入到荷包缝合线的上方，收紧缝线，击发的同时切除松弛的黏膜并钉合吻合口。

此外，还有经腹直肠固定术。可参见脱肛、内痔的手术方式及硬化剂注射方法。

2）直肠前突　常见术式如下：

①闭式修补法（Block法）　按前突大小，用血管钳钳夹直肠黏膜，用可吸收线从齿线处自下而上连续缝合直肠黏膜及其肌层，修补缺损。

②吻合器经肛门直肠切除术（STARR）　在直肠前壁作2～3个半荷包将前壁拉入吻合器内并切除，同时保护直肠后壁；采用同样的方法切除直肠后壁。

③套扎或注射治疗　行前突部位套扎或硬化剂注射治疗，也可两种疗法同时使用。

④经阴道切开直肠前突修补术　在阴道后壁做一椭圆形切口（长5～6cm、宽1.5～2cm），向两侧游离阴道黏膜至肛提肌，在直肠表面的筋膜下，荷包缝合或间断结节缝合修补直肠前突部位。然后，间断结节缝合肛提肌，修剪、缝合阴道黏膜。

3）盆底失弛缓综合征耻骨直肠肌部分切除术　患者折刀位或俯卧位。从尾骨尖向下做正中切口至肛缘上方，逐层切开，暴露尾骨尖，即为耻骨直肠肌上缘标志。术者左手食指进入直肠，向上顶起耻骨直肠肌，于直肠外游离耻骨直肠肌，注意不要损伤直肠壁。用两把止血钳相距1.5 ～ 2cm夹住游离好的耻骨直肠肌，将两钳间肌束切除，使成"V"形缺损，若仍能触及纤维束，则应予切除。更换手套，伤口冲洗后置橡皮片引流，逐层缝合创口。

会阴下降综合征尚无较优良的术式。

4. 其他疗法

（1）一般治疗　纠正不良饮食习惯，注意多食用粗纤维食品及蔬菜、水果；晨起一次性饮温白开水500mL，可用促进肠道蠕动，引发便意；纠正不良的排便习惯，定时排便，每次排便时间控制在3 ～ 5分钟内。

（2）针灸治疗　主穴多选大肠俞、天枢、脾俞、三阴交等。阳气不足者可加艾灸，可在针刺的基础上加灸神阙、气海。

（3）耳穴压豆　选取直肠、内分泌、三焦、大肠等穴。

（4）穴位埋线　常取八髎、天枢、中髎和下髎等穴。

（5）大肠水疗　通过水疗仪将恒温的过滤水以恒定压力注入结肠，软化肠内大便并排出。

（6）生物反馈疗法　该疗法的原理是通过工程技术手段，把一些不被人体感知的生理及病理性活动（如肛门括约肌的舒缩活动）转变成易于理解和识别的信号，并以此为参照，在治疗师的指导下，自我调节、调整、训练排便的动作和过程。同时，通过治疗师与患者之间的交流达到心理调节的作用。生物反馈疗法是目前治疗盆底失迟缓综合征的首选方法。

【预防与调护】

1. 调整心态，保持良好的情绪。
2. 注意饮食的合理性，保证食物的量、质及多样性。
3. 养成良好的排便习惯，即定时排便和缩短排便时间。
4. 切忌滥用和久用泻药，否则易致药物依赖性便秘或大肠黑变病。

第九节　锁肛痔

张某，男，53岁。排便次数增多1年，加重伴黏液血便2个月。近1年来排便次数增多至每日2 ～ 3次，大便不成形，未予诊治。2个月前，排便次数进一步增多，每日5 ～ 8次，粪便带黏液、暗红色血液。

锁肛痔是发生在肛管直肠的恶性肿瘤，病至后期，肿瘤阻塞，肛门狭窄，排便困难，犹如锁住肛门一样，故称为锁肛痔。《外科大成》中对本病的症状和预后做了详细的描述，说："锁肛痔，肛门内外如竹节锁紧，形如海蜇，里急后重，便粪细而带扁，时流臭水……"

本病相当于西医学的肛管直肠癌。

【病因病机】

湿热下注，火毒内蕴，气滞血瘀，结而为肿是本病之标；正气不足，脾肾两亏，乃本病之本。

1. 湿热蕴结　忧思抑郁，脾胃失和；或饮食不洁、久痢久泻、息肉虫积损伤脾胃，运化失司，湿热内生，浸淫肠道，下注肛门，蕴毒积聚，结而为肿。

2.气滞血瘀 病久则湿热壅阻大肠，腑气不畅，气血湿毒瘀滞凝结。

3.气阴两虚 疾病后期，久泻久痢或肿块耗伤气血，致气阴两虚。

西医学认为，直肠癌多为腺癌，好发于直肠中、下段；肛管癌原发于肛管皮肤，多为鳞状细胞癌。肛门部疤痕组织、湿疣、肛瘘等病变亦可诱发癌变。其病因不明，可能与慢性炎症、腺瘤癌变、膳食习惯与致癌物质等有关。

【辨病】

1.诊断

（1）临床表现 本病的发病年龄多在 40 岁以上，偶见于青年人，其早期特点是便血、大便习惯改变。

初期表现为直肠黏膜或肛门皮肤有突起小硬结，无明显症状，病情进一步发展可出现一系列改变。

①便血 是直肠癌最常见的早期症状。大便带血，血为鲜红或暗红，量不多，常同时伴有黏液，呈持续性，此时常被误认为"痔疮"。病情进一步发展，可出现大便次数增多，有里急后重、排便不尽感，粪便中有血、脓、黏液，并有特殊的臭味。

②排便习惯改变 也是直肠癌常见的早期症状。表现为排便次数增多，便意频繁，有排便不尽感等。有时为便秘，同时肛门内有不适或下坠感。

③大便变形 病程后期因肠腔狭窄，粪便少，大便形状变细、变扁，并出现腹胀、腹痛、肠鸣音亢进等肠梗阻征象。

④转移征象 首先是直接蔓延，后期穿过肠壁，侵入膀胱、阴道壁、前列腺等邻近组织，若侵及膀胱、尿道时，有排尿不畅及尿痛、尿频。侵及骶前神经丛时，在直肠内或骶骨部可有剧烈持续性疼痛，并向下腹部、腰部或下肢放射。另外，可经淋巴向上转移至沿直肠上静脉走行的淋巴结。10% ～ 15% 的患者在确诊时癌症已经过门静脉血行转移至肝脏，出现肝肿大、腹水和黄疸等。晚期患者可出现食欲不振、全身衰弱无力、贫血、极度消瘦等恶病质表现。

肛管癌较少见，早期肿块较小，可活动，呈现疣状；进一步发展，在肛门部可看到突起包块或溃疡，基底不平，质硬，并可能有卫星转移结节和腹股沟淋巴结转移。

（2）专科检查 直肠指检是诊断直肠癌最重要的方法，60% ～ 70% 的直肠癌位于手指可触及的部位，肿瘤较大时指检可以清楚地扪到肠壁上的硬块、巨大溃疡或肠腔狭窄，退指后可见指套上染有血、脓和黏液。指检发现癌肿时要扪清大小、范围、部位和固定程度，以便决定治疗方法。

凡是出现原因不明的便血、腹泻及体重减轻的患者均应行直肠指诊、直肠镜检查及活组织检查。

（3）辅助检查

①大便潜血检查 是最简单的检查方法之一，常作为大规模普查手段，或作为对高危人群直肠癌的初筛手段。

②直肠镜或乙状结肠镜检查 对所有指检可疑或已明确无疑的直肠癌均应进行直肠镜或乙状结肠镜检查，不仅可以看到直肠内病变的范围，更重要的是取活组织进行病理检查，以确定诊断。

③直肠腔内超声 对 5000 多例直肠癌的荟萃分析显示，腔内超声对 T 分期的敏感性为81% ～ 96%，特异性为 91% ～ 98%。

④盆腔增强 MRI　不但能评估肿瘤浸润肠壁深度、淋巴结是否转移，更重要的是能准确分辨直肠系膜、筋膜是否受累。

⑤胸腹盆增强 CT　主要用于评估多发于肝、肺的远处转移。多数大于 1cm 的肝、肺病变可以通过 CT 准确判定是否转移。盆腔 CT 对软组织的分辨能力低于 MRI。

⑥全身 PET-CT　主要被推荐用于已有淋巴结转移或术后检查提示可疑复发、转移的结直肠癌。

2. 鉴别诊断

（1）直肠息肉　无痛性便血，量时多时少，少夹黏液，肛门镜或直肠镜检查可见有蒂或无蒂肿物，病理检查可协助诊断。

（2）溃疡性结肠炎　黏液血便，或里急后重，结肠镜检查可见直肠或结肠黏膜充血、水肿或糜烂、溃疡，无明显肿物及肠腔狭窄，大便培养无致病菌生长。

（3）痢疾　黏液血便，里急后重，大便培养有痢疾杆菌，抗痢疾治疗效果显著。

【治疗】

本病一经诊断，应及早采取根治性手术治疗。中医辨证论治具有重要的治疗作用，尤其是放、化疗及术后、中晚期患者采用中医药治疗，能有效地提高 5 年生存率，降低放、化疗的毒副作用，增强机体抗病能力，改善生活质量，提高临床远期疗效。

1. 辨证论治

（1）湿热蕴结证

证候：肛门坠胀，便次增多，大便带血，色泽暗红，或夹黏液，或下痢赤白，里急后重；舌红，苔黄腻，脉滑数。

治法：清热利湿。

方药：槐角地榆丸加减。常用槐角（炒）、白芍（酒炒）、枳壳（炒）、荆芥、地榆炭、椿皮（炒）、栀子（炒）、黄芩、生地黄等。

（2）气滞血瘀证

证候：肛周肿物隆起，触之坚硬如石，疼痛拒按，或大便带血，色紫暗，里急后重，排便困难；舌紫暗，脉涩。

治法：行气活血。

方药：桃红四物汤合失笑散加减。常用赤芍、生地黄、川芎、桃仁、红花、五灵脂、蒲黄等。

（3）气阴两虚证

证候：面色无华，消瘦乏力，便溏或排便困难，便中带血，色泽紫暗，肛门坠胀；或伴心烦口干，夜间盗汗；舌红或绛，苔少，脉细弱或细数。

治法：益气养阴，清热解毒。

方药：四君子汤合增液汤加减。常用人参、茯苓、白术、甘草、玄参、莲心、麦冬、生地黄等。

2. 外治疗法

（1）灌肠

①苦参 20g，青黛 10g，血竭 9g，全蝎 9g，枯矾 6g，儿茶 12g，鸦胆子 5g（打碎）。将上方药物加水 600mL，煎至 200mL 左右。从肛门插入肛门管 20～30cm 深，注药后保留 2～3 小时。

每日 1 ～ 2 次，30 天为 1 个疗程。

②生大黄 20g，黄柏 15g，栀子 15g，蒲公英 30g，金银花 20g，红花 15g，苦参 20g。方法同上。

③败酱草、白花蛇舌草等浓煎保留灌肠，每日 2 次，每次 40mL。

（2）敷药　肛管癌溃烂者外敷九华膏或黄连膏等。

3. 手术疗法　对能切除的肛管直肠癌应尽早行根治性切除术。适用于癌肿局限在直肠壁或肛管，或只有局部淋巴结转移的患者。已侵犯的子宫、阴道壁也可以同时切除。当晚期肛管直肠癌已广泛转移，不能行根治性手术时，可行乙状结肠造瘘术，以解除梗阻，减轻患者痛苦。常用的手术方式有局部切除术、Miles 术、Dixon 术、Parks 术、Bacon 术。

4. 其他疗法

（1）新辅助治疗　对于 T_3 期或淋巴结转移的直肠癌患者都应该进行术前的新辅助治疗。术前新辅助治疗可降低结直肠癌术后肝转移的发生，延缓肝转移的发生时间，能提高患者的生存质量。较晚期的直肠癌术前放疗可以改善局部状况，一部分患者因此而能行根治性切除。

（2）辅助治疗　直肠癌术后局部复发多见于会阴部，放疗可以抑制其生长，但不能根治。化疗配合根治性切除可以提高 5 年生存率。

（3）针灸治疗

①取截根、长强穴，可配三阴交、大肠俞、天枢、足三里。每次分别取主穴及配穴 2 ～ 3 个，取毫针针刺得气后提插捻转，中等强度，留针 15 ～ 45 分钟，隔日 1 次。

②取足三里、三阴交穴。采用国产 DBJ-l 型微波针灸仪治疗，进行微波针灸，每次 20 分钟，每日 1 次，10 次为 1 个疗程。

③取利尿穴、膀胱穴，可配曲骨、中极、关元、气海、肾俞、次髎等穴。每次取穴 2 ～ 3 个，实证用泻法，虚证用补法。每日 1 次。

【预防与调护】

1. 积极治疗肛门部病变，一旦发现肛门不适，肛缘有硬结、出血或肿痛应及时检查，尽可能做到早期发现，早期治疗。

2. 40 岁以上患者出现排便习惯改变及便血，应尽早检查。

【复习思考题】

1. 齿线与痔的分类有什么关系？

2. 肛漏、息肉痔和脱肛的治疗方法与时机如何选择？

3. 手术治疗在肛裂治疗中有何重要地位？

4. 脱肛与内痔脱出有什么区别？

5. 肛裂为何疼痛剧烈，且具有一定的规律性？应如何预防肛裂的发生？

6. 肛周坏死性筋膜炎与肛痈如何早期鉴别？处理原则有何不同？

扫一扫，查阅本章数字资源，含PPT、音视频、图片等

泌尿、男性生殖系统包括泌尿系统（肾、输尿管、膀胱）和男性生殖系统（睾丸、附睾、输精管、前列腺、精囊、阴囊、阴茎等）及两者的同一通道即尿道。泌尿系统功能的外在表现，中医学称为溺窍；男性生殖系统功能的外在表现，中医学称为精窍。精、溺二窍由肾所主，但与其他脏腑的生理功能亦密切相关。《素问·上古天真论》载："肾者主水，受五脏六腑之精而藏之，故五脏盛乃能泻。"《证治汇补》曰："精之主宰在心，精之藏制在肾。"《素问·灵兰秘典论》说："膀胱者，州都之官，津液藏焉，气化则能出矣。"又说："三焦者，决渎之官，水道出焉。"《素问·经脉别论》云："饮入于胃，游溢精气，上输于脾，脾气散精，上归于肺，通调水道，下输膀胱。"由此可见，精与溺的生成和排泄均与五脏六腑有关。其功能如此，其形态（即前阴各部）亦与脏腑相关，《外科真诠》划分为：玉茎（阴茎）属肝；马口（尿道）属小肠；阴囊属肝；肾子（附睾、睾丸）属肾；子系（精索）属肝。

【病因病理】

泌尿、男性生殖系疾病的发生，是因各种致病因素导致脏腑功能失常而引起，以下仅简述有关脏腑功能失调后所致的病理变化。

1. 心 心为君主之官，为君火，主血脉而藏神，开窍于舌，与小肠相表里，易受火邪扰动。心火亢盛，移热小肠，表现为心烦舌糜，小便短赤，发为热淋；心主血脉，如心火亢盛，灼伤血络，迫血妄行，下出阴窍，则为血淋、尿血；肾精需心火温煦，若心火下劫，肾水妄动，或心火亢旺，肾水不济，心肾不交，可出现精浊、血精等。

2. 肝 肝藏血，主疏泄，又主筋，筋得其养乃能运动有力，玉茎为宗筋所聚，若肝郁疏泄失职，筋失其养，可发生阳痿；气郁化火，肝火亢盛，灼伤肾水而使肝木失养，疏泄失司，精窍之道被阻而致不能射精。肝脉络阴器，肝失疏泄，气滞血瘀，水液不行，湿热浊精阻于肝经，可致子痈、囊痈、水疝、癃闭等。

3. 脾 脾为后天之本，主运化，为气血生化之源。若脾虚不能将水谷精微输布于各脏腑器官，致使其功能失调，表现在泌尿生殖方面为遗尿、遗精、阳痿、不育等。脾虚不能运化水液，水液积聚外肾，可形成水疝；湿聚成痰，滞于阴茎，则发为阴茎痰核；蓄于膀胱，则为癃闭。脾虚不摄，水精下流，则发为尿浊；脾不统血，可致血尿。

4. 肺 肺主气，司呼吸，主宣降，为水之上源，使水道通调而下行膀胱。若肺失宣降，影响水液代谢，水道不利，可发生癃闭。肺气虚弱，不能制下，可发生小便失禁或遗尿。

5. 肾 肾藏精，主生殖，为水之下源，与膀胱相表里，开窍于二阴。肾精亏损，阴虚生内热，热扰精室，可致遗精、早泄；相火下移膀胱，可发为热淋、血淋；火扰精室可发为精浊，灼

伤血络可出现血精、尿血；灼津为痰，聚于前阴，发为阴茎痰核或子痰；肾阳不足，精关不固，可致白浊、遗精、早泄；肾精亏虚，可引起不育；阳虚宗筋痿而不用，可发生阳痿；肾阳虚衰，膀胱气化失司，开合失常，可引起癃闭、尿失禁等。故精、溺二窍之生理病理与肾和膀胱关系最为密切。

【辨证论治】

泌尿、男性生殖系疾病种类较多，证候表现有异有同。仅将其常见证型及治法归纳于下。

1. 湿热下注证 湿热邪毒下注，蕴结二窍，则变生诸疾。本证主要表现为尿频，尿急，茎中热痛，尿液黄赤，血淋，白浊，阴囊红肿热痛，附睾、睾丸肿痛，囊内积液，外阴多汗味臊等。

治法为清利湿热。溺窍异常多为膀胱湿热，用八正散、导赤散等加减；精窍异常多为脾肾湿热，用程氏萆薢分清饮加减；肝经湿热用龙胆泻肝汤加减。

2. 气血瘀滞证 多见于病久之后，主要表现为睾丸硬结，少腹、会阴、睾丸胀痛或刺痛，排尿困难或闭塞不通，或尿有血块等。

治法为行气活血。气滞为主者，用橘核丸、枸橘汤加减；血瘀为主者，用代抵当丸、活血散瘀汤加减。

3. 浊痰凝结证 浊痰结于前阴，表现为附睾慢性肿块或阴茎结节，皮色不变，不痛或微痛。若浊痰化热，局部可发红发热，伴有疼痛，或化脓破溃；浊痰滞于溺窍，可出现排尿淋沥不畅，尿线变细；浊痰阻于精窍，可不射精。

治法为化痰散结。寒痰凝结者，当温阳化痰散结，用阳和汤、橘核丸、化坚二陈丸加减；浊痰化热者，当清热化痰散结，用消核丸加减；精窍痰凝者，当通窍化痰散结，用苍附导痰汤加减。

4. 肾阴不足证 肾阴不足，相火偏亢，常表现为腰膝酸痛，头目眩晕，盗汗失眠，五心烦热，血精，精浊等。

治法为滋补肾阴，常用方剂为六味地黄丸、知柏地黄丸、大补阴丸等。

5. 肾阳虚衰证 肾阳不足，气化失司，常表现为形寒肢冷，腰膝酸痛，小便清长，夜尿频多，阳痿不举，精冷不育等。

治法为温补肾阳，常用方剂为金匮肾气丸、右归丸、济生肾气丸等。

另外，尚有脾肾两虚、中气下陷、心火炽盛、肺失宣降、寒湿凝聚、肝郁气滞、心肾不交等证，详见各节。

第一节 子 痈

吴某，男，30岁。两天前早晨起床时突感睾丸肿胀疼痛，行动和站立时疼痛加重，疼痛放射至腹股沟及下腹部；伴有恶寒怕冷。阴囊红肿，触痛明显。自服"消炎药"治疗，效果不明显。昨天起伴有口渴、尿黄、便秘等症状。

子痈是指睾丸及附睾的化脓性疾病。中医称睾丸和附睾为肾子，故以名之。临证中分急性子痈与慢性子痈，以睾丸或附睾肿胀疼痛为特点。

本病相当于西医学的急、慢性附睾炎或睾丸炎。

【病因病机】

1. 湿热下注　外感六淫或过食辛辣炙煿，湿热内生；或房事不洁，外染湿热秽毒；或跌仆闪挫，肾子受损，经络阻隔，气血凝滞，郁久化热，发为本病。

2. 气滞痰凝　郁怒伤肝，情志不畅，肝郁气结，经脉不利，血瘀痰凝，结于肾子，则为慢性子痈。

【辨病】

1. 诊断

（1）临床表现

①急性子痈　附睾或睾丸肿痛，突然发作，疼痛程度不一，行动或站立时加重。疼痛可沿输精管放射至腹股沟及下腹部，伴有恶寒发热、口渴欲饮、尿黄便秘等症状。附睾可触及肿块，触痛明显。化脓后，若波及阴囊，可见阴囊红肿热痛，可有波动感。溃破或切开引流后，脓出毒泄，症状消退迅速，疮口容易愈合。

②慢性子痈　临床较多见。患者常有阴囊部隐痛、发胀、下坠感，疼痛可放射至下腹部及同侧大腿根部，可有急性子痈发作史。检查可触及附睾增大、变硬，伴轻度压痛，同侧输精管增粗。

（2）辅助检查　急性子痈者，血白细胞总数增高，尿中可有白细胞。

2. 鉴别诊断

（1）卵子瘟（腮腺炎性睾丸炎）　睾丸肿痛，多继发于痄腮（腮腺炎）之后，一般不化脓。

（2）子痰　附睾触及结节，多发于附睾尾部，疼痛轻微，发病缓慢，常有泌尿系结核病史，输精管增粗，呈串珠样改变，溃破后形成窦道，有稀薄豆渣样分泌物。

【治疗】

急性子痈在辨证论治的同时，可配合使用抗生素；慢性子痈多应用中医药治疗。

1. 辨证论治

（1）湿热下注证

证候：多见于成年人，发病突然。睾丸或附睾肿大疼痛，阴囊皮肤红肿，焮热疼痛，少腹抽痛，局部触痛明显，脓肿形成时按之应指；伴恶寒发热；苔黄腻，脉滑数。

治法：清热利湿，解毒消肿。

方药：枸橘汤或龙胆泻肝汤加减。常用枸橘、龙胆草、栀子、黄芩、金银花、柴胡、连翘、荔枝核、六一散等。阴囊水肿明显者，加车前子、川木通；已成脓者，加透脓散；疼痛剧烈者，加延胡索、川楝子。

（2）气滞痰凝证

证候：附睾结节，子系粗肿，轻微触痛，或牵引少腹不适；多无全身症状；舌淡或有瘀斑，苔薄白或腻，脉弦滑。

治法：疏肝理气，化痰散结。

方药：橘核丸加减。常用橘核、昆布、海藻、川楝子、延胡索、木香、厚朴、枳实、青皮等。结节难消者，加三棱、莪术、夏枯草；阴囊积液者，加茯苓、泽泻。

2. 外治疗法

（1）急性子痈　未成脓者可用金黄散或玉露散水调匀冷敷；病灶有波动感，穿刺有脓者，应及时切开引流；脓稠、腐肉较多时，可选用九一丹或八二丹药线引流；脓液已净者可外用生肌白玉膏。

（2）慢性子痈   葱归溻肿汤坐浴或冲和膏外敷。

3. 其他疗法   急性子痈主张早期应用抗生素，在药敏试验未获结果前，可选用抗菌谱较广的抗生素。

【预防与调护】

1. 外生殖器有包茎、龟头炎、尿道狭窄等，应及时治疗。
2. 急性子痈患者应卧床休息并兜起阴囊。切开排脓者要注意引流通畅。
3. 饮食清淡，忌烟禁酒。

第二节　囊　痈

王某，男，28岁。5天前因步行磨伤阴囊皮肤，逐渐出现阴囊红肿热痛，局部灼热，睾丸、附睾、阴茎均无异常；伴全身发热、口干、尿黄、排尿灼热等症状。

囊痈是发于阴囊部位的急性化脓性疾病。其临床特点是阴囊红肿疼痛，皮紧光亮，寒热交作，形如瓢状。《外科大成》云："夫囊痈者，阴囊红肿热痛也。"

本病相当于西医学的阴囊蜂窝织炎。

【病因病机】

多因坐卧湿地，外感湿毒；或囊痒搔抓，外伤染毒；或饮食不节，过食膏粱厚味，脾失健运，湿热内生，湿热毒邪阻于肝肾之络，致使阴囊部气血壅滞，乃成痈肿。

【辨病】

1. 诊断

（1）临床表现   初起阴囊部出现红肿、灼热，压痛明显，腹股沟淋巴结肿大。阴囊肿胀进展较快，甚则肿大如瓢，坠胀疼痛。可伴有发热畏寒、口干、喜冷饮、小便赤热、大便干结等全身症状。若治疗不及时，身热不退，肿痛不减，可致成脓。

（2）辅助检查   血常规检查白细胞总数及中性粒细胞比例增高。

2. 鉴别诊断

（1）子痈   睾丸或附睾肿硬，疼痛剧烈，早期阴囊红肿不明显；而囊痈初期即出现阴囊红肿灼热，炎症一般不波及睾丸。

（2）脱囊   多有阴囊皮肤外伤史，阴囊由红肿而迅速变为紫黑腐烂，甚至睾丸暴露，病情危重，易发生内陷，是一种发于阴囊的特发性坏疽性疾病，临床少见。

【治疗】

多以清热利湿为主，早期宜配合抗生素治疗。

1. 辨证论治

湿热下注证

证候：阴囊红肿焮热，坠胀疼痛，拒按，酿脓时局部胀痛、跳痛，指压有应指感；伴发热，口干喜冷饮，小便赤热；舌红，苔黄腻或黄燥，脉弦数或紧数。

治法：清热利湿，解毒消肿。

方药：龙胆泻肝汤或泻热汤加减。常用龙胆草、栀子、黄芩、泽泻、车前子、柴胡、甘草、当归、生地黄等。已成脓者，加天花粉、白芷、皂角刺。

2. 外治疗法　未成脓者用玉露散、金黄散或双柏散凉水调糊冷敷。若红肿范围较大者，用三黄汤（大黄、黄柏、黄芩）煎汤冷湿敷，频换敷料，保持冷湿，以消肿止痛。已成脓者应及时切开引流，注意避免损伤鞘膜与睾丸。

【预防与调护】

1. 及时处理阴囊部外伤，注意保持阴囊部的清洁及干燥。
2. 勿饮酒，忌食鱼腥和辛辣炙煿食物。

附：脱囊

脱囊，又称"囊脱""阴囊毒""囊发"等，是指突然发生在阴囊的急性炎性坏疽。临床起病急，阴囊红肿、紫黑，迅速溃烂，甚则可整个阴囊皮肤腐脱，睾丸外露。

本病发病多因卫生条件差导致阴囊皮肤不洁，或阴囊湿疹因抓挠损伤，或外伤阴囊，感受湿热火毒，致使阴囊气血壅遏，肉腐血败，久则耗损气血，以致气阴两虚。

初起阴囊肿胀，阴囊皮肤发红发亮，自觉阴囊灼热剧痛，触之有捻发音。1～2天后，阴囊皮肤紧张湿裂，其色紫黑，阴囊迅速溃烂，流血样污水或脓液，最后腐肉脱落，睾丸外露。

血常规检查可见白细胞及中性粒细胞增高，创面细胞培养可有溶血性链球菌、金黄色葡萄球菌、大肠杆菌、厌氧链球菌等。X线或 B 超检查可发现阴囊壁内有气体。

本病常需与囊痈、阴囊急性丹毒等相鉴别。

治疗本病，初期当清热利湿、解毒消肿，用龙胆泻肝汤加减；后期当益气养阴、清解余毒，用益气养阴汤加减。本病凶险，应中西医结合治疗。一旦出现坏死，应该立即手术。

第三节　子　痰

胡某，男，43 岁。2 个月前无意间发现左侧睾丸肿大，按压有疼痛感，经抗炎和服用解毒散结类中药治疗近 2 个月，未见明显好转。刻下左侧睾丸肿大、隐痛，左侧输精管增粗、呈串珠样改变。有肺结核病史。

子痰是发于肾子的疮痨性疾病。其临床特点是附睾有慢性硬结，逐渐增大，形成脓肿，溃破后脓液稀薄如痰，并夹有败絮样物质，易成窦道，经久不愈。中医文献称之为"穿囊漏"。

本病相当于西医学的附睾结核。

【病因病机】

因肝肾亏损，脉络空虚，浊痰乘虚下注，结于肾子；或阴虚内热，相火偏旺，灼津为痰，阻于经络，痰瘀互结而成。浊痰日久，郁而化热，热胜肉腐可成脓。若脓水淋漓，病久不愈，阴损及阳，可出现阴阳两虚、气血两亏之候。

【辨病】

1. 诊断

（1）临床表现　本病多发于中青年人，以 20～40 岁者居多。初起自觉阴囊坠胀，附睾尾部有不规则的局限性结节，质硬，触痛不明显，结节常与阴囊皮肤粘连。日久结节逐渐增大，可形成脓肿，溃破后脓液清稀，或夹有豆腐渣样絮状物，易形成反复发作、经久不愈的窦道。输精管增粗变硬，呈串珠状。常有五心烦热、午后潮热、盗汗、倦怠乏力等症状。

（2）辅助检查　尿常规检查可有红、白细胞及脓细胞，红细胞沉降率多增高。脓液培养有结核杆菌生长。

2. 鉴别诊断

（1）慢性子痈　可有急性子痈发作史，附睾肿块压痛明显，一般与阴囊皮肤无粘连，输精管无串珠样改变。

（2）精液囊肿　多发于附睾头部，形圆光滑，透光试验阳性，穿刺有乳白色液体，镜检有死精子。

【治疗】

在辨证论治的同时，应用西药抗结核治疗 6 个月以上。

1. 辨证论治

（1）浊痰凝结证

证候：见于初起硬结期。肾子处坠胀不适，附睾硬结，子系呈串珠状肿硬；无明显全身症状；舌淡，苔薄，脉滑。

治法：温经通络，化痰散结。

方药：阳和汤加减，配服小金丹。常用熟地黄、鹿角胶、炮姜炭、肉桂、麻黄、白芥子、甘草、荔枝核、橘核、小茴香、川芎等。疼痛较甚者，加延胡索、没药；畏寒怕冷、阳痿者，加淫羊藿、肉苁蓉。

（2）阴虚内热证

证候：见于中期成脓期。病程日久，肾子硬结逐渐增大并与阴囊皮肤粘连，阴囊红肿疼痛，触之可有应指感；伴低热，盗汗，倦怠；舌红，少苔，脉细数。

治法：养阴清热，除湿化痰，佐以透脓解毒。

方药：滋阴除湿汤合透脓散加减。常用赤芍、生地黄、川芎、当归、黄芩、地骨皮、贝母、柴胡、黄芪、泽泻、皂角刺等。阴虚火旺者，加牡丹皮、女贞子、旱莲草等。

（3）气血两亏证

证候：见于后期溃脓期。脓肿破溃，脓液稀薄，夹有败絮样物质，疮口凹陷，形成漏管，反复发作，经久不愈；虚热不退，面色无华，腰膝酸软；舌淡，苔白，脉沉细无力。

治法：益气养血，化痰消肿。

方药：十全大补汤加减，兼服小金丹。常用人参、白术、茯苓、当归、甘草、熟地黄、川芎、黄芪、肉桂、熟附子、鹿角胶、皂角刺等。脓肿破溃，脓液稀薄淋漓不尽者，加用托里消毒散。

2. 外治疗法　未成脓者宜消肿散结，外敷冲和膏，每天 1 次；已成脓者及时切开引流；窦道形成者可选用腐蚀平胬药物制成药线或药条外用。

3. 其他疗法　应用抗结核治疗，常用药物有异烟肼、利福平、吡嗪酰胺、乙胺丁醇等，一般主张联合使用。

【预防与调护】

1. 重视结核病的预防与调护。
2. 加强锻炼，注意饮食营养，提高机体抗病能力。

第四节　阴茎痰核

张某，男，32岁。3个月前发现阴茎背侧有1个条索状硬结，推之不移。平时无疼痛，但阴茎勃起时有牵掣痛并向患侧弯曲。

阴茎痰核是指阴茎海绵体白膜发生纤维化硬结的一种疾病。其临床特点是阴茎背侧可触及条索或斑块状结节，阴茎勃起时伴有弯曲或疼痛。

本病相当于西医学的阴茎硬结症。

【病因病机】

阴茎为宗筋所聚，太阳、阳明之所合，多气多血之络。如饮食不节，脾失健运，浊痰内生，下注宗筋；或肝肾阴虚，阴虚火旺，灼津为痰，痰浊下注；或玉茎损伤，脉络瘀阻，气血痰浊搏结宗筋，则成结节。

【辨病】

1. 诊断

临床表现　本病多见于中年人。阴茎背侧可触及硬结或条索状斑块，无压痛，大小不一，单发或数个不等，发展缓慢，不破溃。阴茎勃起时有疼痛或弯曲变形，严重者可影响性交，甚至引起阳痿。

2. 鉴别诊断

阴茎癌（中医名"肾岩"）结节多发生在阴茎头、冠状沟或包皮内板处，溃烂后状如翻花；晚期两侧腹股沟淋巴结可肿大。病理学检查可发现癌细胞。

【治疗】

本病疗程较长，应内治与外治相结合进行综合治疗。

1. 辨证论治

痰浊凝结证

证候：阴茎背侧可触及条索状结块，皮色不变，温度正常，无明显压痛，阴茎勃起时可发生弯曲或疼痛；舌淡、边有齿印，苔薄白，脉滑。

治法：温阳通脉，化痰散结。

方药：阳和汤合化坚二陈丸加减。常用麻黄、熟地黄、鹿角胶、炮姜炭、肉桂、白芥子、甘草、陈皮、半夏、茯苓、川黄连、白僵蚕等。湿浊较重者，加苍术、厚朴；久病脾虚者，加党参、山药。

2. 外治疗法　阳和解凝膏或黑退消外敷。

3. 其他疗法

（1）局部注射类固醇（氢化可的松、氢化泼尼松）等可抑制组织纤维化，但要防止出血。

（2）局部进行理疗，有一定效果。

【预防与调护】

避免暴力性交、酒后性交，防止阴茎损伤。

第五节　水　疝

赵某，男，10岁。1个月前无诱因出现右侧阴囊肿大，不红不热，状如水晶，用手压迫肿物不回复，有囊性感，无疼痛；伴食少、困倦、大便时溏。

水疝是指阴囊内有水湿停滞，以不红不热、状如水晶为特征的一种疾病。

本病相当于西医学之睾丸或精索鞘膜积液。

【病因病机】

本病的发生与肝、脾、肾三脏有关。因脾、肾为制水之脏，而其功能须赖肝之疏泄。故肝寒不疏，脾虚不运，肾虚失约，或先天禀赋不足，则水之输布失常，水湿下聚，或因虚而感水湿，停滞囊中而为水疝。外伤络阻，水液不行也可引起。

西医学认为，本病有先天后天之分。先天性因素为胎儿时睾丸下降而腹膜鞘状突全部或部分未闭锁；后天因素为睾丸、附睾、精索的感染、外伤、肿瘤或寄生虫病等。其病理是鞘膜之间或邻近器官在病因的作用下，鞘膜腔内渗出过多浆液或吸收障碍，使腔内液体潴留增多。

【辨病】

1. 诊断

（1）临床表现　起病缓慢，多为单侧发生，阴囊肿大，可触及光滑而柔软的肿物，呈球形或梨形，犹如囊内盛水，一般无压痛。睾丸可因积液包裹而不易扪及。肿胀严重时，阴囊光亮如水晶，坠胀不适。先天性交通性鞘膜积液平卧时按压肿块可逐渐缩小或消失，站立时又复增大，或少腹部按之有水声。巨大鞘膜积液可使阴囊明显增大，阴茎内陷。

（2）辅助检查　肿物透光试验阳性，穿刺可抽出积液。若怀疑睾丸肿瘤者，禁忌穿刺。B型超声检查有助于确定阴囊内肿块是囊性或实性。

2. 鉴别诊断

（1）狐疝（腹股沟斜疝）　多见阴囊一侧肿物，卧则入腹，立则出囊，用手轻压可纳回腹内，嘱患者咳嗽时有冲击感，透光试验阴性。交通性鞘膜积液时透光试验阳性。

（2）精液囊肿　常位于附睾头部，一般体积较小，睾丸可清楚扪及。穿刺囊肿液呈乳白色，镜检内含有精子。

（3）睾丸肿瘤　睾丸肿瘤无疼痛，肿物增长较快，质地硬且具有沉重感，透光试验阴性。

【治疗】

治以疏肝、健脾、益肾、除湿为主，兼瘀者化瘀，兼热者泄热；并可配合外治、穿刺等疗法。

1. 辨证论治

（1）肾气亏虚证

证候：多见于先天性水疝之婴幼儿。阴囊肿大，甚则亮如水晶，不红不热，不痛，睡卧时缩小，站立、哭叫时增大；舌淡，苔薄白，脉细弱。

治法：温肾通阳，化气行水。

方药：济生肾气丸、真武汤加减。常用熟地黄、山茱萸、牡丹皮、山药、茯苓、泽泻、肉桂、制附子、牛膝、车前子、芍药、生姜、白术、葫芦巴、巴戟天、淫羊藿。少腹胀痛者加乌药、木香、小茴香。

（2）寒湿凝聚证

证候：发病缓慢，阴囊肿胀逐渐加重，久则皮肤顽厚，肿胀严重时阴茎内缩，影响排尿和性交，伴阴囊发凉潮湿、坠胀不适；腰酸乏力；舌淡，苔白腻，脉沉弦。

治法：疏肝理气，祛寒化湿。

方药：陈苓汤、加减导气汤、水疝汤等加减。常用半夏、陈皮、茯苓、白术、猪苓、泽泻、桂皮、川楝子、小茴香、橘核、牛膝、薏苡仁、甘草等。

（3）湿热下注证

证候：发病较快，阴囊肿大，皮肤潮湿而红热；伴小便短赤，或有睾丸肿痛及全身发热；舌红，苔黄，脉滑数或弦数。

治法：清热化湿。

方药：大分清饮、清解汤加减。常用茯苓、泽泻、木通、猪苓、栀子、枳壳、车前子、薄荷叶、蝉蜕、生石膏、甘草等。

（4）瘀血阻络证

证候：多有睾丸损伤或睾丸肿瘤病史。阴囊肿大坠痛，睾丸胀痛，积液可呈红色，透光试验多为阴性；舌紫暗或有瘀点，脉沉涩。

治法：活血化瘀，行气利水。

方药：活血散瘀汤或桃红四物汤加减。常用川芎、当归尾、赤芍、生地黄、苏木、牡丹皮、枳壳、瓜蒌仁、桃仁、红花、槟榔、大黄、牛膝、泽泻、薏苡仁、车前子。痛甚者加延胡索、没药。

2. 外治疗法

（1）敷药法　湿热型用金黄散，以水调敷患处。寒湿型用回阳玉龙膏，以酒蜜调敷患处。

（2）热熨法　用小茴香、橘核各100g，研粗末炒热，装布袋内热熨患处，每次20～30分钟，每日2～3次。用于婴儿水疝或继发性水疝属寒证者。

3. 其他治疗

（1）药物注射法　对于壁薄而小的积液，在局麻下先穿刺抽尽囊液，注入25%醋酸氢化泼尼松悬液0.5～1.5mL、2%盐酸普鲁卡因2mL，或鱼肝油酸钠3～5mL。注药后轻轻按摩阴囊，使药液分布均匀。此法禁用于交通性鞘膜积液。

（2）手术疗法　成人鞘膜积液较多，肿块较大，经保守治疗无效时，可采用手术治疗。

【预防与调护】

1. 积极治疗睾丸炎等原发病，减少或避免该病发生。

2. 如行穿刺，必须严格消毒，防止感染。

第六节　尿石症

　　方某，男，49岁。自诉1天前因劳累突然右腰腹疼痛，逐渐加重，阵发性绞痛，大汗淋漓，恶心欲呕，无明显恶寒发热，小便黄。自服消炎药无明显好转。

　　尿石症，又称泌尿系结石。包括上尿路结石（肾结石、输尿管结石）和下尿路结石（膀胱结石和尿道结石），是泌尿外科常见疾病之一。其临床特点以腰腹部绞痛和血尿为主。本病男性多于女性，男女发病率约为3∶1。我国长江以南为高发地区之一。本病属于中医学"石淋"的范畴。

【病因病机】

　　本病多由下焦湿热、气滞血瘀或肾气不足引起，病位在肾、膀胱和溺窍，肾虚为本，湿热、气滞血瘀为标。肾虚则膀胱气化不利，致尿液生成与排泄失常，加之摄生不慎，感受湿热之邪，或饮食不节，嗜食辛辣肥甘醇酒之品，致湿热内生，蕴结膀胱，煎熬尿液，结为砂石；气滞血瘀，气机不利，石阻脉络，不通则痛；结石损伤血络，可引起血尿。

　　西医学认为，影响结石形成的因素很多，如年龄、性别、种族、遗传、环境因素、饮食习惯和职业等。身体的代谢异常、尿路的梗阻、感染、异物和药物的使用等是结石形成的常见病因。

【辨病】

1. 诊断

（1）临床表现

　　①上尿路结石　包括肾和输尿管结石。典型的临床症状是突然发作的腰部或腰腹部绞痛和血尿，其程度与结石的部位、大小及移动情况等有关。绞痛发作时疼痛剧烈，患者可出现恶心、呕吐、冷汗、面色苍白等症状。疼痛为阵发性，并沿输尿管向下放射至下腹部、外阴和大腿内侧。检查时肾区有叩击痛，各相应输尿管点可有压痛。结石较大或固定不动时，可无疼痛，或仅为钝痛、胀痛，常伴有肾积水或感染。绞痛发作后出现血尿，多为镜下血尿，肉眼血尿较少，或有排石现象。有时活动后镜下血尿是上尿路结石唯一的临床表现。

　　结石合并感染时，可有尿频、尿急、尿痛；伴发急性肾盂肾炎或肾积脓时，可有发热、畏寒、寒战等全身症状。双侧上尿路结石或孤肾伴输尿管结石引起完全梗阻时，可导致无尿。

　　②膀胱结石　膀胱结石的典型症状为排尿中断，并引起疼痛，放射至阴茎头和远端尿道，此时患儿常手握阴茎，蹲坐哭叫，经变换体位又可顺利排尿。多数患者平时有排尿不畅、尿频、尿急、尿痛和终末血尿。前列腺增生继发膀胱结石时，排尿困难加重。

　　③尿道结石　主要表现为排尿困难、排尿费力，呈点滴状，或出现尿流中断及急性尿潴留。排尿时疼痛明显，可放射至阴茎头部，后尿道结石可伴有会阴和阴囊部疼痛。

　　（2）辅助检查　B型超声检查简便、经济、无创伤，可发现直径2mm以上结石。但由于受肠道内容物的影响，对输尿管中下段结石的敏感性较低。尿路X线平片（KUB）可发现90%左右的阳性结石，能够大致确定结石的大小、形态、数量和位置。静脉尿路造影（IVU）、CT扫描、磁共振等检查都有助于临床诊断。尿常规检查多见有红细胞。

2. 鉴别诊断

（1）胆囊炎　表现为右上腹疼痛且牵引背部作痛，疼痛不向下腹及会阴部放射，墨菲征阳性。经腹部 X 线平片、B 超及血、尿常规检查，两者不难鉴别。

（2）急性阑尾炎　以转移性右下腹痛为主症，麦氏点压痛，可有反跳痛或肌紧张。经腹部 X 线平片和 B 超检查即可鉴别。

【治疗】

结石直径＜ 6mm 且表面光滑、无肾功能损害者，可采用中药排石；对于较大结石可先行体外震波碎石，再配合中药治疗。初起宜宣通清利，日久则配合补肾活血、行气导滞之剂。

1. 辨证论治

（1）湿热蕴结证

证候：腰痛或少腹痛，或尿流突然中断，尿频，尿急，尿痛，小便混赤，或为血尿；口干欲饮；舌红，苔黄腻，脉弦数。

治法：清热利湿，通淋排石。

方药：三金排石汤加减。常用海金沙、金钱草、鸡内金、木通、萹蓄、滑石、瞿麦、车前子。血尿较重者，加琥珀粉、三七粉；疼痛甚者加延胡索、乳香、没药。

（2）气血瘀滞证

证候：发病急骤，腰腹胀痛或绞痛，疼痛向外阴部放射，尿频，尿急，尿黄或赤；舌暗红或有瘀斑，脉弦或弦数。

治法：理气活血，通淋排石。

方药：金铃子散合石韦散加减。常用金铃子、延胡索、石韦、冬葵子、牛膝、赤芍、滑石、车前子等。较重者加桃仁、乳香、没药；血尿较重者，加琥珀粉、三七粉。

（3）肾气不足证

证候：结石日久，留滞不去，腰部胀痛，时发时止，遇劳加重，疲乏无力，尿少或频数不爽；或面部轻度浮肿；舌淡苔薄，脉细无力。

治法：补肾益气，通淋排石。

方药：济生肾气丸加减。常用熟地黄、山药、泽泻、黄芪、茯苓、牛膝、车前子等。较重者，加白术、玉米须、白茅根等。

（4）肾阴亏虚证

证候：腰腹隐痛，便干尿少；头晕目眩，耳鸣，心烦咽燥，腰膝酸软；舌红苔少，脉细数。

治法：滋阴补肾，通淋排石。

方药：六味地黄丸加减。常用熟地黄、山药、茯苓、泽泻、黄精、女贞子、牡丹皮、川牛膝、金钱草、车前子等。伴明显湿热者，可合用四妙丸。

2. 总攻疗法

（1）适应证　结石直径＜ 6mm，表面光滑；双肾功能基本正常；无明显尿路狭窄或畸形。

（2）方法　见表 12-1。

总攻疗法以 6 ～ 7 次为 1 个疗程，隔天 1 次；总攻疗法治疗后结石下移或排而未净者，休息 2 周可继续进行下一个疗程，一般不超过 2 个疗程。如多次使用氢氯噻嗪等利尿药进行总攻疗法，必要时可口服补钾，以防低血钾。

表 12-1 尿路结石总攻疗法

时间	方法
7∶00	排石中药头煎 300mL，口服
7∶30	氢氯噻嗪 50mg，口服
8∶30	饮水 500～1000mL
9∶00	饮水 500～1000mL
9∶30	排石中药二煎 300mL，口服
10∶30	阿托品 0.5mg，肌内注射
10∶40	针刺肾俞、膀胱俞（肾盂、输尿管中上段结石）；或肾俞、水道（输尿管下段结石）；或关元、三阴交（膀胱、尿道结石）。先弱刺激，后强刺激，共 20 分钟
11∶00	跳跃 20 分钟左右

3.其他疗法 根据病情选择使用体外震波碎石或手术治疗。

【预防与调护】

1.每天饮水量 2000～3000mL，并及时排尿，防止尿液浓缩。若能饮用磁化水则更为理想，可以预防结石发生。

2.应调节饮食，合理摄入蛋白质饮食，避免进食过多钙质，有助于上尿路结石的预防。痛风患者应少食动物内脏、肥甘之品。菠菜、豆腐、竹笋、苋菜之类不宜进食太多。

3.及时治疗尿路感染，解除尿路梗阻。

4.经常用金钱草、玉米须泡水喝，有助于细小结石排出和预防结石形成。

第七节　男性不育症

吴某，男，30 岁。婚后 3 年一直未育，诉神疲乏力，易腰膝酸软，畏寒肢冷，性欲稍减退，勃起功能正常。

男性不育是指育龄夫妇同居一年以上，性生活正常，未采取任何避孕措施，女方有受孕能力，由于男方原因而致女方不能怀孕的一类疾病。据资料统计，已婚夫妇不能生育者约占 10%，其中女方原因占 50%～60%，男方原因占 20%～25%，男女双方的原因占 20%～25%。中医古籍称本病为"男子绝子""无子""无嗣"等。

【病因病机】

中医学认为男性不育症与肾、心、肝、脾等脏有关，而其中与肾脏关系最为密切。大多由于精少、精弱、死精、无精、精稠、阳痿及不射精等所引起。

1.肾精亏虚 若禀赋不足，肾气虚弱，命门火衰，可致阳痿不举，甚至阳气内虚，无力射出精液；或元阴不足，精血亏虚，阴虚火旺，相火偏亢，精热黏稠不化；或房劳过度，精血耗散，则精少精弱。上述因素均可导致不育。

2.肝郁气滞 情志不舒，郁怒伤肝，肝气郁结，疏泄无权，可致宗筋痿不举；或气郁化火，肝火亢盛，灼伤肾水，肝木失养，宗筋拘急，精窍之道被阻，亦可影响生育。

3.湿热下注 素嗜肥甘滋腻、辛辣炙煿之品，损伤脾胃，脾失健运，痰湿内生，郁久化热，阻遏命门之火，可致阳痿、死精、精浊等造成不育。

4.气血两虚 思虑过度、劳倦伤心而致心气不足，心血亏耗；或大病久病之后，元气大伤，气血两虚，血虚不能化生精液而精少精弱，甚或无精，可引起不育。

【辨病】

1.诊断

（1）临床表现 对不育症的诊断应从以下两个方面进行。

①病史 详细了解患者的职业、既往史、个人生活史、婚姻史、性生活情况，以及过去精液检查结果和配偶健康状况等。还应了解有无与放射线、有毒物品接触史及高温作业史，有无腮腺炎并发睾丸炎病史，有无其他慢性病及长期服药情况，是否经常食用棉籽油，有无酗酒、抽烟习惯等。

②体格检查 检查的重点是全身发育情况和外生殖器。如体型，发育营养状况，胡须、腋毛、阴毛分布，乳房发育等情况；阴茎的发育，睾丸位置及其大小、质地、有无肿物或压痛，附睾、输精管有无结节、压痛或缺如，精索静脉有无曲张等。

（2）辅助检查 检查内容主要包括精液常规或分析、精液生化测定、精子穿透宫颈黏液试验、精子凝集试验、睾丸活组织检查、输精管道的X线检查、生殖内分泌测定、遗传学检查等。

WHO（第五版）人类精液分析常用参数参考值见表12-2。

表 12-2　WHO(第五版)精液分析常用参数参考值

参数	参考值	单位
精液体积	≥ 1.5	mL
精子总数	≥ 39	$\times 10^6$/一次射精
精子浓度	≥ 15	$\times 10^6$/mL
前向运动精子（PR，%）	≥ 32	
总活力（PR+NP，%）	≥ 40	
存活率	≥ 58%	
液化时间	< 60	min
正常形态	≥ 4%	
pH	≥ 7.2	
过氧化物酶阳性细胞浓度	< 1	$\times 10^6$/mL
精浆中性葡萄糖苷酶	≥ 20	mU/一次射精

2.鉴别诊断 应判断不育的原因在男方而不在女方，或男女双方都存在不育的因素，进一步检查并找出病因。

【治疗】

古方多宗从肾论治，《石室秘录》提出治不育六法，曰："精寒者温其火，气衰者补其气，痰多者消其痰，火盛者补其水，精少者添其精，气郁者舒其气，则男子无子者可以有子，不可徒补其肾也。"

1. 辨证论治

（1）肾阳虚衰证

证候：性欲减退，阳痿早泄，精子数少、成活率低、活动力弱，或射精无力；伴腰酸腿软，疲乏无力，小便清长；舌质淡，苔薄白，脉沉细。

治法：温补肾阳，益肾填精。

方药：金匮肾气丸合五子衍宗丸加减。常用熟地黄、山药、山茱萸、茯苓、泽泻、桂枝、附子、怀牛膝、车前子、菟丝子、覆盆子等。阳虚症状较甚者，可加肉桂、鹿茸；疲乏无力甚者，加黄芪、西洋参。

（2）肾阴不足证

证候：遗精滑泄，精液量少，精子数少，精子活动力弱或精液黏稠不化，畸形精子较多；头晕耳鸣，手足心热，甚则潮热盗汗；舌质红，少苔，脉沉细。

治法：滋补肾阴，益精养血。

方药：左归丸合五子衍宗丸加减。常用山药、熟地黄、山茱萸、枸杞子、怀牛膝、菟丝子、鹿角胶、龟甲、覆盆子、五味子等。潮热盗汗甚者，加鳖甲、银柴胡。

（3）肝郁气滞证

证候：性欲低下，阳痿不举，或性交时不能射精，精子稀少、活力下降；精神抑郁，两胁胀痛，嗳气泛酸；舌质暗，苔薄，脉弦细。

治法：疏肝解郁。

方药：柴胡疏肝散加减。常用陈皮、柴胡、川芎、枳壳、芍药、甘草、香附等。胁痛明显者，加川楝子；有气郁化火征象者，加生地黄，牡丹皮。

（4）湿热下注证

证候：阳事不兴或勃起不坚，精子数少或死精子较多；小腹急满，小便短赤；舌苔薄黄，脉弦滑。

治法：清热利湿。

方药：程氏萆薢分清饮加减。常用萆薢、苍术、白术、黄柏、石菖蒲、莲子心、丹参、怀牛膝、车前子、茯苓等。精子较少者，可加西洋参；小腹胀满甚者，可加郁金、川楝子。

（5）气血两虚证

证候：性欲减退，阳事不兴，或精子数少、成活率低、活动力弱；神疲倦怠，面色无华；舌质淡，苔薄白，脉沉细无力。

治法：补益气血。

方药：十全大补汤加减。常用熟地黄、当归、菟丝子、山药、枸杞子、巴戟天、鹿角胶、杜仲、山茱萸、人参、白术、茯苓、炙甘草等。

除辨证论治外，还可根据精液检查情况"辨精用药"，如精子成活率低、活动力差者，加淫羊藿、巴戟天、菟丝子、生黄芪等；死精、畸形精子多者，加土茯苓、重楼等；精液中有脓细胞者，加蒲公英、红藤、黄柏等；精液不液化而呈团块状者，加泽泻、牡丹皮、麦冬、当归、生地黄等。

2. 其他疗法

（1）西药治疗　根据病情可选用绒毛膜促性腺激素（hCG）、睾酮、克罗米芬、精氨酸、左卡尼汀、维生素类、硫酸锌糖浆等。

（2）手术治疗　可用于因精索静脉曲张、输精管梗阻等所致的不育症。

（3）辅助生殖技术（ART）　对保守治疗无效的少精、弱精、无精症等，可考虑辅助生殖技术等。

（4）针灸治疗　选肾俞、关元、膀胱俞、三阴交等穴，毫针平补平泻，每次 15 ～ 30 分钟，每日或隔日 1 次。

【预防与调护】

1. 提倡进行婚前教育，宣传生殖生理方面的有关知识，科学指导青年男女正确认识两性关系，夫妻和睦，性生活和谐。

2. 勿过量饮酒及大量吸烟，不食棉籽油。

3. 消除有害因素的影响，对接触放射线、有毒物品或高温环境而致不育者，可适当调动工作。

4. 性生活适度，性交次数不要过频，也不宜相隔时间太长，否则影响精子质量。如果能利用女方排卵时间进行性交，可提高受孕概率。

第八节　阳　痿

李某，男，36 岁。诉性生活时阴茎不能勃起 6 个月。患者近 1 年来工作不如意，家庭时起矛盾纠纷。自行服用金匮肾气丸、五子衍宗丸等效果不佳。

阳痿是指男性除未发育成熟或已到性欲衰退时期，性交时阴茎不能勃起，或虽勃起但勃起不坚，或勃起不能维持，以致不能进行或完成性交全过程的一种疾病。《内经》中称为"阴痿""筋痿"，直至明代周之干首次以"阳痿"命名该病，在《慎斋遗书·阳痿》中有"阳痿多属于寒"的记载。

目前西医学将"阳痿"改称为"勃起功能障碍"。据统计，普通人群中有 5% ～ 10% 的成年男子患有不同程度的阳痿；我国城市男性的阳痿总患病率为 26.1%，而 40 岁以上中老年男子阳痿的患病率为 40.2% ～ 73.1%，且随年龄增长而上升，60 岁以上者尤为明显。

【病因病机】

1.肝气郁结　多愁善感，情志不畅，或郁怒伤肝，肝气郁结，终致肝木不能疏泄条达，宗筋失养而痿软不用。

2.肝胆湿热　过食肥甘厚味，酿湿生热，或外感湿热之邪，内阻中焦，郁蒸肝胆，伤及宗筋，致使宗筋弛纵不收而发生阳痿。

3.脾胃不足　大病久病失却调养，或饥饱失调损伤脾胃，致脾胃虚弱、运化无力，气血生化不足，不能输布精微以养宗筋，则宗筋不举而痿软。《临证指南医案·阳痿》说："阳明虚则宗筋纵。盖胃为水谷之海，纳食不旺，精气必虚。况男子外肾，其名为势，若谷气不充，欲求其势之雄壮坚举，不亦难乎？"

4.气血瘀阻　病久多瘀，或体弱气虚，或阴部有外伤、手术史，引起气血瘀阻，脉络不通，导致玉茎痿软不用。

5.心脾两虚　思虑过度，劳倦伤心，致心气不足，心血亏耗，或大病久病之后元气大伤，气血两虚，形体衰弱，宗筋痿软，阳事不兴。

6. 惊恐伤肾   房之中突发事意外，卒受惊恐，恐则气下；或初次性交时惧怕不能成功，顾虑重重；或未婚做爱，担心女方怀孕等，均可导致阳痿不举。

7. 肾阴亏虚   少年累犯手淫，戕害太早，或婚后恣情纵欲，不节房事，以致肾阴损伤太过，相火偏亢，火热内生，灼伤宗筋，也可导致阴茎萎软不用。

8. 肾阳不足   房事不节，恣情纵欲，肾精亏虚，阴损及阳；或元阳不足，素体阳虚，致命门火衰，精气虚冷，阳事不兴而渐成阳痿。

西医学认为，本病原因复杂，是由多方面因素所造成，包括心理、精神、疾病、血管、神经、内分泌及某些器质性病变等。

【辨病】

1. 诊断

（1）临床表现   有性刺激和性欲情况下，阴茎不能勃起或勃起不坚，勃起时间短促，很快疲软，以致不能进行或完成性交，并持续3个月以上。但须除外阴茎发育不良引起的性交不能。

常有神疲乏力、腰膝酸软、畏寒肢冷，或夜寐不安、精神苦闷、胆怯多疑，或小便不畅、滴沥不尽等症。

目前多采用国际勃起功能评分五项（IIEF-5）和勃起硬度评分（EHS）来评定阳痿的程度。

（2）辅助检查   西医学认为，阳痿有功能性与器质性之别。除常规检查尿液、性激素外，还可做夜间阴茎勃起试验和视听刺激勃起检测；或进行多普勒超声、阴茎动脉测压、阴茎海绵体注射血管活性药物、阴茎海绵体造影等检查，确定有无阴茎血流障碍。

2. 鉴别诊断

（1）早泄   阴茎勃起正常，但射精快，一般性交时间不足1分钟精液即排出，甚至阴茎尚未插入阴道即泄精，妨碍性生活的正常进行。

（2）假性阳痿   这是患者的自我意识。即阴茎能正常勃起并进入阴道进行性交，很快达到高潮而射精并获得快感，但因不能满足对方而遭到非议，便自以为是阳痿而求治者。这种情况不属阳痿范畴。

【治疗】

1. 辨证论治

（1）肝气郁结证

证候：阳事不兴，或举而不坚；心情抑郁，烦躁易怒，胸胁胀满，善太息；苔薄白，脉弦。

治法：疏肝解郁。

方药：逍遥散加减。常用柴胡、枳实、薄荷、当归、白芍、炙甘草、白蒺藜、紫梢花、川楝子、醋延胡索、丹参、蜈蚣等。

（2）湿热下注证

证候：阴茎痿软；阴囊潮湿，瘙痒腥臭，睾丸坠胀作痛；小便色黄，尿道灼痛，胁胀腹闷，肢体困倦，泛恶口苦；舌红苔黄腻，脉滑数。

治法：清利湿热。

方药：萆薢渗湿汤加减。常用萆薢、薏苡仁、黄柏、赤茯苓、牡丹皮、泽泻、滑石、通草等。

（3）脾虚胃弱证

证候：临房阴茎举而不坚；纳食减少，脘腹饱闷，身体倦怠，四肢乏力，面色萎黄；舌淡，苔薄，脉沉弱。

治法：补脾益胃。

方药：参苓白术散加减。常用扁豆、党参、白术、茯苓、甘草、山药、莲子、桔梗、薏苡仁、砂仁、淫羊藿、韭菜子、枸杞子、补骨脂、白蒺藜、蜈蚣、丹参等。

（4）气血瘀阻证

证候：多有动脉硬化、糖尿病或阴部外伤及盆腔手术史，阳事不兴或勃起不坚，性欲淡漠；舌质暗有瘀斑，脉沉涩或弦。

治法：行气活血，通脉振阳。

方药：桃红四物汤加减。常用当归、生地黄、红花、桃仁、赤芍、川芎、丹参、蜈蚣等。

（5）心脾两虚证

证候：阳痿不举；心悸，失眠多梦，神疲乏力，面色无华，食少纳呆，腹胀便溏；苔薄白，脉细弱。

治法：补益心脾。

方药：归脾汤加减。常用党参、黄芪、白术、当归、生地黄、茯神、酸枣仁、木香、肉苁蓉、淫羊藿、补骨脂、菟丝子、白蒺藜、丹参、蜈蚣等。

（6）惊恐伤肾证

证候：阳痿不振；心悸易惊，胆怯多疑，夜多噩梦，常有被惊吓史；苔薄白，脉弦细。

治法：益肾宁神。

方药：启阳娱心丹加减。常用人参、五味子、天冬、麦冬、柏子仁、玄参、丹参、桔梗、菟丝子、当归、远志、茯神、石菖蒲、生酸枣仁、巴戟天、枸杞子、淫羊藿、蜈蚣等。

（7）肾阴亏虚证

证候：阳事不举，或举而不坚，多由正常而逐渐不举，终至痿软不起；伴腰膝酸软，眩晕耳鸣，失眠多梦，遗精，形体消瘦；舌红少津，脉细数。

治法：滋阴补肾。

方药：左归丸或二地鳖甲煎加减。常用熟地黄、枸杞子、山茱萸、龟板胶、鹿角胶、菟丝子、牛膝、山药、枸杞子、丹参、蜈蚣等。

（8）肾阳不足证

证候：阳事不举，或举而不坚，精薄清冷；神疲倦怠，形寒肢冷，阴部冷凉，面色无华，头晕耳鸣，腰膝酸软，小便清长；舌淡胖，苔薄白，脉沉细。

治法：温肾助阳。

方药：右归丸加减。常用熟地黄、山药、山茱萸、枸杞子、杜仲、菟丝子、附子、肉桂、当归、鹿角胶、丹参、蜈蚣等。

2. 其他疗法

（1）针灸疗法　选肾俞、命门、肝俞、三阴交等穴，毫针平补平泻，每次 20~30 分钟，隔日 1 次。

（2）西药治疗　根据病情可选用口服药物 PDG5 抑制剂、激素类药物如睾酮等。

（3）手术治疗　包括血管手术、假体植入术。

此外，还有真空勃起装置（VED）、体外低能量冲击波治疗、海绵体内血管活性药物注射、心理疏导等疗法。

【预防与调护】

1.宜调畅情志，心态平和，怡情养心。
2.注意饮食搭配，少食醇酒肥甘，避免湿热内生。
3.寻找病因，积极防治原发疾病，如糖尿病、动脉硬化等。

第九节　血　精

张某，男，25岁。诉精液呈暗红色1月余。患者2个月前打架斗殴致多处骨折，在当地医院骨科住院1月余，但出院后每逢房事出现精液呈暗红色，伴有射精痛，耻骨上区疼痛不适。当地医院诊断为"精囊炎"，给予口服药物治疗，症状无缓解。

血精指精液中夹有血液的疾病。又称"精血""行房出血"等。其临床特点是精液中含有血液，根据精液中含血量的多少，可表现为肉眼血精、含血凝块，或仅显微镜下精液中有红细胞。可伴有尿急、尿频、尿涩痛、会阴不适等症状。血精首见于《诸病源候论·虚劳精血出候》，曰："肾藏精，精者血之所成也。虚劳则生七伤六极，气血俱损，肾家偏虚，不能藏精，故精血俱出也。"

本病相当于西医学的精囊炎，有急性和慢性之分。

【病因病机】

血精的病位在精室。其病因或热入精室，或外伤跌仆，或脾肾气虚，血失统摄。基本病理变化为精室血络受损，血溢脉外，随精并出。

1.湿热下注　外感湿热毒邪或湿热秽浊之气，或嗜食辛辣厚味、醇酒炙煿之品，均可导致湿热内生，蕴结下焦，熏蒸精室，灼伤血络，迫血妄行，精血同下，发为本病。

2.阴虚火旺　先天禀赋不足，或过服温燥助阳之品，或房劳过度，耗伤阴精，阴虚火旺，灼伤血络，血溢脉外，血随精出，发为本病。

3.瘀血阻络　跌仆闪挫，伤及精室血络，络破血溢，或病久入络，瘀血内停，阻滞血络，或强力入房，逼令精出，精室血络受损，瘀血败精阻络等，均可导致血不循经，溢于精室，随精并出，发为本病。

4.脾肾两虚　思虑无穷，劳倦过度，或久病体虚，房事不节，均可致脾肾两虚，气不统血摄精，精血俱出，发为本病。

【辨病】

1.诊断

（1）临床表现　本病多见于成年男性，尤其是同时伴有前列腺炎者。部分患者有性交过频或性交持续时间过长、燥热饮食刺激等诱因。主要症状为性交时射出的精液或不因性交而外遗的精液中含有血液，由平时的乳白色变为粉红色、暗红色或夹带有血丝。可伴有下腹部及会阴部不适，或出现性欲减退、早泄等症状。急性期可伴有寒战、发热等全身表现。

（2）专科检查　直肠指检急性者可触及肿大的精囊腺，触痛明显，有波动感和压痛；慢性者压痛不明显，周围界限不清，部分患者精囊质地较硬。

（3）辅助检查　精液镜检可见大量红细胞，或并见脓细胞，精子大多数死亡或少精或无精子。血常规、尿常规、经直肠超声、CT、精囊镜检查和精囊腺造影（急性期禁行精囊造影）等有助于明确诊断。

2.鉴别诊断

（1）慢性前列腺炎　二者均可见少腹及会阴部不适，或有性欲减退、早泄、遗精等性功能障碍及尿道刺激征。但慢性前列腺炎未并发精囊炎时，肉眼不见精液中混杂血液，或镜下精液中无红细胞。

（2）急性膀胱炎　二者均有尿频、尿急、尿痛，少腹疼痛等症状。但急性膀胱炎排尿时尿呈红色或见血块或镜下红细胞，精液中无红、白细胞。

（3）精囊肿瘤　可有血精及尿频、尿急、血尿等尿路症状。直肠指诊可触及精囊部不规则硬结。精囊造影可发现充盈缺损。B超或经会阴或经直肠的精囊活组织检查有助于诊断。

【治疗】

本病治疗当以止血为原则。然其病有虚实之分和热、瘀、虚之不同，病变脏腑涉及心、肝、脾、肾和膀胱等，临证之时应审因辨证，分别施以凉血止血、养血止血、益气止血、祛瘀止血等法。

1.辨证论治

（1）湿热下注证

证候：精液红色或暗红色或棕褐色，少腹、会阴及睾丸部疼痛或不适，射精时加剧；可伴有尿频、尿急，排尿灼热或疼痛，小便黄热，余沥不尽，或有白浊；舌红，苔黄腻，脉滑数或洪数。

治法：清热利湿，凉血止血。

方药：龙胆泻肝汤加减。常用栀子、黄芩、柴胡、生地黄、车前子、泽泻、木通、当归、甘草等。出血较重者，加大蓟、小蓟；疼痛较甚者，加乌药、川楝子；火毒较甚者，加水牛角、牡丹皮。

（2）阴虚火旺证

证候：精血相混，色鲜红，夹有碎屑状陈旧血块，或镜下精液中有红细胞，会阴部坠胀或阴茎中灼痛；伴头晕耳鸣，腰膝酸软，潮热盗汗，心烦口干，小便短黄；舌红少津，苔薄黄，脉细数。

治法：滋阴降火，凉血止血。

方药：知柏地黄丸合二至丸加减。常用生地黄、山茱萸、山药、泽泻、牡丹皮、茯苓、知母、黄柏、女贞子、旱莲草等。出血甚者，加蒲黄炭、棕榈炭。

（3）瘀血阻络证

证候：精中带血，血色暗红，夹有血丝、血块，射精时精道疼痛较重，有阴部外伤史；伴少腹、会阴及睾丸部疼痛；舌质紫暗或有瘀点瘀斑，苔薄，脉涩。

治法：活血止血，祛瘀止痛。

方药：桃红四物汤合失笑散加减。常用桃仁、红花、生地黄、当归、川芎、五灵脂、蒲黄炭等。疼痛甚者，加三七粉、牛膝。

（4）脾肾两虚证

证候：精液淡红，或镜下见红细胞；伴有性欲减退或阳痿早泄；面色少华，神疲乏力，失眠多梦，腰膝酸软；舌淡而胖，脉细无力。

治法：补肾健脾，益气摄血。

方药：大补元煎合归脾汤加减。常用人参、黄芪、山药、熟地黄、当归、山茱萸、茯苓、杜仲、枸杞子、白术、远志等。出血明显者，加血余炭、阿胶；遗精早泄者，加芡实、金樱子。

2. 外治疗法

（1）用野菊花、苦参、马齿苋、败酱草、马鞭草各 30g，水煎坐浴，每晚 1 次，用于血精湿热下注者。

（2）用金黄散 15 ～ 30g，加山芋粉或藕粉适量，水 200mL 调成糊状，微冷后保留灌肠，每日 1 次。

3. 其他疗法

（1）中成药

①龙胆泻肝丸　用于血精肝经湿热者。每次 9g，每日 2 次。

②知柏地黄丸　用于血精阴虚火旺者。每次 9g，每日 2 次。

③云南白药　用于各种证型，尤其适用于瘀血阻滞者。每次 2g，每日 2 ～ 3 次。

④归脾丸　用于血精反复不愈属气血不足、心脾两虚者。每次 9g，每日 2 次。

（2）西药治疗　急性精囊炎根据细菌培养和药敏结果选择抗生素，慢性期可采用抗炎药物、经直肠微波理疗、热水坐浴及精囊前列腺按摩等综合措施治疗。血精日久不愈，反复发作者，可用止血药物，常用维生素 K_3 口服或肌内注射。10 天为 1 个疗程。

（3）针灸治疗　取会阴、肾俞等穴。采用泄法，重刺激，不留针。每日针刺 1 次，10 次为 1 个疗程。

（4）心理治疗　血精患者多感恐惧和惊慌，在运用其他方法治疗时，须向患者解释本病的发生、发展、转归，消除其顾虑。

【预防与调护】

1. 未病时，保持规律的性生活，房事不能过频，避免酒后尤其醉酒后同房；少饮酒，少食辛辣燥热食物，多食蔬菜、水果，保持大便通畅；避免不洁性交；预防会阴外伤，避免长时间骑车；积极防治尿道炎、前列腺炎等泌尿生殖系疾病。

2. 已病后，急性期禁止精道检查和精囊前列腺按摩，暂停房事；慢性期可适度房事，但每次持续时间不宜过长；保持心情舒畅；避免久坐及长时间骑车；饮食以清淡为主，禁酒，忌辛辣刺激之品。

第十节　精　浊

王某，男，30 岁。反复小便刺痛伴会阴部不适 1 年。患者 1 年前出现小便刺痛，尿道灼热感，会阴部滞胀不适，大便时有尿道口"滴白"现象。

精浊是精室在邪毒或其他致病因素作用下产生的一种疾病。常见症状是尿频、尿急、尿痛，偶见尿道溢出少量乳白色液体，并伴有会阴、腰骶、小腹、腹股沟等部隐痛不适等。好发于中青年男性。

本病相当于西医学的前列腺炎。临床上有急性和慢性、有菌性和无菌性、特异性和非特异性的区别，其中以慢性无菌性非特异性前列腺炎最为多见，其特点是发病缓慢、病情顽固、缠绵难愈。

【病因病机】

急性者多由饮食不节，嗜食醇酒肥甘，酿生湿热；或因外感湿热之邪，壅聚于下焦而成。

慢性者多由相火妄动，所愿不遂，或忍精不泄，肾火郁而不散，离位之精化成白浊；包皮过长或房事不洁，精室空虚，湿热从精道内侵，湿热壅滞；或久坐致气血瘀阻而成。病久伤阴，肾阴暗耗，可出现阴虚火旺证候；或病久情志内伤，肝气郁结而发病；亦有体质偏阳虚者，久则火势衰微，易见肾阳不足之象。

西医学认为，本病的发生与致病菌或病原微生物感染、尿液反流、异常的盆底神经肌肉活动及内分泌异常、免疫、心理等因素有关。

【辨病】

1. 诊断

（1）临床表现 急性者发病较急，突发寒战高热，尿频、尿急、尿痛，腰骶部及会阴部疼痛，或伴有直肠刺激征。形成脓肿时常发生尿潴留。直肠指检前列腺饱满肿胀，压痛明显，温度增高。

慢性者临床症状表现不一，患者可出现不同程度的尿频、尿急、尿痛、尿不尽、尿道灼热，腰骶、小腹、会阴及睾丸等处坠胀隐痛。晨起、排尿终末或大便时尿道偶见有少量白色分泌物。部分病程较长患者可出现阳痿、早泄、遗精或射精痛等，或伴头晕耳鸣、失眠多梦、腰酸乏力等症状。直肠指检前列腺多正常大小，或稍大或稍小，质软或软硬不均，轻度压痛。

（2）辅助检查 急性者尿道口溢出分泌物镜检有大量脓细胞，涂片可找到细菌。慢性者前列腺按摩液镜检白细胞每高倍视野在10个以上，卵磷脂小体减少或消失。若前列腺液不能取得时，可取精液检查，白细胞计数 $> 1 \times 10^6/\, mL$ 为异常。

"四杯法"及"两杯法"可用于病原体定位检查。前列腺液培养有利于病原菌诊断。细菌性前列腺炎者前列腺液培养有较固定的致病菌生长，慢性非细菌性前列腺炎者细菌培养呈阴性。超声波检查多表现为内部回声强弱不均，可见增强的光斑及结节回声，被膜回声欠清晰。

2. 鉴别诊断

（1）慢性子痈（附睾炎） 阴囊、腹股沟部隐痛不适，类似慢性前列腺炎。但慢性子痈（附睾炎）附睾部可触及结节，并伴轻度压痛。

（2）精癃（前列腺增生症） 大多在老年人群中发病。尿频且伴排尿困难，尿线变细，残余尿增多。B超、直肠指检可进行鉴别。

（3）精囊炎 精囊炎和慢性前列腺炎多同时发生，除有类似前列腺炎症状外，还有血精及射精疼痛的特点。

【治疗】

主张综合治疗，注意调护。临床以辨证论治为主，抓住肾虚（本）、湿热（标）、瘀滞（变）三个基本病理环节，分清主次，权衡用药。

此外，精浊（慢性前列腺炎）患者多有或轻或重的抑郁倾向，甚至是抑郁症的表现，其基本病理变化为肝郁。因此，不论何因、何证或病程新久，均可适当加入疏肝解郁之品。

1. 辨证论治

（1）湿热蕴结证

证候：尿频、尿急、尿痛，尿道灼热感，排尿末或大便时尿道偶有白浊，会阴、腰骶、睾丸、小腹坠胀疼痛；苔黄腻，脉滑数。

治法：清热利湿。

方药：八正散或龙胆泻肝汤加减。常用车前子、瞿麦、萹蓄、滑石、栀子、木通、大黄、龙胆草、黄芩、泽泻、柴胡、当归、生地黄、甘草等。

（2）气滞血瘀证

证候：病程较长，少腹、会阴、睾丸、腰骶部坠胀疼痛，尿不尽；舌暗或有瘀斑，苔白或薄黄，脉沉涩。

治法：活血祛瘀，行气止痛。

方药：前列腺汤加减。常用丹参、泽兰、赤芍、桃仁、红花、乳香、没药、王不留行、青皮、川楝子、小茴香、白芷、败酱草、蒲公英等。

（3）阴虚火旺证

证候：尿末或大便时尿道口有白色分泌物溢出，尿道不适，阳事易举，遗精或血精；腰膝酸软，头晕耳鸣，失眠多梦；舌红少苔，脉细数。

治法：滋阴降火。

方药：知柏地黄汤加减。常用知母、熟地黄、黄柏、山茱萸、山药、牡丹皮、茯苓、泽泻、白芷、蒲公英等。

（4）肾阳虚损证

证候：排尿淋沥，稍劳后尿道即有白色分泌物溢出；腰膝酸冷，阳痿，早泄，形寒肢冷；舌淡胖边有齿痕，苔白，脉沉细。

治法：补肾助阳。

方药：右归丸或济生肾气丸加减。常用熟地黄、炮附片、肉桂、山药、山茱萸、菟丝子、鹿角胶、枸杞子、当归、杜仲、牡丹皮、茯苓、泽泻、牛膝、车前子等。如伴有脾虚症状，可酌加黄芪、炒白术等。

（5）肝气郁结证

证候：胸胁或少腹胀闷，或见会阴部、外生殖区、下腹部、耻骨区、腹股沟区、腰骶部及肛周坠胀不适，隐隐作痛，小便淋沥不尽；或伴善太息、性情急躁、焦虑抑郁等，或见阳痿、早泄，症状随情绪波动加重；舌淡红，苔薄白，脉弦。

治法：疏肝解郁，理气止痛。

方药：柴胡疏肝散加减。常用陈皮、柴胡、川芎、香附、枳壳、芍药、甘草、川牛膝、丹参等。

2. 外治疗法

（1）坐浴 取朴硝30g、野菊花15g、黄柏20g、血竭9g、苏木10g煎汤坐浴，温度不宜超过45℃，每晚1次，每次15分钟左右。亦可温水坐浴。未婚或虽婚但未生育者不宜坐浴。

（2）肛门内用药 野菊花栓、前列安栓或解毒活血栓塞入肛门内3～4cm，每次1枚，每日1～2次。

（3）保留灌肠 应用解毒活血、行气止痛、消肿散结中药浓煎150mL左右，微冷后（约42℃）保留灌肠，每日1次。适用于湿热蕴结证或气滞血瘀证。

3. 其他疗法

（1）西药治疗　针对病原体，根据药敏试验合理选用抗生素；或用 α- 受体阻滞剂（如特拉唑嗪、坦索罗辛等）或植物药（如舍尼通、通尿灵）。

（2）前列腺按摩　慢性前列腺炎可行前列腺按摩，每周 1 次。

（3）物理疗法　可采用超短波理疗、局部超短波透热或局部有效抗生素离子透入治疗。

（4）针灸疗法　选肾俞、关元、膀胱俞、三阴交等穴，毫针平补平泻，每次 15 ～ 30 分钟，每日或隔日 1 次。

（5）手术疗法　适用于急性前列腺炎已形成前列腺脓肿者。

【预防与调护】

1. 急性前列腺炎应卧床休息，禁忌前列腺按摩。
2. 前列腺按摩时用力不宜过大，按摩时间不宜过长，也不宜过于频繁，以每周 1 次为宜。
3. 禁烟酒，忌过食肥甘及辛辣炙煿。
4. 生活规律，劳逸结合，避免频繁的性冲动，不要久坐或骑车时间过长。
5. 调节情志，保持乐观情绪，树立战胜疾病的信心。

第十一节　精　癃

廖某，男，65 岁。反复排尿不畅 3 年，加重 2 天。3 年前患者出现排尿不畅，尿线变细，甚至小便点滴而出，排尿次数增多，夜尿每晚 4 ～ 5 次。近 2 天小便点滴而出，伴小腹胀痛不适。

精癃是中老年男性的常见疾病之一，其临床特点以尿频、夜尿次数增多、排尿困难为主，严重者可发生尿潴留或尿失禁，甚至出现肾功能受损。

本病相当于西医学的良性前列腺增生症。

【病因病机】

本病的病理基础是年老肾气虚衰，气化不利，血行不畅，与肾和膀胱的功能失调有关。

1. 脾肾两虚　年老脾肾气虚，推动乏力，不能运化水湿，终致痰湿凝聚，阻于尿道而生本病。

2. 气滞血瘀　前列腺部位是肝经循行之处，肝气郁结，疏泄失常，可致气血瘀滞，阻塞尿道；或年老之人，气虚阳衰，不能运气行血，久之气血不畅，聚而为痰，痰血凝聚于水道；或憋尿过久，败精瘀浊停聚不散，凝滞于溺窍，致膀胱气化失司而发为本病。

3. 湿热蕴结　若水湿内停，郁而化热，或饮食不节酿生湿热，或外感湿热，或恣饮醇酒聚湿生热等，均可致湿热下注，蕴结不散，瘀阻于下焦，诱发本病。

西医学认为，有功能的睾丸和年龄的增长是前列腺增生发生的两个必备条件。但关于前列腺增生发病机理的学说较多，如雌 - 雄激素协同致病学说、前列腺生长因子学说、胚胎再唤醒学说等，但这些学说均尚未得到定论。

【辨病】

1. 诊断

（1）临床表现　本病多见于 50 岁以上的男性患者。逐渐出现进行性尿频，以夜间为明显，并伴排尿困难，尿线变细。部分患者由于尿液长期不能排尽，导致膀胱残余尿增多而出现假性尿失禁。在发病过程中，常因受寒、劳累、憋尿、便秘等而发生急性尿潴留。严重者可引起肾功能损伤而出现肾功能不全的一系列症状。有些患者可并发尿路感染、膀胱结石、疝气或脱肛等。

（2）辅助检查　直肠指检前列腺常有不同程度的增大，表面光滑，中等硬度而富有弹性，中央沟变浅或消失。B型超声、CT、膀胱尿道造影、膀胱镜及尿流动力学等检查可以协助诊断。此外，血清前列腺特异抗原（PSA）、前列腺体积、最大尿流率、残余尿量的检测可预测本病的临床进展。

（3）症状评估　目前临床常用国际前列腺症状评分（IPSS）及生活质量指数评分（QOL）对本病进行诊断评估。

2. 鉴别诊断

（1）前列腺癌　两者发病年龄相似，且可同时存在。但前列腺癌有早期发生骨骼与肺转移的特点。直肠指诊前列腺多不对称，表面不光滑，可触及不规则、无弹性的硬结。前列腺特异抗原（PSA）增高。B超、盆腔CT和MRI可进行鉴别。前列腺穿刺活体组织检查可确诊。

（2）神经源性膀胱　部分中枢、周围神经系统疾病患者可发生排尿困难、尿潴留或尿失禁等，且多见于老年人，须注意与前列腺增生症鉴别。该病神经系统检查常有会阴部感觉异常或肛门括约肌松弛等。此外，尿流动力学、膀胱镜检查可协助鉴别。

【治疗】

中医治疗应以通为用，补肾益气、活血利尿是其基本的治疗法则。出现并发症时应采用中西医综合疗法。

1. 辨证论治

（1）湿热下注证

证候：小便频数黄赤，尿道灼热或涩痛，排尿不畅，甚或点滴不通，小腹胀满；或大便干燥，口苦口黏；舌暗红，苔黄腻，脉滑数或弦数。

治法：清热利湿，消癃通闭。

方药：八正散加减。常用车前子、瞿麦、萹蓄、滑石、栀子、甘草、木通、大黄等。

（2）中气不足证

证候：尿频，滴沥不畅，尿线细，甚或夜间遗尿或尿闭不通；或见小便混浊如米泔；或肢体浮肿；神疲乏力，纳谷不香，面色无华，便溏脱肛；舌淡，苔白，脉细无力。

治法：补脾益气，温化膀胱。

方药：补中益气汤加减。常用黄芪、白术、陈皮、升麻、柴胡、人参、甘草、当归、菟丝子、肉苁蓉、补骨脂、车前子等。

（3）气滞血瘀证

证候：小便不畅，尿线变细或点滴而下，或尿道涩痛，闭塞不通，或小腹胀满隐痛，偶有血尿；舌质暗或有瘀点瘀斑，苔白或薄黄，脉弦或涩。

治法：行气活血，通窍利尿。

方药：沉香散加减。常用沉香、石韦、滑石、王不留行、当归、冬葵子、白芍、甘草、陈皮等。伴血尿者，酌加大蓟、小蓟、参三七；瘀甚者，可加蛴螬虫。

（4）肾虚瘀阻证

证候：尿频尿急，夜尿增多，排尿无力，尿线细，排尿时间延长，伴腰膝酸痛，小腹胀痛；

舌淡紫苔白，或有齿痕，脉细涩或细滑。

治法：补肾活血，化瘀通窍。

方药：金匮肾气丸合补肾通窍汤加减。常用干地黄、山药、山萸肉、泽泻、茯苓、牡丹皮、桂枝、附子、黄芪、水蛭、菟丝子、乌药、益智仁、怀牛膝、蒲公英等。偏阴虚内热者，去附子、肉桂，加知母、黄柏。

2. 外治疗法　多为急则治标之法，必要时可行导尿术。

（1）脐疗法　取独头蒜1个、生栀子3枚、盐少许，捣烂如泥敷脐部；或以葱白适量捣烂如泥，加少许麝香和匀敷脐部，外用胶布固定；或以食盐250g炒热，布包熨脐腹部，冷后再炒再熨。

（2）灌肠法　大黄15g，泽兰、白芷各10g，肉桂6g，煎汤150mL，每日保留灌肠1次。

3. 其他疗法

（1）手术疗法　当精癃导致以下并发症时，建议采取外科手术治疗：①反复尿潴留；②反复血尿，药物治疗无效；③反复泌尿系感染；④膀胱结石；⑤继发性上尿路积水。经典的手术方式有经尿道前列腺电切术（TURP）、开放性前列腺摘除术等，目前TURP仍是前列腺增生治疗的"金标准"。

（2）西药治疗　常用的有：α受体阻滞剂（坦索罗辛、多沙唑嗪等）；5α还原酶抑制剂（非那雄胺等）；PDE5抑制剂（他达拉非等）；$β_3$受体激动剂（米拉贝隆等）；植物制剂（普适泰等）。

（3）物理疗法　如微波、射频、激光等。

（4）针灸疗法　主要用于尿潴留患者，可针刺中极、归来、三阴交、膀胱俞、足三里等穴，强刺激，反复捻转提插；体虚者灸气海、关元、水道等穴。

【预防与调护】

1. 注意不要憋尿，保持大便通畅。

2. 慎起居，避风寒，忌饮酒及少食辛辣刺激性食物。

第十二节　前列腺癌

胡某，男，76岁。尿频、尿急1年余，伴排尿困难半年。患者1年前出现尿频、尿急、夜尿每晚3～5次，时有尿痛，排尿踌躇。半年前出现排尿困难，严重时小便点滴不出。曾留置导尿管。

前列腺癌是好发于老年男性的恶性肿瘤，因早期症状不明显而常被漏诊。其发病率因地域和人种的不同而差异较大。我国前列腺癌的发病率远远低于欧美国家，但近年来呈上升趋势，且增长比欧美国家更为迅速。在世界范围内，2020年GLOBOCAN统计，其发病率在男性所有恶性肿瘤中位居第2位，仅次于肺癌。本病常见于50岁以上的男性，属中医学"癥瘕"的范畴。

【病因病机】

前列腺癌是外邪、内伤、饮食、脏腑功能失调等多种因素综合作用导致机体阴阳失调，正气亏虚，气血阻于经络，而引起局部气滞、血瘀、痰凝、湿聚、热毒等互结而成。脾肾亏虚为本，湿热下注、痰瘀闭阻等因素加速了疾病的进展。

西医学认为，年龄、种族、遗传性为前列腺癌的危险因素。有前列腺癌家族史的发病率较高且发病年龄更早。其他的外源性因素，如高动物脂肪饮食、维生素 E 摄入不足等，会影响从潜伏型前列腺癌到临床型前列腺癌的进程。

【辨病】

1. 诊断

（1）临床表现　早期前列腺癌症状常不明显，当癌肿侵犯膀胱颈或阻塞尿道时，可见尿频、尿急、尿流缓慢、排尿不尽等下尿路症状，严重者可能出现急性尿潴留、血尿、尿失禁等。前列腺癌骨转移时常见骨骼疼痛、病理性骨折、贫血等症。

（2）辅助检查　直肠指检对前列腺癌的早期诊断有重要价值。前列腺癌的确诊需前列腺穿刺活检取得组织病理诊断。此外，经直肠前列腺超声、CT、MRI 等检查可协助诊断及进行肿瘤分期。

2. 鉴别诊断

前列腺增生症　两者发病年龄相似。前列腺增生是引起中老年男性排尿障碍最常见的疾病。直肠指检前列腺增大，表面光滑，中等硬度而富有弹性，中央沟变浅或消失。前列腺特异性抗原（PSA）多处于正常范围。此外经直肠前列腺超声检查、CT、MRI 等检查可协助鉴别。

【治疗】

本病应根据前列腺癌的临床分期及患者自身因素采取合适的治疗方案，可配合中医辨证论治及其他治疗方法。

1. 辨证论治

（1）湿热蕴结证

证候：小便频数、色黄，尿道灼热或刺痛，排尿不畅；或大便干燥，口苦口黏；舌质暗红，苔黄腻，脉滑数或弦数。

治法：清热利湿，解毒通淋。

方药：八正散加减。常用车前子、瞿麦、萹蓄、滑石、栀子仁、甘草、木通、大黄、半枝莲、白花蛇舌草等。

（2）脾肾亏虚证

证候：尿频，排尿无力，尿线变细，小便淋漓不畅，严重者尿闭不通；精神疲乏无力，面色无华，胃纳差，大便溏泻；舌淡，苔白，脉细无力。

治法：补益脾肾，解毒化瘀。

方药：补中益气汤加减。常用黄芪、白术、陈皮、升麻、柴胡、人参、甘草、当归、菟丝子、肉苁蓉、补骨脂、半枝莲、白花蛇舌草等。

（3）痰瘀闭阻证

证候：小便点滴不出，甚或尿血；面色晦暗，纳差，大便黏滞不爽；舌紫暗，苔白腻，脉涩。

治法：软坚散结，祛瘀化痰。

方药：膈下逐瘀汤加减。常用五灵脂、当归、川芎、桃仁、牡丹皮、赤芍、乌药、延胡索、甘草、香附、红花、枳壳等。

（4）气血两虚证

证候：多见于疾病晚期，消瘦，神疲乏力，面色㿠白；舌淡，苔白，脉细弱。

治法：补益气血，培补肾元。

　　方药：十全大补汤加减。常用人参、肉桂、川芎、地黄、茯苓、白术、甘草、黄芪、当归、白芍等。

2. 其他疗法

（1）手术治疗　对于临床分期属于（$T_1 \sim T_{2c}$）的患者可以行根治性前列腺切除术，但应考虑患者年龄及身体状况等因素。

（2）内分泌治疗　任何去除雄激素和抑制雄激素活性的治疗均可称为内分泌治疗。包括手术和药物去势。适用于转移前列腺癌的治疗。

（3）外放射治疗　和手术治疗一样，是前列腺癌的根治性治疗手段。适用于各期前列腺癌患者。

（4）化疗　化疗是去势抵抗前列腺癌的重要治疗手段，总的治疗效果并不理想。常用药物有环磷酰胺、5-氟尿嘧啶、阿霉素、卡铂、长春花碱等。

【预防和调护】

1. 调畅情志，避免各种精神刺激。
2. 加强营养，提高机体免疫力。
3. 坚持治疗，树立信心。

【复习思考题】

1. 古代医家如何认识外肾与脏腑之间的关系？有何临床意义？
2. 五脏生理功能改变与泌尿男性生殖系疾病的发生有何关系？
3. 临床上如何分证论治泌尿男性生殖系疾病？
4. 如何辨证论治常见前列腺疾病？
5. 如何辨证论治常见睾丸附睾疾病？
6. 什么情况下可以采用中医方法治疗尿石症、精癃和前列腺癌？
7. 调畅情志在治疗阳痿中有何意义？
8. 如何诊断和论治男性不育症？
9. 如何在早期精癃患者中及早发现前列腺癌？有何意义？

第十三章
周围血管及淋巴管疾病

扫一扫，查阅本章数字资源，含PPT、音视频、图片等

　　周围血管疾病是指发生于心、脑血管以外的血管疾病。可分为动脉病和静脉病。动脉病包括血栓闭塞性脉管炎、动脉硬化性闭塞症、动脉栓塞、多发性大动脉炎、动脉瘤等，另外还包括肢端动脉舒缩功能紊乱疾病，如雷诺病（症）、红斑性肢痛症等；静脉病包括血栓性浅静脉炎、深静脉血栓形成、深静脉瓣膜功能不全、静脉曲张等；淋巴管疾病如淋巴水肿等。

　　中医学将周围血管疾病统称为"脉管病"。中医外科学在周围血管病及淋巴管疾病的诊治方面积累了丰富的临床理论和经验。

【常见症状及体征】

　　1.疼痛　肢体疼痛是周围血管病的常见症状，包括运动性疼痛（间歇性跛行）、持续性疼痛（静息痛）。其主要由动脉供血不足和静脉高压瘀血引起。

　　（1）运动性疼痛（间歇性跛行）　运动性疼痛又称为间歇性跛行，表现为患者在以一定速度行走一定距离后，下肢的某个部位出现酸胀感及痉挛感，迫使患者停步，休息1～5分钟后症状缓解或消失，再次行走又出现同样的症状。一般来讲，持续行走的距离越短，病情越严重。从开始行走到出现疼痛的距离称为跛行距离；从出现疼痛后休息到疼痛缓解的时间称为缓解时间。出现间歇性跛行的动脉闭塞性疾病常见的有血栓闭塞性脉管炎、动脉硬化性闭塞症和糖尿病足等。应该指出的是，静脉性疾病和有些非动脉闭塞病变，如髂—股静脉闭塞、髋或膝关节炎等，也可发生间歇性跛行。因此，对有间歇性跛行者，必须检查有无动脉供血不足和静脉性疾病的其他征象。

　　（2）持续性疼痛（静息痛）　是指肢体在静止状态下产生的疼痛，疼痛持续存在，尤以夜间为甚。静息痛可以突然发生，如急性动脉栓塞，也可逐步发展而来，如血栓闭塞性脉管炎和动脉粥样硬化闭塞症等。持续性疼痛的发生常提示病变及缺血的程度均已加重，已接近失代偿的阶段。

　　动脉性静息痛主要是由于供血障碍引起缺血性神经炎而使肢体持续性疼痛。疼痛表现为持续性钝痛伴有间歇性剧烈刺痛，可向肢体远端放射，伴有麻木、厥冷或烧灼、蚁行、针刺等感觉异常。症状多夜晚加重，患者常抱膝而坐借以缓解疼痛。当肢体因缺血引起营养障碍性溃疡或坏疽时，疼痛程度更加剧烈。营养障碍性静息痛的特点为：夜间疼痛剧烈、持续，端坐抱膝，呻吟不止，有时也有短暂的间歇期，数分钟后再发，影响睡眠，肢体下垂时可略减轻疼痛。

　　静脉性静息痛的疼痛程度较动脉性为轻，常伴有静脉回流障碍的其他表现。并可因平卧休息或抬高患肢而缓解。

　　2.温度异常　皮肤温度变化主要取决于肢体的供血情况。动脉闭塞性病变多为肢端寒冷，闭

塞程度越重，距离闭塞平面越远，寒冷愈明显。静脉病变多为下肢潮热感，下垂时更明显。检测患肢皮温时，患者需处于25℃左右的温度环境中，15～30分钟后再进行测定。

3.颜色异常 供血不足或血管舒缩失常而致的皮色改变包括苍白、紫绀和潮红等。静脉淤血时，渗出于血管外的红细胞崩解可造成色素沉着。某些血管疾病以皮肤颜色改变为主要临床表现，如雷诺病，由于指（趾）小动脉和毛细血管阵发性收缩和扩张而产生指（趾）阵发性发白、发紫和发红。检查患肢皮色时，应尽可能利用天然光线，在室温为25℃左右的环境中进行观察。

4.感觉异常 周围血管疾病所发生的感觉异常除疼痛外，还有潮热和寒冷、怠倦感、麻木、针刺或蚁行感等。

5.结构异常 主要包括皮肤及其附件营养障碍、动脉搏动减弱或消失、浅静脉曲张等。肢体增粗或萎缩、肢体肿胀多发生于下肢，静脉瘀滞性肿胀一般为凹陷性水肿，按之较软，愈向远侧愈明显，多伴色素沉着、皮下组织炎症和纤维化、"足靴区"溃疡等，如深静脉血栓形成、下肢深静脉瓣膜功能不全、下肢静脉曲张等。淋巴水肿后期呈象皮腿伴肿胀。

肢体或趾（指）变细、瘦小、萎缩均是由于局部动脉血液供应不足，长期缺乏必要的营养，加之由于疾病造成机体疼痛等限制患肢活动等因素所造成。萎缩是慢性动脉功能不全的重要体征。肢体主要动脉搏动的改变，是诊断周围动脉疾病的重要体征。

6.溃疡和坏疽 缺血性溃疡是动脉病变引起，由于动脉闭塞病变影响皮肤血液循环，以致组织缺氧而形成溃疡。瘀积性溃疡多由静脉病变引起，常见于下肢静脉曲张和下肢深静脉瓣膜功能不全，静脉血液回流障碍导致局部淤积性缺氧，从而并发溃疡。

肢体出现坏疽病灶，提示血液循环供应局部的营养不足以维持静息时组织的代谢需要，以致发生不可逆变化。如无继发感染，坏疽区因液体蒸发和吸收，可形成"干性坏疽"；如并发感染则形成"湿性坏疽"，坏死组织受细菌作用而崩解、化脓，有恶臭。

【**检查方法**】

周围血管及淋巴管疾病的检查是获取临床信息的重要手段，临证时应重点检查皮肤温度、皮肤颜色、肢体营养状况、有无肢体的肿胀增粗或萎缩、有无肿块、有无溃疡或坏疽等。周围血管及淋巴管疾病的检查包括两大类，即临床检查和辅助检查。

1.临床检查 临床检查包括常见的理学检查（如皮肤温度、营养状态、血管搏动等）和血管功能试验。

影响皮肤温度的因素很多，如室温、情绪、运动、饥饿、饱食、吸烟或药物等，若对称部位的皮肤或同一侧肢体局部皮温存在明显差异，则有临床意义。测定皮温时应对比同一平面两侧肢体的温度差别，当某部皮温较对侧及同侧其他部分明显降低时（相差大于2℃），则提示该部动脉血流减少，可见于动脉栓塞、慢性动脉闭塞性疾病。若某部皮温较对侧或同侧其他部位明显升高，则提示该部动脉或静脉血流量增加，如深静脉血栓形成、红斑性肢痛症、动静脉瘘等。测定皮温的方法有扪诊法、半导体或数字皮温计、红外线热像仪等。

营养状况的检查应重点观察肢体皮肤及附件、肌肉有无营养障碍性改变，如皮肤松弛、变薄、脱屑；汗毛稀疏、变细、停止生长或脱落；趾（指）甲生长缓慢、变脆、增厚，出现甲嵴、嵌甲；以及肌肉萎缩等表现。

动脉搏动和血管杂音的听诊是检查动脉性疾病的重要步骤，受检动脉为桡动脉、尺动脉、肱动脉、股动脉、腘动脉、足背动脉、胫后动脉。检查时应注意感测动脉搏动的强度、动脉的性质（如硬度、有无弯曲、结节、震颤）、血管杂音的部位及强度等。

常用的血管功能试验有：

（1）皮肤指压试验　用手指压迫指（趾）端或甲床，观察毛细血管充盈时间，可了解肢端动脉血液供应情况。正常人指（趾）端饱满，皮肤呈粉红色。压迫时局部呈苍白色，松开后毛细血管可在1～2秒内充盈，迅速恢复为粉红色。如充盈缓慢，延长至4～5秒后恢复原来的皮色，或皮色苍白或紫绀，表示肢端动脉血液供应不足。

（2）肢体位置试验　如动脉搏动无明显减弱或消失，则可借助此实验帮助了解肢体动脉血液供应情况。患者仰卧床上，显露双足达踝以上或膝部，观察足部皮肤颜色。随即使患者两下肢直伸抬高，髋关节屈曲70°～80°，保持该位置约60秒后进行观察。检查上肢时，坐位或立位，两上肢伸直高举过头部。血液循环正常时，足趾、足底或手掌保持淡红色或稍发白。当动脉血液供应障碍时，可呈苍白或蜡白色。如肢体抬高后皮肤颜色改变不明显，可使患者抬高的两足反复屈伸30秒或两手快速握松5～6次后再观察。抬高后肢体苍白的程度与动脉血供减少的程度成正比，苍白的范围随动脉病变的位置而异。最后，患者坐起，两小腿和足下垂床沿或两上肢下垂于身旁，再观察皮肤颜色的改变。正常人在10秒内可恢复正常。动脉血循环有障碍者恢复时间可延迟到45～60秒或更长，且颜色不均，呈斑块状。下垂位后正常人的足部浅表静脉应在15秒内充盈，如时间延长，也提示动脉血液供应不足。若肢体伴有浅静脉曲张，下垂试验则无价值。

（3）运动试验　间歇性跛行是慢性动脉供血不足的特征性症状，间歇性跛行距离和时间与缺血的程度相关，临床上常以此作为反映病情程度和疗效的指标。测定方法为患者以一定速度（每分钟60～80步）行走，直到出现症状，该段时间为跛行时间，所行距离为跛行距离。

（4）大隐静脉瓣膜功能试验（Trenddenburg试验）　用来检查大隐静脉瓣膜功能。患者平卧，高举下肢，使浅静脉血向心回流，在大腿根部、卵圆窝平面远方扎止血带，其紧张度以足以压迫大隐静脉，但不致影响动脉血流和深静脉回流为标准。让患者站立，10秒内释放止血带，如浅静脉超过30秒而逐渐充盈者，属正常情况；如血液自上而下立即充盈大隐静脉及分支，提示大隐静脉瓣膜功能不全。如患者站立，保持止血带压迫情况下，在其远端某一部位迅速出现扩张静脉，提示血液通过小隐静脉或功能不全的交通支反流至浅静脉。

（5）深静脉通畅试验（Perthes试验）　患者站立，在大腿上1/3扎止血带以压迫大隐静脉，交替屈伸膝关节10余次。如深静脉通畅，交通支瓣膜功能健全，小腿肌肉泵的作用将使血液流入深静脉而浅静脉瘪陷，下肢也无发胀感觉。如深静脉通畅而大隐静脉和交通支瓣膜功能不全，浅静脉血液在运动时也能流入深静脉，一旦运动停止，浅静脉立即充盈血液。如深静脉不通，交通支瓣膜功能不全，则在运动时浅静脉将愈扩张，小腿有胀痛感。

（6）直腿伸踝试验（Homan's征）和压迫腓肠肌试验（Neuhof征）　二者均为小腿深静脉血栓形成的体征。Homans征检查方法为：患者仰卧，膝关节伸直，小腿略抬高。检查者手持足部用力使踝关节背屈，牵拉腓肠肌。如小腿后部明显疼痛，属阳性反应，这是腓肠肌受牵拉后压迫深部已有血栓及炎症的静脉所致，常伴有腓肠肌饱满和紧张感。Neuhof征检查方法为：患者仰卧屈膝，足跟平置检查台上，检查者用手指按触腓肠肌深部组织。如有增厚、浸润感和疼痛，即属阳性。

（7）冷水试验和握拳试验　本试验可诱发雷诺病患者出现苍白－紫绀－潮红的皮色改变。冷水试验方法为：将手指或足趾放入4℃左右的冷水中1分钟，然后观察皮色有无上述改变。握拳试验方法为：两手紧握1分钟后，弯曲状态下放开，观察有无皮色改变。

2.辅助检查　周围血管及淋巴管疾病常用的辅助检查包括理化检查、无损伤检查和影像学检查等。

（1）理化检查　常用的理化检查有血液流变、血脂、血凝等。

①血液流变检查　检测指标有血细胞比容（HCT）、全血黏度（BV）、全血还原黏度、血浆黏度（PV）、纤维蛋白原（FG）、血细胞沉降率、红细胞电泳时间等，这些指标可表明血液流变学的变化。血栓闭塞性脉管炎、动脉硬化闭塞症、多发性大动脉炎等往往伴有血液流变学的异常，多表现为全血黏度和全血还原黏度、血浆黏度等不同程度升高。在血栓形成疾病中，除上述指标升高外，还可以表现为红细胞电泳时间延长和纤维蛋白原升高等。

②血凝检测　检测指标有出血时间（BT）、血小板计数（BPC）、血小板黏附时间（PAdT）、血小板聚集时间（PAgT）、凝血时间（CT）、血浆凝血酶原时间（PT）、活化部分凝血活酶时间（APTT）、凝血酶时间（TT）、血浆纤维蛋白原（FG）定量测定、纤维蛋白原降解产物（FDP）、D- 二聚体（D-dimer）测定等。还有一些特殊指标，如各凝血因子活性及抗原性测定、纤溶系统指标等。血凝检测能够提示机体的凝血状态，血栓性疾病者往往表现为凝血功能亢进，而出血性疾病者则多表现为凝血功能减弱。血凝指标的检测除了对于疾病的诊断有一定的指导作用之外，在血栓性疾病的治疗过程中，还具有较为重要的参考价值。

③血脂检测　检测指标有血清甘油三酯、总胆固醇、高密度脂蛋白、低密度脂蛋白、载脂蛋白等。血脂异常是动脉粥样硬化的重要原因之一，而在疾病治疗过程中，对于血脂的控制也越来越受到关注。

（2）无损伤性检查　临床常用的无损伤性检查有彩色多普勒超声、连续波多普勒超声、节段血压及压力指数测定等。对于血管外科疾病的诊断技术，目前来说血管造影仍是主要检测手段之一，但由于其有创及可重复性差的特点，并不能作为常规及随访监测的检查方法。临床上应用较为广泛的仍是无创检查，其中最重要的就是彩色多普勒超声，由于能提供血管的解剖和血流动力学的信息，目前已成为血管疾病诊断最为重要的技术之一。

①彩色多普勒超声　彩色多普勒超声检查可以观察血管内径、血管壁有无连续中断、管腔有无狭窄、血管走行及形态、血流方向，有无异常血流交通，血流充盈情况，并根据脉冲多普勒测定局部的血流速度、阻力指数、血流量等进行血流动力学的分析。

②连续波多普勒超声　该检查通过对外周血管的体表听诊及波形描计来判断外周血管的通畅性及血流方向等，从而判定是否存在静脉反流性疾病；是周围血管科常用的专科检查方式，其优势在于无创伤、操作简便、可反复操作。

③节段血压及压力指数测定　该检查通过对肢体不同节段血压和压力指数的测定，来判定肢体动脉是否存在狭窄或闭塞，并初步评价阻塞部位和程度。除应用于疾病诊断，还是疾病治疗过程中比较重要的监测指标，同时结合影像学检查，还可对动脉阻塞性疾病的手术治疗有一定的指导意义。正常时踝肱指数≥ 0.97。0.97 ～ 0.9 为临界值，临床上可无或仅有轻微缺血症状。踝肱指数＜ 0.9 可出现明显间歇性跛行、静息痛，甚或坏疽。踝肱指数可提示患肢动脉病变的严重程度，一般＜ 0.6 即可有静息痛。

④X 线平片检查　常规的 X 线平片检查虽然是最简单的影像学检查方法，但仍具有一定的临床意义。其缺点是显示血管及周围组织的对比度和清晰度有一定的局限。其应用范围是可以初步判定血管病变的位置、大小、范围，以及血管病变所引起的周围或病变血管所供组织器官的继发病变，尤其适用于动脉硬化性闭塞症及多发性大动脉炎的诊断。

⑤CT 血管成像　计算机扫描摄影（CT）已广泛应用于临床，随着软件技术的发展，使得该技术在血管疾病的诊断中有了更大的优势。CTA（CT 血管造影）是通过逐层扫描病变血管，经

计算机软件重建成三维图像，使病变部位更清晰、更直观，对疾病的诊断有极大的帮助。

⑥MRI血管成像 核磁共振成像（MRI）是一种接受原子核在磁场内共振所产生的信号并将其重建成像的技术。其无创性、无辐射且随着技术和软件的不断发展，MRI不仅速度更快，图像质量更高，而且由单纯形态诊断向介入和功能成像发展，如MRI灌注成像、弥散成像，为医学开辟了新的领域，更加广泛地应用于临床。

⑦激光多普勒血流灌注成像 激光多普勒血流仪是利用激光多普勒原理，监测人体组织微循环血流灌注量的一种新型设备。适用于外周血管评估、血管重建评估等。其优点在于无创性对外周血流灌注量进行完整、准确的二维成像。

⑧经皮氧分压 是一种无创、定量、连续测量皮肤氧分压的方法，可以对肢体缺血情况定量评估，直接反映了血管组织供氧的情况，评估组织存活率，描绘了真实的皮肤组织细胞的氧供情况。不仅提高以临床症状和血压参数来评价基础肢体缺血的测定准确度，还为微循环的检测提供了可靠的客观依据。

（3）血管造影检查 通过向血管内注入造影剂和利用影像设备来显示血管及其分支，根据血管的解剖形态学变化和血流动力学的改变，来对疾病进行诊断的方法称为血管造影，包括静脉造影和动脉造影。

虽然近年来超声、CT和MRI在血管成像方面有很大的提高，但在临床实际工作中，对显示动脉，尤其是动脉小分支方面仍以数字减影血管造影为"金标准"。

静脉造影应用广泛，主要有下肢深静脉顺行造影和逆行造影、经曲张浅静脉造影及各种经静脉插管造影等。

【病因病机】

周围血管及淋巴管疾病的病因可分为内因与外因两大类。外因包括外感六淫、特殊毒邪（烟毒）、外伤等；内因包括饮食不节、情志内伤、脏腑经络功能失调、劳伤虚损等。

周围血管及淋巴管疾病的病机特点是血瘀。血管及淋巴管是血液及淋巴液运行的管道、通路，必须保持畅通无阻，才能完成传输血液的任务。本类疾病的病变过程中，不论是内因所致，还是外因引发，或迟或早地在不同的血管、不同的部位出现不同程度的血脉瘀滞。血脉瘀滞破坏了人体气血的正常循环，从而引发各种不同的病理变化。在分析其病机时应注意邪、虚、瘀三者相互作用、互为因果的变化关系。其中邪既可以是外因，又可以是血瘀后的病理产物（如瘀血、痰浊、水湿）；虚既是受邪的条件，也可能是血瘀伤正的结果；瘀往往是因邪而致，也有的是因虚而成。所以在邪、瘀、虚的病理变化过程中，出现多种多样的组合，导致血管病变的发生和变化，形成了临床上的各种证候。

虽然血管及淋巴管病的病变部位多数在血管及淋巴管的某一局部，但与脏腑气血有密切的关系。因为脏腑功能失调则会出现运血无力，统摄无权，疏泄失常，使血液及淋巴液不能正常运行而发生病变；反之，血脉瘀阻之后也会使各脏腑失去濡养而虚损。气血的虚衰与血管及淋巴管病的关系更是直接的。

此外，周围血管及淋巴管疾病的病因病机尚有禀赋不耐、遗传因素、冲任失调等，临证时亦不能忽视。

【治疗】

1.内治 周围血管及淋巴管疾病虽然病因多端，但常有诸如寒、湿、热之有余，或气、血、阴、阳之不足，它们都离不开血瘀这个基本病机。《素问·阴阳应象大论》说："血实宜决之。"《素问·至真要大论》说："疏其气血，令其条达，而致和平。"因此，活血化瘀就成为周围血管及淋巴管疾病总的治则。

应用活血化瘀这一总治则时，还必须结合寒热虚实的不同，灵活应用理气活血化瘀、益气活血化瘀、散寒活血化瘀、清热活血化瘀、祛湿活血化瘀、补血活血化瘀等一些常用的治法。

（1）理气活血化瘀法　适用于肝郁气滞血瘀证。凡周围血管疾病有气滞血瘀表现者均可应用，尤宜于病情随情志刺激而变化，或疾患使患者忧郁者。

（2）益气活血化瘀法　适用于气虚血瘀证，主要表现除有血瘀征象外，多为病久且伴体倦、纳差、气短、心悸、舌淡苔白、脉虚弱无力等，常见于动脉狭窄、闭塞性疾病和深静脉血栓形成及血栓性深静脉炎的后期。

（3）散寒活血化瘀法　即用温热的药物配合活血化瘀药物，解除寒凝，促使经脉舒通，血活瘀化。合乎"寒者热之""血得温则行"之义。其中，温经通阳活血化瘀法适用于外寒客络血瘀证，主要表现除有血瘀征象外，尚有局部肤色苍白、发凉，疼痛得热则缓，舌淡紫，苔白润，脉沉紧等，常见于动脉狭窄、闭塞或痉挛性疾病的早期。补阳益气活血化瘀法适用于阳虚内寒血瘀证，主要除有上述表现外，还伴腹胀便溏，腰膝发冷，小便频数或不利，阳痿，脉沉细等，常见于动脉狭窄、闭塞性疾病的后期。由于内外之寒常相引而互相影响，进而凝血成瘀，临床表现错杂却有主次之分，论治时应细辨而酌情配伍。

（4）清热活血化瘀法　即用寒凉的药物配合活血化瘀药物，清解热邪，以使络宁血活瘀化，是"热者寒之"之义。在具体应用清热活血化瘀法时，必须首先分清热之为实为虚、在气在血，灵活应用清热凉血活血化瘀、清热解毒活血化瘀、养阴清热活血化瘀三法。清热凉血活血化瘀法适用于血热血瘀证，主要表现除有血瘀征象外，还可出现患部皮肤发红、灼热，瘀斑色红或紫，舌红绛，脉数等，常见于急性血栓性深、浅静脉炎。清热解毒活血化瘀法适用于热毒瘀滞证，主要表现除有血瘀征象外，还可伴发溃疡，舌红，苔黄厚而干，脉弦滑数等，常见于动脉狭窄、闭塞性疾病坏疽的早期。养阴清热活血化瘀法适用于阴虚血瘀证，主要表现除有血瘀征象外，多病程较长，局部发热恶凉亦恶热，或伴五心烦热，咽干口燥，舌红少苔，脉细数等，常见于动脉狭窄、闭塞性疾病的后期。对于素体虚寒者，尽管外邪或瘀血已经化热，亦应慎用苦寒，以免伤伐阳气。

（5）祛湿活血化瘀法　即用燥湿或渗利的药物配合活血化瘀药物，以祛湿而通利气机，促使血活瘀化。因湿为阴邪，易阻气机而致血瘀。在具体应用祛湿活血化瘀治法时，又须分别出清热利湿活血化瘀、健脾利湿活血化瘀、温肾利湿活血化瘀三法。清热利湿活血化瘀法适用于湿热瘀滞证，主要表现除有血瘀征象外，还可出现患肢肤红灼热，水肿，或疮面湿烂，舌红，苔黄腻，脉滑数等。健脾利湿活血化瘀法适用于脾虚湿瘀证，主要表现为患肢水肿，全身倦怠，脘腹胀满，大便清稀，舌苔白腻，脉濡缓等。温肾利湿活血化瘀法适用于肾虚湿瘀证，主要表现为患肢水肿，肤冷，全身畏寒，舌淡，苔白润或腻，脉沉弱等。以上各证均常见于深静脉血栓形成及深静脉回流障碍。

（6）补血活血化瘀法　即用补血的药物配合活血化瘀药物，以增血液而充盈脉道，促使血活瘀化。适用于血虚血瘀证，主要表现除有血瘀征象外，多为病久且伴头晕，面色萎黄或苍白，唇爪色淡，心悸，舌淡，脉细等，常见于动脉狭窄、闭塞性疾病的早期或后期。

除活血化瘀之外，根据辨证论治的原则，针对患者不同疾病及疾病的不同阶段，还经常使用温经散寒、清热利湿、清热解毒等治法。

2. 外治　周围血管及淋巴管疾病的外治与其他外科疾病一样，可以根据病情选用熏洗、箍围、浸渍、热烘等外治法。

在周围血管疾病中，对坏疽的清创处理不同于其他外科疾病，必须顾及患肢的供血情况。清创必须在全身情况得到改善的条件下才能进行。在清创时要掌握以下原则：急性炎症期不做清创处理，炎症控制后适当清除坏死组织，在坏死组织的界限清楚后彻底清创。常用的清创方法有"鲸吞法"与"蚕食法"。所谓"鲸吞法"，即在麻醉下将失活组织自坏死与存活分界处进行清除。所谓"蚕食法"，就是在换药时视其具体情况逐渐地将能清除的坏死组织清除。"蚕食"坏死组织时可应用化腐生肌中药，这些药物应用得当能起到祛腐生新的作用。

3. 介入、手术疗法　周围血管及淋巴管疾病在某些情况下还可运用介入、手术方法治疗，目前临床上应用比较广泛。

第一节　臁　疮

李某，女，79岁。右小腿破溃10个月。初起针尖大小，自行外用创可贴，无明显疗效。2个月前破溃处脓水淋漓，疮面加大加深。伴有阵发性刺痛，尤以下午为甚。

臁疮是指发生于小腿臁骨部位的慢性皮肤溃疡。在古代文献中还有"裤口疮""裙风"（《证治准绳》）、"烂腿"（《外科证治全书》）等名，俗称"老烂脚"。多见于久立久行者，常为筋瘤的后期并发症。主要发于双小腿内、外侧的下1/3处。其临床特点是经久难以收口，或虽经收口，每易因损伤而复发，与季节无关。

本病相当于西医学的下肢慢性溃疡。

【病因病机】

本病多由久站或过度负重而致小腿筋脉横解，青筋显露，瘀停脉络，久而化热，或小腿皮肤破损染毒，湿热下注而成，疮口经久不愈。《医宗金鉴·外科心法要诀》谓："臁疮当分内外廉，外廉易治内难痊。外属三阳湿热结，内属三阴虚热缠。法宜搜风除湿热，外贴三香夹纸钱。"

西医学认为，下肢深、浅静脉及交通支静脉的结构异常、肢体远端的静脉压力持续增高是小腿皮肤营养性改变和溃疡的主要机制，而长期站立、腹压过高和局部皮肤损伤是溃疡的诱发因素。

【辨病】

1. 诊断

（1）临床表现　本病多见于久立、久行者，常为筋瘤（彩图13-1）的后期并发症之一。

初起小腿肿胀、色素沉着、沉重感，局部青筋怒张，朝轻暮重，逐渐加重，或出现浅静脉炎、淤积性皮炎、湿疹等一系列静脉功能不全表现，继而在小腿下1/3处（足靴区）内侧或外侧持续漫肿、苔藓样变的皮肤出现裂缝，自行破溃或抓破后糜烂，滋水淋漓，溃疡形成；当溃疡扩大到一定程度时，边缘趋于稳定，周围红肿，或日久不愈，或经常复发。临床上常通过深静脉通畅实验、浅静脉和交通支静脉瓣膜功能实验等方法，进一步了解小腿溃疡的发病原因。见彩图13-2。

后期疮口下陷、边缘高起，形如缸口，疮面肉色灰白或秽暗，滋水秽浊，疮面周围皮色暗红或紫黑，或四畔起湿疹而痒，日久不愈。继发感染则溃疡化脓，或并发出血。严重时溃疡可扩大、加深，上至膝，下到足背，深达骨膜。少数患者可因缠绵多年不愈，蕴毒深沉而导致岩变。见彩图 13-3。

（2）辅助检查　血常规检查一般正常，少数可有白细胞计数增高。临床上多用彩色多普勒超声、下肢静脉造影等方法检查其下肢静脉情况。

2. 鉴别诊断

临床上臁疮比较容易确诊，主要应明确发生臁疮的原因、性质、病情等。

（1）结核性臁疮　常有其他部位结核病史；皮损初起为红褐色丘疹，中央有坏死，溃疡较深，呈潜行性，边缘呈锯齿状，有败絮样脓水，疮周色紫，溃疡顽固，长期难愈；病程较长者可见新旧重叠的瘢痕，愈合后可留凹陷性色素瘢痕。

（2）臁疮恶变　可为原发性皮肤癌，也可由臁疮经久不愈，恶变而来；溃疡状如火山，边缘隆起，不规则，触之觉硬，呈浅灰白色，基底表面易出血。

（3）放射性臁疮　往往有明显的放射线灼伤史；病变局限于放射部位；常由多个小溃疡融合成片，周围皮肤有色素沉着，或夹杂有小白点，损伤的皮肤或肌层明显僵硬，感觉减弱。

【治疗】

中医学认为臁疮是本虚标实之证，气虚血瘀为基本病机，益气活血以消除下肢瘀血是治疗的关键。

1. 辨证论治

（1）湿热下注证

证候：小腿筋聚怒张，局部发痒、红肿、疼痛，继则破溃，脓水浸淫，疮面腐暗，四周漫肿灼热；伴口渴，便秘，小便黄赤；舌红，苔黄腻，脉滑数。

治法：清热利湿，和营解毒。

方药：二妙丸合五神汤加减。常用黄柏、苍术、茯苓、车前子、金银花、牛膝、紫花地丁等。水肿明显者，加茯苓皮、冬瓜皮利湿；胀痛明显者，加木瓜、丝瓜络通络止痛。

（2）气虚血瘀证

证候：病程日久，疮面苍白，肉芽色淡，周围皮色黑暗、板硬；肢体沉重，倦怠乏力；舌淡紫或有瘀斑，苔白，脉细涩无力。

治法：益气活血，祛瘀生新。

方药：补阳还五汤合四妙汤加减。常用黄芪、赤芍、当归、川芎、桃仁、红花、地龙、苍术、黄柏、牛膝、薏苡仁等。瘀阻甚者，加乳香、没药、延胡索通络。

2. 外治疗法

（1）初期　局部红肿、破溃、渗液较多者，宜用洗药。如马齿苋 60g、黄柏 20g、大青叶 30g，煎水温湿敷，日 3～4 次。局部红肿，渗液量少者，宜用金黄膏薄敷，日 1 次；亦可加少量九一丹撒布于疮面上，再盖金黄膏。

（2）后期　久不收口，皮肤乌黑，疮口凹陷，疮面腐肉不脱，时流污水，用八二丹麻油调后摊贴疮面，并用绷带缠缚，每周换药 2 次，夏季可增加换药频次。腐肉已脱而露新肉者，用生肌散外盖生肌玉红膏，隔日 1 次或每周 2 次。周围有湿疹者，用青黛散调麻油盖贴。

药物治疗后宜用弹力绷带，并抬高患肢，以利静脉回流，减轻水肿，促使溃疡愈合。

3. 手术疗法

（1）植皮术　经久不愈的溃疡，在溃疡面清洁或溃疡切除后进行植皮，也可在静脉手术完成后植皮，能加快溃疡愈合的速度。但疑有恶变时，应在病理切片证实后，按皮肤癌进行治疗。

（2）静脉手术　包括浅静脉手术、深静脉瓣膜修复或重建术、交通支静脉结扎术、静脉转流术或各种腔内治疗等，目的在于纠正静脉系统的功能不全，减少静脉血的反流，降低肢体远端静脉压力，改善局部组织营养，促进溃疡愈合。

【预防与调护】

改善肢体瘀血状态是本病预防和调护的重点。

1. 患足宜抬高，不宜久立久行。

2. 疮口愈合后宜经常用医用弹力袜或弹力绷带保护之，避免损伤，预防复发。

第二节　青蛇毒

郝某，女，38岁。1个月前双下肢出现筋聚怒张，伴有下肢酸沉乏力，肿胀晨轻暮重，时有红肿疼痛。1周前无明显诱因出现右小腿内侧条索状肿痛，色红，右下肢屈伸受限，近期加重，红肿范围延长，右小腿内侧可见团片状红肿，长约5cm，有压痛。

青蛇毒是发生于肢体浅静脉的血栓性、炎性病变。其临床表现以肢体浅静脉呈条索状突起、色赤、形如蚯蚓、硬而疼痛为特征，多发于青壮年人，以四肢为多见，次为胸腹壁。本病是一种常见病、多发病，与季节无关，男女均可罹患。

本病相当于西医学的血栓性浅静脉炎。

【病因病机】

本病多由湿热蕴结、寒湿凝滞、痰浊瘀阻、脾虚失运、外伤血脉等因素，致使气血运行不畅，留滞脉中而发病。《医宗金鉴·外科心法要诀》称本病为"黄鳅痈"，谓："此证生在小腿肚里侧，疼痛硬肿，长有数寸，形如泥鳅，其色微红，由肝、脾二经湿热凝结而成。"

1. 湿热蕴结　饮食不节，恣食膏粱厚味、辛辣刺激之品，脾胃功能受损，水湿失运，火毒内生，湿热积毒下注脉中；或由寒湿凝于脉络，蕴久生热而成。

2. 肝气郁滞　情志抑郁，恚怒伤肝，肝失条达，疏泄不利，气郁日久，由气及血，脉络不畅，瘀血停积。

3. 外伤筋脉　长期站立、跌仆损伤、刀割针刺、外科手术等均可致血脉受损，恶血留内，积滞不散，致生本病。

总之，本病外由湿邪为患，与热而蕴结，与寒而凝滞，与内湿相合困脾而生痰，是病之标；经脉受损，气血不畅，络脉瘀阻，为病之本。

【辨病】

1.诊断

（1）临床表现　本病多见于筋瘤后期，部位则以四肢多见（尤其多见于下肢），次为胸腹壁等处。

初期（急性期）在浅层脉络（静脉）径路上出现条索、硬块，患处疼痛，皮肤发红，触之较硬，扣之发热，按压疼痛明显，肢体沉重（彩图13-4）。一般无全身症状。

后期（慢性期）患处遗有一条索状物，其色黄褐，按之如弓弦，可有按压疼痛，或结节破溃形成臁疮（彩图 13-5）。临床上常见以下几种类型：

①肢体血栓性浅静脉炎　临床最为常见，下肢多于上肢。主要是累及一条浅静脉，沿着发病的静脉出现疼痛、红肿、灼热感，常可扪及结节或硬索状物，有明显压痛。当浅静脉炎累及周围组织时，可出现片状区域性硬块结节，则为浅静脉周围炎。患者可伴有低热，站立时疼痛尤为明显。患处炎症消退后，局部可遗留色素沉着或无痛性纤维硬结，一般需 1～3 个月后才能消失。

②胸腹壁浅静脉炎　多为单侧胸腹壁出现一条索状硬物，长 10～20cm，皮肤发红、轻度刺痛，肢体活动时局部可有牵掣痛，用手按压条索两端，皮肤上可出现一条凹陷的浅沟，炎症消退后遗留皮肤色素沉着。一般无全身症状。

③游走性血栓性浅静脉炎　多发于四肢，即浅静脉血栓性炎症呈游走性发作，当一处炎性硬结消失后，其他部位的浅静脉又出现病变，具有游走、间歇、反复发作的特点。可伴有低热、全身不适等。若全身反应较重者，应考虑全身血管炎、结缔组织病、内脏疾病及深静脉病变等。

（2）辅助检查　血常规检查一般正常，少数可有白细胞计数增高，部分患者可出现血沉加快。多普勒检查可确定局部浅静脉炎是否已有血栓形成。血液流变学检查可反映全血黏度。

2. 鉴别诊断

（1）瓜藤缠（结节性红斑）　多见于女性，与结核病、风湿病有关；皮肤结节多发生于小腿，伸、屈侧无明显区别，呈圆形、片状或斑块状，一般不溃烂；可有疼痛、发热、乏力、关节痛；血沉及免疫指标异常。

（2）结节性脉管炎　多见于中年女性；小腿以下伸侧面出现多发性结节，足背亦常见，可双侧发病；结节多呈小圆形，表面红肿，后期可出现色素斑、点，结节可以破溃；病程较长，反复发作，肢端动脉搏动可减弱或消失。

【治疗】

本病早期以清热利湿为主，后期以活血散结为主。同时应积极治疗静脉曲张等原发疾病，并配合外治以提高疗效、防止复发。

1. 辨证论治

（1）湿热瘀阻证

证候：患肢可见静脉曲张团突出，疼痛、色红、肿胀、灼热，可摸到硬结节或条索状物；可伴有全身不适、发热症状；苔黄腻或厚腻，脉滑数。

治法：清热利湿，解毒通络。

方药：二妙散合茵陈赤小豆汤加减。常用苍术、黄柏、茵陈、赤小豆、薏苡仁、泽泻、炒黄柏、苦参、防己、佩兰、木通、白蔻等。发于上肢加桑枝；发于下肢加牛膝；红肿消退，疼痛未减者，加赤芍、泽兰、地龙、忍冬藤。

（2）血瘀湿阻证

证候：患肢疼痛、肿胀、皮色红紫，活动后则甚，小腿部挤压刺痛或胀痛，或见条索状物，按之柔韧或似弓弦；舌有瘀点、瘀斑，脉沉细或沉涩。

治法：活血化瘀，行气散结。

方药：活血通脉汤加鸡血藤、桃仁、忍冬藤。常用丹参、红花、赤芍、当归、牡丹皮、黄芪、何首乌等。发于上肢加桂枝；发于下肢加牛膝，兼服四虫丸。

（3）肝郁蕴结证

证候：胸腹壁有条索状物，固定不移，刺痛，胀痛，或牵掣痛；伴胸闷、嗳气等；舌质淡红或有瘀点、瘀斑，苔薄，脉弦或弦涩。

治法：疏肝解郁，活血解毒。

方药：柴胡清肝汤或复元活血汤。常用川芎、当归、白芍、生地黄、柴胡、黄芩、栀子、天花粉、防风、牛蒡子、连翘、红花、桃仁等。疼痛重者，加三棱、鸡血藤、忍冬藤等。

2. 外治疗法

（1）初期　可用消炎软膏或金黄散软膏外敷，每日换药1次。局部红肿渐消者可选用拔毒膏贴敷。

（2）后期　可用熏洗疗法，药物组成：当归尾12g，白芷9g，羌活9g，独活9g，桃仁9g，红花12g，海桐皮9g，威灵仙12g，生艾叶15g，生姜60g。水煎后熏洗。有活血通络、疏风散结之功。

3. 其他疗法　部分病例可采取手术切除病灶及物理疗法。针灸疗法有一定疗效。

【预防与调护】

1. 急性期患者应卧床休息，以减轻疼痛。适当抬高患肢，如下床则可穿医用弹力袜，以减轻下肢水肿。

2. 病变早期不宜久站、久坐。

3. 饮食宜清淡，忌食辛辣、鱼腥之品，戒烟。

第三节　股　肿

张某，女，42岁。2个月前因子宫肌瘤切除术后卧床10余日，昨晚左下肢突然出现肿胀疼痛，休息后不能缓解，行走受限，前来就诊。

股肿是指血液在深静脉血管内发生异常凝固，从而引起静脉阻塞、血液回流障碍的疾病。其主要表现为肢体肿胀、疼痛、局部皮温升高和浅静脉怒张等，在急性期可并发肺栓塞而危及生命。

本病相当于西医学的下肢深静脉血栓形成。

【病因病机】

本病主要是因为气滞、气虚或血脉损伤，以致肢体气血运行不畅，瘀血阻于脉络，脉络滞塞不通，营血回流受阻，水津外溢，聚而为湿，发为本病。

1. 血脉损伤　跌仆损伤、手术等可直接伤害人体，使局部气血凝滞，瘀血流注于下肢而发生本病。清·唐容川在《血证论》中指出："瘀血流注，亦发肿胀，乃血变成水之证。"

2. 久卧伤气　产后或因长期卧床，肢体气机不利，气滞，血瘀于经脉之中，营血回流不畅而发本病。清·吴谦所著《医宗金鉴·外科心法要诀》曰："产后闪挫，瘀血作肿者，瘀血久滞于经络，忽发则木硬不热微红。"较明确地指出了本病的病因和发病特点。

3. 气虚血瘀　多因年老、肥胖、瘤、岩等，致使患者气虚，气为血帅，气虚则无力推动营血运行，下肢又为血脉之末，故易发生血脉阻塞。

西医学认为，血流滞缓、静脉壁损伤和血液凝固性增高是静脉血栓形成的三大因素，而外伤、手术、分娩、肿瘤等可直接诱发本病。

【辨病】

1. 诊断

（1）临床表现 股肿多发生在左下肢。多见于肢体外伤、骨折、长期卧床、产后、肿瘤和其他血管疾病及各种手术、血管内导管术后。发病较急，主要表现为单侧下肢突发性广泛性粗肿、胀痛，行走不利，可伴低热。后期可出现浅静脉扩张、曲张，肢体轻度浮肿，小腿色素沉着、皮炎、臁疮等。由于阻塞的静脉部位不同，临床表现不一。

①小腿深静脉血栓形成 肢体疼痛是其最主要的临床症状之一。肢体肿胀一般以踝及小腿部为主，行走时加重，腓肠肌压痛，一般无全身表现。临床称为周围型。下肢伸直并略抬高，检查者用手握住患者的足背部用力使踝关节背屈，使跟腱拉紧腓肠肌，患者感到小腿部后方出现疼痛，即为Homan's征阳性。

②髂股静脉血栓形成 突然性、广泛性、单侧下肢粗肿是本病的临床特征。疼痛性质为胀痛，部位可为全下肢，以患肢的髂窝、股三角区疼痛明显，甚至可连及同侧腰背部或会阴部。平卧时减轻，站立时加重。疾病初期主要是表浅静脉扩张，皮色暗红，如为急性血栓形成并广泛地使髂股静脉闭塞，则可出现患肢皮色的广泛青紫，临床上称为股青肿，可出现静脉性坏疽，是下肢深静脉血栓形成最严重的类型；后期可在患肢侧的下腹部、髋部、会阴部见到曲张的静脉；疾病后期部分患者出现营养性改变，主要表现在患肢小腿的足靴区部位，呈脱屑、瘙痒、色素沉着、湿疹和溃疡等。临床称为中央型。

③混合性深静脉血栓形成 是指血栓起源于小腿肌肉内的腓肠静脉丛，顺行性生长、蔓延扩展至整个下肢静脉主干，或由原发性髂股静脉血栓形成逆行扩展到整个下肢静脉者（彩图13-6）。临床上称之为混合型。以前者较为多见，常发于手术后。临床表现兼具小腿深静脉和髂股静脉血栓形成的特点。

另外，本病早期可出现急性股动脉痉挛（疼痛性股蓝肿）和肺动脉栓塞两种危重并发症，应引起高度重视。

④深静脉血栓形成后遗症 是指深静脉血栓形成后期，由于血液回流障碍，或血栓机化再通后静脉瓣膜被破坏，血液倒流，回流不畅，引起肢体远端静脉高压、淤血而产生的肢体肿胀、浅静脉曲张、色素沉着、溃疡形成等临床表现（彩图13-7）。

（2）辅助检查 多普勒血流检查为无创性检查方法，有助于明确患肢血液回流状况。检测血浆中D—二聚体的含量可初筛新发血栓存在与否。静脉造影能使静脉直接显影，可判断有无血栓及其范围、形态及侧支循环状况。

2. 鉴别诊断

（1）原发性下肢深静脉瓣膜功能不全 本病多发于成年人，多为较长期从事站立性工作者；发病隐匿，进展较缓慢，以双下肢同时发病为特征；患者双小腿浮肿、沉重感，站立位肿胀明显，抬高患肢后则肿胀明显减轻或消失；后期可见较明显的浅静脉曲张及其并发症，如色素沉着、血栓性浅静脉炎、小腿溃疡等；应用多普勒超声血流检测和深静脉造影可明确诊断。

（2）淋巴水肿 淋巴水肿多自足背开始，逐渐向近心侧蔓延；早期肿胀呈可凹陷性，后期皮肤和皮下组织增生变厚形成象皮肿样，呈非凹陷性肿胀，皮肤增厚、粗糙而呈苔藓状，色素沉着和溃疡形成者罕见。

【治疗】

本病一般采用中西医结合方法进行治疗。中医治疗早期多采用清热利湿、活血化瘀法，后期则重视健脾利湿、活血化瘀。

1. 辨证论治

（1）湿热下注证

证候：发病较急，患肢粗肿、发热、发红、疼痛，活动受限；舌质红，苔黄腻，脉弦滑。

治法：清热利湿，活血化瘀。

方药：四妙勇安汤加味。常用金银花、玄参、当归、甘草等。患肢疼痛重者，重用金银花；便秘者，加大黄、芒硝（冲服）；全身发热明显者，加生石膏、知母、漏芦；急性期患者患肢粗肿胀痛严重者，重用活血化瘀药物。

（2）血脉瘀阻证

证候：患肢肿胀，皮色紫暗，固定性压痛，肢体青筋怒张；舌质暗或有瘀斑，苔白，脉弦。

治法：活血化瘀，通络止痛。

方药：活血通脉汤加减。常用丹参、红花、赤芍、当归、牡丹皮、桃仁、黄芪、鸡血藤、何首乌等。疼痛严重者，加王不留行、乳香、没药；局部压痛拒按者，加三棱、莪术、水蛭等。

（3）气虚湿阻证

证候：患肢肿胀日久，朝轻暮重，活动后加重，休息抬高下肢后减轻，青筋迂曲，或伴小腿色素沉着、淤积性皮炎，或起湿疹，或成溃疡；倦怠乏力；舌淡边有齿印，苔薄白，脉沉。

治法：益气健脾，祛湿通络。

方药：参苓白术散加味。常用白扁豆、白术、茯苓、甘草、桔梗、莲子、人参、砂仁、山药、薏苡仁等。湿重者加猪苓、车前子等。

以上三证均可配合活血化瘀中药注射液，如疏血通注射液6mL，加入0.9%生理盐水250～500mL中静脉滴注，每日1次，15日为1个疗程。

2. 外治疗法

（1）急性期　可用冰硝散外敷，方法是：芒硝5份、冰片1份共研成粉状，混合后装入纱布袋中，敷于患肢，待布袋变湿时重新更换，发病后连用数日，可减轻患肢肿痛等症状。

（2）慢性期　可用中药煎汤，待水温适宜后外洗患肢。可选用活血止痛散，每日1次，每次30～60分钟。

3. 其他疗法　西医治疗深静脉血栓形成，主张早期（72小时内）手术取栓和溶栓及抗凝、祛聚、降黏、扩血管等疗法。对于发生急性肺栓塞和疼痛性股白肿、股青肿者，应采用中西医结合方法积极救治。另外，下腔静脉置入临时滤器以防止发生肺栓塞。

【预防与调护】

1. 肥胖患者饮食宜选择清淡、富含维生素及低脂食物，忌食油腻、肥甘、辛辣之品。严格戒烟，积极参加体育锻炼，减轻体重。

2. 对高危患者（血液呈高凝状态）应适当服用活血化瘀中药或抗凝药物。

3. 术后患者应慎用止血药物；可适当垫高下肢或对小腿进行按摩，使小腿肌肉被动收缩；或尽量早期下床活动，以利静脉血回流。对长期卧床的患者应鼓励其做足背屈活动，必要时可对小腿肌肉进行刺激，以使小腿肌肉收缩，防止静脉血栓形成。

4. 患股肿后应卧床休息，略抬高患肢，发病 1 个月内不宜做剧烈活动，以防栓子脱落引起肺栓塞。

5. 发病后期可使用弹力绷带或医疗弹力袜，以促进静脉血液回流。

第四节 脱 疽

李某，男，65 岁。2 年前出现每步行一段距离后左小腿疼痛，但停步休息片刻即可缓解，未予重视。近 1 个月夜间休息时也出现左足趾疼痛，伴有左足发凉，足部干燥，不出汗。查体发现血压高、血脂偏高 10 年。

脱疽是指发于四肢末端，严重时趾（指）节坏疽脱落，又称"脱骨疽"。其临床特点是好发于四肢末端，以下肢多见。初起患肢末端发凉、怕冷、苍白、麻木，可伴间歇性跛行，继则疼痛剧烈，日久患趾（指）坏死变黑，甚至趾（指）节脱落。部分患者起病急骤，进展迅速，预后严重，须紧急处理。在《灵枢·痈疽》中即有关于本病的记载，曰："发于足趾，名脱痈，其状赤黑，死不治；不赤黑，不死。不衰，急斩之，不则死矣。"

中医文献中，与"脱疽"相关的病名还有"脉痹"及"筋疽"。脉痹病名，始见于《素问·痹论》，其指出痹"在于脉则血凝而不流"，故脉痹涵盖了全身以"血脉瘀阻"为病机的一类疾病，而不单是周围血管疾病。筋疽病名最早见于《刘涓子鬼遗方》，后《外科启玄》等也见之，分别指发于椎旁或踝关节等处的痈疽。而相当部分的糖尿病足患者足部已出现坏疽，但其病足缺血性特征并不明显，且坏疽处可见到肌腱有不同程度的变性、坏死，病足坏死呈湿性。鉴于此，1984 年奚九一教授提出了"糖尿病足肌腱变性坏死症"这一概念及"筋疽"的中医病名。

脱疽涵盖了西医学的血栓闭塞性脉管炎、动脉硬化性闭塞症、糖尿病足及急性动脉栓塞等疾病。随着生活方式的改变，临床上动脉硬化性闭塞症和糖尿病足的发病率明显升高，而血栓闭塞性脉管炎的发病率则相对下降。

一、血栓闭塞性脉管炎

血栓闭塞性脉管炎属中医学"脱疽"的范畴，是一种中小动静脉的周期性、节段性、慢性炎症病变，是以血管腔发生闭塞，引起局部组织缺血，最后坏死致肢体末端脱落为病变过程的疾病。

【病因病机】

本病的基本病机是血脉瘀阻，内因脾肾阳气不充、气血虚亏或肝肾阴虚，外因烟毒及寒湿损伤。病理产物有瘀血、痰饮、寒浊及热毒。脾肾阳气不足，不能温养四肢，复受寒湿之邪，则气血凝滞，经络阻塞；脾虚生湿酿痰，痰湿重浊黏腻，最易损伤阳气，阻遏气机，致血运失其畅达，久则湿邪化热，湿痰热互结，亦可瘀阻经脉，使血脉滞而不通；肝肾亏虚，阴虚热盛津伤可致血脉涩滞；气血不足则血行无力致血脉瘀阻。血脉瘀阻，四肢气血不充，失于濡养则皮肉枯槁，坏死脱落。

总之，本病的发生以肝脾肾亏虚为本，瘀血、痰饮、寒浊和热毒为标，气血凝滞、经脉阻塞为其主要病机。本病的发生还与长期吸烟、饮食不节、环境、遗传及外伤等因素有关。

【辨病】

1. 诊断

（1）临床表现　血栓闭塞性脉管炎好发于青壮年，以 20 ～ 40 岁男性多见。多发于寒冷季节或常在寒冷季节加重，常先一侧下肢发病，继而累及对侧，少数患者可累及上肢。患者多有受冷、受潮湿、嗜烟、外伤等病史。本病病程较长，易复发。根据疾病的发展过程，临床一般可分为三期。

一期（局部缺血期）：患肢末端发凉、怕冷、麻木、酸痛，间歇性跛行，每行走500m左右后就出现患肢小腿或足底坠胀疼痛感而跛行，休息片刻后症状缓解或消失，再行走同样或较短距离时，患肢坠胀疼痛出现。随着病情的加重，行走后出现患肢小腿或足底坠胀疼痛感的距离越来越短。患肢可出现轻度肌肉萎缩，皮肤干燥，皮温稍低于健侧，皮肤指压试验可见充盈缓慢，跗阳脉（足背动脉）、太溪脉（胫后动脉）搏动减弱，部分患者小腿可出现游走性红硬条索（游走性浅静脉炎）。

二期（营养障碍期）：患肢发凉、怕冷、麻木、坠胀疼痛，间歇性跛行加重，并出现静息痛，夜间痛甚，难以入寐，患者常抱膝抚足而坐，甚至需将患肢下垂床边以减轻疼痛。患肢肌肉明显萎缩，皮肤干燥，汗毛脱落，趾甲增厚且生长缓慢（彩图13-8），皮肤苍白或潮红或紫绀，患侧跗阳脉、太溪脉搏动消失。

三期（坏死期或坏疽期）：二期表现进一步加重，患足疼痛剧烈。坏疽可先为一趾或数趾，逐渐向上发展，合并感染时足趾紫红肿胀、溃烂坏死，呈湿性坏疽；或足趾发黑、干瘪，呈干性坏疽（彩图13-9）。经积极治疗，患足红肿可消退，坏疽局限，溃疡可愈合。若坏疽发展至足背以上，则红肿疼痛难以控制。病程日久，患者可出现疲乏无力、不欲饮食、口干、形体消瘦，甚则壮热神昏。

根据肢体坏死的范围，可将坏疽分为三级：一级坏疽局限于足趾或手指部位；二级坏疽局限于足跖部位；三级坏疽发展至足背、足跟、踝关节及其上方。

（2）辅助检查 肢体动脉彩色多普勒超声、计算机扫描血管三维成像（CTA）、数字减影血管造影(DSA)等影像学检查及血脂、血糖等实验室检查有助于鉴别诊断。踝肱指数(ABI)有助于判断缺血程度及预后。

2. 鉴别诊断

（1）脱疽相关疾病 脱疽相关疾病的临床鉴别见表13-1。

表13-1 脱疽相关疾病的临床鉴别

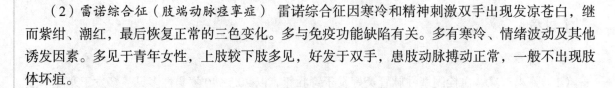

	血栓闭塞性脉管炎	动脉硬化闭塞症	糖尿病足
发病年龄	20～40岁	40岁以上	40岁以上
浅静脉炎	游走性	无	无
高血压	极少	大部分有	大部分有
冠心病	无	有	可有可无
血脂	基本正常	升高	多数升高
血糖、尿糖	正常	正常	血糖升高，尿糖阳性
受累血管	中、小动、静脉	大、中动脉	大、微血管

（2）雷诺综合征（肢端动脉痉挛症） 雷诺综合征因寒冷和精神刺激双手出现发凉苍白，继而紫绀、潮红，最后恢复正常的三色变化。多与免疫功能缺陷有关。多有寒冷、情绪波动及其他诱发因素。多见于青年女性，上肢较下肢多见，好发于双手，患肢动脉搏动正常，一般不出现肢体坏疽。

【治疗】

轻症可单用中药或西药治疗，重症应中西医结合治疗。中医以辨证论治为主，但活血化瘀法贯穿始终。对于部分发病较急的患者应及时采取手术和中西医结合治疗。治疗原则主要是改善肢体血液循环，缓解疼痛，挽救肢体，防止严重并发症的出现。

1. 辨证论治

（1）寒湿阻络证

证候：患趾（指）喜暖怕冷，麻木，酸胀疼痛，多走则疼痛加剧，稍歇痛减，皮肤苍白，触之发凉，趺阳脉搏动减弱；舌淡，苔白腻，脉沉细。

治法：温阳散寒，活血通络。

方药：阳和汤加减。常用药物有熟地黄、麻黄、鹿角胶、白芥子、肉桂、生甘草、炮姜炭等。阳虚甚者，可加制附子、肉桂。

（2）血脉瘀阻证

证候：患趾（指）酸胀疼痛加重，夜难入寐，步履艰难，患趾（指）皮色暗红或紫暗，下垂更甚，皮肤发凉干燥，肌肉萎缩，趺阳脉、太溪脉搏动消失；舌暗红或有瘀斑，苔薄白，脉弦涩。

治法：活血化瘀，通络止痛。

方药：桃红四物汤加减。可加活血破瘀、通络止痛效果较强的虫类药。常用药物有当归、川芎、赤芍、延胡索、牛膝、制乳没、蜈蚣、全蝎、土鳖虫等。

（3）湿热毒盛证

证候：患肢剧痛，日轻夜重，局部肿胀，皮肤紫暗，浸淫蔓延，溃破腐烂，肉色不鲜；身热口干，便秘溲赤；舌红，苔黄腻，脉弦数。

治法：清热利湿，解毒活血。

方药：四妙勇安汤加减。常用药有金银花、玄参、当归、甘草等。水肿明显者，加冬瓜皮、猪苓、防己；痛剧者，加全蝎、蜈蚣、土鳖虫。

（4）热毒伤阴证

证候：皮肤干燥，汗毛脱落，趾（指）甲增厚变形，肌肉萎缩，趾（指）呈干性坏疽；口干欲饮，便秘溲赤；舌红，苔黄，脉弦细数。

治法：清热解毒，养阴活血。

方药：顾步汤加减。常用药有黄芪、石斛、当归、牛膝、紫花地丁、太子参、金银花、蒲公英、野菊花等。

（5）气阴两虚证

证候：病程日久，坏死组织脱落后疮面久不愈合，肉芽暗红或淡而不鲜；倦怠乏力，口渴不欲饮，面色无华，形体消瘦，五心烦热；舌淡尖红，少苔，脉细无力。

治法：益气养阴。

方药：黄芪鳖甲汤加减。常用药物有人参、生地黄、赤芍、黄芪、炙甘草、桑白皮、鳖甲、秦艽、茯苓、地骨皮、柴胡等。

2. 外治疗法

（1）未溃　宜重在保护，避免刺激，防止坏死。亦可用活血止痛散煎水熏洗，每日 1 次。

（2）已溃　对于干性坏疽，应消毒后包扎，预防继发感染，限期手术治疗。感染创面可做湿敷处理。溃疡面积较大，坏死组织难以脱落者，可先用油膏（如湿润烧伤膏等）液化清除创面坏死组织；难以液化者，采取蚕食清创方法，逐步清除。彻底的清创术宜待炎症消退后施行。

（3）坏死组织切除术　待坏死组织与正常组织分界清楚，近端炎症控制后，可行坏死组织切除术，骨断面宜略短于软组织断面（彩图13-10）。术后每日局部换药治疗，愈合时间较长。

（4）趾（指）切除缝合术　坏死组织与健康组织分界清楚，且近端炎症控制，血运改善时，可取分界近端切口，行趾（指）切除缝合术或半足切除缝合术。

（5）截肢术　严重的肢体坏疽（2～3级坏疽），无法保留肢体或伴有无法控制的感染者，根据患肢血运情况可行膝下或膝上截肢术。

3. 其他疗法

（1）扩张血管　前列地尔10μg加入0.9%氯化钠注射液静脉滴注，每日1次，15日为1个疗程。

（2）预防感染扩散　并发溃疡感染者，应选用广谱抗生素治疗，预防感染扩散。

（3）镇痛　①建议使用安乃近、吲哚美辛（消炎痛）、强痛定、曲马多等；②吗啡类药物；③1∶1000的普鲁卡因生理盐水溶液1000mL，静脉滴注，每日1次；④微泵硬膜外麻醉：3～5日。

（4）选择中药制剂　常用有通塞脉片、脉管康复片、血府逐瘀胶囊等。

【预防与调护】

1. 戒烟，并远离吸烟环境，少食辛辣炙煿及醇酒之品。

2. 冬季户外工作时注意保暖，鞋袜宜宽大舒适，每天用温水泡洗双足。避免足部的外伤或感染。

3. 患侧肢体运动锻炼可促进患肢侧支循环形成，方法是：患者仰卧，抬高下肢45°～60°，保持2～3分钟，然后两足下垂床沿4～5分钟，同时两足及足趾向下、上、内、外等方向运动10次，再将下肢平放4～5分钟，每日运动3次。但坏疽感染时禁用。

二、下肢动脉硬化闭塞症

下肢动脉硬化闭塞症是由于下肢动脉粥样硬化斑块形成，引起下肢供血动脉内膜增厚、管腔狭窄或闭塞，病变肢体血液供应不足，继而引起下肢间歇性跛行、皮温降低、疼痛乃至发生溃疡或坏死的慢性进展性疾病，随病情发展甚至发生肢体坏死，有可能危及患者生命。常为全身性动脉硬化血管病变在下肢动脉的表现。

【病因病机】

《外科正宗·脱疽论》记载："夫脱疽者，外腐而内坏也。此因平素厚味膏粱，熏蒸脏腑，丹石补药，消灼肾水，房劳过度，气竭精伤……其毒积于骨髓者，终为疽毒阴疮。"饮食不节，首伤脾胃。脾胃受伤，一则气血生化不足，血行失动力而致瘀，肌肉失温煦濡养；二则脾虚失运，痰饮内生；三则脾虚失运水湿内生，湿性黏滞，滞涩脉道。以上病理终致血脉瘀阻。寒主收引，湿性黏滞，均为阴邪，易伤阳气，故外受寒湿可加重病情，而外伤感邪则可致变证。血脉瘀阻，气不能通达内外则现脉络阴寒之象。血不能通达荣养脏腑、充养四肢，加之瘀久化热而现阴血不足，燥热内生而见脉络瘀热之证。复感外邪，化热而现脉络热毒证。

总之，本病的发生以饮食不节为主要病因，脾虚为本，寒湿外伤为标，血脉瘀阻为其基本病机。

西医学认为，本病的发生与高血脂、高血压、糖尿病和吸烟等因素密切相关，与脂质代谢紊乱有密切关系，动脉壁功能障碍也是重要因素。

【辨病】

1. 诊断

（1）临床表现　本病多发于 40 岁以上人群，多伴有患高血脂、高血压、糖尿病等疾病，早期大多无间歇性跛行等典型症状，仅表现为轻度下肢麻木不适。本病的主要症状有间歇性跛行、静息痛、肢冷。主要体征有皮肤温度降低、发绀、干燥、脱屑、光薄或皲裂，趾甲增厚、变形、生长缓慢，汗毛稀少或脱落，趾腹弹性下降（彩图 13-11）；患肢的大、中动脉（股动脉、腘动脉、足背动脉和胫后动脉）搏动减弱或消失；趾端溃疡、坏疽等（彩图 13-12、13-13、13-14）。

下肢动脉硬化闭塞症多呈慢性病程；但是，当合并急性肢体动脉血栓形成时，可表现为下肢急性出血，以患肢突发疼痛、苍白、麻木、无脉、感觉异常和运动障碍为主要特点，可概括为"6P"。如未获得有效治疗，受累肢体常常很快发生缺血坏死，并可能引起全身感染、肾衰竭等严重并发症，甚至危及生命。

（2）辅助检查　彩色多普勒超声检查为无创的初步检查方法。确诊和拟定外科手术或腔内治疗方案，根据需要进一步行磁共振血管造影（MRA）、计算机扫描血管三维成像（CTA）、数字减影血管造影（DSA）等检查。出现间歇性跛行的人群行踝肱指数（ABI）检查有助于判断缺血程度及预后。

2. 鉴别诊断

（1）脱疽相关疾病　脱疽相关疾病的临床鉴别见本节表 13-1。

（2）神经源性跛行　椎管狭窄等神经系统病变可表现为间歇性跛行症状，易与下肢动脉硬化闭塞症早、中期症状相混淆，但神经系统疾病症状的无力感大于疼痛感，症状与体位明显相关，改变体位可使症状减轻或缓解，同时肢体动脉搏动正常。

（3）下肢动脉栓塞　临床表现为"6P"征，常具有房颤、心肌梗死和心脏瓣膜病等易致动脉栓塞的病史，一般没有慢性缺血病史，如间歇性跛行等。

【治疗】

本病晚期治疗难度大，疗效不佳，手术进行血管搭桥或介入治疗都有相应的适应证和局限性，不少患者最后需实行高位截肢，而术后伤口不易愈合。因此，早期发现，早期治疗尤为重要。本病是动脉缺血性疾病，以血脉瘀阻为基本病机，但由于个人体质、致病原因及疾病发展阶段等各方面的不同而表现各异，故中药辨证施治能收到较好的效果，可改善患者血管弹性，增加肢体动脉供血并促进侧支循环建立，对阻止或延缓病情的发展、防止坏疽能起到积极作用。后期需配合外治及手术治疗。

1. 辨证论治　本病分型证治可参照血栓闭塞性脉管炎辨证论治。需要注意的是，此病多发于老年人，中医学认为老年人宗气渐衰，治疗时尤应注重扶助正气。

2. 外治疗法

（1）基本外治　参照血栓闭塞性脉管炎外治。

（2）植皮术　点状或邮票状植皮术适用于创面过大，难以自行愈合，但经治疗后血液循环改善，感染已被控制，肉芽新鲜者（彩图 13-15）。

3. 其他疗法

（1）参照血栓闭塞性脉管炎。

（2）血运重建术：采用开放手术或血管介入治疗恢复肢体的血流，以改善肢体循环，阻止坏疽发生或降低截肢平面。开放手术包括动脉切开取栓术、动脉内膜剥脱术、动脉旁路移植术、静脉动脉化等。血管介入治疗包括经皮腔内血管成形术（PTA）、血管内支架成形术等。

【预防与调护】

1. 参照血栓闭塞性脉管炎的预防与调护。
2. 重视中老年人动脉粥样硬化的防治，积极治疗高脂血症和高血压病。
3. 对风湿性心脏病或冠心病合并心律失常（心房颤动）的患者，应进行规范的抗凝治疗。

三、糖尿病足

糖尿病足是指糖尿病患者由于合并神经病变及各种不同程度血管病变而导致足部感染、溃疡形成和（或）深部组织的破坏（彩图13-16）。糖尿病足可归属于中医学"脱疽"或"筋疽"范畴。

【病因病机】

本病继发于消渴病，消渴病的病机以肝肾阴虚、气阴（血）两伤、燥热偏盛为主。消渴病病程迁延，一则阴损及阳，阴阳俱虚，多表现为脾肾阳虚；二则病久入络，血脉瘀阻。血脉瘀阻是本病的基本病机。肝肾亏虚，阴虚燥热，热盛津伤可致血脉涩滞；气血不足则血行无力致血脉瘀阻；脾肾阳虚，阳不通，血不行致血脉瘀阻。此外，寒、痰、湿等病理产物及外邪也可痹阻脉络，致血脉瘀阻。气血津液无法敷布，最终导致经脉失养，脉络淤阻，肌肉失养，进而导致了坏疽的发生。局部外伤破损、胼胝压迫，外受湿热可加重坏疽，而坏疽可产生邪毒。湿热邪毒相合，甚至可现内陷危象。

总之，本病的病因病机不外标本两端，本虚是指久病消渴致脏腑、气血、阴阳亏虚，标实是指病久致瘀、致痰、致湿、化毒。基本病机为血脉瘀阻。

【辨病】

1. 诊断

（1）临床表现　除糖尿病本病的临床表现外，糖尿病足还表现为以下临床特点：

1）缺血　早期皮肤瘙痒，干燥，蜡样改变，胼胝，弹性差，汗毛脱落，皮温降低。皮色苍白或紫红或色素沉着。趾甲生长缓慢、变形、肥厚、脆裂，失去光泽。小腿和足部肌肉萎缩，肌张力差。患足发凉、怕冷、麻木、疼痛，在寒冷季节或夜间加重，跌阳脉、太溪脉明显减弱或不可触及，肢体抬高试验为阳性。可首先出现间歇性跛行，缺血加重出现静息痛，严重者出现干性坏疽。

2）感染　足部或肢体远端局部软组织皮肤糜烂，初为水疱或浅溃疡，继之溃烂深入肌腱和肌层，破坏骨质，组织坏死腐烂，形成脓腔和窦道，排出秽臭分泌物，周围呈增生性实性肿胀，以湿性坏疽为主。

根据局部表现，坏疽可分为干性坏疽、湿性坏疽和混合坏疽。

①干性坏疽　足部皮肤苍白、发凉，足趾部位有大小与形状不等的黑色区，足趾疼痛，常发

生于足及趾的背侧，有时整个足趾或足发黑、变干。此型在糖尿病足中较为少见。

②湿性坏疽　多以皮肤外伤、烫伤、穿不合适鞋袜、感染等为诱因，早期病位多在足底胼胝区、跖骨头、足跟、足背等足部压力支撑点和易摩擦处。病变程度不一，由浅表溃疡至严重坏疽。局部皮肤充血、肿胀。严重时伴有体温升高、食欲不振、恶心、腹胀、心悸、尿少等菌血症或毒血症表现的全身症状，此型为糖尿病足的主要类型。

③混合性坏疽　同一肢端的不同部位同时呈现干性坏疽和湿性坏疽。此型病情较重，临床上较为多见。

3）周围神经病变　主要包括运动障碍足、无痛足和灼热足综合征。运动障碍足表现为某一神经支配区域感觉障碍和运动减弱或消失。无痛足是指袜套型感觉迟钝和麻木，震颤感觉和精密触觉减弱。灼热足综合征表现为痛觉敏感，患处针刺样、刀割样、烧灼样疼痛，夜间或遇热时加重。

4）夏科关节　好发于足和踝关节，表现为软组织肿胀、轻微疼痛、跖骨头下陷、跖趾关节弯曲、关节半脱位畸形，形成弓形足、槌状趾、鸡爪趾。

可采用 Wagner 分级法判断病情、预后，确定治疗方案。

（2）辅助检查　关于周围血管检查参照下肢动脉硬化闭塞症；同时，还应做足部 X 片、血常规、血糖、细菌培养和药敏、神经电生理检查，以及 CT、MRI 等。

2. 鉴别诊断

（1）脱疽相关疾病　脱疽相关疾病的临床鉴别见本节表 13-1。

（2）雷诺综合征（肢端动脉痉挛症）　见血栓闭塞性脉管炎。

（3）其他神经病变　当患者出现神经病变症状时，要区分是糖尿病导致的周围神经病变还是其他疾病引起的神经病变。糖尿病神经病变多数为对称性、从远端开始，其他神经病变则常为非对称性、区域性。

【治疗】

应整体治本、局部治标，采取中西医结合综合治疗措施，药物疗法结合正确的切开减压、清创、引流、血管介入手术等；治疗和护理、预防结合，控制病情发展，促进恢复，减少病残。注重糖尿病内科支持治疗。

1. 辨证论治

（1）分型证治　参照血栓闭塞性脉管炎辨证论治。

（2）注意　糖尿病足溃脓时常配合托法。如为脓出不畅实证宜透托，方选透脓散，常用药有黄芪、川芎、当归、皂角刺等；如见疮形平塌，根盘散漫，难溃难腐，或溃后脓水稀少，坚肿不消，并出现精神不振、烦色无华、脉数无力等症状，可益气托毒，方选托里消毒散，常用药有人参、黄芪(盐水拌炒)、当归、川芎、芍药(炒)、白术、茯苓、金银花、白芷、甘草等；如见疮形漫肿无头，疮色灰暗不泽，化脓迟缓，或局部肿势已退，腐肉已尽，而脓水灰薄，或偶带绿色，新肉不生，不知疼痛，伴自汗肢冷、腹痛便泄、精神萎靡、脉沉细、舌质淡胖等症，可温阳托毒，方选神功内托散，常用药有当归、白术、黄芪、人参、白芍、茯苓、陈皮、附子、木香、炙甘草、川芎等。

2. 外治疗法

外治原则：减压，清除坏死组织，保持创面引流畅通，控制局部感染，改善局部微循环，促进组织再生修复。

（1）切开减压　急性湿性坏疽，脓液潴留，组织炎性肿胀，加之足部的腔隙结构，局部压力高且无法向外传导，压迫本已病变的血管，导致缺血坏死加重，此时切开减压并通畅引流是首务。

（2）清创　如为干性坏疽，坏死界限清楚，可采用鲸吞清创术，在麻醉下尽可能彻底地清除坏死组织。术后创面以祛腐生肌的油纱（如湿润烧伤膏）换药。如为湿性坏疽，且切开减压后，可采用药刀结合蚕食清创方法。其原则是：先清除远端坏死组织，再清除近端的坏死组织；液化的坏死组织应先清除，未液化的坏死组织后清除；坏死皮肤、肌腱等软组织先清除，死骨后清除；炎症完全消退或控制，坏死组织与健康组织分界明显后再做彻底清除，但应注意局部的血液供应状况。如为混合性坏疽，则鲸吞清创方法和药刀结合蚕食清创方法同用。

（3）通畅引流　糖尿病足坏疽期形成的Ⅲ度、Ⅳ度溃疡疮面，因疮面深达皮下组织或骨骼，往往有大小不等、形态各异的潜腔或窦道，宜用祛腐生肌的油纱条（如湿润烧伤膏）引流换药，换药时油纱条一定要放置到疮面潜腔或窦道的基底部，不要留无效腔，引流要充分，必要时可多处对穿引流。每8～12小时换药1次。

（4）收敛解毒　疮面渗出物和分泌物多、臭秽时，应收敛解毒，以三黄熏洗剂（黄连、黄柏、黄芩、十大功劳、虎杖、地榆）煎汤浸渍或湿敷。

（5）生肌收口　疮面坏死组织清除干净，疮面新生肉芽组织形成后，要保护新鲜疮面，促进疮面快速再生复原或愈合。亦可灵活选用化腐生肌、活血生肌、回阳生肌、敛疮生肌（生肌四法）药膏换药，也选用药液（如康复新液等）湿敷，每日换药2次，直至愈合。

（6）植皮术　Ⅲ度、Ⅳ度溃疡疮面，如疮面面积大，坏死组织清除后，为缩短病程，可行植皮术。

（7）截肢术　适用于感染难以控制，肢体血运无法重建者。

3. 其他疗法

（1）基础疾病的治疗　控制血糖、血压。

（2）缺血性病变的处理　可采用扩血管、改善微循环药物。对于严重的周围血管病变，可采用动脉重建术，如血管置换、血管成形或血管旁路术等。

（3）神经性足溃疡的治疗　可用B族维生素、神经生长因子等。

（4）抗感染治疗　根据细菌、真菌培养和药敏试验结果，选用有效的抗菌药物，以控制感染。

【预防与调护】

1. 参照下肢动脉硬化闭塞症的预防与调护。

2. 调节饮食，控制血糖。

3. 做好足部的护理及保护。可用温水泡脚，每日检查足部。建议使用专为糖尿病患者设计的用于减压的鞋子，穿鞋前要仔细检查鞋内有无异物，避免压迫。保持皮肤润滑，及时处理胼胝。足部外伤亦应及时处理。

第五节　淋巴水肿

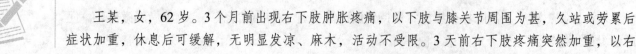
王某，女，62岁。3个月前出现右下肢肿胀疼痛，以下肢与膝关节周围为甚，久站或劳累后症状加重，休息后可缓解，无明显发凉、麻木，活动不受限。3天前右下肢疼痛突然加重，以右

下肢外侧为重，呈抽掣样疼痛，右足不能着地，活动明显受限。

淋巴水肿是淋巴液回流障碍导致淋巴液在皮下组织持续积聚，甚则引起纤维组织增生的一种慢性进展性疾病。其临床特点是好发于四肢，以下肢最常见，表现为肢体肿胀，早期多呈凹陷性水肿，休息或患肢抬高后水肿减轻，后期患部皮肤及皮下组织纤维增生，汗腺、皮脂腺均遭到破坏，皮肤粗糙增厚，坚如象皮，故又称"象皮肿"，并可继发感染，形成溃疡，少数可恶变。见彩图 13-17。

本病属于中医学"大脚风""象皮腿"的范畴。

【病因病机】

本病的发生主要是由于摄生不慎，久居湿地，寒湿之邪入侵，留恋不去，日久化热，流注下肢，阻塞经络；或脾虚水停，痰湿内生，阻遏气机，经络阻塞不通，气血瘀滞不行所致。《潜斋医案》记载："凡水乡农人，多患脚肿，俗名大脚风……此因伤络瘀凝，气血阻痹，风湿热杂合之邪袭入而不能出也。"总之，本病初期多为脾虚寒湿阻络，湿热蕴滞；病程日久，则多为痰湿阻络，气滞血瘀。

西医学认为，本病根据发病原因可分为两大类：①原发性淋巴水肿：由淋巴管发育异常所致。②继发性淋巴水肿：正常淋巴管因后天原因而阻塞，常见原因有感染（如丝虫感染和链球菌感染引起淋巴管纤维性阻塞）、损伤（如手术、放疗、灼伤等引起局部组织纤维化，淋巴管阻塞）及恶性肿瘤浸润或阻塞。无论何种病因，淋巴管阻塞后所引起的病理变化大致相同，开始是阻塞远侧的淋巴管扩张，瓣膜破坏，淋巴液淤积，由于淋巴液的蛋白含量较高而易凝结，有利于成纤维细胞的增生，因而皮内和皮下组织产生大量纤维，加重淋巴管的阻塞，脂肪组织被大量纤维组织代替，皮肤及皮下组织极度增厚。

【辨病】

1. 诊断

（1）临床表现　淋巴水肿的病因不同，临床表现各有其特点。以下介绍几种主要类型的淋巴水肿。

1）原发性淋巴水肿

①早发性淋巴水肿　是原发性淋巴水肿中最常见的一种类型。30 岁以下的青少年女性多见。起病初期肿胀局限于足及踝部，月经期时、长时间站立、劳累，水肿可加重。休息及患肢抬高后水肿则减轻。待水肿逐渐加重，病变可向上蔓延至小腿，少数患者可达整个下肢。一般常累及单侧肢体，较少为双侧性。病变后期肢体可明显增粗，皮肤、皮下组织增厚、变硬，但很少发生溃疡。

②遗传性淋巴水肿　在同一家庭中可有多人患此病。发病于出生后，常累及一侧肢体，往往局限在小腿以下。本病罕见。

此外，还有单纯肢体出现局限性或弥漫性水肿，不伴有感染征。

2）继发性淋巴水肿

①丝虫病性淋巴水肿　丝虫病在我国东南沿海地区较为流行，这种水肿病患者的年龄在 20 ~ 50 岁之间，男性较多见。丝虫感染初期均有发热及局部胀痛等主要表现。有的数年发作 1 次，有的 1 年数次。有的几小时即消退，有的可持续 5 ~ 6 天。反复的丝虫感染可使受累的淋巴管狭窄、闭塞，以致在后期出现淋巴水肿。此时丝虫的成虫均已死亡，微丝蚴也不再出现。但可

根据其病史做出诊断。本病多发生于下肢，其次是阴囊。

②细菌感染性淋巴水肿 有反复发作丹毒的病史，屡次发作后造成了淋巴管的阻塞，引起淋巴水肿，多见于下肢。初为凹陷性水肿，以后皮肤及皮下组织纤维增生，汗腺、皮脂腺遭到破坏，皮肤粗糙，硬如皮革。有时表面呈桑椹状，出现疣状增生物。有些患者的皮肤可裂开，渗出淋巴液。少数可发生慢性溃疡。

③肿瘤性淋巴水肿 淋巴系统恶性肿瘤和淋巴转移性肿瘤，可以阻塞淋巴管而发生淋巴水肿。肿瘤性淋巴水肿呈无痛性、进行性发展。初肿于肢体近端，以后延伸到远端。淋巴结的转移性肿瘤多来源于乳腺、宫颈、阴唇、前列腺、膀胱、睾丸或骨骼的癌症。有时原发灶小，不易发觉，而淋巴水肿却可以比较明显，因此对于原因不明的淋巴水肿患者应注意肿瘤存在的可能性。必要时可行淋巴结活检。

④淋巴结清除术及放射治疗后淋巴水肿 这类淋巴水肿临床上较常见的是乳腺癌根治术后引起的上肢淋巴水肿，一般在术后肢体开始活动时即有近侧上肢的轻度水肿。有的患者术后做过多次放射治疗，X线使组织纤维化，阻塞淋巴管，亦可引起淋巴水肿，可在根治术后数年发生。

（2）辅助检查 X线淋巴管造影是诊断淋巴系统疾病重要的检查手段之一。淋巴造影有一定的并发症，常见并发症如发热、肢体肿胀疼痛和胃肠反应，少见且严重的并发症是肺梗死。近年研究表明，这些并发症的产生与造影剂的注射量和注射速度有关。

放射性核素淋巴造影可见到淋巴影迹增深、增粗、外渗、阻断、侧支形成征象。淋巴结转移者，还可见到淋巴结影迹增大。

2. 鉴别诊断

（1）全身疾病性水肿 营养不良、肾病、心力衰竭、黏液性水肿等均可产生双下肢水肿。当下肢淋巴水肿呈双侧性时，应注意予以鉴别，通常经过详细地询问病史、体格检查和必要的其他检查后，其鉴别诊断并不困难。

（2）深静脉血栓性水肿 多见于妊娠、产后或手术后，发病急，整个患肢出现肿胀发热、疼痛或压痛，有时皮色红紫，浅静脉曲张，股三角区压痛，或小腿腓肠肌有明显压痛，慢性期皮肤可有色素沉着，甚至皮肤溃疡。抬高患肢休息后肿胀多减轻。

（3）血管神经性水肿 通常是受某些致敏性因素的刺激而发生，发病急骤，经过积极治疗，水肿可迅速消退，水肿可呈间歇性发作；而淋巴水肿患者发病缓慢，水肿不易消退，而且有逐渐加重的趋势。

（4）动静脉瘘肢体肿胀 比淋巴水肿轻，局部温度升高，可见大范围的静脉曲张，并可听到血管杂音，患肢较健侧增粗、增长，均为动静脉瘘水肿的特点。

【治疗】

1. 辨证论治

（1）脾虚湿阻证

证候：患肢明显水肿，压之凹陷，不随手而起，肿痛；舌质淡，体胖，边有齿痕，苔白腻，脉濡。

治法：健脾利湿，活血通络。

方药：人参健脾丸合参苓白术散加减。常用人参、白术、茯苓、陈皮、木香、砂仁、黄芪、当归、酸枣仁、远志、薏苡仁、莲子、白扁豆、桔梗等。阳虚偏甚者，加炮姜、肉桂；下肢肿胀明显者，加泽兰、猪苓；皮肤紫暗者，加当归、鸡血藤、赤芍等。

（2）湿热下注证

证候：患肢皮肤焮红灼热，边界清楚，肿胀，疼痛；伴有寒战、发热，骨节酸痛；舌质红，苔黄腻，脉滑数。

治法：清热利湿，活血消肿。

方药：萆薢渗湿汤合五神汤加减。常用茯苓、牛膝、车前子、紫花地丁、萆薢、薏苡仁、黄柏、牡丹皮、泽泻、滑石、通草等。若患肢红肿痛甚，且恶寒发热者，加蒲公英、连翘、金银花等。

（3）痰瘀阻滞证

证候：患肢肿胀、增粗变硬，皮肤增厚、粗糙，随按即起，状如象皮；或伴有慢性溃疡，久不愈合；可伴有胸胁胀痛或面色少华，乏力；舌质淡暗或有瘀斑，苔薄白，脉弦涩或沉涩。

治法：健脾化痰，活血通络。

方药：桃红四物汤合四君子汤加减。常用桃仁、红花、当归、赤芍、川芎、丹参、党参、白术、茯苓、夏枯草、地龙等。若患肢粗肿坚硬较重者，加皂角刺、昆布、海藻等；伴有气虚明显者，加黄芪、人参等。

2. 外治疗法　中药熏洗是常用的外治方法，适用于淋巴水肿患者。组成：桂枝10g，鸡血藤15g，金银花15g，苏木15g，红花15g，透骨草30g，千年健15g，乳香15g，没药15g，干姜15g，花椒100g，樟脑15g（分两次后下）。用法：将上药装入布口袋内，缝制好，撒以少量白酒或黄酒，用水2000mL煎汤，初煎可煮沸10分钟后，去火，以热气熏患处，待药液温度适宜时，再淋洗或泡洗患处；或将药袋置于患处热熨，待第二煎煮沸即可，用法同上。每剂用2天，每天1次，每次30分钟以上。

【预防与调护】

1. 抬高患肢30°休息，利用其重力作用可帮助淋巴液回流，使水肿减轻。下床活动时应穿戴松紧度合适的医用弹力袜，或用弹力绷带缠于水肿的肢体上，利用压迫之力防止淋巴液滞留，使淋巴液回流增加。

2. 急性期患者应注意减少进水量，并低盐饮食，以减少组织内的水、钠潴留，有利于水肿的治疗。

3. 积极预防丹毒、丝虫感染的发生，是降低本病发生率、减轻症状、控制病情发展的重要因素。

【复习思考题】

1. 试比较动脉性疾病和静脉性疾病病理特点、临床表现等方面的异同。

2. 中医治疗臁疮有何特色？

3. 中医外治糖尿病足与西医的治疗原则有何异同？

4. 血栓闭塞性脉管炎、动脉硬化闭塞症、糖尿病足都属于脱疽范畴，三者病机特点及治疗上有何异同？

5. 脉痹之病见热证，需清热，但为何宜用甘寒解毒清热之品，慎用苦寒清热解毒之品？

第十四章
其他外科疾病

扫一扫，查阅本章数字资源，含PPT、音视频、图片等

第一节 冻 疮

王某，女，18岁。自幼每到冬天，耳朵、双手足常起一片片红色斑块，自觉灼痛、麻木，时觉剧痒。天气转暖后自愈。一周前降温，双耳及手足红肿斑块又起。

冻疮是人体遭受寒邪侵袭所引起的局部性或全身性损伤。临床上以暴露部位的局部性冻疮最为常见。局部性冻疮以局部肿胀发凉、瘙痒、疼痛、皮肤紫斑，或起水疱、溃烂为主要表现，气候转暖后自愈，易复发。全身性冻伤以体温下降，四肢僵硬，甚则阳气厥脱为主要表现，若不及时救治，可危及生命。冻疮病名始见于《诸病源候论》。局部性冻疮常根据受冻部位的不同，分别称为"水浸足""水浸手""战壕足""冻烂疮"等。

本病相当于西医学的冻伤。

【病因病机】

本病的发病原因主要为寒冷侵袭。《诸病源候论·冻烂肿疮候》曰："严冬之月，触冒风雪寒毒之气，伤于肌肤，血气壅涩，因即瘃冻，焮赤疼痛，便成冻疮。"尤其是在潮湿、刮风、长时间不活动等情况下受寒冷侵袭更易发生。平素气血衰弱、疲劳、饥饿、对寒冷敏感，亦容易导致本病发生。

寒性凝滞、收引，为阴邪、伤阳气。寒冷侵袭，直接损伤肌表及卫阳，血泣则不通，致局部营卫失和，营强卫弱，营阴外溢致局部水肿、水泡、痛痒而为冻疮。重者直接导致局部血脉闭阻，肌肤筋骨失养坏死。若瘀滞化热或复感他邪，热毒蕴结，肉腐成脓则溃烂成疮，损及筋骨。暴受寒冻，可致阳气绝于外，荣卫结涩，不复流通而成厥脱之证，可致死。此外，暴冻着热、暴热着冻也可导致气血运行违常，营卫失和而肌肤坏死成疮。

西医学认为，冻伤损伤程度与寒冷的强度、风速、湿度、受冻时间及人体局部和全身的状态有直接关系。寒冷使皮肤血管收缩、局部皮肤缺血缺氧、代谢失常，久之血管麻痹扩张、淤血、血浆渗出引起局部组织水肿、水疱形成及组织坏死、溃疡形成。

【辨病】

1.诊断

（1）临床表现 以儿童、妇女为多见。有在低温环境下长时间停留受冻史。

①局部性冻疮 主要发生在手足、耳郭、面颊等暴露部位，多呈对称性。轻者受冻部位先有

寒冷感和针刺样疼痛，皮肤呈苍白、发凉，继则出现红肿硬结或斑块，自觉灼痛、麻木、瘙痒；重者受冻部位皮肤呈灰白、暗红或紫色，并有大小不等的水疱或肿块，疼痛剧烈，或局部感觉迟钝甚则消失。如果出现紫血疱，势将腐烂，溃后渗液、流脓，甚至形成溃疡，严重的可导致肌肉、筋骨损伤。冻疮轻症一般经 10 天左右痊愈，愈后不留瘢痕，重症患者往往需经 1～2 个月，或气温转暖时方能痊愈。

根据冻疮复温解冻后的损伤程度，可将其分为 4 度。

Ⅰ度（红斑性冻疮）：损伤在表皮层。局部皮肤红斑、水肿，自觉发热、瘙痒或灼痛，5～7天开始干燥脱屑，愈后不留瘢痕。

Ⅱ度（水疱性冻疮）：损伤达真皮层。皮肤红肿更加显著，有水疱或大疱形成，疱内液体色黄或呈血性。疼痛较剧烈，对冷、热、针刺感觉不敏感。若无感染，局部干燥结痂，经 2～3 周脱痂愈合，一般无瘢痕。

Ⅲ度（腐蚀性冻疮）：损伤达全皮层或深及皮下组织，创面由苍白变为黑褐色，皮肤温度极低，触之冰冷，痛觉迟钝或消失。一般呈干性坏疽，坏死皮肤周围红肿、疼痛，可出现血性水疱。若无感染，坏死组织干燥成痂，脱落后形成肉芽创面，愈合后遗留瘢痕。

Ⅳ度（坏死性冻疮）：损伤深达肌肉、骨骼。表现类似Ⅲ度冻疮。局部组织坏死，分为干性坏疽和湿性坏疽。干性坏疽表现为坏死组织周围有炎症反应，肢端坏死脱落后可致残；并发感染后成湿性坏疽，可有发热、寒战等全身症状，甚至发生内陷而危及生命。

②全身性冻伤　开始时全身血管收缩，发生寒战；随着体温的下降，患者出现肤色苍白、发绀、知觉迟钝、头晕、四肢无力、昏昏欲睡等表现；继而出现肢体麻木、僵硬，幻觉，视力或听力减退，意识模糊，呼吸浅快，脉搏细弱，知觉消失，甚至昏迷，心律失常，呼吸抑制，如不及时抢救，可导致死亡。

（2）辅助检查　Ⅳ度冻疮怀疑有骨坏死时，可行 X 线检查。出现湿性坏疽或合并肺部感染时，血常规白细胞总数和中性粒细胞比例升高降钙素原升高。创面有脓液时，可做脓液细菌培养及药敏试验。

2. 鉴别诊断

（1）雷诺综合征（肢端动脉痉挛症）　雷诺综合征因寒冷和精神刺激后双手出现发凉苍白，继而紫绀、潮红，最后恢复正常的三色变化。多与免疫功能异常有关。多见于青年女性，好发于双手，诱发因素解除后，症状可即时改善。

（2）类丹毒　多发生于接触鱼类或猪肉的手部，手指和手背出现边界清楚的紫红色斑状肿块，边缘部分稍高起，不化脓，也不破溃，可有水疱。自觉瘙痒或刺痛。一般 2 周内自愈，不会溃烂。

【治疗】

本病治疗以温经散寒、补阳通脉为原则。Ⅰ度、Ⅱ度冻疮以外治为主，Ⅲ度、Ⅳ度冻疮要内外合治。全身性冻伤要立即抢救复温，采取综合措施抢救。

1. 辨证论治

（1）寒凝血瘀证

证候：局部麻木冷痛，肤色青紫或暗红，肿胀结块，或有水疱，发痒，手足冰冷；舌淡苔白，脉沉或沉细。

治法：温经散寒，养血通脉。

方药：当归四逆汤或桂枝加当归汤加减。常用当归、桂枝、芍药、细辛、通草、大枣、炙甘草。可加黄芪、丹参、红花。

（2）寒盛阳衰证

证候：时时寒战，四肢厥冷，感觉麻木，幻听幻视，意识模糊，蜷卧嗜睡，呼吸微弱，甚则神志不清；舌淡紫苔白，脉微欲绝。

治法：回阳救脱，散寒通脉。

方药：四逆加人参汤或参附汤加味。常用制附子、干姜、人参、炙甘草等。

（3）寒凝化热证

证候：冻伤后局部坏死，疮面溃烂流脓，四周红肿色暗，疼痛加重；伴发热口干；舌红苔黄，脉数。

治法：清热解毒，活血止痛。

方药：四妙勇安汤加味。常用金银花、玄参、当归、甘草。热盛者，加蒲公英、紫花地丁；气虚者，加黄芪；疼痛甚者，加延胡索、炙乳香、炙没药等。

（4）气虚血瘀证

证候：神疲体倦，气短懒言，面色少华，疮面不敛，疮周暗红漫肿，麻木；舌淡，苔白，脉细弱或虚大无力。

治法：益气养血，祛瘀通脉。

方药：人参养荣汤或八珍汤合桂枝汤加减。常用人参、白术、茯苓、甘草、陈皮、黄芪、当归、白芍、熟地黄、五味子、桂心、远志、桂枝、大枣。

2. 外治疗法

（1）Ⅰ度、Ⅱ度冻疮　用云香精液或以红灵酒或生姜辣椒酊外擦，每日数次；轻揉按摩患处，每天2～3次，用于红肿痛痒未溃者；或用冻疮膏或阳和解凝膏外涂。有水疱的Ⅱ度冻疮应在局部消毒后，用无菌注射器抽出疱液，或用无菌剪刀在水疱低位剪小口放出疱液，外涂冻疮膏、红油膏或生肌白玉膏等。

（2）Ⅲ度、Ⅳ度冻疮　患处及周围皮肤消毒后，有水疱或血疱者用注射器抽液后用红油膏纱布包扎保暖；有溃烂时，用湿润烧伤膏外涂或制成油纱条外敷以液化清除坏死组织，根据创面液化情况及时换药，或红油膏掺八二丹外敷腐脱坏死组织。腐脱新生时，选用生肌药物如湿润烧伤膏、红油膏、康复新液等换药，促进溃疡愈合。局部坏死严重，骨脱筋连者，可配合手术清除坏死组织。肢端全部坏死者，待界限清楚后或湿性坏疽威胁生命时，可行截肢（趾、指）术。

3. 其他疗法

（1）急救和复温　严重的全身性冻伤患者必须立即采取急救措施，迅速使患者脱离寒冷环境，首先脱去冰冷潮湿的衣服、鞋袜（如衣服、鞋袜连同肢体冻结者，不可勉强，以免造成皮肤撕脱，待复温融化后脱下或剪开）。复温用快速复温法，以40～42℃恒温温水浸泡肢体或浸浴全身，水量要足够，要求在15～30分钟内使体温接近正常，温水浸泡至肢端转红润，皮温达36℃左右。可给予姜汤、糖水等温热饮料，必要时静脉输入加温（不超过37℃）的葡萄糖溶液、低分子右旋糖酐、能量合剂等。早期复温过程中，严禁用雪搓、用火烤或冷水浴等。在急救时，如一时无法获得温水，可将冻肢置于救护者怀中或腋下复温。

（2）西医治疗　全身性冻伤复温后注意维护身体功能，防治休克和维护呼吸功能，保持呼吸道通畅，防治肺部感染，防治脑水肿和肾功能不全，并根据情况给予补液、纠正酸碱失衡和电解质紊乱、改善循环、营养支持、防治感染、保护脏器功能等对症支持治疗。广泛Ⅱ度或Ⅲ度以上冻疮需注射破伤风抗毒素。

【预防与调护】

1.积极参加体育锻炼可改善肢体循环。对冻疮反复发作者，预防冻疮的最佳时机是秋末冬初，循序渐进地以冷水洗脸、洗手、洗足甚至洗澡，提高耐寒能力。

2.在寒冷环境下工作的人员注意防寒保暖，改善必要的防寒设备。尤其对手、足、耳、鼻等暴露部位应加强保护，可涂防冻霜剂。

3.冬季注意防冻、保暖防止潮湿，不穿过紧鞋袜。冬天户外作业静止时间不宜过长，应适当活动，以促进血液循环。

4.受冻后不宜立即用火烤，防止溃烂成疮。

5.冻疮未溃发痒时切忌用力搔抓，防止皮肤破伤感染。

第二节　烧　伤

李某，女，68岁。冬天入睡前充了一个热水袋放入被窝暖脚。次日起床时发现左足踝内侧皮肤有一个约 1cm×1cm 大小的水疱，皮肤潮红，触碰感觉疼痛。

烧伤是由于热力（火焰、灼热的气体、液体或固体）、电能、化学物质、放射线等作用于人体而引起的一种急性损伤性疾病，常伤于局部，波及全身，可出现严重的全身性并发症。平时生活中烧伤和意外灾害屡见不鲜，在古代一般以火烧和汤烫者居多，故又称为水火烫伤、汤泼火伤、火烧疮、汤火疮、火疮等。现代还出现了化学烧伤、放射性烧伤、电击伤等。其临床特点是创面局部以红斑、肿胀、疼痛、水疱、渗出、焦痂为主要表现，严重者伴有高热、烦躁不安、口渴喜饮、少尿或无尿，甚则面色苍白、呼吸浅快、神昏谵语，若不及时救治或治疗不当可危及生命。

本病西医学也称烧伤。

【病因病机】

热力直接作用于机体（常常是体表），损伤皮肤，导致局部气血凝滞、经络阻塞，卫气受损首当其冲，营卫不从，卫失固护，营失镇守，营阴外渗而为水疱、渗出。水疱、渗出过度，加之热邪的灼伤，耗伤阴津；阴伤阳脱而致脱证；火毒内陷，内攻脏腑而致陷证。病久必致脾胃虚和气血虚。以上病理演变过程，以热伤营卫为基本病机，阴津耗伤、阴伤阳脱、火毒内陷、脾胃虚弱和气血虚损为烧伤的几个主要病机环节，这几个病机环节又常常分别在烧伤的初期、中期和后期出现。且烧伤始终伴随着正邪交争，气血凝滞，经络阻塞，营卫失和，脏腑功能失调及渗出、腐、脓、毒、虚等的变化。重者可致死亡。《外科大成·汤泼火伤》曰："汤泼火伤者，患自外来也。然热甚则火毒攻内，令人烦躁口干，昏愦而闷绝……"指出了烧伤伤于体表，殃及全身的病变特点。

西医学认为，高温可直接造成局部或全身组织细胞损害，使之发生炎症、变性、坏死、溃疡。大面积严重烧伤的早期可因大量体液丢失和剧烈疼痛引起休克。在体液回吸收期和焦痂脱落期细菌感染可引起脓毒血症。深度烧伤创面修复愈合可形成瘢痕，部分创面经久不愈而形成难愈性溃疡。

【辨病】

诊断　有明确的烧伤史，诊断时应了解受伤原因及烧伤环境，根据烧伤面积、深度、部位、年龄、原因、有无复合伤及基础疾病等综合判断伤情。

（1）临床表现　轻度烧伤的面积较小，一般无全身表现，仅有局部皮肤潮红、肿胀，剧烈灼痛，或有水疱。

重度烧伤面积大，烧伤深，多因火毒炽盛，入于营血，甚至内攻脏腑而出现严重的全身症状。病程一般分为三期：

①早期（休克期）　往往发生在烧伤后48小时之内，主要由体液大量渗出和剧烈疼痛引起。表现为全身或局部出现反应性水肿，创面出现水疱、焦痂和大量体液渗出；患者烦躁不安，口渴喜饮，呼吸短促，尿少或恶心呕吐。严重者出现面色苍白，身疲肢冷，淡漠嗜睡，呼吸气微，体温不升，脉微欲绝或微细而数等津伤气脱、亡阴亡阳的危候。

②中期（感染期）　烧伤后热毒炽盛，体表大面积创面存在，全身抵抗力下降，火毒内陷（细菌入侵感染），内攻脏腑。症见壮热烦渴，寒战，躁动不安，口干唇燥，呼吸浅快，甚则神昏谵语，皮肤发斑，吐血衄血，四肢抽搐，纳呆，腹胀便秘，小便短赤；舌红或红绛而干，苔黄或黄糙，或黑苔，或舌光无苔，脉洪数或弦数等。此时创面出现坏死斑或出血点，脓腐增多，脓液黄稠腥臭或淡黄稀薄，或呈绿色。有焦痂者，焦痂软化潮湿，或痂下积脓。

以上症状多发生在3个时期：一是伤后3~7天的体液回吸收期，随着组织间液返回血管，火毒内陷（细菌进入血循环）；二是烧伤后2~4周焦痂自溶脱痂期，大量焦痂脱落，出现新鲜创面，创面继发感染；三是烧伤1个月后的恢复期，患者消耗严重，气阴两伤，正气虚损，抵抗力低下，火热余毒乘虚内陷脏腑。

③后期（修复期）　邪退正虚，患者形体消瘦，神疲乏力，面白无华，纳谷不香，腹胀便溏，口渴心烦，低热，盗汗，口干少津；舌红或淡红，或舌光无苔，脉细或细弱无力。此期创面基本愈合，深Ⅱ度烧伤愈合后留有轻度瘢痕。Ⅲ度烧伤愈合后产生大量瘢痕或畸形愈合；若创面较大时，如不经植皮，多难愈合，有时可形成顽固性溃疡。

（2）烧伤面积的计算

①中国新九分法　按全身体表面积划分为11个9%的等份，另加1%，构成100%的体表面积。即成人头、面、颈部为9%，双上肢为2×9%，躯干前后包括会阴部为3×9%，双下肢包括臀部为5×9%＋1%＝46%（图14-1、表14-1）。

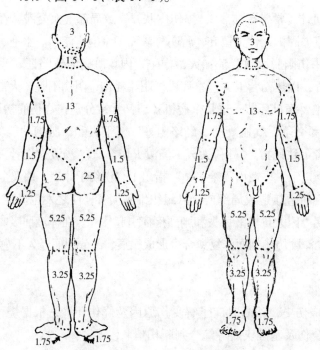

图14-1　烧伤面积计算中国新九分法

表 14-1 烧伤面积计算中国新九分法

部位		占成人体表面积百分比	占儿童体表面积百分比
头面颈	头部 3 面部 3 颈部 3	9	9+（12- 年龄）
双上肢	双上臂 7 双前臂 6 双手 5	9×2	9×2
躯干	躯干前 13 躯干后 13 会阴 1	9×3	9×3
双下肢	双臀 5* 双大腿 21 双小腿 13 双足 7*	9×5+1	9×5+1-（12- 年龄）

* 成人女性的臀部和双足各占 6%

②手掌法 不论性别、年龄，患者并指的掌面约占体表面积的 1%，如医者的手掌大小与患者相近，可用医者手掌估算（图 14-2）。此法可辅助九分法，用于小面积或散在烧伤面积的计算。

③儿童烧伤面积计算法 小儿的躯干和双上肢的体表面积所占百分比与成人相似，特点是头大下肢小，随着年龄的增长，其比例也不同。12 岁以下儿童，年纪越小，头越大，下肢越小。可按下法计算：

头面颈部面积百分比：[9+（12- 年龄）]%

双下肢包括臀部面积百分比：[46-（12- 年龄）]%

（3）烧伤深度的判断 目前临床上有多种分法，最常用的是三度四分法（图 14-3、表 14-2），即Ⅰ度、Ⅱ度（又分为浅Ⅱ度和深Ⅱ度）、Ⅲ度。其中Ⅰ度、浅Ⅱ度烧伤一般称为浅度烧伤，深Ⅱ度和Ⅲ度烧伤则属深度烧伤。

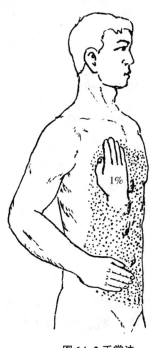

图 14-2 手掌法

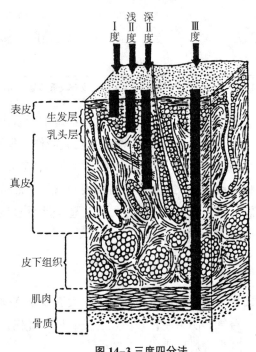

图 14-3 三度四分法

表 14-2 烧伤深度识别（三度四分法）

烧伤深度	损伤深度	病理	创面表现	愈合过程
Ⅰ度 （红斑）	达表皮角质层	局部血管扩张、充血、渗出	红、肿、烧灼样痛、表面干燥	2~3天后症状消失，脱屑痊愈，无瘢痕
浅Ⅱ度 （水疱）	达真皮浅层，部分生发层健在	血浆渗出，积于表皮与真皮之间	剧痛，感觉过敏，有水疱，基底潮红、湿润（彩图14-1）	1~2周愈合，有色素沉着，无瘢痕
深Ⅱ度 （水疱）	达真皮深层，有皮肤附件残留	局部组织坏死，皮下层渗出明显	痛觉稍迟钝，有水疱，基底苍白或红白相间，微湿	3~4周痊愈，有瘢痕
Ⅲ度 （焦痂）	达皮肤全层，甚至深达皮下组织、肌肉、骨骼等	皮肤坏死，蛋白质凝固，形成焦痂	痛觉消失或迟钝，焦痂呈蜡白、焦黄或皮革状，可见栓塞血管网（彩图14-2）	常须植皮或皮瓣修复，瘢痕增生严重，甚至畸形

　　Ⅰ度烧伤一般不计算烧伤面积，但烧伤的深度可因时间、条件而继续发展，如在烧伤后48小时左右，Ⅰ度烧伤可因组织反应继续进行而转变为浅Ⅱ度；同时，烧伤创面由于副损伤、创面感染及处理不当等可加深创面。因此，在烧伤48小时后和创面愈合过程中，应分别对损伤深度重新复核。

　　（4）烧伤伤情的判断　应根据面积、深度、部位、年龄、原因及有无复合伤和基础疾病等综合判断，最基本的两个方面是烧伤面积和深度。烧伤面积越大、越深就越严重，反之则轻。为了对烧伤严重程度有一基本估计，作为设计治疗方案的参考，采用下表分度方法（表14-3）：

表 14-3 烧伤伤情

	成人		12岁以下小儿	
	Ⅱ度以上	Ⅲ度	Ⅱ度以上	Ⅲ度
轻度	< 10%		< 5%	
中度	11% ~ 30%	< 10%	6% ~ 15%	< 5%
重度	31% ~ 50%	11% ~ 20%	15% ~ 25%	5% ~ 10%
特重	> 50%	> 20%	> 25%	> 10%

注：已经发生休克等并发症、呼吸道烧伤或有较重的复合伤均属重度烧伤。已有严重并发症者属特重烧伤。

　　（5）辅助检查　血、尿常规检查：烧伤后常出现白细胞计数上升和中性粒细胞比例增高，并出现中毒颗粒；大面积或中等程度以上烧伤早期可出现血液浓缩现象；血浆中游离血红蛋白升高，常出现血红蛋白尿。血液生化检查：休克时可出现电解质紊乱、低蛋白血症、酸中毒等，肝、肾功能出现继发性损害时可出现异常。创面分泌物及血培养加药物敏感试验可明确感染病原菌及敏感药物。降钙素原测定可作为感染严重程度的参考指标之一。血气分析、心电图等可作为烧伤后的监测指标。

【治疗】

　　小面积轻度烧伤可单用外治法；大面积重度烧伤必须内外兼治，中西医结合治疗。内治以清热解毒、益气养阴为主；外治在于正确处理烧伤创面，保持创面清洁，预防和控制感染，促进创面愈合，减少瘢痕形成。

1. 辨证论治

（1）火毒伤津证

证候：烧伤后出现壮热烦躁，口干喜饮，便秘尿赤；舌红绛而干，苔黄或黄糙，或舌光无苔，脉洪数或弦细数。

治法：清热解毒，益气养阴。

方药：白虎加人参汤加减。常用知母、石膏、人参、甘草、粳米。口干甚者，加鲜石斛、天花粉；便秘加生大黄；尿赤加白茅根、淡竹叶等。

（2）阴伤阳脱证

证候：烧伤后出现神疲倦卧，面色苍白，呼吸气微，表情淡漠，嗜睡，自汗肢冷，体温不高反低，尿少；全身或局部水肿，创面大量液体渗出；舌淡暗苔灰黑，或舌淡嫩无苔，脉微欲绝或虚大无力。

治法：回阳救逆，益气护阴。

方药：四逆汤、参附汤合生脉散加味。常用制附子、干姜、炙甘草、人参、麦冬、五味子。冷汗淋漓者，加煅龙骨、煅牡蛎、黄芪、白芍、炙甘草等。

（3）火毒内陷证

证候：烧伤后壮热不退，口干唇燥，躁动不安，大便秘结，小便短赤；舌红绛而干，苔黄或黄糙，或焦干起刺，脉弦数。若火毒传心，可见烦躁不安，神昏谵语；若火毒传肺，可见呼吸气粗，鼻翼扇动，咳嗽痰鸣，痰中带血；若火毒传肝，可见黄疸，双目上视，痉挛抽搐；若火毒传脾，可见腹胀便结，便溏黏臭，恶心呕吐，不思饮食，或有呕血、便血；若火毒传肾，可见浮肿，尿血或尿闭。

治法：清营凉血，清热解毒。

方药：清营汤或犀角地黄汤加减。常用水牛角、生地黄、金银花、连翘、玄参、黄连、竹叶心、丹参、麦冬、赤芍、牡丹皮。神昏谵语者，加服安宫牛黄丸或紫雪丹；气粗咳喘加生石膏、知母、贝母、桔梗、鱼腥草、桑白皮、鲜芦根；抽搐加羚羊角粉（冲）、钩藤、石决明；腹胀便秘、恶心呕吐加大黄、玄明粉、枳实、厚朴、大腹皮、木香；呕血、便血加地榆炭、侧柏炭、槐花炭、白及、三七、藕节炭；尿少或尿闭加白茅根、车前子、泽泻；血尿加大小蓟、黄柏炭、琥珀等。

（4）气血两虚证

证候：疾病后期，火毒渐退，低热或不发热，精神疲倦，气短懒言，形体消瘦，面色无华，食欲不振，自汗盗汗；创面肉芽色淡，愈合迟缓；舌淡，苔薄白或薄黄，脉细弱。

治法：补气养血，兼清余毒。

方药：托里消毒散加减。常用人参、黄芪、当归、川芎、芍药、白术、茯苓、金银花、白芷、甘草。食欲不振者，加神曲、麦芽、鸡内金、薏苡仁、砂仁。

（5）脾虚阴伤证

证候：疾病后期，火毒已退，脾胃虚弱，阴津耗损，面色萎黄，纳呆食少，腹胀便溏，口干少津，或口舌生糜；舌暗红而干，苔花剥或光滑无苔，脉细数。

治法：补气健脾，益胃养阴。

方药：益胃汤合参苓白术散加减。常用沙参、麦冬、生地黄、玉竹、白扁豆、白术、茯苓、甘草、桔梗、莲子、人参、山药、薏苡仁。

2. 外治疗法 烧伤后先进行现场急救、清创，然后根据创面深浅、大小、部位等，选用包扎、暴露等疗法。烧伤发生于四肢或面积较小者，一般采用包扎疗法；发生于头面、会阴，或面积较大，或伴有明显感染者，多采用暴露疗法。烧伤外治的中药较多，如紫草油膏、京万红油膏、石榴皮煎液等，适用于轻度表浅烧伤的处理，可根据临床实际选用。

以下重点介绍创面处理：

（1）浅度烧伤　重点在防止感染。小面积创面可外涂湿润烧伤膏、紫草油膏等，暴露或包扎。较大面积的Ⅱ度烧伤，如水疱完整，则抽出疱内液体；如皮肤破损或水疱已破者，则剪去破损疱皮，外用湿润烧伤膏，每日数次。

（2）深度烧伤　小面积创面可外涂湿润烧伤膏、紫草油膏等；渗出较多或感染时用三黄洗剂外洗或湿敷；残留创面直径小于5cm可以用生肌白玉膏等换药封闭创面。大面积深度创面应早期切痂、削痂植皮，或培植肉芽后植皮。

（3）烧伤湿性医疗技术　是以湿润烧伤膏为治疗药物，以湿润暴露疗法为治则，以启动自身潜能再生细胞、原位干细胞培植皮肤为核心的一项技术。将烧伤组织置于生理湿润环境下，以液化方式排除创面坏死组织，通过烧伤湿性医疗技术激活皮肤自身潜能再生细胞，实现原位培植皮肤组织；通过原位干细胞培植或组织培植的方式使皮肤等组织再生，以达到使烧伤创面愈合的目的。

3. 其他疗法

（1）现场急救　现场急救的目标是尽快消除致伤原因，脱离现场，以及进行挽救生命的救治措施。包括迅速脱离热源，保护受伤部位，维护呼吸道通畅等。注意有无复合伤，对大出血、开放性气胸、骨折等应施行相应的急救处理。

（2）转送　对伤者简单包扎后，宜建立多条静脉输液通道抗休克，保持呼吸道通畅，必要时行气管插管或切开，送就近医院救治。大面积严重烧伤早期应避免长途转送，提倡就近医院治疗并请上级医院技术支持。

（3）休克的防治　轻度烧伤一般不发生休克。烧伤病情越严重，休克出现就越早、越重。严重烧伤多在烧伤后6～12小时发生休克，特重度烧伤可在伤后2小时发生。因烧伤早期休克基本上是低血容量性休克，故处理宜补充平衡盐溶液和血浆等。

（4）全身性感染的防治　包括及时而积极地纠正休克，维护机体的防御功能，保护肠黏膜的组织屏障；正确处理创面；根据创面培养及药敏结果合理选择抗菌药物；营养支持疗法等。

（5）营养支持　严重烧伤后，机体代谢反应和能耗相应增加。同时，烧伤创面的修复也需要更多的营养补充。因此，营养支持是烧伤治疗的重要组成部分。

（6）防瘢痕处理及功能锻炼　深度创面愈合后须穿量身定做的弹力套防瘢痕，必要时行后期瘢痕整形治疗，同时宜早期行关节等功能部位的康复锻炼。

【预防与调护】

1. 加强劳动保护，开展防火、安全用电等知识的宣传教育。

2. 大面积烧伤患者住院后实施无菌隔离1～2周，病室要定时通风，保持清洁，限制人员进出，接触患者的敷料、被单、物品等注意灭菌。

3. 精心护理，勤翻身，防止创面长期受压。

4. 鼓励患者进食，可以绿豆汤、西瓜汁、水果露、银花甘草汤等代茶频服；多食新鲜蔬菜、水果、禽蛋、瘦肉等。忌食辛辣、肥腻、鱼腥之品。

5. 烧伤创面愈合后，暴露部位1个月内避免阳光直晒，以免加重色素沉着。深度烧伤创面愈合后期，注意加强功能锻炼及防瘢治疗。

第三节 毒蛇咬伤

张某，男，38 岁，2012 年 6 月 26 日 23 时就诊。患者诉下午 4 点左右在山中劳动时，不慎被蛇咬伤右足背部。当时自觉恐慌，遂用山上小石片刺破局部皮肤，挤出少许毒血，并用打火机局部烧灼，随后拼命奔跑，赶往医院。在路上出现头晕乏力、恶心呕吐、精神不振，患肢肿胀至右膝关节处。晚上 7 点左右到当地医院就诊，予以吸氧和静脉输液，但症状不减。晚上 9 点出现胸闷、呼吸困难、视物不清，后由急诊送入上一级医院救治。局部检查：右足背有 2 个牙痕，宽约 1.2cm，右足背及右下肢高度肿胀，皮色紫暗。

毒蛇咬伤是指人体被毒蛇咬伤，其毒液由伤口进入人体内而引起的一种急性全身性中毒性疾病。本病发病急，变化快，若不及时救治，常可危及生命。我国每年被毒蛇咬伤者约 20 万人次，其发病率在我国南方地区较高。目前已知我国的蛇类约 219 种，其中毒蛇 50 余种，但对人体构成较大威胁的有 10 种。神经毒者有银环蛇、金环蛇、海蛇；血循毒者有蝰蛇、尖吻蝮蛇、竹叶青蛇和烙铁头蛇；混合毒者有眼镜蛇、眼镜王蛇和蝮蛇。

【病因病机】

1. 中医病因病机 中医古代文献《普济方·蛇伤》中曾记载："夫蛇，火虫也，热气炎极，为毒至甚。"蛇毒系风、火二毒。风者善行数变，火者生风动血、耗伤阴津。风毒偏盛，每多化火；火毒炽盛，极易生风。风火相煽则邪毒鸱张，必客于营血或内陷厥阴，形成严重的全身性中毒症状（图 14-4）。

（1）风毒 风为阳邪，其性开泄，易袭阳位。风邪侵入人体，先中经络，肌肉失去气血濡养，可见眼睑下垂、张口困难、颈项不适等；风毒深入中脏腑，气血逆乱，上冲于脑，可致烦躁、神志不清等。

（2）火毒 心主火，心主血脉，火毒之邪最易归心。热盛肉腐，肉腐成脓，可见肿胀、坏死、溃烂；火毒可耗血动血，迫血妄行，致皮下瘀斑及各种出血；继而热扰心神，出现烦躁不安、惊厥、昏迷等。

（3）风火毒 风助火势，火可生风。风者善行数变，痹阻经络，深中脏腑；火者生风动血、耗伤津液。风火相煽则邪毒鸱张，可耗血动血，出现溶血出血症状；热极生风，则有谵语、抽搐等症状。

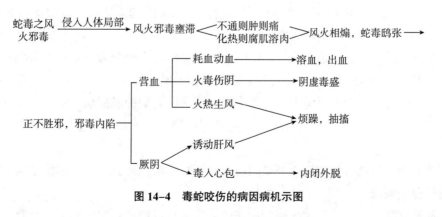

图 14-4 毒蛇咬伤的病因病机示图

2. 西医病因病理

（1）蛇毒的一般理化性质 蛇毒是一种复杂的蛋白质混合物，含有多种毒蛋白和酶类物质。新鲜毒液黏稠，透明或淡黄色，含水 65% ～ 85%，比重 1.030 ～ 1.080，加热至 65℃以上容易被破坏。新鲜蛇毒呈弱酸性，腥苦味，与空气接触易生泡沫，在常温下 24 小时变性，冰箱内保存 15 ～ 30 天毒性不变，干燥蛇毒可保持原毒力 25 年以上。凡能使蛋白质沉淀、变性的强酸、强碱、氧化剂、还原剂、消化酶及重金属盐类均能破坏蛇毒。

（2）蛇毒的有毒成分 蛇毒的主要成分是神经毒、血循毒和酶，其成分的多少或有无随着蛇种而异。

1）神经毒 主要是阻断神经肌肉的接头而引起弛缓型麻痹，终致周围性呼吸衰竭，引起缺氧性脑病、肺部感染及循环衰竭，若抢救不及时可导致死亡。神经毒的作用有以下两种表现：

一种作用于运动神经末梢的突触前及突触后部位，主要抑制运动终板上的乙酰胆碱受体，使肌肉内的神经介质——乙酰胆碱不能发挥其原有的去极化作用，从而导致横纹肌松弛，呼吸肌麻痹。故在临床上银环蛇咬伤的危重型患者，其所致的呼吸麻痹恢复较慢。

眼镜蛇毒是另一种作用，对乙酰胆碱受体的功能无影响，却有抑制运动神经末梢释放介质的作用，这种呼吸麻痹的患者用新斯的明有一定的疗效。神经毒主要产生肌肉运动障碍，如舌肌运动障碍产生语言困难，咽缩肌运动障碍产生吞咽困难，眼外肌运动障碍产生眼球运动迟钝及复视，胸肌、肋间肌和膈肌运动障碍发生呼吸麻痹。

2）血循毒 血循毒的种类很多，成分复杂，具有强烈的溶组织、溶血和抗凝作用，主要为溶蛋白酶和磷脂所组成。血循毒对心血管和血液系统产生多方面的毒性作用。

①心脏毒 毒性极强，可损害心肌细胞的结构及功能。此毒素对哺乳动物心脏有极强的毒害作用，发生短暂兴奋后转入抑制，可导致心搏动障碍、心室纤颤、心肌坏死，最后死于心力衰竭。

②出血毒素 是一种血管毒，作用于细胞的黏合物质，使其通透性增加而形态仍然完整，没有损害细胞的作用。可引起广泛性血液外渗透，导致显著的全身出血，甚至心、肺、肝、肾、脑实质出血而死亡。

③溶血毒素 有直接和间接溶血因子，间接溶血因子为磷脂酶 A，可把卵磷脂水解分出脂肪酸而成溶血卵磷脂；直接溶血因子能直接溶解红细胞。直接与间接溶血因子有协同作用，近年来研究证明，直接溶血因子与心脏毒是同一物质。

3）酶 蛇毒中含有各种酶，使蛇毒的致病作用更为复杂。蛇毒中含的酶有 25 种左右，现仅将与毒性关系较大的几种介绍如下：

①蛋白质水解酶 它可损害血管壁内皮细胞，增加管壁的通透性，导致血浆外渗，组织水肿，局部肌肉坏死，甚至深部组织溃烂。

②磷脂酶 A 其毒性作用是间接溶血作用，它可使卵磷脂转变为溶血卵磷脂而致溶血，所引起的溶血症是极为严重的。磷脂酶 A 可促成产生溶血卵磷脂而损及神经组织，或直接协助蛇毒中的神经毒或心脏毒进入神经组织中，结果表现出严重的外周神经症状。此酶还可以使毛细血管通透性增加而引起出血，并可释放组胺、5- 羟色胺、肾上腺素、缓动素等，间接干扰心血管系统的功能。

③透明质酸酶 它能溶解细胞与纤维间质，破坏结缔组织的完整性，促使蛇毒从咬伤局部向其周围迅速扩散、吸收。

④三磷酸腺苷酶 可破坏三磷酸腺苷而减少体内能量供给，影响体内神经介质、蛋白质的合

成，导致各系统的生理功能障碍。

（3）蛇毒的体内过程　毒蛇咬人时，其毒液通过管或沟状的毒牙注入人体皮下组织。蛇毒主要由淋巴吸收再进入血液循环分布全身，分子较小的神经毒等也可直接进入血液循环吸收。蛇毒不能穿透完好的皮肤和黏膜，但黏膜可经过蛇毒作用发生炎症反应之后吸收蛇毒；蛇毒还可以通过原有炎症、破损或有溃疡的黏膜。蛇伤早期，咬伤局部毒素比较集中、浓度相对较高，故可借助其中的透明质酸酶的作用，使之易于扩散、穿透及吸收。

【辨病】

1. 诊断　毒蛇咬伤属于急症，必须迅速做出诊断，否则贻误患者的救治时机，可造成严重的后果，对毒蛇咬伤患者的诊断可从以下的几个方面进行综合分析：

（1）病史

①咬伤的时间　询问患者被蛇咬伤的具体日期、时间、治疗经过。

②咬伤的地点及蛇之形态　根据不同蛇类活动的地点，结合患者所诉蛇之形态，协助判断蛇之所属。如能带蛇前来就诊，诊断依据则更为可靠。

③咬伤的部位　注意蛇咬伤部位并与其他因皮炎、疖肿、外伤所致的皮损区别开。患者神志清楚时，问诊一般不难；如患者神志不清，或有些蛇咬伤局部症状不明显，往往不易分辨伤口准确部位，以致局部处理不彻底。此外还应注意了解局部伤口在自救互救过程中做过什么方式的处理。

④宿因　应着重询问伤者是否有其他系统的慢性疾病史，特别应询问是否有肝炎、肾炎、高血压、心脏病等。若合并这类疾病，往往预后不好。

（2）局部症状　被毒蛇咬伤后，患部一般有较大而深的毒牙痕，这往往是判断的重要依据。不同毒蛇咬伤的牙痕各有特点（图 14-5）。神经毒的毒蛇咬伤后，局部不红不肿，无渗液，微痛，甚至麻木，常易被忽视而得不到及时处理，但所属的淋巴结肿大和触痛；血循毒的毒蛇咬伤后，伤口剧痛、肿胀、起水疱，所属淋巴管、淋巴结发炎，有的伤口短期内坏死形成溃疡（彩图 14-3、14-4）；混合毒的毒蛇咬伤后即感疼痛，且逐渐加重，伴有麻木感，伤口周围皮肤迅速肿胀，可扩展至整个肢体，常有水疱，严重者伤口迅速变黑坏死，形成溃疡，伴所属的淋巴结肿大和触痛（彩图 14-5）。

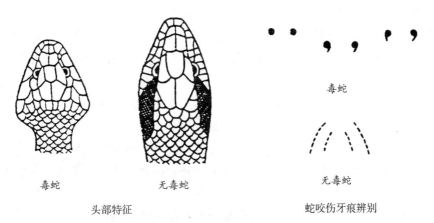

毒蛇　　　　　无毒蛇　　　　　　毒蛇

头部特征　　　　　　　无毒蛇

　　　　　　　　　　　蛇咬伤牙痕辨别

图 14-5　毒蛇与无毒蛇的特征鉴别

（3）全身症状

①神经毒的毒蛇咬伤　主要表现为神经系统受损害，多在咬伤后 1～6 小时出现症状。轻者

有头晕、出汗、胸闷、四肢无力等；严重者出现瞳孔散大、视物模糊、言语不清、流涎、牙关紧闭、吞咽困难、昏迷、呼吸减弱或停止、脉象迟弱或不整、血压下降，最后呼吸麻痹而死亡。

②血循毒的毒蛇咬伤　主要表现为血液系统受损害，出现寒战发热，全身肌肉酸痛，皮下和/或内脏出血（尿血、血红蛋白尿、便血、衄血和/或吐血），继而可以出现贫血、黄疸等；严重者可出现休克、循环衰竭。

③混合毒的毒蛇咬伤　主要表现为神经和血循环系统的损害，出现头晕头痛，寒战发热，四肢无力，恶心呕吐，全身肌肉酸痛，瞳孔缩小，肝大，黄疸等，脉象迟或数；严重者可出现心功能衰竭及呼吸停止。

（4）辅助检查　主要包括：血常规、凝血功能（有出血倾向的患者）、尿常规及24小时尿量；血液生化检查，注意观察二氧化碳结合力、血pH值、血钾、尿素氮、肌酐及肝功能等指标。另外应注意观察心电图、胸部X线检查等有无异常。

2. 鉴别诊断

（1）无毒蛇咬伤　咬伤处仅有多数细小呈弧形排列的牙痕，局部仅有轻微疼痛与肿胀，无全身明显中毒症状。

（2）蜂螫伤　一般只表现为局部红肿疼痛，多无全身症状，数小时后即自行消退。若被成群蜂螫伤时，可出现全身症状，如头晕、恶心、呕吐等，严重者可出现休克、昏迷甚至死亡。

（3）蜈蚣咬伤　螫伤部位的皮肤出现两个瘀点，周围呈水肿性红斑。常继发淋巴结和淋巴管炎，自觉剧痛和刺痒，严重者可并发全身性中毒症状。

【治疗】

毒蛇咬伤是一种严重的疾患，在咬伤早期能否及时有效地进行抢救和处理，影响到病情转归和预后。内外并治、排毒解毒、防毒内陷扩散为本病治疗宗旨。

1. 急救　毒蛇咬伤应在咬伤后短时间内采取紧急措施。

（1）早期结扎　被毒蛇咬伤后，即刻用柔软的绳子或布带，或就近拾取适用的植物藤或茎叶等，在伤口上方超过1个关节结扎，结扎松紧度以能阻断淋巴液和静脉血的回流但不妨碍动脉血流为宜。结扎后即可用清水、冷开水、肥皂水等冲洗伤口，以洗去周围黏附的毒液。每隔15～20分钟放松1～2分钟，以免肢体因缺血而坏死。在应用有效的蛇药30分钟后可去掉结扎。如咬伤超过12小时，则不需结扎。

（2）扩创排毒　常规消毒后，沿牙痕纵行切开1.5cm，或做"+"字形切口，深达皮下，如有毒牙遗留应取出，同时以1：5000高锰酸钾溶液或过氧化氢溶液反复多次冲洗，使伤口处蛇毒被破坏，并促进局部排毒，以减轻中毒。但必须注意，若被尖吻蝮蛇（五步蛇）、蝰蛇咬伤后，伤口流血不止，且有全身出血现象，则不宜扩创，以免发生出血性休克。

（3）烧灼、针刺、火罐排毒　在野外被毒蛇咬伤后，可立即用火柴头5～7个放在伤口上点燃烧灼1～2次，以破坏蛇毒。出现肿胀时，可于手指蹼间（八邪穴）或足蹼间（八风穴）皮肤消毒后，用三棱针或粗针头与皮肤平行刺入约1cm，迅速拔出后将患肢下垂，并由近心端向远端挤压以排除毒液；但被蝰蛇、尖吻蝮蛇咬伤时应慎用，以防出血不止。民间常用拔火罐的方法吸除伤口内的血性分泌物，达到减轻局部肿胀和促进蛇毒排泄的作用。

（4）封闭疗法　毒蛇咬伤后及早应用普鲁卡因溶液加地塞米松局部环封，尤其是对眼镜蛇咬伤患者，应尽早封闭。其方法是：在0.25%～0.5%普鲁卡因溶液中加入地塞米松5mg或氢化可的松50～100mg，在伤口周围与患肢肿胀上方1寸处做深部皮下环封。胰蛋白酶能直接破坏蛇毒，对多种毒蛇咬伤有效。其方法是：胰蛋白酶2000U加入0.5%普鲁卡因5～20mL中，在牙痕中心及周围注射达肌肉层或结扎上端进行套式封闭。

（5）局部用药 经排毒方法治疗后，可用1：5000呋喃西林溶液或高锰酸钾溶液湿敷伤口，保持湿润引流，以防创口闭合。同时可以用鲜草药外敷，如半边莲、马齿苋、七叶一枝花、八角莲、蒲公英、芙蓉叶等。敷药时不可封住伤口，以防阻碍毒液流出，还可以用内服的蛇药片捣碎水调外涂。对已有水疱或血疱者，可先用消毒注射器吸出渗出液，再进行湿敷。

（6）口服解毒药 金银花、野菊花、蒲公英、紫花地丁、车前草、半枝莲、半边莲、甘草、七叶一枝花，选择上药数味水煎口服，或一次性口服食醋150～200mL。

2. 辨证论治 根据治疗蛇伤"治蛇不泄，蛇毒内结，二便不通，蛇毒内攻"的原则，采用祛风解毒、凉血止血、利尿通便的治法。

（1）风毒证

证候：局部伤口不红不肿不痛，仅有皮肤麻木感；全身症状有头昏、眼花、嗜睡、气急，严重者呼吸困难、四肢麻痹、张口困难、眼睑下垂、神志模糊甚至昏迷；舌苔薄白，舌质红，脉弦数。

治法：活血通络，驱风解毒。

方药：活血驱风解毒汤加减（经验方）。药物有当归、川芎、红花、威灵仙、白芷、防风、僵蚕、七叶一枝花、半边莲、紫花地丁等。早期，加车前草、泽泻、木通等利尿排毒；大便不畅，加生大黄、厚朴通便泄毒；咬伤在下肢加独活，咬伤在上肢加羌活，作为引经之药；视物模糊，瞳孔散大，加青木香、菊花；动风抽搐，加蜈蚣、蝉衣、全蝎以搜风镇惊。

（2）火毒证

证候：局部肿痛严重，伴有水疱、血疱或瘀斑，严重者出现局部组织坏死；全身症状可见恶寒、发热、烦躁、咽干口渴、胸闷心悸、胁肋胀痛、大便干结、小便短赤或尿血；舌质红，苔黄，脉滑数。

治法：泻火解毒，凉血活血。

方药：龙胆泻肝汤合五味消毒饮加减。小便短赤、血尿，加白茅根、茜草、车前草、泽泻等利尿止血；发斑、吐血、衄血，加犀角（水牛角代）以加强凉血化斑解毒之功；烦躁抽搐，加羚羊角、钩藤以凉肝息风；局部肿胀甚，加赤小豆、冬瓜皮、泽泻以利水消肿。

（3）风火毒证

证候：局部肿胀较重，一般多有创口剧痛，或有水疱、血疱、瘀斑、瘀点或伤处溃烂；全身症状有头晕、头痛、眼花、寒战发热、胸闷心悸、恶心呕吐、大便秘结、小便短赤，严重者烦躁抽搐，甚至神志昏愦；舌苔白黄相兼，后期苔黄，舌质红，脉弦数。

治法：清热解毒，凉血息风。

方药：黄连解毒汤合五虎追风散加减。吞咽困难，加玄参、山豆根、射干以清热利咽；烦躁不安或抽搐，加羚羊角、钩藤、珍珠母以镇静安神息风；瞳孔缩小，视物模糊，加青木香、菊花；神志昏愦，加服安宫牛黄丸。

（4）蛇毒内陷证

证候：毒蛇咬伤后失治误治，出现高热、躁狂不安、惊厥抽搐或神昏谵语；局部伤口由红肿突然变成紫暗或紫黑，肿势反而稍减；舌质红绛，脉细数。

治法：清营凉血解毒。

方药：清营汤加减。神昏谵语、痉厥抽搐者，加服安宫牛黄丸或紫雪丹，若正气耗散，正不胜邪，导致心阳衰微，出现面色苍白、淡漠神昏、汗出肢冷，则宜用参附汤以益气回阳。

3. 外治疗法

（1）初起 被毒蛇咬伤后应就地取材，尽快结扎。同时可以外敷清热解毒的草药，如半边莲、蒲公英、芙蓉叶等，适用于肿胀较重者，可选择 1～2 种捣烂敷于伤口周围肿胀部位。或用蛇伤外敷散（经验方）外敷，由七叶一枝花、雄黄、五灵脂、天南星、川芎、黄柏、白芷、明矾、芒硝等 9 种药物组成。功用：清热解毒，消肿止痛。用法：将上药研成粉末，醋调外搽患处，每日 3 次。适应于毒蛇咬伤致局部肿痛者，但局部溃烂严重者禁用。

（2）溃后 后期形成的蛇伤溃疡宜扩创引流，用八二丹或九一丹药线引流，外敷金黄膏，待脓净后改用生肌玉红膏掺生肌散外敷。

4. 西医治疗

（1）一般治疗 适当予以补液，维持水、电解质平衡。并常规使用破伤风抗毒素以预防感染。

（2）抗蛇毒血清 抗蛇毒血清特异性较高，效果确切，应用越早，疗效越好。但对脑、心、肾等实质性器官已发生器质性改变者，则难以奏效。使用剂量的多少应根据该血清的效价和该种毒蛇排毒量来决定，一般应大于中和排毒量所需要的剂量。同时可配合使用糖皮质激素，如氢化可的松、地塞米松等减轻过敏反应。

（3）危重症抢救

①呼吸衰竭的处理 一旦出现气促、呼吸困难、呼吸表浅而快等症状，应立即给氧，使用高灵敏度人工呼吸机，可配合使用呼吸中枢兴奋药，常用可拉明、洛贝林、回苏灵等，但金环蛇、银环蛇等神经毒毒蛇咬伤所导致的呼吸肌麻痹，用呼吸中枢兴奋药无效，必须借助呼吸机辅助呼吸。

②中毒性休克的处理 休克的早期应适当予以补液，维持水、电解质平衡，给氧，保暖及镇静等治疗。

③急性肾功能衰竭的处理 血循毒及混合毒的毒蛇咬伤后，引起急性肾功能损害较为多见，如不及时纠正，则形成急性肾功能衰竭。人工透析疗法是治疗急性肾功能衰竭的有效措施之一，一般常用血液透析法。

5. 其他疗法

（1）中成药 季德胜蛇药片、上海蛇药片、广州蛇药片、云南蛇药片口服。

（2）隔蒜艾灸 将约 0.3cm 厚、直径 4～5cm 的独头蒜（用针扎孔数个）置于创口或咬伤处，上置圆锥形艾炷，点燃灸之，每次灸 3～5 壮，每日灸 3 次，连续用 2～3 天。适用于毒蛇咬伤早期。

【预防与调护】

1. 宣传普及毒蛇咬伤的预防知识，让群众了解和掌握毒蛇的活动规律，特别是毒蛇咬伤后的自救方法。

2. 饮食上忌辛辣、燥热、肥甘厚味之品，忌饮酒，保持二便通畅。

3. 对于患者的紧张恐惧情绪，应耐心做好解释和安慰工作。

4. 咬伤初期应嘱患者抬高患肢，避免走动，以防毒液扩散。病情好转时患肢应适当抬高，以利于消肿，外敷药物不要遮盖伤口。

第四节 破伤风

张某，女性，29岁。2天前患者出现头痛、头晕、乏力、多汗、烦躁不安、打呵欠，咀嚼无力，张口不便。今天早晨上述表现加重，张口困难，牙关紧闭。其8天前右脚底曾被铁钉刺伤。

破伤风是指皮肉破伤，风毒之邪乘虚侵入而引起的以全身或局部肌肉强直性痉挛和阵发性抽搐为特征的急性疾病。外伤所致者又称金创痉，产后发生者称产后痉，新生儿断脐所致者称小儿脐风或脐风撮口。临床上以外伤所致者最常见。本病名首见于唐代蔺道人的《仙授理伤续断秘方·医治整理补接次第口诀》，曰："若破，用风流散填疮口，绢片包之，不可见风着水，恐成破伤风。"其临床特点是有皮肉破伤史，有一定的潜伏期，以发作时呈现全身或局部肌肉的强直性痉挛和阵发性抽搐为主要特征，间歇期全身肌肉仍持续性紧张收缩。可伴有发热，但神志始终清楚，多因并发症而死亡。

西医学亦称本病为破伤风。

【病因病机】

本病是因皮肉破伤，感受风毒之邪所引起。《诸病源候论·金疮病诸候》曰："夫金疮痉者，此由血脉虚竭，饮食未复，未盈月日，荣卫伤穿，风气得入，五脏受寒，则痉。其状，口急背直，摇头马鸣，腰为反折，须臾十发，气息如绝，汗出如雨。不及时救凡金疮卒无汁者，中风也；边自出黄汁者，中水也。并欲作痉，急治之"。创伤后皮破血损，卫外失固，在机体抵抗力降低的情况下，风毒之邪从伤口侵袭人体，从外达里而发病。风为阳邪，善行数变，通过经络、血脉入里传肝，外风引动内风，导致肝风内动，筋脉失养而出现牙关紧闭、角弓反张、四肢抽搐等；如不及时控制，必然导致脏腑功能失和，筋脉拘急不止，甚至造成呼吸、循环衰竭和全身衰竭而危及生命。

西医学认为，本病是由破伤风杆菌从伤口侵入人体而致病。破伤风杆菌广泛存在于泥土和人畜的粪便中，必须通过皮肤或黏膜的伤口侵入人体，当机体抵抗力降低或免疫力低下时，细菌在伤口局部迅速繁殖，并产生大量外毒素。外毒素有痉挛毒素和溶血毒素两种，引起症状的主要是痉挛毒素，此毒素对外周神经有特殊的亲和力，能引起肌肉痉挛；溶血毒素能引起组织局部坏死和心肌损伤。

【辨病】

1. 诊断

（1）临床表现 潜伏期一般为7～8天，短者24小时之内，长者数月或数年不等。潜伏期越短，病情越严重，预后也越差，死亡率也越高。

前驱期一般为1～2天，患者常出现头痛、头晕、乏力、多汗、烦躁不安、打呵欠，下颌微感紧张酸胀，咀嚼无力，张口略感不便；伤口往往干陷无脓，周围皮肤暗红，创口疼痛并有紧张牵制感。

1）典型症状

①肌肉强直性痉挛 首先从头面部开始，进而延展至躯干四肢，其顺序为咀嚼肌、面肌、颈项肌、背腹肌、四肢肌群、膈肌和肋间肌。患者开始感到咀嚼不便，咀嚼肌紧张酸痛，然后出现张口困难，牙关紧闭。面部表情肌痉挛呈"苦笑"面容；颈项肌痉挛时颈项强直，头略向后仰，

不能做点头动作；咽喉部肌肉痉挛可引起吞咽困难；背腹肌痉挛时腰部前凸，头和足后屈，呈角弓反张状；膈肌和肋间肌痉挛可出现呼吸困难，甚至窒息；膀胱括约肌痉挛可引起排尿困难，甚至尿潴留。

②阵发性抽搐　是在肌肉持续性痉挛的基础上发生的，轻微的刺激，如声音、光亮、震动、饮水、注射等均可诱发强烈的阵发性抽搐。每次发作可持续数秒、数分钟或数十分钟不等，发作时患者面色苍白，口唇发绀，呼吸急促，口吐白沫，流涎，磨牙，头频频后仰，四肢抽搐不止，全身大汗淋漓，十分痛苦，但神志始终清醒。强烈的肌肉痉挛和抽搐有时可使肌肉断裂、出血，甚至发生骨折、脱位和舌咬伤等。发作间歇期长短不一，病情严重者发作接踵而来，在两次发作期间紧张性收缩始终存在。

最后可因全身肌肉长时间强直、痉挛和并发感染产生高热、酸中毒、营养不良、水电解质酸碱平衡紊乱，导致衰竭而危及生命，有时可因窒息、心肌麻痹或吸入性肺炎等并发症而死亡。

2）非典型发作症状　仅出现破伤部位局部的肌肉强直，不延及全身。

3）常见并发症

①肺部并发症　肺炎和肺不张最为常见，多由于喉头痉挛、呼吸不畅、支气管内分泌物坠积、长期卧床所致。

②窒息　呼吸肌突然完全痉挛和喉头痉挛所致。

③酸中毒　由于长期喉头痉挛，呼吸不畅所引起。开始是呼吸性酸中毒，而后患者陷入严重的缺氧状态，糖类、脂肪发生缺氧性代谢分解不全，大量乳酸和丙酮聚集，从而造成代谢性酸中毒。

此外，突然和强烈的肌痉挛可以引起肌肉撕裂、出血、骨折、脱位、便秘和尿潴留。

（2）破伤风的分度及其预后

①轻度　仅有紧张性收缩，如"苦笑"、牙关紧闭、角弓反张等，而无阵发性肌痉挛。

②中度　既有紧张性收缩，又有阵发性痉挛。

③重度　痉挛延及呼吸肌，有严重的支气管平滑肌和膈肌痉挛而有窒息的危险。

（3）辅助检查　脓液培养可有破伤风杆菌生长。血常规检查初期白细胞总数一般正常或偏高，发作期白细胞总数及中性粒细胞比例增加。合并肺部感染时，白细胞总数常在 $15 \times 10^9/L$ 以上，中性粒细胞百分比达80%以上。

2. 鉴别诊断

（1）化脓性脑膜炎　可出现与破伤风类似的颈项强直、角弓反张等症状，但一般无咀嚼肌痉挛，无阵发性抽搐。患者常有高热、剧烈头痛、喷射性呕吐、嗜睡等。脑脊液检查有压力增高、白细胞总数增多等。

（2）狂犬病　有被疯狗、猫咬伤史，潜伏期较长，以吞咽肌肉抽搐为主，患者呈兴奋、恐惧状，听到水声或看到水便发生咽肌痉挛，称之为"恐水症"。可因膈肌收缩产生大声呃逆，如犬吠声。很少出现牙关紧闭。脑脊液中淋巴细胞增高。

（3）癫痫　可出现与破伤风类似的面色发绀、抽搐等表现。但癫痫主要表现为意识丧失、感觉障碍、自主神经功能紊乱及神经异常。有多次反复发作史。

【治疗】

破伤风的发生发展甚为迅速，死亡率高，必须坚持中西医结合综合治疗。中医治疗以息风、镇痉、解毒为原则。西医治疗应尽快消除毒素来源和中和体内游离毒素，有效地控制和解除痉挛，保持呼吸道通畅，必要时行气管切开，不能进食者可鼻饲，防治并发症等。

1. 辨证论治

（1）风毒在表证

证候：轻度吞咽困难和牙关紧闭，全身肌肉痉挛，或只限于破伤部位局部肌肉痉挛，抽搐较轻，间歇期较长；舌淡苔薄白，脉弦数。

治法：祛风镇痉。

方药：玉真散合五虎追风散加减。常用白附子、天南星、天麻、白芷、防风、羌活、蝉蜕、全虫、僵蚕等。

（2）风毒入里证

证候：发作频繁而间歇期短，全身肌肉痉挛，抽搐，牙关紧闭，角弓反张，高热，大汗淋漓，面色青紫，呼吸急促，痰涎壅盛；或伴胸闷腹胀，大便秘结，小便短赤或尿闭；舌红或红绛，苔黄或黄糙，脉弦数。

治法：祛风止痉，清热解毒。

方药：木萸散加减。常用吴茱萸、木瓜、防风、蝉蜕、全虫、僵蚕等。

（3）阴虚邪留证

证候：疾病后期，抽搐停止，倦怠乏力，头晕，心悸，口渴，面色苍白或萎黄，时而汗出，牙关不适，偶有痉挛或屈伸不利，或肌肤有蚁行感；舌淡红苔少，脉细弱无力。

治法：益胃养津，疏通经络。

方药：沙参麦冬汤加减。常用沙参、玉竹、生甘草、冬桑叶、麦冬、生扁豆、天花粉等。

2. 外治疗法 在控制痉挛和应用破伤风抗毒素（清创前在伤口周围注射破伤风抗毒素 5000～10000IU）后进行彻底清创术，以消除毒素来源，清除坏死组织和异物，开放创口，用 3% 过氧化氢溶液冲洗伤口和湿敷；亦可外敷玉真散，隔日换药 1 次；创面有残余坏死组织时，可外用七三丹、红油膏；创面干净，脓尽新生，用生肌散、生肌白玉膏。

3. 其他疗法

（1）一般处理 将患者隔离于安静的暗室。保持呼吸道通畅，及时吸出口鼻、咽腔的分泌物。因喉头痉挛或痰涎壅盛不易吸出导致呼吸困难或窒息时，应及时行气管切开。轻症患者在发作间歇期尽量鼓励自行进食，重症患者要定时鼻饲，保证水和营养的摄入。也可行全胃肠外营养。

（2）西医治疗 主要采用尽快中和游离毒素、控制和解除痉挛、防止并发症等方法。

①破伤风抗毒素 确诊后用破伤风抗毒素 2 万～5 万 IU（皮试后）肌内注射或静脉滴入。

②控制和解除痉挛 病情较轻时可用镇静剂和安眠药物，如地西泮、苯巴比妥、10% 水合氯醛；病情严重者可用冬眠疗法。应用时要密切观察生命体征的变化。

③防治并发症 补充水和电解质，以纠正水、电解质代谢失调。必要时可输全血或血浆。应用抗菌药物抑制破伤风杆菌和其他细菌感染，首选青霉素和甲硝唑。

（3）针刺疗法 牙关紧闭，取下关、颊车、合谷、内庭；角弓反张，取风池、风府、大椎、长强、承山、昆仑；四肢抽搐，取曲池、外关、合谷、后溪、风市、阳陵泉、太冲、申脉。采用泻法，留针 15～20 分钟。

【预防与调护】

1. 正确处理伤口 特别是污染较严重的或较深的创口要早期彻底清创，去除坏死组织和异物；对可疑感染的伤口须通畅引流，不缝合，用 3% 过氧化氢溶液或高锰酸钾溶液冲洗伤口。

2. 中药预防 如无破伤风抗毒素时，可用蝉衣 6～9g 研末，每次 1g，每日 3 次，黄酒送服；或玉真散 5g，每日 3 次，黄酒送服，连服 3 日。

3. 患者隔离 保持环境安静，避免声、光、风等外界刺激，必要的治疗应争取在安静环境下进行。

4. 专人护理 防止发生窒息，严重患者在上、下牙之间放置橡皮开口器，防止舌咬伤；抽搐发作时防止摔伤和骨折；吸痰器放在床边，随时吸出口腔分泌物；注意口腔及皮肤护理；患者用过的器具严格消毒，敷料予以烧毁。

第五节 肠 痈

刘某，男性，24 岁。4 小时前出现脐周围疼痛，目前以右下腹胀痛为主。伴有低热、头昏、乏力、恶心、呕吐，大小便正常。检查体温正常，右下腹压痛，轻微紧张和反跳痛，未触及肿块。实验室检查尿常规正常，血常规示白细胞 $11×10^9$/L，中性粒细胞百分比 80%。彩色超声检查阑尾肿大，周围少量渗出。

肠痈是指发生于肠道的痈肿，属内痈范畴。该病可发生于任何年龄，以青壮年为多，男性多于女性，发病率居外科急腹症的首位。肠痈之病名最早见于《素问·厥论》，曰："少阳厥逆……发肠痈不可治，惊者死。"《金匮要略》总结了肠痈辨证论治的基本规律，推出了大黄牡丹汤等有效方剂，至今仍为后世医家所应用。本病的临床特点是腹痛起始于脐周或上腹部，数小时后转移至右下腹，伴发热、恶心、呕吐，右下腹持续性疼痛并拒按。

本病相当于西医学的急、慢性阑尾炎。

【病因病机】

总由气机不畅，气滞血瘀，瘀久化热，积热腐肉而成。

1. 饮食不节 暴饮暴食，嗜食生冷、油腻，损伤脾胃，导致肠道功能失调，糟粕积滞，湿热内生，积结肠道而成痈。

2. 饱食后急剧奔走或跌仆损伤 致气血瘀滞，肠道运化失司，败血浊气壅遏而成痈。

3. 情志所伤 郁怒伤肝，肝失疏泄，忧思伤脾，气机不畅，肠内痞塞，食积痰凝，瘀结化热而成痈。

4. 寒温不适 外邪侵入肠中，经络受阻，郁久化热成痈。

上述因素均可损伤肠胃，导致肠道传化失司，糟粕停滞，气滞血瘀，瘀久化热，热胜肉腐而成痈肿。

西医学认为，本病的发生与其解剖特点和生理因素密切相关。阑尾是细长而游离的管腔结构，血供为终末动脉，易发生扭曲，异物梗阻压迫而致血运障碍，造成黏膜坏死，细菌入侵而形成炎症。其致病菌多为肠道内革兰阴性杆菌和厌氧菌。根据阑尾炎发病后的病理改变，又分为急性单纯性阑尾炎、化脓性阑尾炎、坏疽性阑尾炎、阑尾穿孔性腹膜炎和阑尾周围脓肿。

【辨病】

1. 诊断

（1）临床表现

1）初期 腹痛多起于脐周或上腹部，数小时后腹痛转移并固定在右下腹部，疼痛呈持续性、进行性加重。70%～80%的患者有典型的转移性右下腹痛的特点，但也有一部分病例发病开始即出现右下腹痛。右下腹压痛是本病常见的重要体征，压痛点通常在麦氏点（右髂前上棘与脐连线的中、外 1/3 交界处），可随阑尾位置变异而改变，但压痛点始终在一个固定的位置上。两侧足三里、上巨虚穴附近（阑尾穴）可有压痛点。一般可伴有发热，体温在38℃左右，恶心纳减。舌苔白腻，脉弦滑或弦紧等。

2）酿脓期　若病情发展，渐至化脓，则腹痛加剧，右下腹明显压痛、反跳痛，局限性腹皮挛急，或右下腹可触及包块。壮热不退，体温39℃以上，恶心呕吐，纳呆，口渴，便秘或腹泻。舌红苔黄腻，脉弦数或滑数。

3）溃脓期　腹痛扩展至全腹，腹皮挛急，全腹压痛、反跳痛。伴恶心呕吐，大便秘结或似痢不爽；壮热自汗，体温39℃～40℃，口干唇燥。舌质红或绛，苔黄糙，脉洪数或细数。

4）变证

①慢性肠痈　本病初期腹痛较轻，身无寒热或微热，病情发展缓慢，苔白腻，脉迟紧；或有反复发作病史者，多数为阑尾腔内粪石阻塞所致。

②腹部包块　在发病 4～5 天后，身热不退，腹痛不减，右下腹出现压痛性包块（阑尾周围脓肿），或在腹部其他部位出现压痛性包块（肠间隙、膈下或盆腔脓肿），多为湿热瘀结、热毒结聚而成。

③湿热黄疸　本病发病过程中可出现寒战高热、肝肿大和压痛、黄疸，延误治疗可发展为肝痈。

④内、外瘘形成　腹腔脓肿形成后若治疗不当，少数病例脓肿可向小肠或大肠内穿溃，亦可向膀胱、阴道或腹壁穿破，形成各种内瘘或外瘘，脓液从瘘管排出。

（2）辅助检查

①血常规检查　初期多数患者白细胞计数及中性粒细胞比例增高；在酿脓期和溃脓期，白细胞计数常升至 18×10^9/L 以上。

②尿常规检查　盲肠后位阑尾炎可刺激右侧输尿管，尿中可出现少量红细胞和白细胞。

此外，诊断性腹腔穿刺检查和超声检查对诊断有一定帮助。钡剂灌肠摄片检查对慢性阑尾炎诊断有一定帮助。脓液细菌培养及药敏试验有助于确定致病菌种类，针对性地选用抗菌药物。

2. 鉴别诊断

（1）胃、十二指肠溃疡穿孔　穿孔后溢液可沿升结肠旁沟流至右下腹部，似急性阑尾炎的转移性腹痛。患者多有溃疡病史，突发上腹剧痛，迅速蔓延至全腹，除右下腹压痛外，上腹仍具疼痛和压痛，腹肌板状强直，肠鸣音消失，可出现休克。多有肝浊音界消失，站立位 X 线透视或摄片可有腹腔游离气体。如诊断有困难，可行腹腔 CT 或诊断性腹腔穿刺。

（2）右侧输尿管结石　腹痛多在右下腹，为突发性绞痛，并向外生殖器部位放射，腹痛剧烈，但体征不明显。肾区叩痛，尿液检查有较多红细胞。B 型超声检查表现为特殊结石声影，或伴有肾积水等。X 线摄片约 90% 在输尿管走行部位可显示结石影。

（3）妇产科疾病

①异位妊娠　常有急性失血症状和下腹疼痛症状，有停经史及阴道不规则出血史，妇科检查阴道内有血液，阴道后穹隆穿刺有血等。

②卵巢滤泡或黄体囊肿破裂　临床表现与宫外孕相似，多在月经中、后期发病。

③卵巢囊肿扭转　腹痛突然而剧烈，盆腔检查可发现右侧囊性肿物。

④急性输卵管炎　腹部检查时压痛部位较阑尾炎为低，且左右两侧均有压痛，白带增多或有

脓性分泌物，分泌物涂片检查可见革兰阴性双球菌。

此外，有时还须与急性胃肠炎、右侧肺炎和胸膜炎、急性胆囊炎、急性肠系膜淋巴结炎等疾病进行鉴别。

【治疗】

六腑以通为用，通腑泄热是治疗肠痈的主要法则。初期（急性单纯性阑尾炎）、酿脓期轻证（轻型急性化脓性阑尾炎）及右下腹出现包块者（阑尾周围脓肿），采用中药治疗效果较好，能免除手术和并发症带来的痛苦。特殊类型（老人、小儿、妊娠）阑尾炎、炎症反复发作和病情严重者，及时采取手术效果较好。

1. 辨证论治

（1）瘀滞证

证候：转移性右下腹痛，呈持续性、进行性加剧，右下腹局限性压痛或拒按；伴恶心、纳差，可有轻度发热；苔白腻，脉弦滑或弦紧。

治法：行气活血，通腑泄热。

方药：大黄牡丹汤合红藤煎剂加减。常用大黄、芒硝、桃仁、牡丹皮、冬瓜仁、红藤、金银花、紫花地丁、连翘、乳香、没药、延胡索、甘草等。

（2）湿热证

证候：腹痛加剧，右下腹或全腹压痛、反跳痛，腹皮挛急；右下腹可摸及包块；壮热，纳呆，恶心呕吐，便秘或腹泻；舌红苔黄腻，脉弦数或滑数。

治法：通腑泄热，利湿解毒。

方药：复方大柴胡汤加减。常用柴胡、黄芩、川楝子、延胡索、白芍、生大黄(后下)、枳壳、木香、生甘草、蒲公英等。

（3）热毒证

证候：腹痛剧烈，全腹压痛、反跳痛，腹皮挛急；高热不退或恶寒发热，时时汗出，烦渴，恶心呕吐，腹胀，便秘或似痢不爽；舌红绛而干，苔黄厚干燥或黄糙，脉洪数或细数。

治法：通腑排脓，养阴清热。

方药：大黄牡丹汤合透脓散加减。常用大黄、芒硝、桃仁、牡丹皮、冬瓜仁、黄芪、穿山甲(炒末)、川芎、当归、皂角针等。

2. 外治疗法 无论脓已成或未成，均可选用金黄散、玉露散或双柏散，用水或蜜调成糊状，外敷右下腹。还可采用通里攻下、清热解毒等中药肛滴，如大黄牡丹汤、复方大柴胡汤等煎剂150～200mL，直肠内缓慢滴入（滴入管插入肛门内15cm以上，药液30分钟左右滴完），使药液直达下段肠腔，加速吸收，以达到通腑泄热排毒的目的。

3. 特殊类型肠痈的治疗

（1）小儿肠痈 发病率较成人为低，多发生在上呼吸道感染和肠炎的同时，病情发展快且较为严重。腹肌紧张不明显，压痛范围一般较广而不局限，容易发生阑尾穿孔及其他并发症。患者高热、恶心呕吐出现早而频，常可引起脱水和酸中毒。西医学认为，小儿阑尾壁薄，血运易受障碍，易发生坏死穿孔，加上大网膜发育不全，不能起到保护作用，一般多主张早期手术。

（2）老年肠痈 因老年人对痛觉迟钝，反应性差，故症状和体征常常不典型，转移性右下腹痛常不明显，腹膜刺激征多不显著；同时，虽然炎症较重，但白细胞总数和中性粒细胞比例仍可在正常范围。因此阑尾坏疽穿孔和其他并发症的发生率都较高。由于临床表现和病理变化往往不相符合，容易延误诊治，尤应警惕。中医学认为，患者年老体弱，气血两虚，应尽量少用苦寒攻下药物，适当加入益气养阴、扶正托里药物，可取得明显疗效。同时应适当选用对厌氧菌有效的抗菌药物。

（3）妊娠期急性肠痈　临床上也较为常见。其特点是随着妊娠的月数增加而阑尾压痛点不固定，腹肌紧张和压痛均不明显，穿孔后由于胀大的子宫的影响，腹膜炎症不易局限，炎症刺激子宫可致流产或早产。由于肠痈对孕妇和胎儿危害较大，一般主张应早期手术治疗。

（4）异位肠痈　症状及体征多不典型，有盆腔内、盲肠后、腹膜外、肝下、左下腹等不同部位的肠痈。可按一般肠痈的治疗原则，选择手术或非手术疗法。

4. 其他疗法

（1）一般疗法

①输液　对禁食或脱水或有水、电解质紊乱者，应静脉补液予以纠正。

②胃肠减压　阑尾穿孔并发弥漫性腹膜炎伴有肠麻痹者，应行胃肠减压，目的在于抽吸上消化道所分泌的液体，以减轻腹胀，并为灌入中药准备条件。

③抗菌药物　腹膜炎体征明显或中毒症状较重者，可选用广谱抗菌药物。

（2）针刺疗法　可作为辅助治疗方法，具有促进肠蠕动、促使停滞物排出、改善血运、止痛、退热、提高人体免疫机能等作用。主穴：双侧足三里或阑尾穴。配穴：发热加曲池、合谷或尺泽放血；恶心呕吐加内关、中脘；痛剧加天枢；腹胀加大肠俞、次髎。均取泻法，每次留针0.5～1小时，每隔15分钟强刺激1次，每日2次。加用电针可提高疗效。

（3）手术疗法　西医治疗急性阑尾炎的原则是早期行手术治疗，尤其是急性化脓性阑尾炎和坏疽性及穿孔性阑尾炎，一经确诊应积极行手术治疗。小儿及老年人急性阑尾炎较特殊，需及时手术治疗。随着微创技术的发展，可选用腹腔镜阑尾切除术。

【预防与调护】

1.避免饮食不节和食后剧烈运动，养成规律性排便习惯；驱除肠道内寄生虫，预防肠道感染。

2.对初期、酿脓期肠痈（急性单纯性、轻度化脓性阑尾炎和阑尾周围脓肿），可根据食欲情况给清淡软食或半流食，并发腹膜炎者应根据病情给予流质饮食或禁食。

3.除初期肠痈（急性单纯性阑尾炎）外，一般应卧床休息，对并发腹膜炎及阑尾周围脓肿的患者，应采取有效的半卧位，防止过早下床活动，以免病情反复。

4.本病复发率很高。为了防止复发，一般主张在临床症状和体征消失后，继续坚持服用中药7～14天，可明显降低复发率。

第六节　胆石症

胡某，女性，66岁。3天前出现右上腹胀痛，2天前出现发热，今天早晨发现全身肌肤和眼睛发黄，小便发黄。伴有纳差、乏力、头昏。血常规检查白细胞$16×10^9$/L，中性粒细胞百分比88%，肝功能检查转氨酶和胆红素升高为主。彩色超声检查胆总管和胆囊可见反射光团，并经过MRCP诊断为胆囊和胆总管结石。

胆石症是指湿热浊毒与胆汁互结成石，阻塞于胆道而引起的疾病。胆石症在中医学中属于

"胆胀""胁痛""结胸""黄疸"等范畴。《灵枢·经脉》中记载："胆足少阳之脉……是动则病口苦，善太息，心胁痛，不能转侧。"《金匮要略·黄疸病脉证并治》中不仅描述了类似本病的主症及病机，还提出了多种治法和方药。《伤寒全生集·发黄》更扼要地概括了本病急性期的理法方药。流行病学调查表明，我国胆结石患病率为 0.9%~10.1%，平均 5.6%。女性患病率高于男性，并随年龄增长而增加。根据胆石的外观和化学成分，分胆固醇结石、胆色素结石、混合结石三类。随着生活水平的提高，饮食结构的改变，我国的胆结石发病已经由以胆色素结石为主逐渐转变为以胆固醇结石为主，但胆色素结石的防治仍然面临着巨大困难和挑战。

本病相当于西医学的胆囊结石或肝内外胆管结石。

【病因病机】

情志不遂，饮食失节，或蛔虫上扰，肝胆气机不畅，肝失疏泄，郁久化热，湿热蕴蒸于肝胆，湿热浊毒与胆汁互结，日久而成砂石，阻塞胆道而发病。或久病耗阴，劳欲过度，或由于各种原因引起精血亏损，水不养木，肝阴不足，疏泄失常，累及胆腑，精汁通降不畅，久积成石。若郁久化热，可致胆汁溢于肌肤而发黄；热积不散，热毒炽盛而致热扰营血，可出现神昏谵语之症。由于胆石系胆汁久瘀，经久煎熬而成，砂石又可阻塞胆道，从而由病理产物转为致病因素，致使胆石缠绵反复，难以彻底治愈。

西医学认为，胆囊结石的发生与饮食结构有关，肝内外胆管结石与胆道梗阻、感染、胆汁淤积等因素密切相关。

【辨病】

1. 诊断

（1）临床表现

①腹痛 结石嵌顿于胆囊颈部可出现急性发作性胆绞痛，当结石下移嵌于胆总管下端或壶腹部，胆总管平滑肌或 oddi 括约肌痉挛也可引发腹痛。疼痛多位于右胁下、胃脘或膻中。大多餐后发生，尤其是进油腻食物或腹部受震动易诱发，可痛引肩背。多为阵发性疼痛，或持续性疼痛阵发性加重，可为钝痛、绞痛、剧痛，常伴恶心、呕吐、自汗。若胆石移行损伤胆道内壁，引起胆道出血，可有呕血或黑便。

②发热和寒战 是胆道结石染毒的表现。

③黄疸 为结石引起胆道梗阻所致。胆绞痛发作后经过一定时间出现的梗阻性黄疸，一般较轻或呈波动性；当结石急性梗阻并染毒时，则可出现腹痛、恶寒、壮热不退、目黄、身黄、尿黄，甚至热厥等。重症胆道感染累及肝脏可引起肝痈。长期胆道梗阻未除可发生积聚、鼓胀等。

④消化道反应 表现为腹胀、嗳气、厌油腻食物、口苦、反酸等。

（2）辅助检查 血常规检查可见白细胞总数升高，以中性粒细胞升高为主；B 超、X 线、CT、MRI 对于该病诊断有重要意义，尤其是无症状结石。

2. 鉴别诊断

（1）急性胰腺炎 疼痛及压痛部位多在中上腹或稍偏左，胆囊区无明显触痛，血、尿淀粉酶显著增高；B 超、CT 扫描等检查可资鉴别。

（2）胃十二指肠穿孔 突发腹部剧痛，为持续性刀割样剧痛，板状腹，肝浊音界消失，X 线透视见膈下有游离气体。

（3）蛔厥　好发于青少年，呈钻顶样绞痛，可吐出蛔虫，缓解时如常人，腹部体征不明显。

（4）肝痈　右胁腹疼痛，呕恶，尤以发热、寒战明显，B超可鉴别。

（5）其他急腹症　胆石症还须与急性肠梗阻、急性肠扭转、肠穿孔、急性阑尾炎并发穿孔、肠系膜血管栓塞或血栓形成、女性右侧宫外孕及卵巢囊肿蒂扭转等疼痛性疾病相鉴别。B超检查、腹部平片、尿常规等有助于鉴别。

【治疗】

六腑以通为用，疏肝利胆、清热利湿、通里攻下、活血解毒是主要治法。胆石症急性发作期应以攻邪为主，通降为先。若病情危重者应选择手术和中西医结合治疗。

1. 辨证论治

（1）肝郁气滞证

证候：右上腹间歇性绞痛或闷痛，有时可向右肩背部放射，右上腹有局限性压痛；伴低热、口苦，食欲减退；舌质淡红，苔薄白或微黄，脉弦紧。

治法：疏肝利胆，理气开郁。

方药：金铃子散合大柴胡汤加减。常用金铃子、延胡索、黄芩、大黄、枳实、半夏、白芍、大枣、生姜等。右上腹胀痛甚者，加木香、郁金、陈皮行气止痛；若出现口渴、小便黄，加金钱草、蒲公英。

（2）肝胆湿热证

证候：右上腹有持续性胀痛，多向右肩背部放射，右上腹肌紧张，有压痛，有时可摸到肿大之胆囊；伴高热、恶寒、口苦咽干、恶心呕吐、不思饮食，部分患者出现身目发黄；舌质红，苔黄腻，脉弦滑或弦数。

治法：疏肝利胆，清热利湿。

方药：茵陈蒿汤合大柴胡汤加减。常用茵陈、栀子、黄芩、大黄、枳实、半夏、芍药等。热毒症状较重者，加金钱草、蒲公英、黄连清热解毒。

（3）肝胆脓毒证

证候：右上腹硬满灼痛，痛而拒按，或可触及肿大的胆囊；黄疸日深，壮热不止；舌质红绛，苔黄燥，脉弦数。严重者四肢厥冷，脉微细而数。

治法：泻火解毒，养阴利胆。

方药：茵陈蒿汤合黄连解毒汤加减。常用茵陈、栀子、黄芩、大黄、黄柏等。若热毒症状重者，加板蓝根、生地黄、金银花、蒲公英泻火解毒；热极伤阴而口干舌绛者，加玄参、麦冬、石斛；恶心呕吐明显者，加姜半夏、竹茹、陈皮和胃止呕；四肢厥冷，脉微欲绝者，加人参、附子等。

（4）肝阴不足证

证候：胁肋隐痛，绵绵不已，可向右肩背部放射，遇劳加重；口干咽燥，心中烦热，两目干涩，头晕目眩；舌红少苔，脉弦细。

治法：滋阴柔肝，养血通络。

方药：一贯煎加减。常用北沙参、麦冬、当归、生地黄、枸杞子、川楝子等。若两目干涩、视物昏花，可加草决明、女贞子；头晕目眩甚者可加黄精、钩藤、天麻、菊花；心中烦热、口苦甚者，可加栀子、牡丹皮、夜交藤、远志。

2. 外治疗法　可选用芒硝 30g、生大黄 60g，均研细末，大蒜头 1 个，米醋适量，共捣成糊状，布包外敷于胆囊区。

3. 其他疗法

（1）针灸疗法

①体针　取阳陵泉、胆囊穴、中脘、太冲、胆俞等穴，每次选 2 ～ 3 穴，用泻法或平补平泻法，每次留针 30 分钟，每日 2 次。

②耳针　选用交感、神门、肝、胆、十二指肠，针刺或耳穴敷贴。

③耳穴压豆法　用耳穴探测仪探查耳穴压痛点后敷贴王不留行籽，每日按压数次。

（2）西医疗法

①西药治疗　静脉输液以纠正水电解质和酸碱平衡失调；合理选用抗菌药物；疼痛发作时，应选用解痉止痛剂及吗啡类止痛药。

②溶石治疗　胆囊结石可口服鹅去氧胆酸或熊去氧胆酸，每日剂量为 15mg ／ kg，疗程 6 ～ 24 个月，但疗效不确切。

③手术治疗　胆囊结石通常均需手术治疗；肝内外胆管结石多数也需要手术治疗。手术的方式除传统手术外，尚有腹腔镜胆囊切除或胆道探查术、十二指肠镜下 oddi 括约肌切开取石术、胆道镜下胆囊切开取石术等。急性胆囊炎若发生严重并发症，如化脓性胆囊炎、化脓性胆管炎，可以先行手术造口或十二指肠镜下鼻胆管引流术。中医药治疗在胆石症手术患者的围手术期干预可明显降低残石率，减少复发率，并提高患者生活质量。

【预防与调护】

1. 提倡合理饮食，不宜过饱，忌食生冷及不易消化食物，一般以进低脂流质、半流质饮食为宜。

2. 避免精神刺激，保持心情舒畅、乐观，树立战胜疾病的信心。

3. 对胆道蛔虫病患者治疗要彻底，间断服用利胆排虫药物，使胆道内的蛔虫排尽，以预防结石的形成。

4. 患病期间应卧床休息，禁食或流质饮食。严密观察患者体温、血压、脉搏、尿量变化，高热时采用物理降温。严重呕吐并有腹胀者可行胃肠减压，并随时检查胃管是否通畅。

5. 如患者病情变化而需要手术，应做好手术前准备。

第七节　痛　风

周某，男，42 岁。深夜出现左足第一跖趾关节剧烈疼痛，周围红肿，活动受限，伴发热、乏力、头痛等症状。既往有尿酸升高病史。

痛风是由于体内嘌呤代谢障碍、尿酸生成过多或 / 和尿酸排泄减少，致血中尿酸浓度增高所引起的一组异质性疾病。其临床特点为高尿酸血症，特征性急性关节炎反复发作，关节滑液的血细胞内可找到尿酸钠结晶，痛风石形成。严重者可导致关节活动障碍和畸形、泌尿系结石及痛风性肾病。发病年龄多见于 40 岁以上的男性，女性患者可在绝经后发作，发病率随年龄而增加。本病属中医学"痹证""历节""脚气""痛风"等病证的范畴。本病名首见于梁代陶弘景《名医别录·上品》，曰："独活，微温，无毒。主治诸贼风，百节痛风无久新者。"

西医学亦称本病为痛风。

【病因病机】

本病发病以脾肾两虚为本，湿热毒瘀为标，证属正虚邪实。如果先天禀赋不足，后天嗜食膏粱厚味，日久伤脾，或年老脾肾功能失调，则外感或内生湿热毒邪流窜经络，攻注骨节，着于经脉，终致湿热毒瘀交互为患。《格致余论·痛风》云："痛风者，大率因血受热已自沸腾，其后或涉冷水，或立于湿地……寒凉外搏，热血得寒，汗浊凝涩，所以作痛，夜则痛甚，行于阳也。"《景岳全书·脚气》中认为，本病外由阴寒水湿，湿邪袭皮肉筋脉，内由平素肥甘过度，湿壅下焦；寒与湿邪相结郁而化热，停留肌肤；病变部位红肿潮热，久则骨蚀。

西医学认为，痛风最重要的生化基础是高尿酸血症，原发性痛风与尿酸生成增多和尿酸排泄减少密切相关。尿酸生成增多主要与遗传因素、嘌呤代谢酶的缺陷有关。肾脏尿酸排泄减少与目前已发现的尿酸盐转运蛋白有关，任何一个转运蛋白基因表达或功能障碍都会引起尿酸排泄减少。痛风是常染色体多基因的显性遗传，可能存在易感基因或致病基因。继发性痛风则多由于肾脏疾病致尿酸排泄减少、骨髓增生性疾病致尿酸生成增多、某些药物抑制尿酸的排泄等多种原因引起的高尿酸血症所致。

【辨病】

1. 诊断

（1）临床表现　痛风多见于中年男性，女性仅占5%，主要是绝经后女性。近年来痛风的发生有年轻化的趋势。痛风的自然病程可分为四期，即无症状高尿酸血症期、急性期、间歇期、慢性期。临床表现如下：

①急性痛风性关节炎　多数患者发作前无明显征兆，或仅有疲乏、全身不适和关节刺痛等。典型发作常于深夜因关节痛而惊醒，疼痛进行性加剧，在12小时左右达高峰，呈撕裂样、刀割样或咬噬样，难以忍受。受累关节及周围组织红、肿、热、痛和功能受限。多于数天或2周内自行缓解。首次发作多侵犯单关节，第一跖趾关节或踇指关节累及最常见，其次为足背、足跟、踝、膝、腕和肘等关节，肩、髋、脊柱和颞颌等关节少受累。可同时累及多个关节，表现为多关节炎。部分患者可有发热、寒战、头痛、心悸和恶心等全身症状，可伴白细胞计数升高、红细胞沉降率增快和C反应蛋白增高等。

②间歇发作期　痛风发作持续数天至数周后可自行缓解，一般无明显后遗症状，以后进入无症状的间歇期，历时数月、数年或十余年后复发，多数患者1年内复发，越发越频，受累关节越来越多，症状持续时间越来越长。受累关节一般从下肢向上肢、从远端小关节向大关节发展，出现指、腕和肘等关节受累，少数患者可影响到肩、髋、骶髂、胸锁或脊柱关节，也可累及关节周围滑囊、肌腱和腱鞘等部位，症状趋于不典型。

③慢性痛风石病变期　皮下痛风石和慢性痛风石性关节炎，是长期显著的高尿酸血症使大量单钠尿酸盐晶体沉积于皮下、关节滑膜、软骨、骨质及关节周围软组织的结果。皮下痛风石发生的典型部位是耳郭，也常见于反复发作的关节周围及鹰嘴、跟腱和髌骨滑囊等部位。外观为皮下隆起的大小不一的黄白色赘生物，皮肤表面菲薄，破溃后排出白色粉状或糊状物，经久不愈。皮下痛风石常与慢性痛风石性关节炎并存。关节内大量沉积的痛风石可造成关节骨质破坏、关节周围组织纤维化和继发退行性改变等。临床表现为持续关节肿痛、压痛、畸形及功能障碍。慢性期症状相对缓和，但也可有急性发作。

④肾脏病变　慢性尿酸盐肾病是尿酸盐晶体沉积于肾间质导致的慢性肾小管－间质性肾炎。

临床表现为尿浓缩功能下降，出现夜尿增多、低比重尿、小分子蛋白尿、白细胞尿、轻度血尿及管型尿等。晚期可致肾小球滤过功能下降，出现肾功能不全。此外，尿中尿酸浓度增高，呈过饱和状态，可以在泌尿系统沉积并形成尿酸性结石。如果尿中尿酸水平急骤升高，大量尿酸结晶沉积于肾小管、集合管等处，造成急性尿路梗阻，可以引起急性尿酸性肾病。

（2）辅助检查　血尿酸测定，男性血尿酸值＞7mg/dl，女性＞6mg/dl为高尿酸血症。尿尿酸测定，低嘌呤饮食5天后，24小时尿尿酸排泄量＞600mg为尿酸生成过多型（约占10%）；＜300mg提示尿酸排泄减少型（约占90%）。在正常饮食情况下，24小时尿尿酸排泄量以800mg进行区分，超过上述水平为尿酸生成增多。这项检查对有痛风家族史、年龄较轻、血尿酸水平明显升高、伴肾结石的患者更为必要。对于尿酸盐检查，偏振光显微镜下表现为负性双折光的针状或杆状的单钠尿酸盐晶体，急性发作期可见于关节滑液中白细胞内、外，也可见于痛风石的抽吸物中；发作间歇期也可见于曾受累关节的滑液中。

病变相关部位的骨关节X线和CT等影像学检查常有助于本病的诊断和了解骨关节疾病的病变部位与损伤程度。急性发作期仅见受累关节周围非对称性软组织肿胀；慢性痛风石病变期可见关节软骨、骨质破坏，甚至关节脱位、病理性骨折等。MRI有助于痛风沉积物的定位，可以显示深部组织病变。超声检查可见痛风结节的典型表现。

2. 鉴别诊断

（1）类风湿关节炎　一般以青、中年女性多见，好发于四肢的小关节，表现为对称性多关节炎，受累关节呈梭形肿胀，常伴晨僵，反复发作可引起关节畸形。类风湿因子多阳性，但血尿酸不高。X线片可见关节面粗糙和关节间隙狭窄，晚期可有关节面融合，但骨质穿凿样缺损不如痛风明显。

（2）创伤性关节炎和化脓性关节炎　创伤性关节炎一般都有关节外伤史，化脓性关节炎的关节囊液可培养出致病菌，两者的血尿酸均不高，关节滑液检查无尿酸盐结晶。

（3）假性痛风关节　软骨矿化所致，多见于用甲状腺素进行替代治疗的老年人，女性较男性多见，膝关节为最常受累关节。关节炎症状发作常无明显季节性，血尿酸正常。关节滑液检查可发现有焦磷酸钙结晶或磷灰石。X线片可见软骨成线状钙化，尚可有关节旁钙化。部分患者可同时合并痛风，则有血尿酸浓度升高，关节滑液可见尿酸盐和焦磷酸钙两种结晶。

【治疗】

痛风的治疗原则是标本兼顾，急则治其标，缓则治其本，内治和外治同施。急性期以控制关节红肿热痛症状为主，内治清热除湿，活血通络；外治消肿通络止痛。缓解期以扶正为主，兼以驱邪，内治补益肝肾，通络活血；外治活血通络，宣痹止痛。西医治疗在急性期应迅速控制痛风性关节炎的急性发作，慢性期应预防急性关节炎复发、纠正高尿酸血症、预防尿酸盐沉积造成关节破坏及肾脏损害，痛风石期宜手术剔除痛风石、提高生活质量。

1. 辨证论治

（1）湿热阻痹（急性期）

证候：下肢小关节卒然红肿热痛、拒按，触之局部灼热，得凉则舒；伴发热口渴，心烦不安，溲黄；舌红苔黄腻，脉滑数。

治法：清热除湿，活血通络。

方药：四妙散合宣痹汤加减。常用威灵仙、羊角灰、白芥子、苍耳、防己、杏仁、滑石、连翘、栀子、薏苡仁、半夏（醋炒）、晚蚕沙、赤小豆等。

（2）风寒湿痹（慢性期）

证候：肢体、关节疼痛，或呈游走性痛，或呈关节剧痛，痛处不移，或肢体关节重着肿痛，肌肤麻木，于阴雨天加重；舌苔薄白，脉弦紧或濡缓。

治法：温经散寒，祛风化湿。

方药：乌头汤加减。常用麻黄、芍药、黄芪、甘草、川乌等。

（3）痰瘀阻滞（痛风石病变期）

证候：关节肿胀，甚则关节周围漫肿，局部酸麻疼痛，或见"块瘰"硬结不红；伴有目眩，面浮足肿，胸脘痞闷；舌胖质暗，苔白腻，脉缓或弦滑。

治法：活血化瘀，化痰通络。

方药：身痛逐瘀汤加减。常用秦艽、川芎、桃仁、红花、甘草、羌活、没药、当归、五灵脂（炒）、香附、牛膝、地龙等。

（4）肝肾阴虚（痛风肾期）

证候：病久屡发，关节痛如被杖，局部关节变形，昼轻夜重，肌肤麻木不仁，步履艰难，筋脉拘急，屈伸不利；头晕耳鸣，颧红口干；舌红少苔，脉弦细或细数。

治法：补益肝肾，通络止痛。

方药：独活寄生汤加减。常用独活、桑寄生、杜仲、牛膝、细辛、秦艽、茯苓、肉桂、防风、川芎、人参、甘草、当归、芍药、地黄等。

2. 外治疗法

（1）膏药外敷

①消肿止痛膏（组成：朱砂、雄黄、冰片、黄连、五倍子，共捣为膏）外敷，能改善关节红肿热痛之症，使痛风性关节炎得到迅速改善。

②风火软膏（组成：防风、大葱、白芷、川乌各60g，共捣为膏）用调热黄酒敷冷痛处，有祛风通痹止痛的功效，主治急慢性期痛风。

（2）散剂外敷　当归散（药物组成：防风、当归、藁本、独活、荆芥穗、牡荆叶各30g。上药为粗末，盐120g同炒热，袋盛熨之），功效祛风除湿，活血止痛。主治慢性期痛风。

（3）药酒外搽　伸筋草12g，透骨草12g，川桂枝9g，羌活12g，独活12g，川乌9g，草乌9g，全当归12g，紫草9g，红花9g，桑枝9g，虎杖9g，络石藤9g，地鳖虫6g。诸药用高粱酒1.5kg浸泡，约1周后外用。功效：祛风除湿，活血通络，宣痹止痛。热水洗患处后用此酒轻擦患处，每次10分钟，每日2～3次。

3. 其他疗法

（1）针刺治疗　功效活血、通络、止痛。①主穴取肾俞、气海俞、膀胱俞、关元、三阴交。配穴取离患部1～2寸阿是穴。手法：用平补平泻，中等量刺激。②急性期取患侧隐白、大敦、太冲、三阴交、太溪、照海、阿是穴，恢复期取双侧太冲、三阴交、太白、太溪、照海、足三里、肝俞、肾俞。手法：急性期隐白、大敦点刺放血，余穴针刺用泻法，恢复期用平补平泻法。

（2）西药治疗

1）急性痛风性关节炎　卧床休息，抬高患肢，冷敷，疼痛缓解72小时后方可恢复活动。应及早、足量使用以下药物，见效后逐渐减停。急性发作期不开始降尿酸治疗，已服用降尿酸药物者发作时不需停用，以免引起血尿酸波动。

①非甾体抗炎药　可有效缓解急性痛风症状，为一线用药。

②秋水仙碱　是治疗急性发作的传统药物。秋水仙碱不良反应较多，主要是胃肠道反应，

也可引起骨髓抑制、肝损害、过敏和神经毒性等。不良反应与剂量相关，肾功能不全者应减量使用。

③糖皮质激素　通常用于不能耐受非甾体抗炎药和秋水仙碱或肾功能不全者。

2）间歇期和慢性期　目的是长期有效控制血尿酸水平，防止痛风发作或溶解痛风石。

①抑制尿酸生成药黄嘌呤氧化酶抑制剂　广泛用于原发性及继发性高尿酸血症，尤其是尿酸产生过多型或不宜使用促尿酸排泄药者。

②促尿酸排泄药　主要通过抑制肾小管对尿酸的重吸收，降低血尿酸。主要用于肾功能正常，尿酸排泄减少型。

3）肾脏病变的治疗　痛风相关的肾脏病变均是降尿酸药物治疗的指征，应选用别嘌醇，同时均应碱化尿液并保持尿量。慢性尿酸盐肾病如需利尿时，避免使用影响尿酸排泄的噻嗪类利尿剂及呋塞米等，其他处理同慢性肾炎。

（3）手术疗法　痛风石期可选择剔除痛风石，对残毁关节进行矫形等手术治疗。

【预防与调护】

1.饮食是诱发痛风发病的关键因素，进低嘌呤低能量饮食，戒酒，多饮水，每日饮水2000mL以上。

2.本病发生多与气候和生活环境有关，平素应注意防风、防寒、防潮，避免居住潮湿之地。切勿当风贪凉，乘热浴冷。

3.平时应加强体育锻炼，增强体质，有助于提高机体对病邪的抵御能力。

4.慎用影响尿酸排泄的药物，如某些利尿剂和小剂量阿司匹林等。防治伴发病，如高血压、糖尿病和冠心病等。

【复习思考题】

1.抢救全身性冻伤要立即复温，为什么忌用直接火烘或暴热解冻之法？

2.50℃的温度能导致烧伤吗？为什么？

3.毒蛇咬伤后如何进行院前救治？

4.肠痈和发生于体表的痈（见第六章疮疡），在临床表现上有何不同？

5.根据中医胆和肝的关系，如何从中医外科学的角度认识"从肝治胆"？

6.结合经典文献，痛风的病因病机与哪些脏腑有关，这对临床辨证施治有何影响？

中医外科常用方剂

一 画

一号癣药水（经验方）

土槿皮 300g　大枫子肉 300g　地肤子 300g　蛇床子 300g　硫黄 150g　白鲜皮 300g　枯矾 150g　苦参 300g　樟脑 150g　50% 酒精 20 000mL

将土槿皮打成粗末，大枫子肉捣碎，硫黄研细，枯矾打松，用 50% 酒精温浸，第一次加 8000mL，浸 2 天后倾取清液；第二次再加 6000mL，再浸 2 天，倾取清液；第 3 次加 6000mL，去渣取液。将三次浸出之药液混合，再把樟脑用 95% 酒精溶解后加入药液中，俟药液澄清，倾取上层清液备用。

功用：杀虫止痒。用于鹅掌风、脚湿气、圆癣等病。

用法：搽擦患处，每日 3 ～ 4 次。有糜烂者禁用。

一扫光（《外科正宗》）

苦参 500g　黄柏 500g　烟胶 500g　枯矾 90g　木鳖肉 90g　大枫子肉 90g　蛇床子 90g　点红椒 90g　樟脑 90g　硫黄 90g　明矾 90g　水银 90g　轻粉 90g　白砒 15g

共研细末。熟猪油 1120g 化开，入药搅匀，做丸如龙眼大，瓷瓶收贮。

功用：杀虫止痒。用于白秃疮、疥疮、白屑风等。

用法：搽擦疮上。

一贯煎（《续名医类案》）

北沙参　麦冬　生地黄　当归　枸杞子　川楝子

功用：滋阴疏肝。用于肝肾阴虚、肝气不疏证。

用法：水煎服。

二 画

二仙汤（经验方）

仙茅　淫羊藿　当归　巴戟肉（如无可用菟丝子代）黄柏　知母

功用：调摄冲任。

用法：水煎服。

二号癣药水（经验方）

米醋 1000g　百部 240g　蛇床子 240g　硫黄 240g　土槿皮 300g　白砒 6g　斑蝥 60g　白国

樟 36g　轻粉 36g（或加水杨酸 330g　冰醋酸 100mL　醋酸铝 60g）

先将白砒、硫黄、轻粉各研细末，再同其余药物和米醋浸在瓶中或缸中，俟 1 周后使用。

功用：解毒杀虫。用于鹅掌风、脚湿气等。

用法：外搽，每日 1～2 次；亦可浸用，约浸 20 分钟。有糜烂者禁用。

二母散（经验方）

贝母（去心，童尿洗）、知母各等份　生姜 1 片

功用：清肺化痰。用于肺热咳嗽。

用法：水煎服。

二至丸（《证治准绳》）

女贞子　旱莲草

功用：调摄冲任。用于白疕、红斑狼疮、油风证属冲任不调者。

用法：水煎服。

二妙丸（《丹溪心法》）

苍术 180g（米泔水浸）　黄柏 120g（酒炒）

研为细末，水煮面糊为丸如梧桐子大。

功用：清热化湿。用于湿疮、臁疮等证属湿热内盛者。

用法：每服 9g，用淡盐汤送下。

二陈汤（《太平惠民和剂局方》）

陈皮 6g　半夏 6g　茯苓 6g　甘草 3g

功用：燥湿化痰。用于疮疡痰浊凝结之证。

用法：水煎服。

二矾汤（《外科正宗》）

白矾 120g　皂矾 120g　孩儿茶 15g　侧柏叶 250g

功用：杀虫止痒。用于鹅掌风皮肤枯厚、破裂作痛者。

用法：水煎，熏洗浸泡。

二味拔毒散（《医宗金鉴》）

白矾　明雄黄

各等份为末。

功用：杀菌化腐，燥湿敛疮，止痒。用于风湿热毒引起的疮疡、湿疹出现红肿痒痛，以及毒虫咬伤等。

用法：茶水调化，搽擦患处。

十全流气饮（《外科正宗》）

陈皮　赤茯苓　乌药　川芎　当归　白芍　香附　甘草　青皮　木香　生姜　大枣

功用：疏肝解郁，健脾理气。

用法：水煎服。

十全大补汤（《医学发明》）

当归 9g　白术 4.5g　茯苓 9g　甘草 3g　熟地黄 9g　白芍 4.5g　人参 3g　川芎 3g　黄芪

9g　肉桂 1.5g（冲服）

功用：大补气血。用于疮疡气血虚弱，或溃疡脓汁清稀，自汗盗汗，食少体倦者。

用法：水煎服。

丁桂散（《外科传薪集》）

丁香 9g　肉桂 30g

共研细末。

功用：温经活血，散寒止痛。用于一切阴证肿疡。

用法：掺膏药或油膏上，敷贴患处。

八二丹（经验方）

煅石膏 8 份　升丹 2 份

共研极细末。

功用：排脓提毒。用于一切溃疡脓流不畅、腐肉不化者。

用法：将药粉掺入疮口中，或黏附于药线上，插入疮口中。

八正散（《太平惠民和剂局方》）

车前子　木通　瞿麦　萹蓄　滑石　甘草梢　栀子　大黄

功用：清热泻火，利尿通淋。用于湿热下注之小便黄赤、尿时涩痛、淋沥不畅或癃闭不通。

用法：水煎服。

八宝丹（《疡科大全》）

珍珠 9g　牛黄 1.5g　象皮 4.5g　琥珀 4.5g　龙骨 4.5g　轻粉 4.5g　冰片 0.9g　炉甘石 9g

研极细末。

功用：生肌收口。用于溃疡脓水将尽，阴证、阳证都可通用。

用法：掺于患处。

八珍汤（《正体类要》）

人参　白术　茯苓　甘草　当归　白芍　地黄　川芎

功用：补气养血。用于气血俱虚，营卫不和，疮疡脓水清稀、久不收敛者。

用法：水煎服。

人参养荣汤（《太平惠民和剂局方》）

党参　白术　炙黄芪　炙甘草　陈皮　肉桂心　当归　熟地黄　五味子　茯苓　远志　白芍　大枣　生姜

功用：补益气血，宁心安神。用于疮疡溃后气血虚弱而久不收敛者。

用法：水煎服。

人参健脾丸（《中国药典》）

人参 25g　白术（麸炒）150g　茯苓 50g　山药 100g　陈皮 50g　木香 12.5g　砂仁 25g　黄芪（蜜炙）100g　当归 50g　酸枣仁（炒）50g　远志（制）25g

功用：健脾益气，和胃止泻。用于脾胃虚弱引起的饮食不化，倒饱嘈杂，恶心呕吐，腹痛便溏，不思饮食，体弱倦怠。

用法：口服，水蜜丸每次 8g，大蜜丸每次 2 丸，一日 2 次。

七三丹（经验方）

熟石膏 7 份　升丹 3 份

共研细末。

功用：提脓祛腐。用于流痰、附骨疽、瘰疬、有头疽等。

用法：掺于疮口上，或用药线蘸药插入疮中，外用膏药或油膏盖贴。

七宝美髯丹（《本草纲目》）

何首乌 240g　牛膝 240g　破故纸 210g　赤白茯苓各 240g　菟丝子 240g　当归身 240g　枸杞子 240g

研为细末，炼蜜为丸如龙眼大。

功用：培补肝肾，益气养血。用于肝肾两亏、气血不足之体弱羸瘦、须发早白、腰酸肢软者。

用法：每服 9g，每日 2 次，空腹时细嚼，温开水或盐汤、米汤送下。忌食萝卜、藕、醋。

九一丹（《医宗金鉴》）

煅石膏 9 份　升丹 1 份

共研极细末。

功用：提脓祛腐。用于一切溃疡流脓未尽者。

用法：掺于疮口中，或用药线蘸药插入，外盖膏药或药膏，每日换药 1～2 次。

九华膏（经验方）

滑石 600g　月石 90g　龙骨 120g　川贝母 18g　冰片 18g　朱砂 18g

共研细末，放凡士林油中调匀，使成 20% 的软膏，冬季可适当加入香油。

功用：消肿止痛，生肌润肤。用于内、外痔发炎及内痔术后。

用法：外用。

九黄丹（经验方）

制乳没各 6g　川贝母 6g　石膏 18g　红升 9g　腰黄 6g　朱砂 3g　炒月石 6g　冰片 0.9g

各研极细末，和匀。

功用：提毒拔脓，祛瘀除腐，止痛平胬。用于一切痈疽已溃，脓流不畅，肿胀疼痛者。

用法：将药粉掺于患处，用膏药或油膏纱布盖敷。

九华栓（经验方）

即九华膏制成栓剂，功用相同。

三　画

三才封髓丹（《卫生宝鉴》）

天冬　熟地黄　人参　黄柏　砂仁　甘草

功用：宁心滋肾，承制相火。用于相火妄动、水不济火的遗精、失眠等。

用法：水煎服。

三石散（经验方）

制炉甘石 90g　煅石膏 90g　赤石脂 90g

共研细末。

功用：收敛生肌。用于一切皮肤病滋水浸淫，日久不止；或烫伤腐肉已化，新肌不生者。

用法：干扑或麻油、凡士林调搽患处。

三妙丸（《医学正传》）

苍术 180g（米泔水浸）　黄柏 120g（酒炒）　牛膝 60g

研为细末，水煮面糊为丸如梧桐子大。

功用：利湿退肿，引达下焦。用于湿热下注之足趾湿烂、小溲赤浊。

用法：每服 9g，用淡盐汤送下。

三金排石汤（经验方）

海金沙 60g　金钱草 60g　鸡内金 12g　石韦 12g　冬葵子 9g　滑石（包）15g　车前子（包）12g

功用：利尿排石。用于石淋（泌尿系结石）。

用法：水煎服。

三拗汤（《太平惠民和剂局方》）

麻黄　杏仁　甘草

各等份。

功用：宣肺解表。治感冒风寒表证。

用法：水煎服。

三品一条枪（《外科正宗》）

白砒 45g　明矾 60g　雄黄 7.2g　乳香 3.6g

将砒、矾二物研成细末，入小罐内，煅至青烟尽白烟起，片时，约上下通红，放置一宿，取出研末，约可得净末 30g；再加雄黄、乳香二药，共研成细末，厚米糊调稠，搓条如线，阴干备用。

功用：祛腐蚀管。用于瘰疬、痔疮、肛漏等。

用法：将药条插入患处。

三黄洗剂（经验方）

大黄　黄柏　黄芩　苦参片

各等份，共研细末。上药 10～15g 加入蒸馏水 100mL，医用石炭酸 1mL。

功用：清热、止痒、收涩。治一切急性皮肤病及疖病有红肿焮痒出水者。

用法：临用时摇匀，以棉花蘸药汁搽患处，每日 4～5 次。如用于皮肤病瘙痒剧烈者，可加入薄荷脑 1g（即 1% 薄荷三黄洗剂）。

土槿皮酊（10%）（经验方）

土槿皮粗末 10g　80% 酒精 100mL

按渗漉法制成即可。

功用：杀虫止痒。用于鹅掌风、脚湿气、紫白癜风等病。

用法：搽擦患处，每日 3～4 次。手足部糜烂或皲裂者禁用。

大分清饮（《类证治裁》）

茯苓　猪苓　泽泻　川木通　栀子　车前子　枳壳

功用：清利湿热，利水消肿。用于湿热水疝。

用法：水煎服。

大补阴丸（《丹溪心法》）

熟地黄 180g　龟板 180g　黄柏 120g　知母 120g

共为末。将猪脊髓蒸熟，炼蜜同捣和为丸，如梧桐子大。

功用：滋阴降火，补肾水。用于流痰、红斑狼疮、肾岩等阴虚火旺者。

用法：每次服 6g，每日 2 次，空腹时淡盐汤送下。

大承气汤（《伤寒论》）

生大黄　枳实　厚朴　芒硝（冲服）

功用：通大便，泄实热。适用于疮疡实热阳证伴便结里实，以及肠梗阻等。

用法：水煎服。

大柴胡汤（《伤寒论》）

柴胡　枳实　黄芩　白芍　半夏　大黄　生姜　大枣

功用：和解少阳，内泄积热。用于胆囊炎、胰腺炎、胃穿孔修复期等。

用法：水煎服。

大黄牡丹汤（《金匮要略》）

大黄　牡丹皮　桃仁　冬瓜仁　芒硝

功用：清热祛瘀，通下。用于肠痈（急性阑尾炎）、急性腹膜炎。

用法：水煎服。

大黄䗪虫丸（《金匮要略》）

大黄 300g（酒蒸）　黄芩 60g　甘草 90g　桃仁 1 升　杏仁 1 升　芍药 120g　干地黄 300g　干漆 30g　虻虫 1 升　水蛭 100 枚　蛴螬 1 升　䗪虫半升

末之，炼蜜为丸，如小豆大。

功用：活血祛瘀。

用法：温酒送下 5 丸，日 3 服。

万灵丹（《医宗金鉴》）

茅术 240g　何首乌 30g　羌活 30g　荆芥 30g　川乌 30g　乌药 30g　川芎 30g　甘草 30g　川石斛 30g　全蝎（炙）30g　防风 30g　细辛 30g　当归 30g　麻黄 30g　天麻 30g　雄黄 18g

共研细末，炼蜜为丸，朱砂为衣，每丸重 9g。

功用：解表发汗，祛风理湿，温经通络。用于附骨疽风寒湿邪型初起，伴恶寒发热、筋骨疼痛，以及麻风初起麻木不仁等。

用法：每服 1 丸，葱头、豆豉煎汤或温酒送下。

千金散（经验方）

制乳香 15g　制没药 15g　轻粉 15g　飞朱砂 15g　煅白矾 6g　赤石脂 15g　炒五倍子 15g　煅雄黄 15g　醋制蛇含石 15g

将各药研细和匀。

功用：蚀恶肉，化疮腐。用于一切恶疮顽肉死腐不脱者，以及寻常疣、肉刺、痔瘘等。

用法：将药粉掺入患处，或黏附在纸线上插入疮中。

千捶膏（经验方）

蓖麻子肉 150g　嫩松香粉 300g（在冬令制后研末）　轻粉 30g（水飞）　铅丹 60g　银朱 60g　茶油 48g（冬天需改为 75g）

须在大伏天配制。先将蓖麻子肉入石臼中捣烂，再缓入松香末，俟打匀后再缓入轻粉、铅丹、银朱，最后加入茶油，捣数千捶成膏。

功用：消肿止痛，提脓祛腐。用于一切阳证疮疡，如痈、有头疽、疖、疔等。

用法：隔水炖烊，摊于纸上，盖贴患处。

小儿化湿汤（经验方）

苍术　陈皮　茯苓　泽泻　炒麦芽　六一散

功用：健脾化湿。用于婴儿湿疮渗液多者。

用法：水煎服。

小升丹

水银 30g　白矾 24g　火硝 21g

先将硝、矾研成粗末，再入水银，共研细末，以不见水银星为度（不研细末也无妨），然后放于生铁锅内，再用粗料大瓷碗一只盖合（事先须用生姜普遍擦过，以防止因高温而致碎裂），用上浆的纸条（即以棉纸裁成 3cm 阔的纸条，加面浆搓成绳状）结实地嵌塞缝口，再用煅石膏细末醋调封固，务使不令泄气。再将黄沙铺压碗旁，露出碗底，碗底内置棉花一团，上用铁锤压紧。将生铁锅移置火炉上烧 40～60 分钟，见碗底棉花焦黑为度。取下待冷约 1 小时，除去砂泥及烧成焦炭样的棉纸，缓缓揭开瓷碗，则锅底中为三药的渣滓，此为升药底；在碗内所升之药为黄色或红色的如霜物质，就是升丹。此时将升药刮下，以色红者为红升丹，色黄者为黄升丹。收贮备用。此外，一料所得升药的数量可有 57～81g 不等，这需要炼制者经常看火候掌握方法。

功用：具有提脓祛腐的作用，能使疮疡内蓄之脓毒得以早日排出和腐肉迅速脱落。凡溃疡脓栓未落，腐肉未脱，或脓水不净、新肌未生的情况，均可使用。

用法：疮口大者可掺于疮口上；疮口小者可黏附于药线上插入，亦可掺于膏药、油膏上盖贴。纯粹升丹因药性太猛，在临床应用时须加赋形药使用，阳证一般用 10%～20%、阴证一般用 30%～50% 的升丹含量。凡对升丹有过敏者必须禁用，在唇部、眼部附近的溃疡也宜慎用。升丹如能陈久后应用，则可使药性缓和而减少疼痛。

小金片

白胶香 15g　当归 7.5g　地龙 15g　马钱子 15g　五灵脂 15g　制乳香 7.5g　制没药 7.5g　草乌 15g　香墨 1.2g

上药打成细粉，过 100 目筛，加入淀粉、糖浆适量；将药粉倒入糖浆内，调成颗粒状，干燥后压片。每片重 0.325g，含生药 0.32g。

功用：破瘀通络，祛痰化湿，消肿止痛。用于流痰、瘰疬、瘿、岩、皮肤肿瘤等病。

用法：成人每日 2 次，每次 2～4 片，用温开水或黄酒送下。儿童减半，孕妇忌服。

小金丹（《外科证治全生集》）

白胶香 45g　草乌头 45g　五灵脂 45g　地龙 45g　马钱子（制）45g　乳香（去油）22.5g　没药（去油）22.5g　当归身 22.5g　麝香 9g　墨炭 3.6g

各研细末，用糯米粉和糊打千捶，待融合后为丸，如芡实大，每料约 250 粒。

功用：消痰化坚，活血止血。用于流注初起及一切痰核、瘰疬、乳岩等。

用法：每服 1 丸，每日 2 次，陈酒送下。孕妇禁用。

马齿苋合剂（经验方）

马齿苋　紫草　败酱草　大青叶

功用：清化湿热，祛瘀解毒。用于疣属湿热血瘀证者。

用法：水煎服。

小陷胸汤（《伤寒论》）

黄连　半夏　瓜蒌

功用：清热化痰，宽胸散结。用于痰热互结证。

用法：水煎服。

小蓟饮子（《重订严氏济生方》）

生地黄 30g　小蓟 15g　滑石 15g　木通 6g　蒲黄 9g　藕节 9g　淡竹叶 9g　当归 6g　栀子 9g　炙甘草 6g

功用：凉血止血，利水通淋。用于血淋、尿血，见尿中带血、小便频数、赤涩热痛、舌红、脉数等。

用法：水煎服。

四　画

开郁散（《外科秘录》）

柴胡　当归　白芍　白芥子　白术　全蝎　郁金　茯苓　香附　天葵子　炙甘草

功用：疏肝解郁，化痰散结。用于乳癖、乳痨等。

用法：水煎服。

天麻钩藤饮（《杂病证治新义》）

天麻　钩藤　生石决明　桑寄生　杜仲　牛膝　栀子　黄芩　益母草　夜交藤　茯神

功用：平肝息风。用于肝阳上亢引起肝风内动的眩晕、头痛、震颤、失眠等症。

用法：水煎服。

木萸散（经验方）

木瓜　吴茱萸　防风　全蝎　蝉衣　天麻　僵蚕　胆南星　藁本　桂枝　蒺藜　朱砂　雄黄　猪胆汁

功用：祛风化痰，清热解毒。用于破伤风。

用法：水煎服。

五子衍宗丸（《摄生众妙方》）

枸杞子 240g　菟丝子 240g（酒蒸，捣饼）　五味子 60g（研碎）　覆盆子 120g（酒洗，去目）　车前子 60g（扬净）

各药俱择道地精新者，焙、晒干，共为细末，炼蜜为丸，如梧桐子大。

功用：填精补髓，益肾种子。用于肾虚腰痛、尿后余沥、遗精早泄、阳痿不育者。

用法：晨服 90 丸，上床时服 50 丸，白沸汤或盐汤送下，冬月用温酒送下。

五五丹（经验方）

煅石膏 5 份　升丹 5 份

共研细末。

功用：提脓祛腐。用于流痰、附骨疽、瘰疬等溃后腐肉难脱，脓水不净者。

用法：掺于疮口中，或用药线蘸药插入，外盖膏药或油膏，每日换药 1～2 次。

五仁丸（《世医得效方》）

郁李仁　瓜蒌仁　柏子仁　火麻仁　杏仁

功用：润肠通便。用于肠胃热结，燥闭不通者。

用法：每服 3～5 丸，每日 2 次。

五仁汤（《世医得效方》）

杏仁　柏子仁　郁李仁　瓜蒌仁　火麻仁

功用：润肠通便，用于内痔属于燥热便秘者及痞结型肠梗阻等。

用法：水煎服。

五神汤（《外科真诠》）

茯苓　银花　牛膝　车前子　紫花地丁

功用：清热利湿。用于委中毒、附骨疽等由湿热凝结而成者。

用法：水煎服。

五倍子汤（《疡科选粹》）

五倍子 30g　朴硝 30g　桑寄生 30g　莲房 30g　荆芥 30g

功用：消肿止痛，收敛止血。用于痔疮、脱肛等肛门病。

用法：煎汤熏洗患处。

五倍子散（《医宗金鉴》）

用五倍子大者 1 个，敲一孔，用阴干荔枝草揉碎填塞五倍子内，用纸塞孔，湿纸包，煨片时，取出待冷，去纸，研为细末。每药末 3g 加轻粉 0.9g、冰片 0.15g，共研极细。

功用：收敛收涩。用于内痔、脱肛等。

用法：干搽痔上。

五味消毒饮（《医宗金鉴》）

银花　野菊花　紫花地丁　天葵子　蒲公英

功用：清热解毒。用于疔疮初起，壮热憎寒。

用法：水煎服。

五妙水仙膏（经验方）

五倍子　石碱　生石灰等

制成软膏剂。

功用：消炎解毒，祛腐生新，收敛杀菌。

用法：外用。有特发性瘢痕疙瘩史者慎用或忌用。

五苓散（《伤寒论》）

猪苓　泽泻　白术　茯苓　桂枝

功用：利水渗湿，温阳化气。用于水湿内停者。

用法：水煎服。

五虎汤（《霉疮秘录》）

全虫　僵蚕　穿山甲　蜈蚣　斑蝥　生大黄

功用：活血解毒，通络止痛。用于梅毒毒结筋骨者。

用法：水煎服。

五虎追风散（《晋南史全恩家传方》）

蝉衣 30g　南星 6g　天麻 6g　全蝎 7 个（带尾）　僵蚕 7 条（炒）

功用：散风热，开郁结，化痰滞。用于破伤风。

用法：水煎服。

太乙膏（《外科正宗》）

玄参 60g　白芷 60g　归身 60g　肉桂 60g　赤芍 60g　大黄 60g　生地黄 60g　土木鳖 60g　阿魏 9g　轻粉 12g　柳槐枝各 100 段　血余炭 30g　铅丹 1200g（别名东丹）　乳香 15g　没药 9g　麻油 2500g

除铅丹外将余药入油煎，熬至药枯，滤去渣滓，再加入铅丹（一般每 500g 油加铅丹 195g），充分搅匀成膏。

功用：消肿清火，解毒生肌。适用于一切疮疡已溃或未溃者。

用法：隔火炖烊，摊于纸上，随疮口大小敷贴患处。

止痒扑粉（经验方）

绿豆 50g　氧化锌 5g　樟脑 1g　滑石粉加至 100g

将绿豆、氧化锌、滑石粉研细后，再加入樟脑，研匀即成。

功用：清热，收涩，止痒。用于痱子等。

用法：干扑患处，每日 3～5 次。

止痛如神汤（《外科启玄》）

秦艽　桃仁　皂角刺　苍术　防风　黄柏　当归尾　泽泻　槟榔　熟大黄

功用：清热，祛风，除湿。用于诸痔发作时肿胀痒痛者。

用法：水煎服。

内消瘰疬丸（《疡医大全》）

夏枯草 240g　玄参 150g　青盐 150g　海藻 30g　贝母 30g　薄荷 30g　花粉 30g　海粉 30g　白蔹 30g

连翘（去心）30g　熟大黄 30g　生甘草 30g　生地黄 30g　桔梗 30g　枳壳 30g　当归 30g　硝石 30g

磨细，酒糊丸如梧桐子大。

功用：化痰，消坚，止痛。治瘰疬。

用法：每服 9g，温开水送下。

内疏黄连汤（《医宗金鉴》）

黄连　栀子　黄芩　桔梗　木香　槟榔　连翘　芍药　薄荷　甘草　归身　大黄

功用：通二便，除里热。用于痈疽热毒在里，壮热烦渴，腹胀便秘，苔黄腻或黄糙，脉沉数有力者。

用法：水煎，餐前服。

牛黄清心丸（《太平惠民和剂局方》）

牛黄　当归　川芎　甘草　山药　黄芩　苦杏仁（炒）　大豆黄卷　大枣（去核）　白术（炒）　茯苓　桔梗　防风　柴胡　阿胶　干姜　白芍　人参　六神曲（炒）　肉桂　麦冬　白薇　蒲黄（炒）　麝香　冰片　水牛角浓缩粉　羚羊角　朱砂　雄黄

功用：益气养血，镇惊安神，化痰息风。用于气血不足，痰火上扰，胸中郁热，惊悸虚烦，头目眩晕，中风不语，口眼㖞斜，半身不遂，言语不清，痰涎壅盛者。

用法：每服 1 丸，病重者每服 2 丸，日 2 次。

牛黄解毒片

牛黄　雄黄　石膏　大黄　黄芩　桔梗　冰片　甘草

功用：清热解毒。用于火热内盛，咽喉肿痛，牙龈肿痛，口鼻生疮，目赤肿痛者。

用法：每服 3 片，日 2～3 次。

牛黄解毒丸（《中国药典》一部）

牛黄 5g　雄黄 50g　石膏 200g　冰片 25g　大黄 200g　黄芩 150g　桔梗 100g　甘草 50g

除牛黄、冰片外，雄黄水飞或为极细末，其余石膏等五味为细末；将牛黄、冰片研细，与上述药粉配研，过筛，混匀。每 100g 粉末加炼蜜 100～110g 制成大蜜丸，每丸重 9g。

功用：清热解毒。用于火热内盛，咽喉肿痛，牙龈肿痛，口舌生疮，目赤肿痛等。

用法：口服，每次 1 丸，每日 2～3 次。

牛蒡解肌汤（《疡科心得集》）

牛蒡子　薄荷　荆芥　连翘　栀子　丹皮　石斛　玄参　夏枯草

功用：祛风清热，化痰消肿。用于头面颈项痈毒，因风火痰所致者。

用法：水煎服。

升丹（《医宗金鉴》）

水银 30g　火硝 120g　白矾 30g　雄黄 15g　朱砂 15g　皂矾 18g

用升华方法制成，主要成分是氧化汞。根据《医宗金鉴·外科心法要诀》《疡医大全》《外科真诠》等书记载，其组成大致是相同的。现在一般采用小升丹。

功用：提脓祛腐。

用法：掺疮口中，也可用药线蘸药插入，一般用熟石膏稀释成九一丹、八二丹、七三丹、五五丹应用。

化岩汤（《疡医大全》）

人参　黄芪　忍冬藤　当归　白术　茜根　白芥子　茯苓

功用：补益气血，健脾化痰。用于岩属气血不足者。

用法：水煎服。

化斑汤（《温病条辨》）

石膏　知母　甘草　玄参　犀角（水牛角代）　粳米

功用：清热凉血。用于血热型白疕、红斑狼疮。

用法：水煎服。

化斑解毒汤（《医宗金鉴》）

升麻　石膏　连翘（去心）　牛蒡子（研炒）　人中黄　黄连　知母　玄参

功用：清热解毒。用于内发丹毒。

用法：加用竹叶 20 片，水煎服。

化坚二陈丸（《医宗金鉴》）

陈皮 30g　半夏 30g　白茯苓 45g　生甘草 10g　川黄连 10g　炒白僵蚕 60g

共为细末，薄荷煎汤泛丸，如梧桐子大。

功用：清热化痰散结。用于体表各部痰核。

用法：每次 6g，白开水送服，每日 3 次。

月白珍珠散（《中药成方配本》）

蚌壳 6g　珠粉 1.5g　青黛 1.5g　飞中白 1.5g　制甘石 1.5g　冰片 0.9g

各取净末，再研至极细为度。

功用：生肌解毒。用于下疳腐烂、水火烫伤。

用法：猪油或麻油调敷。

丹参片（经验方）

丹参　三七　冰片

制成片剂。

功用：活血祛痰，凉血开窍。用于酒齇鼻及证属气血凝滞所致疾病。

用法：每次 3 片，每日 3 次，温开水送服。

丹栀逍遥散（《薛氏医案》）

柴胡　当归　白芍　白术　茯苓　炙甘草　生姜　薄荷　丹皮　栀子

功用：清肝解郁。用于瘾疹、红斑狼疮属肝郁化火者。

用法：水煎服。

丹参注射液

丹参

功用：活血化瘀，养心通脉。用于冠心病胸闷、心绞痛等血瘀证者。

用法：肌内注射或静脉注射。肌内注射每次 2～4mL，日 1～2 次；静脉注射每次 4mL，用 50% 葡萄糖注射液 20mL 稀释，日 1 次；静脉滴注每次 10mL，用 5% 葡萄糖注射液 100～500mL 稀释，日 1 次。

六一散（《伤寒标本》）

滑石 60g　甘草 10g

功用：清暑利湿。

用法：每服 9g，或入汤剂包煎。

六味地黄丸（《小儿药证直诀》）

熟地黄 240g　山茱萸 120g　干山药 120g　丹皮 90g　白茯苓 90g　泽泻 90g

上药为末，糊丸如梧桐子大。

功用：补肾水，降虚火。

用法：每日服 9g，淡盐汤送下，或水煎服。

六应丸（经验方）

丁香　蟾酥　腰黄　牛黄　珍珠　冰片

功用：解毒，消炎，退肿，止痛。用于乳蛾、风热喉痹、牙痛、口疮、疔、疖、痈疽、毒蛇咬伤、脓疱疮等。

用法：每次 10 粒，每日 3 次。小儿减半，婴儿每次 3 粒，每日 3 次。外用冷开水调敷患处。孕妇忌服。

六神丸（雷氏方录《汤头歌诀详解》）

西牛黄 4.5g　朱砂 4.5g　麝香 4.5g　蟾酥 6g　飞腰黄 6g　珠粉 4.5g

各取净末，用高粱酒 30g 化蟾酥为丸如芥子大，百草霜 1g 为衣，每 100 丸约干重 0.3g。

功用：消肿解毒。治咽喉肿痛、痈疽疮疖。

用法：每服 7～10 丸，食后开水吞服，每日 2 次；小儿酌减。孕妇忌服。

六磨汤（《世医得效方》）

大槟榔　沉香　木香　乌药　枳壳　大黄

各等份。

功用：理气止痛，通腑泄热。用于气滞腹急、大便秘涩而有热者。

用法：水煎服。

双柏散（经验方）

侧柏叶 60g　大黄 60g　黄柏 30g　薄荷 30g　泽兰 30g

共研细末。

功用：活血祛瘀，消肿止痛。用于疮疡初起红肿热痛、腹腔炎症包块、静脉炎等。

用法：水、蜜调制外敷。

水疝汤（《房芝萱外科经验》）

肉桂　当归尾　赤芍　红花　小茴香　橘核　木香　二丑　台乌药　甘草　牛膝　桂枝　生槟榔

功用：温化寒湿，利水消肿。用于寒湿水疝。

用法：水煎服，并用第三煎液湿热敷局部。

五　画

玉枢丹（即紫金锭，《鹤亭集》）

山慈菇　五倍子　大戟　朱砂　雄黄　麝香

功用：消肿解毒。

用法：用麻油或饴糖，或醋，或蜂蜜，调成糊状，外敷。

玉容散（《种福堂方》）

白僵蚕 9g　白附子 9g　白芷 9g　山柰 9g　硼砂 9g　石膏 15g　滑石 15g　白丁香 1g　冰片 1g

上药为细末。

功用：消斑润肤。

用法：临睡用少许水和，搽面，人乳调搽更妙。

玉真散（《外科正宗》）

生白附 360g（漂净） 防风 30g 白芷 30g 生南星 30g（漂净，姜汁炒） 天麻 30g 羌活 30g

以上 6 味研细粉过筛，混合均匀即得。密闭贮藏。

功用：祛风镇痉，止血止痛。用于跌打损伤、金疮出血、破伤风、疯犬咬伤等。

用法：外用冷开水调敷患处。内服 0.9～1.5g，每日 2 次，热酒 1 盅调服，或遵医嘱。孕妇忌内服。

玉露散（经验方）

芙蓉叶不拘多少，去梗茎，研成极细末。

功用：凉血，清热，退肿。用于一切阳证疮疡。

用法：可用麻油、菊花露或凡士林调敷患处。

玉露膏

即用凡士林 8/10，玉露散 2/10，调匀成膏（每 300g 油膏中可加医用石炭酸 10 滴）。

功用：清热解毒。用于丹毒、疮痈等。

用法：外敷。

平胃散（《医方类聚》引《简要济众方》）

苍术 4g 厚朴 3g 陈皮 2g 甘草 1g

功用：燥湿运脾，行气和胃。用于脾胃不和、湿滞中阻证。

用法：每服 6g，水一中盏，加生姜 2 片、大枣 2 枚，同煎，去滓，餐前温服。

平胬丹（《外科诊疗学》）

乌梅肉（煅存性）4.5g 月石 4.5g 轻粉 1.5g 冰片 0.9g

共研极细末。

功用：有轻度腐蚀平胬之功，用之可使胬肉平复。用于疮疡有胬肉突出，影响排脓者。

用法：掺疮口上，外盖膏药。

甘草油（《赵炳南临床经验集》）

甘草 30g 香油 30mL

甘草浸油内一昼夜，文火炸焦去渣。

功用：清热解毒，润肤止痒。用于皮肤干燥脱屑。

用法：外涂患处。

甘露消毒丹（《温热经纬》）

滑石 450g 茵陈 330g 黄芩 300g 石菖蒲 180g 川贝母 150g 木通 150g 藿香 120g 射干 120g 连翘 120g 薄荷 120g 白豆蔻 120g

生研细末。

功用：利湿化浊，清热解毒。用于湿温、时疫之邪留恋气分，湿热并重之证。

用法：每服 9g，开水调服，日 2 次。

左归丸（《景岳全书》）

熟地黄 240g　山药 120g　山茱萸 120g　菟丝子 120g　枸杞子 120g　怀牛膝 90g　鹿角胶 120g　龟板胶 120g

炼蜜为丸。

功用：补肝肾，益精血。用于肝肾精血虚损，形体消瘦，腰膝酸软，眩晕，遗精等症。

用法：每次 3 ～ 6g，日 1 ～ 2 次，淡盐汤送服。

右归丸（《景岳全书》）

熟地黄 240g　山药 120g　山茱萸 90g　枸杞子 120g　杜仲 120g　菟丝子 120g　制附子 60 ～ 180g　肉桂 60 ～ 120g　当归 90g　鹿角胶 120g

做丸剂。

功用：温肾阳，补精血。用于肾阳不足，命门火衰，畏寒肢冷，阳痿，滑精，腰膝酸软等症。

用法：每服 3 ～ 6g。

右归饮（《景岳全书》）

熟地黄　山药　山茱萸　枸杞子　甘草　杜仲　肉桂　制附子

功用：温肾填精。用于肾阳不足，腰膝酸痛，气怯神疲，大便溏薄，小便频多，手足不温，阳痿遗精等症。

用法：水煎服。

石韦散（《外台秘要》引《集验方》）

石韦 60g（去毛）　瞿麦 30g　滑石 150g　车前子 90g　冬葵子 60g

功用：利尿通淋。用于热淋、沙淋，小便不利，赤涩疼痛。

用法：每日 3 ～ 6g，每日 3 次。

龙胆泻肝汤（《兰室秘藏》）

龙胆草（酒炒）3g　黄芩（炒）3g　栀子（酒炒）3g　泽泻 3g　木通 1.5g　车前子 1.5g　当归（酒炒）1.5g　生地（酒炒）1.5g　柴胡 1.5g　甘草（生）1.5g

功用：清肝火，利湿热。用于肝胆经实火湿热所致乳头破碎、乳发、蛇丹、阴肿、囊痈、耳脓等症。

用法：共研粗末，水煎服。

四妙汤（《外科说约》）

黄芪　当归　银花　甘草

功用：扶正托毒。

用法：水煎内服。

四苓散（即《伤寒论》五苓散去桂枝）

茯苓　泽泻　猪苓　白术

功用：利水渗湿。用于疮疡湿邪内蕴，小便不利者。

用法：水煎服。

四物汤（《太平惠民和剂局方》）

熟地黄　归身　白芍　川芎

功用：养血补血。用于疮疡血虚之证。

用法：水煎服。

四逆汤（《伤寒论》）

附子 5 ～ 10g　干姜 6 ～ 9g　炙甘草 6g

功用：回阳救逆。

用法：附子先煎 1 小时，水煎温服。

四逆加人参汤（《伤寒论》）

甘草 60g（炙）　附子 1 枚（生，去皮，破成 8 片）　干姜 45g　人参 30g

功用：回阳救脱。用于阳虚血脱者。

用法：水煎服。

四神丸（《内科摘要》）

肉豆蔻　补骨脂　五味子　吴茱萸

为末。用水 1 碗煮生姜 120g、红枣 50 枚，水干后取枣肉及药末为丸，如梧桐子大。

功用：温肾暖脾，涩肠止泻。用于命门火衰，脾肾虚寒，纳差便溏，五更泄泻，肚腹作痛。

用法：每服 50 ～ 70 丸，空心食前服。

四黄散、四黄膏（经验方）

黄连　黄柏　黄芩　大黄　乳香　没药

各等量，共研细末或做成膏剂。

功用：清热解毒，活血消肿。用于阳证疮疡。

用法：水或金银花露调成厚糊状敷疮上。或作围药敷。或以药末 20% 加 80% 凡士林调成油膏摊敷。

四君子汤（《太平惠民和剂局方》）

人参　茯苓　白术（土炒）　甘草

功用：补元气，益脾胃。用于疮疡中气虚弱、脾失运化者。

用法：生姜 3 片，大枣 2 枚，水煎服。

四妙勇安汤（《验方新编》）

玄参　当归　金银花　甘草

功用：清热解毒，活血滋阴。用于脱疽（血栓闭塞性脉管炎）溃烂，局部红肿热痛者。

用法：日服 1 剂。水煎取汁，分 3 ～ 4 次服。

四物消风饮（《医宗金鉴》）

生地黄　当归　荆芥　防风　赤芍　川芎　白鲜皮　蝉蜕　薄荷　独活　柴胡　红枣

功用：养血祛风。用于瘾疹、牛皮癣等血虚风燥者。

用法：水煎服。

四海舒郁丸（《疡医大全》）

青木香 15g　陈皮 6g　海蛤粉 6g　海带 60g　海藻 60g　昆布 60g　海螵蛸 60g

共研细末，为丸如梧桐子大。

功用：理气解郁，软坚消肿。用于气瘿。

用法：每用 9g，日服 1～2 次，水、酒送下均可。

生肌散（经验方）

制炉甘石 15g　滴乳石 9g　滑石 30g　血珀 9g　朱砂 3g　冰片 0.3g
共研极细末。

功用：生肌收口。用于痈疽溃后脓水将尽者。

用法：掺疮口中，外盖膏药或药膏。

生脉散（《内外伤辨惑论》）

人参 3～9g　麦冬 12g　五味子 3～9g

功用：益气养阴，敛汗，生脉。

用法：日服 1 剂，水煎取汁，顿服。

生肌玉红膏（《外科正宗》）

当归 60g　白芷 15g　白蜡 60g　轻粉 12g　甘草 36g　紫草 6g　血竭 12g　麻油 500g

先将当归、白芷、紫草、甘草四味入油内浸 3 日，大勺内熬微枯，细细滤清，复入勺内煎滚，入血竭化尽，次入白蜡，微火化开。用茶盅 4 个，预放水中，将膏分作 4 处，倾入盅内，候片时，下研细轻粉，每盅投 3g，搅匀。

功用：活血祛腐，解毒镇痛，润肤生肌。用于一切疮疡溃烂脓腐不脱，疼痛不止，新肌难生者。

用法：将膏匀涂纱布上，敷贴患处，并依溃疡局部情况，可掺提脓祛腐药于膏上同用，效果更佳。

生肌白玉膏（经验方）

见白玉膏方。

生姜辣椒酊（经验方）

生姜 20g　干辣椒 20g
密闭浸泡于 75% 酒精 500mL 中，7 天后去渣过滤即成生姜辣椒酊。

功用：温经散寒，活血解毒。用于冻疮红肿痛痒未溃者及斑秃的治疗。

用法：将辣椒酊敷于患处外擦，轻揉按摩患处，每天 2～3 次。

失笑散（《太平惠民和剂局方》）

五灵脂　蒲黄
各等份。

功用：活血，行瘀，止痛。

用法：散剂。每次 6～12g，包煎。

代抵当丸（《证治准绳》）

大黄　当归尾　炮山甲　芒硝　桃仁　肉桂

功用：攻逐瘀血。用于膀胱蓄血所致的癃闭。

用法：水煎服。

仙方活命饮（《医宗金鉴》）

穿山甲　皂角刺　当归尾　甘草　银花　赤芍　乳香　没药　天花粉　陈皮　防风　贝

母　白芷

功用：清热散风，行瘀活血。用于一切痈疽肿疡、溃疡等。

用法：水煎服。

白玉膏（亦名生肌白玉膏，经验方）

尿浸石膏 90%　制炉甘石 10%

石膏必须尿浸半年（或用熟石膏），洗净。再漂净 2 个月，然后煅熟研粉，再加入制炉甘石粉和匀，以麻油少许调成药膏，再加入黄凡士林（配制此膏时用药粉约 3/10，油类约 7/10）。

功用：润肤，生肌，收敛。用于溃疡腐肉已尽，疮口不敛者。

用法：将膏少许匀涂纱布上，敷贴患处，并可掺其他生肌药粉于药膏上同用，效果更佳。

白虎汤（《伤寒论》）

石膏　知母　甘草　粳米

功用：清热生津。

用法：水煎服。

白降丹（《医宗金鉴》）

朱砂 6g　雄黄 6g　水银 30g　硼砂 15g　火硝 45g　食盐 45g　白矾 45g　皂矾 45g

制法：先将雄黄、皂矾、火硝、白矾、食盐、硼砂研匀，入瓦罐中，微火使其烊化，再和入水银调匀，待其干涸。然后用瓦盆 1 只，盆下有水，将盛干涸药料的瓦罐覆置盆中，四周以赤石脂和盐卤层层封固，如有空隙漏气处，急用赤石脂和盐卤加封，再将炭火置于倒覆的瓦罐上，约过 3 炷香（约 3 小时）即成。火冷打开看，盆中即有白色药粉。

功用：腐蚀平胬。治溃疡脓腐难去，或已成漏管，肿疡成脓不能自溃，及赘疣、瘰疬等。

用法：疮大者用 0.15～0.18g，小者用 0.03～0.06g，以清水调涂疮头上；亦可和米糊为条，插入疮口中，外盖膏药。

白屑风酊（经验方）

蛇床子 40g　苦参片 40g　土槿皮 20g　薄荷脑 10g

将蛇床子、苦参片、土槿皮共研成粗粉，先用 75% 酒精 80mL 将药粉浸透，放置 6 小时后，加入 75% 酒精 920mL，依照渗漉分次加入法，取得酊剂约 1000mL（不足之数可加入 75% 酒精补足），最后加入薄荷脑即成。

功用：祛风止痒。治白屑风。

用法：搽擦患处，每日 3～5 次；有糜烂者禁用。

归脾汤（《济生方》）

人参 6g　白术（土炒）6g　黄芪（炒）6g 当　归身 3g　炙甘草 1.5g　茯神 6g　远志（去心）3g　枣仁（炒研）6g　青木香 1.5g　龙眼肉 6g　生姜 3 片　大枣 2 枚

功用：养心健脾，益气补血。用于岩、乳痨等病，久溃不敛，气血两亏，心脾衰弱，心烦不寐者。

用法：水煎服。

瓜蒌贝母汤（《增订胎产心法》）

瓜蒌实　土贝母　甘草节

功用：化痰软坚。用于乳房结核、焮肿等。

用法：水煎服。

瓜蒌牛蒡汤（《医宗金鉴》）

瓜蒌仁　牛蒡子（炒研）　天花粉　黄芩　陈皮　生栀子（研）　连翘（去心）　皂角刺　银花　生甘草　青皮　柴胡

功用：疏肝解郁，清解邪热。用于乳痈初起。

用法：水煎服。

皮癌净

红砒 3g　指甲 1.5g　头发 1.5g　大枣（去核）1 枚　碱发面 30g

将红砒研细末，再与指甲、头发同放入去核枣内，用碱发面包好，放入桑木炭中，煅烧成灰，研细末，备用。煅烧时注意：①煅烧时须细心观察，轻轻翻动药团，使其煅烧均匀，但不能用力过大，以防破碎。②煅烧时见药团冒出白烟，臭气，烟过后药团表面出现黄色小点，都是正常现象。③煅成的药团当轻松如炭，轻敲辄碎，其色乌亮。如敲开药团见枣内有红赤色细丝，指甲、头发未分开，不易破碎者，为未煅好。

功用：祛腐解毒。用于治疗鳞状上皮癌。

用法：将药末直接撒于瘤体疮面上；或用麻油调成 50% 的糊剂，涂于瘤体疮面，每日或隔日 1 次。

皮脂膏（经验方）

青黛 6g　黄柏 6g　煅石膏 60g　烟膏 60g（即土法烟熏烘硝牛皮后烟汁结成的残留物质）

共研细末，和匀，以药末 60g 加凡土林 240g 调匀成膏。

功用：清热杀虫止痒。用于湿疹、肛门瘙痒病等。

用法：外搽患处。

加减导气汤（《实用中医男科学》）

川楝子　小茴香　吴茱萸　橘核　荔枝核　薏苡仁　泽泻

功用：理气除湿，消肿止痛。用于水疝阴囊肿大、气疝复肿复回等属寒湿气滞者。

用法：水煎服。

六　画

地黄饮子（《圣济总录》）

熟地黄　巴戟天（去心）　山茱萸　石斛　肉苁蓉（酒浸，焙）　附子（炮）　五味子　官桂　白茯苓　麦冬（去心）　菖蒲　远志（去心）

功用：滋肾阴，补肾阳，开窍化痰。

用法：水煎服。

西黄丸（《外科证治全生集》）

牛黄 1g　麝香 4.5g　乳香 30g　没药 30g

先将乳香、没药各研细末。再加入牛黄、麝香共研。用煮烂黄米饭 30g，入药末捣和为丸如粟米大，晒干，忌烘。

功用：清热解毒，和营消肿。用于石疽、失荣、乳岩、瘰疬、痰核等。

用法：每日 3～9g，陈酒送下。

百部酊（《赵炳南临床经验集》）

百部 180g　75% 酒精 360mL

将百部碾碎置酒精内，浸泡 7 昼夜，过滤去滓备用。

功用：杀虫止痒。用于荨麻疹、神经性皮炎、疥癣、虱病等瘙痒性皮肤病。

用法：以棉签蘸涂。

百合固金汤（《慎斋遗书》）

熟地黄　生地黄　当归身　白芍　甘草　桔梗　玄参　贝母　麦冬　百合

功用：滋肾保肺，止咳化痰。用于肾水不足，虚火上炎，肺阴受伤，喘嗽、痰血等症。

用法：水煎服。

至宝丹（《太平惠民和剂局方》）

人参 30g　朱砂 30g　麝香 3g　制南星 15g　天竺黄 30g　犀角屑 30g（水牛角代）　冰片 3g　牛黄 15g　琥珀 30g　雄黄 30g　玳瑁 30g

（原方还有安息香、金箔、银箔三药，而无人参、天竺黄、制南星。）

研细末，和匀，加炼蜜 20% ～ 40% 为丸。每料成丸 240 粒。

功用：开窍，镇痉。用于卒中后昏迷，内闭外脱；外感热病，痰热阻塞清窍，神昏；小儿急惊，神昏痉厥。

用法：日服 1 ～ 2 丸，用凉开水化服，分 2 次服。

灰皂散（经验方）

新出窑石灰　楠皂自然水（石碱）　黄丹（京丹）

楠皂不拘量，放在房内通风的地方，使其自行吸收空气中的水分，慢慢溶化出液体，即称自然水。溶多少取多少，用玻璃瓶装好备用。

功用：有腐蚀性作用，能使痔核发生干性坏死。

用法：用时先取石灰粉（不拘量）放于小杯中，加黄丹少许，调匀后加入楠皂自然水，调成糊状，不宜过硬，也不宜过稀，调成后稍等几秒钟，将药涂于痔核表面。药调成糊状后会很快变成干硬，如发现过于干硬时，可立即加入一些楠皂水调匀，使其保持一定的稀度，所以必须随调随用。如果调好后超过 10 分钟以上不用，便会失去效力。

托里消毒散（《医宗金鉴》）

人参　川芎　当归　白芍　白术　银花　茯苓　白芷　皂角刺　甘草　桔梗　黄芪

功用：补益气血，托毒消肿。用于疮疡体虚邪盛，脓毒不易外达者。

用法：水煎服。

托里透脓汤（《医宗金鉴》）

人参　白术　穿山甲　白芷　升麻　当归　甘草　黄芪　皂角刺　青皮

功用：滋补气血，托里透脓。用于肿疡脓成不溃者。

用法：水煎服。

托里排脓汤（《医宗金鉴》）

当归　白芍　人参　白术　茯苓　连翘　金银花　浙贝母　黄芪　陈皮　肉桂　甘草

功用：益气活血，托里透脓。用于痈疽疔肿脓将成者。

用法：水煎服。

当归饮子（《济生方》）

当归　白芍　川芎　生地黄　白蒺藜　防风　荆芥穗　何首乌　黄芪　甘草

功用：养血润燥，祛风止痒。用于各种皮肤病血虚致痒者。

用法：水煎服。

当归四逆汤（《伤寒论》）

当归　桂枝　白芍　细辛　甘草　通草　大枣

功用：温经散寒，养血通脉。

用法：水煎服。

当归龙荟丸（《丹溪心法》）

全当归（酒浸焙）30g　龙胆草（酒洗炒焦）30g　栀子仁（炒）30g　川黄连（炒）30g　黄柏（炒）30g　淡黄芩（炒）30g　大黄（酒浸炒）15g　芦荟 15g　青黛（水飞）15g　木香 1.5g　麝香 1.5g（另研）

共为细末，炼蜜为丸如小豆大。

功用：泻肝胆实火。用于肝火所致的大便秘结、小便涩滞、阴囊肿胀、急性湿疹、药物性皮炎等。

用法：每服 20～30 丸，生姜汤送下，日 3 次。

回阳玉龙膏（《外科正宗》）

草乌（炒）90g　干姜（煨）90g　赤芍（炒）30g　白芷 30g　南星（煨）30g　肉桂 15g

共研成细末。

功用：温经活血，散寒化痰。用于一切阴证疮疡。

用法：热酒调敷，亦可掺于膏药内贴之。

回阳玉龙油膏

即用凡士林 8/10，回阳玉龙膏 2/10，调匀成膏。

回阳生肌散（《赵炳南临床经验集》）

人参 15g　鹿茸 15g　雄黄 15g　乳香 30g　琥珀 75g　京红粉 3g

共研成粉末。

功用：回阳生肌，止痛收敛。用于慢性顽固性溃疡及属于阴疮久不收口者。

用法：薄撒于疮面上或制药捻用。

竹叶石膏汤（《伤寒论》）

竹叶石膏　麦冬　人参（党参）　半夏　粳米　甘草

功用：清热养胃，生津止渴。

用法：水煎服。

竹叶黄芪汤（《医宗金鉴》）

人参　黄芪　石膏（煅）　半夏（炙）　麦冬　白芍　川芎　当归　黄芩　生地黄　甘草　竹叶　生姜　灯心草

功用：滋阴生津清热。用于有头疽，阴液不足，热甚口渴者。

用法：水煎服。

血府逐瘀汤（《医林改错》）

当归 生地黄 桃仁 红花 枳壳 赤芍 柴胡 甘草 桔梗 川芎 牛膝

功用：活血祛瘀，理气止痛。

用法：水煎服。

血府逐瘀胶囊

桃仁 红花 赤芍 川芎 枳壳 柴胡 桔梗 当归 地黄 牛膝 甘草

制成胶囊，每粒装 0.4g。

功用：活血祛瘀，行气止痛。用于脱疽。

用法：每次 6 粒，每日 2 次，口服。

交济汤（《辨证录》）

人参 5 钱 熟地黄 1 两 山茱萸 5 钱 麦冬 1 两 柏子仁 3 钱 龙骨（醋淬）2 钱 黄连 5 分 肉桂 5 分 当归 5 钱 黄芪 5 钱。

功用：补益心肾。用于心肾不交证。

用法：水煎服。

羊睾丸汤（经验方）

阳起石 20g 仙茅 15g 淫羊藿 15g 肉苁蓉 15g 生地黄 15g 熟地黄 15g 菟丝子 10g 枸杞子 10g 五味子 10g 山茱萸 10g 巴戟天 10g 附子 9g 羊睾丸 1 对

功用：温补肾阳，益肾填精。用于男子不育肾阳虚衰证。

用法：水煎服。

冲和膏（《外科正宗》）

紫荆皮（炒）150g 独活 90g 赤芍 60g 白芷 30g 石菖蒲 45g

共研成细末。

功用：疏风活血，定痛消肿，祛寒软坚。用于疮疡半阴半阳证。

用法：葱汁、陈酒调敷。

安宫牛黄丸（《温病条辨》）

牛黄 30g 郁金 30g 水牛角 30g 黄芩 30g 黄连 30g 栀子 30g 雄黄 30g 朱砂 30g 冰片 7.5g 麝香 7.5g 珠粉 15g

研极细末，炼蜜和丸，每丸 3g，金箔为衣，以蜡护之。

功用：清热解毒，化秽开窍，安神宁心。用于疔疮走黄及疮疡毒邪内陷，神昏谵语，狂躁，痉厥抽搐者。

用法：每服 1 丸。脉虚者人参汤送下，脉实者银花薄荷汤送下。病重体实者每日 3 服。

冰硼散（《外科正宗》）

冰片 1.5g 朱砂 1.8g 玄明粉 1.5g 硼砂 1.5g

为极细末。

功用：清热解毒，消肿止痛。用于咽喉疼痛，牙龈肿痛，口舌生疮，舌肿木硬，小儿鹅口白斑。

用法：吹搽患处，甚者日搽 5～6 次。

异功散（《太平惠民和剂局方》）

人参　白术　茯苓　炙甘草　陈皮

功用：健脾，和胃，理气。

用法：水煎服。

导赤散（《小儿药证直诀》）

木通　生地黄　生甘草　竹叶

功用：清热利水。用于心经火毒所致之疮疡。

用法：水煎服。

红灵丹（经验方）

雄黄 18g　乳香 18g　煅月石 30g　青礞石 9g　没药 18g　冰片 9g　火硝 18g　朱砂 60g　麝香 3g

除冰片、麝香外，共研细末，最后加冰片及麝香，瓶装封固，不出气，备用。

功用：活血止痛，消坚化痰。用于一切痈疽未溃者。

用法：掺膏药或油膏上，敷贴患处。

红灵酒（经验方）

生当归 60g（切片）　红花 30g　花椒 30g　肉桂 60g（薄片）　樟脑 15g　细辛 15g（研细末）　干姜 30g（切碎片）

用 95% 酒精 1000mL 泡浸 7 天备用。

功用：活血消肿止痛。用于脱疽、冻疮等。

用法：每日用棉花蘸药酒在患处（溃后在患处上部）揉擦 2 次，每次擦药 10 分钟。

红油膏（经验方）

凡士林 300g　九一丹 30g　东丹（广丹）4.5g

先将凡士林烊化，然后徐徐将两丹调入，和匀成膏。

功用：防腐生肌。用于溃疡不敛。

用法：将药膏匀涂纱布上，敷贴患处。

红灵丹油膏

红灵丹 45g　凡士林 300g

先将凡士林烊化冷却，再将药粉徐徐调入，和匀成膏。

功用：同红灵丹。

用法：将油膏涂于纱布上贴之，每日换药 1 次。

红油膏纱布

将纱布剪成 6cm×12cm 大小，20 ～ 30 块，用红油膏 60 ～ 90g，共同放置于不锈钢饭盒内，经高压蒸汽消毒备用。

功用：同红油膏。

用法：按疮面大小贴患处。

红藤煎（经验方）

红藤 6g　地丁草 30g　乳香 9g　没药 9g　连翘 12g　大黄 4.5g　玄胡 6g　丹皮 6g　甘草

3g 银花 12g

功用：通腑清热，行瘀止痛。用于肠痈初起未化脓者。

用法：水煎服。

红升丹

水银 30g 朱砂 15g 雄黄 15g 皂矾 18g 白矾 30g 火硝 30g

先将二矾、火硝研碎，入大勺中，加酒一小杯炖化，一干即起，研细；另将水银、朱砂、雄黄研细，待水银不见星，方入硝、矾研匀。将阳城罐用纸筋泥搪一指厚，阴干，常轻轻扑之，不致生裂，如有裂，以罐子泥补之，极干再晒，无裂方入前药于内。罐口以铁油盏盖定，加铁梁，盏上下用铁襻铁丝系紧，用棉纸捻条蘸蜜，塞罐口缝间，外用熟石膏细末醋调固封盏上，加炭火，使盏热，罐口封固易干也。又用铁钉三根，钉地下，将罐子放钉上，罐底下置大炭火一块，外砌百眼炉，升三炷香：第一炷香用底下火，如火大则水银先飞上；第二炷香用大半罐火，以笔蘸水擦罐上；第三炷香火平罐口，用扇煽之，频频擦盏不可令干，干则水银先飞，预用盐滴卤调罐子泥极湿，将铁丝系在管上，如罐上有绿烟起，即水银走也，急用笔蘸罐子泥固之。上三香完，去火冷定，开罐，方气足，盏上有丹六七钱，刮下研细，瓷罐盛之。

功用：拔毒，祛腐，生新。用于一切疮疡溃后，疮口坚硬，肉暗紫黑。

用法：蘸丹少许，外扫疮口。

红花酊（《赵炳南临床经验集》）

藏红花 30g 75% 酒精 500mL

红花浸酒内 7 天，去滓备用。

功用：活血祛瘀，消肿止痛。用于扭伤血肿、大面积灼伤、瘢痕。

用法：外涂。

防风通圣散（《宣明论方》）

防风 15g 荆芥 15g 连翘 15g 麻黄 15g 薄荷 15g 川芎 15g 当归 15g 白芍（炒）15g 白术 15g 栀子 15g 大黄（酒蒸）15g 芒硝 15g 石膏 30g 黄芩 30g 桔梗 30g 甘草 6g 滑石 9g

上药共研细末。

功用：解表通里，散风清热，化湿解毒。用于内郁湿热，外感风邪，表里同病，属于气血实者。

用法：每服 6g，开水送下。或用饮片，水煎服（剂量可用近代常用量）。

阳和汤（《外科证治全生集》）

麻黄 熟地黄 白芥子（炒研） 炮姜炭 甘草 肉桂 鹿角胶

功用：温经散寒，化痰补虚。用于流痰及一切阴疽，漫肿平塌，不红不热者。

用法：水煎服。

阳和解凝膏（《外科证治全生集》）

鲜牛蒡子根叶梗 1500g 鲜白凤仙梗 120g 川芎 120g 川附子 60g 桂枝 60g 大黄 60g 当归 60g 川乌 60g 肉桂 60g 草乌 60g 地龙 60g 僵蚕 60g 赤芍 60g 白芷 60g 白蔹 60g 白及 60g 乳香 60g 没药 60g 续断 30g 防风 30g 荆芥 30g 五灵脂 30g 木香 30g 香橼 30g 陈皮 30g 苏合油 120g 麝香 30g 菜油 5000g

白凤仙熬枯去渣，次日除乳香、没药、麝香、苏合油外，余药俱入锅煎枯，去渣滤净，秤准斤两，每油 500g 加黄丹（烘透）210g 熬至滴水成珠、不黏指为度，撤下锅来，将乳、没、麝、苏合油入膏搅和，半月后可用。

功用：温经和阳，祛风散寒，调气活血，化痰通络。用于一切疮疡阴证（如贴于背脊上第三脊骨处，可治疟疾）。

用法：摊贴患处。

阳毒内消散（《药蔹启秘》）

麝香 6g　冰片 6g　白及 12g　南星 12g　姜黄 12g　炒甲片 12g　樟冰 12g　轻粉 9g　胆矾 9g　铜绿 12g　青黛 6g

共研极细末。

功用：活血止痛，消肿，化痰解毒。用于一切阳证肿疡。

用法：掺膏药内敷贴。

阴毒内消散（《药蔹启秘》）

麝香 3g　轻粉 9g　丁香 6g　牙皂 6g　樟冰 12g　腰黄 9g　良姜 6g　肉桂 3g　川乌 9g　炒甲片 9g　胡椒 3g　制乳香 6g　制没药 6g　阿魏（瓦上炒去油）9g

共研极细末。

功用：温经散寒，消坚化痰。用于一切阴证肿疡。

用法：掺膏药内贴之。

如圣金刀散（《外科正宗》）

松香 210g　生白矾 45g　枯矾 45g

共研极细末。

功用：收敛，止血。用于金疮出血不止。

用法：掺于患处，纱布紧扎。

芍倍注射液（经验方）

柠檬酸 25g　没食子酸 0.375g　芍药苷 1g　注射用水 1000mL

制法：取柠檬酸、没食子酸、芍药苷，加注射用水制成 1000mL，除菌过滤后灌封于 10mL 的安瓿中，灭菌、灯检、包装即可。

功用：收敛固涩，凉血止血，活血化瘀。用于各期内痔及静脉曲张型混合痔。

用法：痔核局部注射。首先常规消毒，然后肛门局部麻醉或肛管麻醉，麻药用 0.5%～1% 利多卡因。痔疮内注射用本品（1∶1 浓度，即本品用 0.5% 利多卡因注射液稀释 1 倍）。对 Ⅰ、Ⅱ期内痔及静脉曲张型混合痔，在肛门镜下暴露每处痔核，于痔核表面中心隆起部位斜刺进针，遇肌性抵抗感后退针给药，每处注射量以痔核均匀、饱满、充盈，表面黏膜颜色呈粉红色为度，每处用量 3～5mL。对Ⅲ期内痔、静脉曲张型混合痔伴直肠黏膜松弛者，还应在痔核上松弛直肠黏膜下及齿线附近用本品（1∶1 浓度）注射，每点用量为 1～3mL；退肛门镜，暴露痔，对Ⅲ期内痔的注射方法同Ⅰ、Ⅱ期内痔。

常用量：0.5% 利多卡因 1∶1 稀释液 20mL。

注意事项：①孕妇禁用；②禁止静脉内和齿线下注射；③严重房室传导阻滞者及对利多卡因过敏者禁用；④本品为中药复方制剂，保存不当可能会影响产品质量，使用前应对光检查，发现药液出现变色、沉淀等时不能使用；⑤注射法需经过专业培训的医生进行操作。

七　画

芩部丹（经验方）

百部 5500g　丹参沉淀粉 1350g　黄芩沉淀粉 3600g　百部浸膏 2500g

将百部浸膏拌入药粉内成颗粒，轧片，每片含生药 0.3g。

功用：清热杀虫。用于皮肤结核、流痰、瘰疬等病。

用法：成人每日 2～3 次，每次 5 片，温开水送服。

芩连二母丸（《外科正宗》）

黄芩 30g　黄连 30g　知母 30g　贝母（去心）30g　当归（酒炒）30g　白芍（酒炒）30g　羚羊角（镑）30g　生地黄 30g　熟地黄 30g　蒲黄 30g　地骨皮 30g　川芎 30g　生甘草 15g

共为细末，侧柏叶煎汤，面糊为丸如梧桐子大。

功用：抑火滋阴，养血凉血，安敛心神，调和血脉。治血瘤。

用法：每日服 6～9g，灯心草煎汤送下。

苏合香丸（《太平惠民和剂局方》）

白术 60g　青木香 60g　乌犀屑 60g　香附子 60g　朱砂 60g　诃黎勒 60g　白檀香 60g　安息香 60g　沉香 60g　麝香 60g　丁香 60g　荜茇 60g　龙脑 30g　冰片 30g　苏合香油 30g　乳香 30g

朱砂水飞或粉碎成极细粉，麝香、冰片、犀角研细，其余除苏合香外均粉碎成细粉，与上述粉末配研，过筛，混匀。再将苏合香炖化，加适量炼蜜制成蜜丸，阴干。

功用：芳香开窍，行气止痛。用于中风、中气或感受时行瘴疬之气，突然昏倒，牙关紧闭，不省人事；或中寒气闭，心腹猝痛，甚则昏厥；或痰壅气阻，突然昏倒。

用法：每服 1 丸，日 1～2 次。

苍附导痰汤（《叶氏女科》）

苍术　香附　枳壳　陈皮　茯苓　胆南星　甘草

功用：利气化痰。用于形盛多痰者。

用法：水煎服。

辛夷清肺饮（《外科正宗》）

辛夷　生甘草　石膏（煅）　知母　栀子（生研）　黄芩　枇杷叶（去毛）　升麻　百合　麦冬

水 2 盅，煎 8 分。

功用：清肺胃，解热毒。用于鼻内息肉及热疮等。

用法：水煎服。

沙参麦冬汤（《温病条辨》）

沙参　玉竹　生甘草　冬桑叶　天花粉　麦冬

功用：清养肺胃，生津润燥。主治燥伤肺胃阴分，咽干口渴，或热或干咳少痰。

用法：水煎服。

沉香散（《阎氏小儿方论》）

沉香　石韦　滑石　王不留行　当归　冬葵子　白芍　甘草　橘皮

为细末。

功用：理气利尿。用于下焦郁结，气不得舒所致气淋癃闭、小腹胀满。

用法：每服 6g，食前煎大麦汤调下。

补骨脂酊（《赵炳南临床经验集》）

补骨脂 180g　75% 酒精 360mL

将补骨脂碾碎，置酒精内，浸泡 7 昼夜，过滤去滓。

功用：调和气血，活血通络。用于白癜风、扁平疣、斑秃、神经性皮炎、瘙痒症。

用法：用棉球蘸药涂于患处，并摩擦 5～15 分钟。

补中益气汤（《脾胃论》）

黄芪　人参　炙甘草　当归身　橘皮　升麻　柴胡　白术

功用：补中益气。治疮疡元气亏损，肢体倦怠，饮食少思，内痔脱垂和脱肛等。

用法：共研粗末，水煎服。

补阳还五汤（《医林改错》）

黄芪　当归尾　赤芍　地龙　川芎　桃仁　红花

功用：补气，活血通络。用于下肢痿废、静脉炎等。

用法：水煎服。

补肾通窍汤

黄芪　水蛭　菟丝子　乌药　益智仁　怀牛膝　蒲公英　肉桂

功用：益肾活血，软坚散结，通窍利尿。用于肾虚血瘀证。

用法：水煎服。

阿魏膏（亦名阿魏化痞膏，《景岳全书》）

羌活 15g　独活 15g　玄参 15g　官桂 15g　赤芍 15g　穿山甲 15g　生地黄 15g　两头尖 15g　大黄 15g　白芷 15g　天麻 15g　红花 15g　番木鳖 10 枚（去壳）　乱发 1 团　槐枝 15g　柳枝 15g　桃枝 15g

用麻油 1120g 煎药至黑，去渣，入发再煎，发化仍去渣，入上好真正黄丹，煎收膏，软硬适中，入后细药即成膏矣，即阿魏、芒硝、苏合油、乳香、没药各 15g，麝香 9g。

功用：祛风活血，消肿止痛，化痞软坚。用于各种岩肿未溃者。

用法：将膏摊成布膏。临用以朴硝铺肿块上 5mm，盖纸、热熨，硝化、贴膏，每周换药 1 次。

附子理中汤（《三因极一病证方论》）

附子　人参　干姜　白术　炙甘草

功用：温补脾肾。治疮疡脾肾阳衰，神疲纳呆，便泄肢冷者。

用法：水煎服。

陈苓汤（《实用中医男科学》）

陈皮　茯苓　法半夏　白术　泽泻　猪苓　桂皮　川楝子　小茴香　橘核　怀牛膝　薏苡仁

功用：温阳散寒，除湿消肿。用于水疝肾囊肿大，皮色光亮，囊湿而冷者。

用法：加生姜为引，煎水温服。

冻疮膏（《实用中医外科学》）

猪油 30%　蜂蜜 50%　樟脑 20%

先将樟脑研细，然后诸药调匀。

功用：清热，润肌，止痛。用于治疗冻疮局部肿硬者。

用法：局部外用。用温水洗净疮面后轻轻揩干，取本品适量涂于患处，并加轻揉，每日3～5次。

妙香散（《太平惠民和剂局方》）

麝香（另研）3g　木香（煨）75g　山药（姜汁炙）30g　茯神（去皮、木）30g　茯苓（去皮，不焙）30g　黄芪 30g　远志（去心，炒）30g　人参 15g　桔梗 15g　甘草（炙）15g　朱砂（另研）9g

以上为细末。

功用：补气宁神，行气开郁。用于心气不足，志意不定，惊悸恐怖，梦遗失精等症者。

用法：每服 6g，温酒调服。

启阳娱心丹（《辨证录》）

茯神　菖蒲　甘草　人参　远志　橘红　砂仁　柴胡　菟丝子　白术　生枣仁　当归　白芍　山药　神曲

功用：益肾壮阳，疏郁宁神。用于恐惧伤肾、心肾亏虚等。

用法：水煎服。

八　画

青吹口散（经验方）

煅石膏 9g　煅人中白 9g　青黛 3g　薄荷 0.9g　黄柏 2.1g　川黄连 1.5g　煅月石 18g　冰片 3g

先将煅石膏、煅人中白、青黛各研细末，和匀，水飞（研至无声为度），晒干，再研细，又将其余 5 味各研细后，和匀，用瓶装，封固不出气。

功用：清热解毒，止痛。用于口、舌、咽喉疼痛之痔疮。

用法：漱净口腔，用药管吹敷患处。

青蒿鳖甲汤（《温病条辨》）

青蒿　鳖甲　生地黄　知母　丹皮

功用：养阴清热。用于疮疡、肛漏、肛周脓肿等见夜热早凉，热退无汗，热自阴来者。

用法：水煎服。

青黛散（经验方）

青黛 60g　石膏 120g　滑石 120g　黄柏 60g

各研细末，和匀。

功用：收湿止痒，清热解毒。用于一般皮肤病肿、痒、痛、出水者。

用法：干掺，或麻油调敷患处。

青黛膏

青黛散 75g　凡士林 300g

先将凡士林烊化冷却，再将药粉徐徐调入即成。

功用：同青黛散，兼有润肤作用。

用法：将药膏涂于纱布上贴之，或蘸药搽擦患处，或再加热烘疗法，则疗效更好。

苦参汤（《疡科心得集》）

苦参 60g　蛇床子 30g　白芷 15g　银花 30g　菊花 60g　黄柏 15g　地肤子 15g　大菖蒲 9g

功用：祛风除湿，杀虫止痒。用于阴痒、阴蚀、白疕、麻风等病。

用法：水煎去渣，临用亦可加猪胆汁 4～5 滴，一般洗 2～3 次即可。

苓桂术甘汤（《伤寒论》）

茯苓　桂枝　白术　炙甘草

功用：健脾渗湿，温化痰饮。用于幽门梗阻属脾虚痰饮型者。

用法：水煎服。

板蓝根冲剂

板蓝根

功用：清热解毒，凉血消肿。用于瘟毒发斑、痄腮、喉痹、烂喉丹痧、大头瘟、丹毒、痈肿等。

用法：成人每服 2 袋，儿童每服 1 袋，每 4 小时 1 次，温开水送服或冲服。

桂附八味丸（即桂附地黄丸）

六味地黄丸加肉桂、附子。

功用：温补肾阳。用于命门火衰、脾肾阳虚证。

用法：每服 1 丸，日 2 次。

枇杷清肺饮（《医宗金鉴》）

人参　枇杷叶（去毛蜜炙）　生甘草　黄连　桑白皮　黄柏

功用：清宣肺热。用于粉刺。

用法：水 1 盅半，煎 7 分，饭后服。

拔毒生肌散（经验方）

冰片　龙骨　石膏（煅）红粉　炉甘石　血竭　轻粉　黄升
研细和匀。

功用：拔毒生肌。用于痈疽已溃，久不生肌，疮口下陷，常流毒水者。

用法：外用适量，撒布患处，或以膏药护之。

拔毒膏（《丹溪心法附余》）

南皂角　五倍子　乳香　没药　雄黄
上药生用，为细粉。

功用：拔毒消肿止痛。用于肿毒，诸恶疮。

用法：醋调外敷。

肾气丸（又名金匮肾气丸，《金匮要略》）

熟地黄 250g　山药 125g　山茱萸 125g　茯苓 90g　牡丹皮 90g　泽泻 90g　附子 1 枚（炮）桂枝 30g

共研细末，炼蜜为丸，如梧桐子大。

功用：温补肾阳。用于肾阳不足证。

用法：每服 6g，日 2 次。

知柏地黄丸（《医宗金鉴》）

熟地黄　山茱萸　山药　泽泻　茯苓　牡丹皮　知母　黄柏

制成丸剂。

功用：滋阴降火。用于复发性口疮、红斑狼疮阴虚内热证。

用法：每日 9g，分 2 次吞服。

和荣散坚丸（《医宗金鉴》）

川芎　白芍　当归　茯苓　熟地黄　陈皮　桔梗　香附　白术　人参　甘草　海粉　昆布　贝母　升麻　红花　夏枯草

共研细末，夏枯草膏和丸，如梧桐子大。

功用：调和营血，散坚开郁。用于失荣。

用法：每服 9g，食后白开水送下。

侧柏叶酊（经验方）

二甲亚砜 100g　侧柏叶酒精浸出液加到 1000mL（取生侧柏叶 2500g，用 60% 乙醇渗漉到 1000mL 即成）

功用：凉血清热止痒。用于白屑风。

用法：每日搽擦患处 3 ～ 4 次。

金黄散（《医宗金鉴》）

大黄 2500g　黄柏 2500g　姜黄 2500g　白芷 2500g　南星 1000g　陈皮 1000g　苍术 1000g　厚朴 1000g　甘草 1000g　天花粉 5000g

共研细末。

功用：清热除湿，散瘀化痰，止痛消肿。用于一切疮疡阳证。

用法：可用葱汁、酒、醋、麻油、蜜、菊花露、银花露、丝瓜叶捣汁调敷。

金黄膏

即用凡士林 8/10，金黄散 1/20，调匀成膏。

功用：同金黄散。

用法：将药膏摊敷料上，贴患处，或涂患处。

金铃子散（《袖珍方》引《太平圣惠方》）

金铃子 30g　玄胡 30g

共为末。

功用：行气疏肝，活血止痛。用于肝气郁热之胃脘痛、胸胁痛、疝气疼痛。

用法：每服 6 ～ 9g，酒调下，温汤亦可。

金锁固精丸（《医方集解》）

沙苑蒺藜 60g　芡实 60g　龙骨（酥炙）30g　牡蛎（煅）30g

共研细末，莲肉煮烂，捣糊为丸。

功用：固肾涩精。用于肾虚遗精、白浊。

用法：每服 10g，每日 3 次，空腹淡盐汤送下。

京万红油膏（经验方）

穿山甲　地榆　当归　白芷　紫草　乳香　没药　血竭等

功用：化腐生肌，消炎止痛。用于各种烧烫伤。

用法：外用。

炉甘石洗剂

炉甘石粉 10g　氧化锌 5g　石炭酸 1g　甘油 5g

水加至 100mL。

功用：燥湿止痒。用于瘙痒性皮肤病。

用法：用前必须摇匀，每天至少搽 5 ～ 6 次。

泻热汤（《外科证治全生集》）

黄连　黄芩　连翘　甘草　木通　当归尾

功用：清热解毒，利湿消肿。用于囊痈等。

用法：水煎服。

治瘰方（经验方）

熟地黄　何首乌　杜仲　赤芍　白芍　牛膝　桃仁　红花　赤小豆　白术　穿山甲

功用：养血活血。

用法：水煎服。

参附汤（《世医得效方》）

人参　附子（炮）

功用：回阳，益气，救脱。用于阳气暴脱，上气喘急，汗出肢冷，头晕气短，面色苍白，脉微欲绝。

用法：水煎取汁，顿服。病情严重者用量可酌加。

参苓白术散（《太平惠民和剂局方》）

白扁豆 450g（姜汁浸，去皮，微炒）　人参（或党参）600g　白术 600g　白茯苓 600g　炙甘草 600g　山药 600g　莲子肉 300g　桔梗（炒令深黄色）300g　薏苡仁 300g　缩砂仁 300g

功用：健脾补气，和胃渗湿。用于脾胃虚弱，饮食不消，或吐或泻，形体虚羸等症。

用法：用枣汤调服。

固本养荣汤（《外科正宗》）

川芎　当归　白芍　熟地黄　白术　山药　人参　牡丹皮　山萸肉　黄芪　甘草　肉桂　五味子

功用：治骨疽已成，骨未露出，或既出不能收敛，由气血之虚、脾胃弱也，宜服之。骨不出者自出，不收敛者自敛。

用法：水二盅，姜三片，枣二枚，煎八分，食前服。

九　画

珍珠散（《疡科心得集》）

珍珠（生研）10g　炉甘石（煅）30g　石膏（尿浸 49 日，煅飞）45g

共研细末。

功用：燥湿生肌。用于各种溃疡腐肉已净时。

用法：撒疮口上。

荆防败毒散（《医学正传》）

荆芥 防风 柴胡 前胡 羌活 独活 枳壳 炒桔梗 茯苓 川芎 甘草 人参 生姜（或薄荷）

功用：解表达邪。用于风寒相搏，邪气在表，肤生疮疡，头痛，无汗，恶寒重发热轻者。

用法：水煎，食后缓缓温服。

茵陈蒿汤（《伤寒论》）

茵陈 栀子 大黄

功用：清热利湿。用于风疹块因胃肠湿热所致者。

用法：水煎服。

茵陈赤小豆汤（经验方）

茵陈 30g，生薏苡仁 30g，苍术 10g，苦参 10g，防己 10g，泽泻 10g，赤小豆 10g，金银花 10g，忍冬藤 10g，黄柏 10g，鸡血藤 18g，牛膝 18g，赤芍 18g。

功用：清热利湿，活血化瘀。用于湿热瘀阻之青蛇毒、脱疽、股肿等。

用法：水煎服。

药制苍耳子虫（经验方）

先将苍耳子虫浸在生油中，须浸没，约 7 天，取出虫，再浸入蓖麻油内，加朱砂（以色红为度）、冰片少许。

功用：提疔拔脓。用于一切疔疮。

用法：用苍耳子虫 1 条，放膏药或药膏上，贴患处。

枯痔散（经验方）

白砒 60g 白矾 60g 月石 6g 硫黄 6g 雄黄 6g

上列各药分别研成细末，除硫黄外，其他各药混合，装入砂罐内，将罐用纸封闭，中间剪一直径 1.5cm 大的小孔。将砂罐置于炭火上煅制，不久即有黄烟从小孔中冒出，罐内也发出大小不均的响声。待黄烟变成青烟，烟量较少，罐中声响均匀后（即罐中药物全部熔化），再从小孔中放入硫黄粉末，并将火力略为减小。待罐中声响消逝、青烟出尽后，将砂罐取下，冷却，倒出，置阴凉处约 2 个月，退尽火毒后研成粉末，即可应用。

功用：腐蚀。一般用于内痔。

用法：将药粉掺涂患处。

枯痔液（经验方）

明矾（硫酸铝钾）6g 石炭酸（酚）1g 黄连 2g 普鲁卡因 1g 枸橼酸钠 1.5g 甘油 20mL

将黄连用蒸馏水洗净，煎熬 3 次，合并煎液过滤备用，得溶液①。将酚溶液加于甘油中得溶液②。取适量的蒸馏水加热，将明矾溶于水中，再加入枸橼酸钠及普鲁卡因，得溶液③。将溶液②缓缓不断加热搅拌下加入溶液③，得溶液④。最后将溶液①与④合并加蒸馏水至全量过滤，再用 3 号玻璃球滤过，装瓶封口，普通蒸汽消毒 30 分钟备用。溶液应呈金黄色透明液体，pH 值为 3.5。蒸馏水加至 100mL。

功用：使内痔硬化或坏死脱落。

用法：注射于痔核内。

枯痔钉（经验方）

第一步：取红砒 0.3g、明矾 0.6g（捣碎），混合均匀后，置瓦壶内，四面用炭火烘，火力须猛，烧 2～3 小时（黑烟消逝，白烟出现即可），将瓦壶取出，待冷却后可得雪白的明矾与砒的化合物。

第二步：①明矾与砒的化合物 4 份，朱砂 1 份，雄黄 2 份，没药 1/2 份；②米饭（干米计算）8 份（先煮成糊状）。

把①项的四种成分先混合，捣碎，研成均匀粉末，并取出一成，与②项的米糊二成混合调匀，如太干可和开水，至可能搓成铁钉状的药锭，比火柴梗稍细些，一头尖，一头平，长约 3.2cm，直径约 0.1cm。经过阴干或烘干，并可用紫外线照射 1 小时消毒，备用。

功用：腐蚀痔核。

用法：插于痔核部。

枸橘汤（《外科证治全生集》）

枸橘　川楝子　秦艽　陈皮　防风　泽泻　赤芍　甘草
功用：疏肝理气，化湿清热。用于子痈睾丸肿痛。
用法：水煎服。

鸦胆子油（朱仁康经验方）

鸦胆子 30g 置瓶中，加乙醚提取油，待乙醚挥发后即得。
功用：腐蚀疣赘。用于各种皮肤疣赘。
用法：外涂患处。

咬头膏（经验方）

铜绿 3g　松香 3g　乳香 3g　没药 3g　生木鳖 3g　蓖麻子（去尖）3g　杏仁 3g　巴豆 6g　白砒 0.3g
上药捣成膏，为丸如绿豆大。
功用：有腐蚀之功。用于疮疡已成脓而不能自破者。
用法：每用 1 粒，放于膏药上，贴于疮疡中心。

香贝养荣汤（《医宗金鉴》）

香附　贝母　人参　茯苓　陈皮　熟地黄　川芎　当归　白芍　白术　桔梗　甘草　生姜　大枣
功用：养营化痰。用于瘰疬、乳岩、石疽等。
用法：水煎服。

香砂六君子汤（《杏苑生春》）

人参（或党参）　白术　茯苓　炙甘草　陈皮　半夏　木香（或香附）　砂仁
功用：和胃畅中。用于脾胃虚弱，脘腹隐痛，或见胸闷嗳气、呕吐，或见肠鸣便溏等症。
用法：水煎服。

复元活血汤（《医学发明》）

柴胡 15g　瓜蒌根 9g　当归 9g　红花 6g　甘草 6g　山甲（炮）6g　大黄（酒浸）30g　桃

仁（酒浸，去皮尖，研如泥）50个

功用：活血祛瘀，疏肝通络。用于跌仆损伤，瘀血内停胁下，疼痛不可忍，或伴发热、便秘者。

用法：水煎服。

复方土槿皮酊（经验方）

10%土槿皮酊40mL　苯甲酸12g　水杨酸6g

75%酒精加至100mL（将苯甲酸、水杨酸加酒精适量溶解，再加入10%土槿皮酊混匀，最后将酒精加至尽量）。

功用：杀虫止痒。用于鹅掌风、脚湿气等病。

用法：搽擦患处，每日3～4次。手足部糜烂或皲裂者禁用。

复方大柴胡汤（《医学资料选编》）

柴胡　黄芩　枳壳　川楝子　大黄　玄胡　白芍　蒲公英　木香　丹参　甘草

功用：和解表里，清泄热结。用于肠痈、溃疡病穿孔缓解后腹腔感染。

用法：水煎服。

复方丹参注射液

葛根　丹参　降香

功用：活血化瘀，理气开窍，扩张血管。用于血瘀证。

用法：肌内注射或静脉滴注。肌内注射每次2～4mL，日1～2次；静脉滴注每次16～20mL，溶于5%葡萄糖注射液250～500mL中，日1次。

保元汤（《外科正宗》）

人参　黄芪　白术　甘草　生姜　红枣

功用：益气培元。

用法：水煎服。

顺气归脾丸（《外科正宗》）

陈皮30g　贝母30g　香附30g　乌药30g　当归30g　白术30g　茯神30g　黄芪30g　酸枣仁30g　远志30g　人参30g　木香9g　炙甘草9g

上药为末，以合欢树根皮120g煎汤煮老米糊为丸，如梧桐子大。

功用：理气健脾。用于思虑伤脾，脾气郁结所致痰核、肉瘤等。

用法：每服60丸，食后用滚汤送下。

独活寄生汤（《备急千金要方》）

独活　桑寄生　人参　茯苓　川芎　防风　桂心　杜仲　牛膝　秦艽　细辛　当归　白芍　地黄　甘草

功用：温经散寒，祛风化湿，益肝肾，补气血。用于风寒湿三气侵袭筋骨而体质较虚者。

用法：水煎服。

疯油膏（经验方）

轻粉4.5g　东丹（广丹）3g　朱砂3g

上药研细末，先以麻油120g煎微滚，入黄蜡30g再煎，以无黄沫为度，取起离火，再将药末渐渐投入，调匀成膏。

功用：润燥，杀虫，止痒。用于鹅掌风、牛皮癣等皮肤皲裂，干燥作痒者。

用法：涂擦患处，加热烘疗法则疗效更好。

前列腺汤（经验方）

丹参　泽兰　桃仁　红花　赤芍　乳香　没药　王不留行　青皮　川楝子　小茴香　白芷　败酱草　蒲公英

功用：活血化瘀，行气导滞。用于慢性前列腺炎瘀滞证。

用法：水煎服。

养阴清肺汤（《重楼玉钥》）

生地黄　玄参　麦冬　川贝母　牡丹皮　白芍　甘草　薄荷

功用：养阴清肺，清咽解毒。用于白喉、慢性咽喉炎及阴虚燥咳证。

用法：水煎服。

活血散瘀汤（《外科正宗》）

当归尾　赤芍　桃仁（去皮尖）　大黄（酒炒）　川芎　苏木　丹皮　枳壳（麸炒）　瓜蒌仁　槟榔

功用：活血逐瘀。用于瘀血流注及委中毒等。

用法：水煎服。

活血止痛散（《赵炳南临床经验集》）

土鳖虫 300g　当归 600g　乳香（醋炙）120g　自然铜（煅，醋淬）180g　三七 120g

上为细末，每 264g 细粉兑研冰片 6g。

功用：活血化瘀，消肿止痛。用于跌打损伤，瘀血肿痛。

用法：每服 1.5g，日 2 次，温黄酒或温开水冲服；或煎汤熏洗。

活血通脉汤（经验方）

丹参 25g　鸡血藤 25g　生黄芪 25g　蒲公英 20g　赤芍 10g　天葵子 10g　花粉 10g　紫花地丁 10g　乳香 12g　没药 12g

功用：清热解毒，祛瘀止痛。用于下肢深静脉血栓形成之血脉瘀阻证。

用法：水煎服。

活血驱风解毒汤（经验方）

当归　川芎　红花　威灵仙　白芷　防风　僵蚕　七叶一枝花　半边莲　紫花地丁等

功用：活血通络，驱风解毒。用于治疗毒蛇咬伤之风毒证。

用法：水煎服。

济生肾气丸（《济生方》）

干地黄　山药　山茱萸　泽泻　茯苓　牡丹皮　桂枝　炮附子　牛膝　车前子

功用：温肾利水。用于泌尿系结石、前列腺肥大肾阳虚者。

用法：水煎服。

神功内托散（《外科正宗》）

当归　白术　黄芪　人参　白芍　茯苓　陈皮　附子　木香　甘草　川芎　穿山甲

功用：益气养血，托毒排脓。用于痈疽等气虚不能托毒外出者。

用法：加煨姜3片，大枣2个，水煎服。

神应养真丹（《外科正宗》）

羌活　木瓜　天麻　当归　白芍　菟丝子　熟地黄（酒蒸捣膏）　川芎

上药各等份为末，为蜜丸如梧桐子大。

功用：养血生发，祛风活络。用于风邪外袭以致风盛血燥，不能荣养毛发者。

用法：每次9g，日2次，饭后温酒或盐汤送下。同时配用海艾汤（蕲艾、菊花、藁本、蔓荆子、防风、薄荷、荆芥、藿香、甘松各6g），加水煎数滚，先将热气熏头面，候汤稍温，用布蘸洗，每日2次。1剂用4天后再换新药。

神效瓜蒌散（《外科大成》）

瓜蒌　当归　甘草　没药　乳香

功用：和营化痰，散结消肿。用于乳痈、乳疽、乳痨、乳岩等。

用法：加入2碗黄酒，煎至大半碗，温服。

除湿胃苓汤（《医宗金鉴》）

苍术（炒）　厚朴（姜炒）　陈皮　猪苓　泽泻　赤茯苓　白术（土炒）　滑石　防风　栀子（生研）　木通　肉桂　甘草（生）

水二盅，加灯心草五十寸，煎八分。

功用：清热燥湿，理气和中。用于缠腰火丹、湿疮属湿阻中焦者。

用法：水煎服。

脉管复康片

丹参　鸡血藤　郁金　乳香　没药

制成片剂。

功用：活血化瘀，通经活络。用于血脉瘀阻引起的脱疽。

用法：每次4片，每日3次，温开水送服。

十　画

真武汤（《伤寒论》）

茯苓　芍药　生姜　白术　附子

功用：温补脾肾。用于脾肾阳虚的红斑狼疮。

用法：水煎服。

桂枝汤（《伤寒论》）

桂枝　芍药　甘草　生姜　大枣

功用：解肌发表，调和营卫。用于风疹块等因风寒外袭、营卫不和所致者。

用法：水煎服。

桂麝散（《药蔹启秘》）

麻黄15g　细辛15g　肉桂30g　牙皂9g　生半夏24g　丁香30g　生南星24g　麝香1.8g　冰片1.2g

研极细末。

功用：温化痰湿，消肿止痛。用于一切阴证疮疡未溃者。

用法：掺膏药内贴之。

桂枝合白虎汤（《医宗金鉴》）

桂枝　芍药　石膏（煅）　知母（生）　甘草（生）　粳米　生姜　大枣

功用：解肌发表，清热生津。用于风温壮热多汗者。

用法：水煎服。

桂枝加当归汤（经验方）

桂枝　芍药　甘草　生姜　大枣　当归

功用：养血和营，温通经络。用于脱疽、冻疮等。

用法：水煎服。

桂枝麻黄各半汤（《伤寒论》）

桂枝　芍药　生姜　甘草　麻黄　大枣　杏仁

功用：发汗解表，调和营卫。用于太阳病发热恶寒，热多寒少者。

用法：水煎服。

桃花散（《先醒斋医学广笔记》）

白石灰 0.5L　大黄片 45g

先将大黄煎汁，白石灰用大黄汁泼成末，再炒，以石灰变成红色为度，将石灰筛细备用。

功用：止血。用于疮口出血。

用法：掺于患处，纱布紧扎。

桃红四物汤（《医宗金鉴》）

当归　赤芍　生地黄　川芎　桃仁　红花

功用：活血调经。用于妇女月经不调、痛经，或由于瘀血所致的各种肿块。

用法：水煎服。

顾步汤（《外科真诠》）

黄芪　石斛　当归　牛膝　紫花地丁　人参　甘草　银花　蒲公英　菊花

功用：益气养阴，和营清热。用于脱疽火毒型初起。

用法：水煎服。

柴胡清肝汤（《医宗金鉴》）

生地黄　当归　白芍　川芎　柴胡　黄芩　栀子　天花粉　防风　牛蒡子　连翘　甘草

功用：清肝解郁。用于痈疽疮疡由肝火而成者。

用法：水煎服。

柴胡疏肝散（《证治准绳》引《统旨》）

柴胡　陈皮　川芎　芍药　枳壳　甘草　香附

功用：疏肝理气。用于肝气郁结证。

用法：水煎服。

透脓散（《外科正宗》）

当归　生黄芪　炒山甲　川芎　皂角刺

功用：透脓托毒。用于痈疽诸毒，内脓已成，不易外溃者。

用法：水煎服。本方一般适用于实证，因此使用时亦可去黄芪，以免益气助火。

脏连丸 (《证治准绳》)

黄连 240g (研净末) 公猪大肠 (肥者一段，长 1.2 尺)

将黄连末装入大肠内，两头以线扎紧，放砂锅内，下酒 1250mL，慢火熬之，以酒干为度。将药肠取起，共捣如泥。如嫌湿，再晒 1 小时许，复捣为丸如梧桐子大。

功用：清化大肠湿热。用于痔疮无论新久，便血作痛，肛门重坠者。

用法：每服 3 ~ 9g，空心温开水送下。

逍遥散 (《太平惠民和剂局方》)

柴胡 白芍 当归 白术 茯苓 炙甘草 生姜 薄荷

功用：疏肝解郁，调和气血。用于肝郁不舒所致乳癖、失荣、瘰疬等。

用法：水煎服。丸剂每次 4.5g，每日 2 次，温开水送下。

逍遥蒌贝散 (经验方)

柴胡 当归 白芍 茯苓 白术 瓜蒌 贝母 半夏 南星 生牡蛎 山慈菇

功用：疏肝理气，化痰散结。用于乳癖、瘰疬、乳癌初起。

用法：水煎服。

益胃汤 (《温病条辨》)

沙参 麦冬 细生地 玉竹 冰糖

功用：养胃益阴。用于疮疡胃阴不足者。

用法：水煎服。

凉膈散 (《太平惠民和剂局方》)

连翘 120g 大黄 (酒浸) 60g 芒硝 60g 甘草 60g 栀子 (炒黑) 30g 黄芩 (酒炒) 30g 薄荷 30g

共研粗末。加竹叶、蜂蜜。

功用：凉膈，清热，通腑，解毒。用于心火上盛，中焦燥实，烦躁口渴，二便秘结等症。

用法：每服 9g，竹叶 20 片、蜂蜜 3 匙煎服。

凉血四物汤 (《医宗金鉴》)

当归 3g 生地黄 3g 川芎 3g 赤芍 3g 黄芩 (酒炒) 3g 赤茯苓 3g 陈皮 3g 红花 (酒洗) 3g 甘草 (生) 3g

功用：凉血活血。用于酒齄鼻。

用法：水煎服。

凉血地黄汤 (《外科大成》)

细生地 当归尾 地榆 槐角 黄连 天花粉 生甘草 升麻 赤芍 枳壳 黄芩 荆芥

功用：清热凉血。用于血栓外痔、肛门周围痈疽等。

用法：水煎服。

凉血消风散 (《朱仁康临床经验集》)

生地黄 30g 当归 9g 荆芥 9g 蝉衣 6g 苦参 9g 白蒺藜 9g 知母 9g 生石膏 30g 生甘

草 6g

功用：祛风清热。用于血热生风生燥所致白屑风、瘾疹、风热疮。

用法：水煎服。

海浮散 (《外科十法》)

制乳香（去油） 制没药（提炼）

上药各等份，共研极细末。

功用：生肌，止痛，止血。用于痈疽溃后，脓毒将尽者。

用法：将药粉掺于患处，外盖膏药或药膏。

海藻玉壶汤 (《医宗金鉴》)

海藻（洗） 陈皮 贝母 连翘（去心） 昆布 半夏（制） 青皮 独活 川芎 当归 甘草 海带（洗）

功用：化痰，消坚，开郁。用于肉瘿、石瘿。

用法：水煎，食前后服之。

消风散 (《医宗金鉴》)

荆芥 防风 当归 生地黄 苦参 苍术（炒） 蝉蜕 胡麻仁 牛蒡子（炒研） 知母（生） 石膏（煅） 甘草（生） 木通

功用：散风，清热凉血，理湿。用于风疹块、疮疡因风湿血热所致者。

用法：水煎服。

消疬丸 (《外科真诠》)

玄参 牡蛎（煅） 川贝母

上药各等份，米糊为丸如梧桐子大。

功用：软坚化痰。用于阴虚火旺所致之瘰疬。

用法：每服 9g，温开水送下。

消痔散 (经验方)

煅田螺 30g 煅咸橄榄核 30g 冰片 1.5g

上药共研细末，和匀。

功用：消痔退肿止痛。

用法：用油调敷痔上。

消痔膏

即用凡士林 8/10，消痔散 2/10，调匀成膏。

消瘰丸 (经验方)

生牡蛎 玄参 川贝母 夏枯草

功用：滋阴降火，化痰软坚。

用法：水煎服。

消风导赤汤 (经验方)

生地黄 赤芍 牛蒡子 白鲜皮 银花 薄荷 木通 黄连 甘草

功用：清热利湿，解毒祛风。用于急性湿疹。

用法：水煎服。

消痔灵注射液（经验方）

鞣酸（由五倍子提出）0.15g　硫酸铝钾（医用明矾）4g　枸橼酸钠 1.5g　低分子右旋糖酐（平均分子量为 25000～50000，含糖）10mL　甘油 10mL　三氯叔丁醇 0.5g　蒸馏水加至 100mL

制法：将枸橼酸钠溶解于 50mL 蒸馏水中，加入硫酸铝钾搅拌溶解。另将鞣酸、三氯叔丁醇溶解于甘油中（水浴上加热），将两者混合后加低分子右旋糖酐，再加蒸馏水至足量，10 磅压力下消毒 30 分钟。用 4 号垂熔漏斗过滤后调 pH 值至 3，灌封在 10mL 和 20mL 的安瓿中，再经 100℃水浴灭菌 30 分钟即可。

功用：本品有收敛、抑菌、止血等作用。适用于各期内痔，特别适用于三期内痔及由三期内痔发展而成的轻度静脉曲张性混合痔、血管瘤。

用法：痔核局部注射。内痔出血及早、中期内痔用原液注射到痔的黏膜下层，三期内痔和静脉曲张性混合痔按四步注射法进行，并在医生指导下应用。

常用量：1% 普鲁卡因 1∶1 稀释液 20～40mL。

注意事项：①急性肠炎、内痔嵌顿发炎者须在炎症消退后进行注射；②外痔皮赘忌用；③四步注射法须经专科培训或熟悉本疗法的医生进行操作。

消核丸（《类证治裁》）

盐水炒橘红 30g　赤茯苓 30g　熟大黄 30g　连翘 30g　黄芩 24g　栀子 24g　半夏 21g　玄参 21g　牡蛎 21g　花粉 21g　桔梗 21g　瓜蒌 21g　僵蚕 15g

共研末，蒸饼为丸。

功用：清热化痰，软坚消肿。用于皮肤痰核、瘰疬。

用法：每服 10g，日 2 次。

消炎软膏

磺胺噻唑 50g　氧化锌 50g　鱼肝油 10g　桉叶油 4.5g　羊毛脂 150g　凡士林适量

制成 1000g 软膏。

功用：消炎防腐。用于脓疱、疖肿、灼烧及其他创伤。

用法：外用。

消炎散（经验方）

芙蓉叶 500g　大黄 500g　黄芩 400g　黄连 400g　黄柏 400g　泽兰叶 400g　冰片 9g

共为细末。

功用：清热解毒，消肿止痛。用于腹膜炎和阑尾脓肿急性炎症期。

用法：用黄酒或葱酒煎调敷，调成麻酱稠度，按照炎症范围和脓肿大小，摊于油纸或塑料布上 0.3～0.4cm 厚，敷于患处，外加纱布覆盖固定，每日调换 1～2 次。

润肠汤（《证治准绳》）

当归　甘草　生地黄　麻仁　桃仁泥

功用：养血清热润肠。用于疮疡阴虚内热，肠燥便结者。

用法：水煎服。

桑菊饮（《温病条辨》）

桑叶　菊花　杏仁　连翘　薄荷　甘草　桔梗　芦根

功用：疏风清热，宣肺止咳。

用法：水煎服。

通气散坚丸（《外科正宗》）

人参　桔梗　川芎　当归　花粉　黄芩（酒炒）　枳壳（麸炒）　陈皮　半夏（制）　白茯苓　胆南星　贝母（去心）　海藻（洗）　香附　石菖蒲　生甘草

上药各 60g，研为细末，荷叶煎汤为丸，如豌豆大。

功用：宣肺调气，化痰散结。用于气瘤。

用法：每服 3g，饭前灯心草、生姜汤送下。

通窍活血汤（《医林改错》）

赤芍　川芎　桃仁　老葱　生姜　红枣　麝香（绢包）

功用：活血化瘀，通窍活络。用于斑秃、酒齄鼻、荨麻疹（血瘀型）。

用法：水煎服。

通络活血方（《朱仁康临床经验集》）

当归尾　赤芍　桃仁　红花　香附　青皮　王不留行　茜草　泽兰　牛膝

功用：活血祛瘀，通经活络。用于结节性红斑、硬红斑、下肢结节病。

用法：水煎服。

通塞脉片

当归　牛膝　黄芪　石斛　党参　玄参　金银花　甘草

制成片剂。

功用：活血通络，益气养阴。用于脱疽。

用法：每次 5 片，每日 3 次，口服。

十一画

理中丸（《伤寒论》）

党参 90g　干姜 60g　白术 90g　炙甘草 30g

上药研末，水泛为丸。

功用：温中健脾。

用法：每日 2 次，每次 4.5g，用温开水送下。汤剂按常用量水煎服。

黄连膏（《医宗金鉴》）

黄连 9g　当归 15g　黄柏 9g　生地黄 30g　姜黄 9g　麻油 360g　黄蜡 120g

上药除黄蜡外，浸入麻油内，1 天后用文火熬煎至药枯，去渣滤清，再加入黄蜡，文火徐徐收膏。

功用：润燥，清热解毒，止痛。用于痔疮、烫伤等焮红作痛者。

用法：将膏匀涂于纱布上，敷贴患处。

黄连油（经验方）

黄连 30g　香油适量

功用：清热解毒，除湿止痒。用于湿疹、小面积烫伤等。

用法：外搽患处，每日 3 ～ 4 次。

黄柏霜（经验方）

硬脂酸 200g　单硬脂酸甘油酯 72g　液状石蜡 160g　凡士林 40g　尼泊金 1g　苯甲酸钠 4g　吐温 –80 10g　三乙醇胺 50g　二甲基亚砜 20g　黄柏液（1：4）500g

取硬脂酸、单硬脂酸甘油酯、液状石蜡、凡士林、苯甲酸钠及尼泊金置容器内加热至 60℃ 使熔化（油相）。再取黄柏液、吐温 –80、三乙醇胺加入水溶液中，并加热至 60℃（水相）。将水相加入油相中，并用力搅拌至呈乳状，继续搅拌至冷即成。

功用：清热止痒。

用法：搽擦患处，每日 3 ～ 4 次。

黄柏溶液（2% ～ 10%）（经验方）

黄柏流浸膏 2 ～ 10mL　蒸馏水 10mL　尼泊金 0.05g

将黄柏捣碎成粗末，用 75% 酒精渗漉，收集渗漉液，回收酒精，即得流浸膏，每 1mL 流浸膏等于生药 1g。取流浸膏 2 ～ 10mL，加蒸馏水至 100mL，加尼泊金 0.05g，稀释即成。

功用：清热解毒，祛腐止痛。用于烫伤糜烂及痈、疽等疮疡溃后，脓腐不脱，疼痛不止，疮口难敛者。

用法：用消毒纱布或棉球蘸溶液洗创面，或湿敷疮上。

黄芪六一汤（《外科正宗》）

黄芪 18g　甘草 4.5g　人参 3g

功用：补中益气。用于流注溃后，脓水出多，烦躁不宁者。

用法：水煎服。

黄芪注射液

黄芪

功用：补益肺脾，益气升阳。用于气虚不足证。

用法：肌内注射，每次 2mL，日 2 次。

黄芪鳖甲汤（《医学入门》）

人参　肉桂　桔梗　生干地黄　半夏　紫菀　知母　赤芍　黄芪　炙甘草　桑白皮　天冬　鳖甲　秦艽　白茯苓　地骨皮　柴胡

功用：益气养阴，宣肺退热。用于气阴两虚所致五心烦热等症。

用法：水煎服。

黄连解毒汤（《外台秘要》引崔氏方）

黄连　黄芩　黄柏　栀子

功用：泻火解毒。用于疗疮及一切火毒热毒所致发热、汗出、口渴等实证者。

用法：水煎服。

黄芩清肺饮（《卫生宝鉴》）

黄芩　栀子

功用：清肺泄热。用于前列腺肥大肺热失宣者。

用法：水煎服。

黄连清心饮（《沈氏尊生书》）

黄连　生地黄　当归　甘草　酸枣仁　茯神　远志　人参　莲子肉

功用：清心泻火，养心安神。用于心火偏亢的遗精、失眠等。

用法：水煎服。

萆薢化毒汤（《疡科心得集》）

萆薢　当归尾　牡丹皮　牛膝　防己　木瓜　薏苡仁　秦艽

功用：清热利湿。用于湿热所致疮疡。

用法：水煎服。

萆薢分清饮（《医学心悟》）

川萆薢　石菖蒲　黄柏　茯苓　车前子　莲子　心白术

功用：清心利湿。用于膏淋、白浊。

用法：水煎服。

萆薢渗湿汤（《疡科心得集》）

萆薢　薏苡仁　黄柏　赤茯苓　牡丹皮　泽泻　滑石　通草

功用：清利湿热。用于脚湿气、下肢丹毒及湿疮等。

用法：水煎服。

银翘散（《温病条辨》）

银花　连翘　牛蒡子　桔梗　薄荷　鲜竹叶　荆芥　淡豆豉　生甘草　鲜芦根

功用：疏风清热。用于疮疡焮红肿痛，邪气在表，头昏少汗，发热重、恶寒轻者。

用法：水煎服。

银花甘草汤（《外科十法》）

鲜金银花 30g（干用 15g）　甘草 3g

功用：清火解毒。用于疮疡有热毒者。

用法：水煎服。煎汤外用，可洗涤疮面。

麻子仁丸（《伤寒论》）

麻子仁　芍药　枳实　大黄　厚朴　杏仁

为末，炼蜜为丸如梧桐子大。

功用：润肠通便。用于胃强脾弱，津亏便秘。

用法：每服 30 丸，每日 3 次。

麻黄汤（《伤寒论》）

麻黄　桂枝　杏仁　炙甘草

功用：发表宣肺，平喘止咳。用于感冒风寒，怕冷发热，无汗，咳嗽气喘，肢体疼痛者。

用法：水煎服。

麻黄连翘赤小豆汤（《伤寒论》）

麻黄　连翘　杏仁　赤小豆　大枣　生梓白皮　生姜　炙甘草

功用：解表清热，利湿退黄。用于湿热蕴结证。

用法：水煎服。

痔疮宁栓

每粒含消炎痛粉 75mg、颠茄 30mg、痢特灵 100mg、冰片 30mg、红古豆醇酯 5mg。

功用：消炎止痛。用于内痔肿痛、直肠炎、痔疮术后。

用法：直肠给药。

痔疮栓

柿叶　冰片　大黄　芒硝　田螺壳（炒）　橄榄核（炒炭）

功用：清热通便，消肿止痛，收敛止血。用于各种痔疮，混合痔内痔部分，轻度脱垂。

用法：直肠给药，每次 1 粒，日 2～3 次。使用前可用花椒水坐浴。

清开灵注射液

胆酸　水牛角　黄芩　金银花　栀子

功用：清热解毒，化痰通络，醒神开窍。用于热病神昏，中风偏瘫，神志不清等症。

用法：肌内注射，每日 2～4mL；重症患者静脉滴注，每日 20～40mL，以 10% 葡萄糖注射液 200mL 或生理盐水 100mL 稀释后使用。

清风散（《古今医鉴》）

防风 1.5g　荆芥 0.9g　羌活 1.5g　独活 1.5g　连翘 1.5g　当归 1.5g　赤芍 3g　生地黄 1.5g　苍术 3g　陈皮 3g　半夏（制）3g　白茯苓 3g　乌药 2.1g　槟榔 1.5g　木瓜 1.8g　牛膝 2.1g　木香 0.9g　黄连 1.5g　玄参 2.1g　鼠粘子（炒）1.5g　萆薢 6g　金银花 1.8g　升麻 3g　白蒺藜（炒）2.4g　防己 1.5g

功用：祛风清热。用于风热气滞证。

用法：水煎服。

清胃散（《脾胃论》）

生地黄　当归　丹皮　黄连　升麻

功用：清胃凉血。用于胃经积热，上攻口齿所致牙痛。

用法：水煎服。

清骨散（《证治准绳》）

银柴胡　鳖甲　炙甘草　秦艽　青蒿　地骨皮　胡黄连　知母

功用：养阴清热。用于流痰溃久，骨蒸潮热者。

用法：水煎服。

清营汤（《温病条辨》）

水牛角（磨粉冲服）　生地黄　玄参　竹叶心　银花　连翘　黄连　丹参　麦冬

功用：清营解毒，泄热养阴。用于有头疽、发颐、丹毒等有热邪内陷之象者。

用法：水煎服。

清暑汤（《外科全生集》）

连翘　花粉　赤芍　甘草　滑石　车前子　银花　泽泻　淡竹叶

功用：清暑利湿、利尿解毒。用于脓疱疮、痱子等。

用法：水煎服。

清肝芦荟丸（《外科正宗》）

当归 60g　生地黄（酒浸捣膏）60g　白芍（酒炒）60g　川芎 60g　黄连 15g　海粉 15g　牙

皂 15g　甘草节 15g　昆布（酒洗）15g　芦荟 15g

上药为细末，神曲糊丸，如梧桐子大。

功用：清肝解郁，养血舒筋。用于筋瘤。

用法：每次 80 丸，食前后服之。

清肝解郁汤（《外科正宗》）

当归　白芍　茯苓　白术　贝母　熟地黄　栀子　半夏　人参　柴胡　丹皮　陈皮　香附　川芎　甘草

功用：清肝解郁。用于暴怒伤肝，忧思郁结，肝火妄动所致痛疽。

用法：水煎服。

清咽利膈汤（《证治准绳·幼科》）

玄参　升麻　桔梗（炒）　甘草（炒）　茯苓　黄连（炒）　黄芩（炒）　牛蒡子（炒，杵）　防风　芍药（炒）

上药各等份。

功用：清咽利膈。用于心脾蕴热之咽喉腮舌肿瘤。

用法：水煎服。

清凉甘露饮（《外科正宗》）

水牛角（可用丹皮、赤芍代）　银柴胡　茵陈　石斛　枳壳　麦冬　甘草　生地黄　黄芩　知母　枇杷叶

功用：清热凉血。用于茧唇高突坚硬，或破损流血，或积热生痰者。

用法：水煎服。

清凉油乳剂（即清凉膏,《医宗金鉴》）

风化石灰 1 升　清水 4 碗

功用：清热润肤。用于烫伤初期，皮肤潮红，或有燎疱出水者。

用法：将石灰（陈者佳）与水搅浑，待澄清后，吹去水面浮衣，取中间清水。每水 1 份加麻油 1 份，搅调百遍，即以鸡翎蘸涂伤处。

清瘟败毒饮（《疫疹一得》）

生石膏　生地黄　犀角　川黄连　生栀子　桔梗　黄芩　知母　赤芍　玄参　连翘　竹叶　甘草　牡丹皮

功用：泻火解毒，凉血救阴。用于一切火热之证，表里俱盛者。

用法：水煎服。

清解片（经验方）

大黄 500g　黄芩 500g　黄柏 500g　苍术 500g

共研细末和匀，轧片，每片含量 0.3g。

功用：清热解毒，化湿通便。用于疮疡湿热内盛、便秘里实之证。

用法：每日服 2 ～ 3 次，成人每次服 5 ～ 10 片，温开水送下。

清利通络汤（经验方）

金银花　蒲公英　紫花地丁　鸡血藤　炮甲珠　车前子　生苡仁　茯苓　白花蛇舌草

功用：清热利湿，解毒通络。用于血栓性浅静脉炎湿热证。

用法：水煎服。

密陀僧散（《医宗金鉴》）

雄黄 6g　硫黄 6g　蛇床子 6g　密陀僧 3g　石黄（即石门产之雄黄）3g　轻粉 1.5g
共研细末。

功用：祛风杀虫。用于白驳风、紫白癜风及狐臭等。

用法：醋调搽，或干扑患处。

蛋黄油（经验方）

煮熟鸡蛋黄 3 ～ 4 枚，放入锅内用文火煎熬，炸枯去渣存油备用。

功用：润肤生肌。用于乳头破碎、奶癣等。

用法：外搽患处。

康复新液

美洲大蠊干燥虫体提取物

制成药液，每瓶 100mL。

功用：通利血脉，养阴生肌。用于脱疽疮面。

用法：用医用纱布浸透药液后湿敷患处，每日换药 2 次。

十二画

斑蝥酊（经验方）

斑蝥 10g　75% 酒精 100mL

浸泡 2 周，过滤澄清备用。

功用：攻毒活血。用于油风、脱发。

用法：外搽局部。

散肿溃坚汤（《薛氏医案》）

柴胡　升麻　龙胆草　黄芩　甘草　桔梗　昆布　当归尾　白芍　黄柏　葛根　黄连　三棱　木香瓜蒌根　连翘　知母

功用：清泻肝火，活血软坚。用于肾岩、瘰疬。

用法：水煎服。

葱归溻肿汤（《医宗金鉴》）

独活 9g　白芷 9g　当归 9g　甘草 9g　葱头 7 个

功用：疏导腠理，通调血脉。用于痈疽初肿之时。

用法：以上药加水至 3 大碗，煎至汤液浓厚时，滤去渣，以棉帛蘸汤热洗，如凉再易之。

硫黄膏（5% ～ 10%）（经验方）

硫黄 5 ～ 10g　凡士林 90 ～ 95g

将硫黄研细，与凡士林调匀即成。

功用：杀虫止痒。用于疥疮、玫瑰糠疹、白秃疮、肥疮等。

用法：搽擦患处。

雄黄膏（经验方）

雄黄 30g 氧化锌 30g 凡士林 300g

先将凡士林烊化，冷却，再将其余药粉徐徐调入即成。

功用：解毒杀虫。用于白秃疮、肥疮、鹅掌风、脚湿气等。

用法：涂擦患处。敷药后宜包扎或戴帽子。

紫金锭

即玉枢丹。

紫雪丹（《太平惠民和剂局方》）

黄金 寒水石 石膏 滑石 磁石 升麻 玄参 甘草 犀角（水牛角代） 羚羊角 沉香 丁香 朴硝 硝石 辰砂 青木香 麝香

功用：清心开窍，镇惊安神。用于内外烦热不解、发斑、发黄、瘴毒、疫毒，以及小儿惊痫、疮疡内陷、疔毒走黄、神志昏迷等。

用法：每用 0.9 ～ 1.5g，每日 3 服。病重者每服可增至 3g。

紫雪散

羚羊角 犀角（水牛角代） 麝香 朱砂 公丁香 甘草 青木香 灵磁石 沉香 玄参

功用：清热镇惊。用于瘟热不解，重感伤寒，咽痛口渴，小儿急热惊风，疮疡内陷，疔疮走黄，神志昏迷等。

用法：每服 1.5g，每日 2 ～ 3 次，温开水送服。孕妇忌服，小儿遵医嘱服用。

紫草油（经验方）

紫草 50g 香油 250g

将紫草浸入麻油内，1 天后用文火煎熬至药枯，去渣即得。

功用：活血化瘀，润肤生肌。用于轻度烫伤、烧伤、慢性溃疡。

用法：外敷患处。

紫草膏（《疮疡大全》）

紫草 50g 当归 15g 防风 15g 生地黄 15g 白芷 15g 乳香 15g 没药 15g

功用：清热凉血，生肌止痛。用于烫火伤，疮疡已溃，疼痛不止。

用法：取适量摊于纱布上，敷患处或外涂患处，每隔 1 ～ 2 日换药 1 次。

黑虎丹（《外科诊疗学》）

磁石（醋煅）4.5g 母丁香 3g 公丁香（炒黑）3g 全蝎 7 只（约 4.5g，炒过） 炒僵蚕 7 只（约 2.1g） 炙甲片 9g 炙蜈蚣 6g 蜘蛛 7 只（炒炭） 麝香 1.5g 西黄 0.6g 冰片 3g

研成细末。

功用：消肿提脓。用于痈、疽、瘰疬、流痰等溃后脓腐不净，亦可用于对升丹过敏者。

用法：掺少许在疮头上，外盖太乙膏，隔日换药 1 次。

黑退消（经验方）

生川乌 15g 生草乌 15g 生南星 15g 生半夏 15g 生磁石 15g 公丁香 15g 肉桂 15g 制乳香 15g 制没药 15g 制甘松 9g 硇砂 9g 冰片 6g 麝香 6g

上药除冰片、麝香外，各药研细末后和匀，再将冰片、麝香研细后加入和匀，用瓶装，不使出气。

功用：行气活血，驱风逐寒，消肿破坚，舒筋活络。用于一切阴证疮疡未溃者。

用法：将药粉撒于膏药或油膏上敷贴患处。

黑豆馏油

为黑豆经火熏烤流出之油。

功用：润肤，收敛，止痒。用于湿疹、神经性皮炎及各种慢性皮炎。

用法：外用。

鹅黄散（《外科正宗》）

石膏（煅）　黄柏（炒）　轻粉

上药各等份，共研极细末。

功用：清热解毒，驱梅敛疮。治梅毒疳疮等。

用法：干掺患处。

鹅掌风浸泡方（经验方）

大枫子肉 9g　烟膏 9g　花椒 9g　五加皮 9g　皂荚 1 条　地骨皮 9g　龙衣 1 条　明矾 12g　鲜凤仙花 9g　米醋 500～750g

将上药均浸入米醋内一昼夜。

功用：疏通气血，杀虫止痒。用于鹅掌风、灰指甲。

用法：上药与醋放在砂锅内先浸一夜，次日煮沸待温，用塑料袋 1 只，将药汁倾入，患手伸入袋中，扎住，浸 6～12 小时；或每天浸 1～2 小时，每日 1～2 次，连续 7 天。

痤疮洗剂（经验方）

沉降硫黄 6g　樟脑酯 10g　西黄芪胶 1g　石灰水加至 100mL

功用：减少皮脂溢出，消炎。用于痤疮。

用法：外擦，每日 3～4 次。擦药前先用热水洗涤患部。

普济消毒饮（《东垣试效方》）

黄芩（酒炒）　黄连（酒炒）　陈皮（去白）　甘草（生）　玄参　连翘　板蓝根　马勃　鼠粘子　薄荷　僵蚕　升麻　柴胡　桔梗

功用：散风温，清三焦，解热毒。用于锁喉痈、发颐、抱头火丹等。

用法：水煎服。如热毒重者可加大黄。

滋阴除湿汤（《外科正宗》）

川芎　当归　白芍　熟地黄　柴胡　黄芩　陈皮　知母　贝母　泽泻　地骨皮　甘草　生姜

功用：滋阴除湿。用于肝肾阴亏、湿热未解之疮疡。

用法：水煎，饭前服。

湿润烧伤膏（经验方）

黄芩　黄连　黄柏　赤芍等

功用：清热解毒，止痛，生肌。用于各种烧、烫、灼伤。

用法：外用。涂于烧、烫、灼伤等创面（厚度薄于 1mm），每 4～6 小时更换新药。换药前须将残留在创面上的药物及液化物拭去。暴露创面用药。

犀角地黄汤（《备急千金要方》）

水牛角屑（水磨更佳）　生地黄（捣烂）　牡丹皮　芍药

功用：凉血清热解毒。用于一切疮疡热毒内攻、热在血分者。

用法：水煎服。

疏凿饮子（《济生方》）

泽泻　赤小豆　商陆　羌活　大腹皮　椒目　木通　秦艽　槟榔　茯苓皮

功用：泻下逐水，疏风发表。用于水湿壅盛证。

用法：水煎服。

疏血通注射液

水蛭　地龙

功用：活血化瘀，通经活络。用于血脉瘀阻引起的股肿。

用法：静脉滴注。每次 6mL，溶于 0.9% 生理盐水 250mL 中，每日 1 次。

十三画

槐角丸（《疡医大全》）

槐角子 240g　槐花 240g　槟榔 12g　黄芩 90g　刺猬皮 2 个（酒浸，焙）

共研细末，炼蜜为丸如梧桐子大。

功用：清化湿热。用于痔漏。

用法：每服 100 丸，空腹时米汤送下。

槐角地榆丸（《外科大成》）

槐角（炒）200g　白芍（酒炒）100g　枳壳（炒）100g　荆芥 100g　地榆炭 100g　椿皮（炒）100g　栀子（炒）100g　黄芩 100g　生地黄 100g

研细粉，炼蜜为丸。

功用：清热止血，消肿止痛。用于大便下血、大肠积热、痔疮肿痛。

用法：每服 1 丸，日 2 次。

暖肝煎（《景岳全书》）

当归　枸杞子　沉香　肉桂　乌药　小茴香　茯苓

功用：温补肝肾，行气逐寒。用于肝肾阴寒、小腹疼痛、疝气等。

用法：加生姜 3 ～ 5 片，水煎服。

锡类散（《金匮翼》）

青黛　象牙屑　珍珠　人指甲　壁钱炭　人工牛黄　冰片

为细粉。

功用：清热解毒，消肿止痛。用于瘟疫白喉、咽喉肿痛、喉闭乳蛾等。

用法：取粉适量，吹撒患处。

新六号枯痔注射液

氯化钙 12g　氯化铵 3g

加注射用水至 100mL，上配方调匀→溶解→过滤（3 号细菌漏斗过滤）→分装（可分装为

5mL、10mL、100mL 等不同规格）→消毒（普通蒸气消毒 1 小时或煮沸消毒 0.5 小时）备用。

功用：使内痔坏死脱落。

用法：注射于痔核内。

新癀片（经验方）

牛黄　九节荣

功用：消炎止痛，清热解毒，散瘀消肿。用于风湿性关节炎、胆囊炎、外伤、无名肿毒等。

用法：每服 4 片，日 2 次。

十四画以上

薄荷三黄洗剂（经验方）

三黄洗剂 100mL 中加入薄荷脑 1g。

功用：清热，止痒，收涩。用于一切急性皮肤病，凡红、肿、热、剧痒、出水者。

用法：临用摇匀，涂患处，每日 4～5 次。

藤黄膏（经验方）

生藤黄粉 120g　白蜡 120g　麻油 500g

先将麻油煮沸，入白蜡熔化，加入藤黄粉调匀，收贮备用。

功用：解毒生肌。用于各种溃疡。

用法：薄摊纱布上，贴溃疡处，每日一换。

薏苡附子败酱散（《金匮要略》）

薏苡仁　附子　败酱草

功用：温化利湿，排脓消肿。用于急性阑尾炎脓已成者。

用法：水煎服。

橘叶散（《外科正宗》）

柴胡　陈皮　川芎　栀子　青皮　石膏　黄芩　连翘　甘草　橘叶

功用：疏肝清热，理气散结。用于妇人乳房结块肿痛。

用法：水煎服。

橘核丸（《济生方》）

橘核（炒）30g　海藻（洗）30g　昆布（洗）30g　海带（洗）30g　川楝子（打炒）30g　桃仁 30g　厚朴（去皮，姜汁炒）15g　木通 15g　枳实（麸炒）15g　延胡索（炒）15g　桂心 15g　木香 15g

研细末，酒糊为丸。

功用：疏肝行气，散瘀消肿，软坚利水。用于睾丸肿块、阴囊积液。

用法：每服 10g，日 2～3 次，空腹温酒或淡盐汤送下。

增液汤（《温病条辨》）

玄参　莲心　麦冬　细生地

功用：增液生津。用于痈疽津液耗损者。

用法：水煎服。

颠倒散洗剂（经验方）

硫黄 7.5g　生大黄 7.5g　石灰水 100mL

将硫黄、大黄研极细末后，加入石灰水（将石灰与水搅浑，待澄清后取中间清水）100mL 混合即成。

功用：清热散瘀。用于酒齄鼻、粉刺等病。

用法：在应用时先将药水充分振荡，再搽擦患处，每日 3～4 次。

豨莶丸（经验方）

豨莶草不拘多少，用黄酒拌，九蒸九晒，研细粉，炼蜜为丸如梧桐子大。

功用：祛风胜湿。用于白驳风等。

用法：每服 9g，空腹陈酒或开水送下。

撮风散（《证治准绳》）

赤脚蜈蚣（炙）　白僵蚕　朱砂　麝香　川乌（炮）　半夏（姜制）　南星（姜制）　钩藤　天麻（炮）　荆芥穗

为细末。

功用：祛风解痉。用于破伤风。

用法：竹沥水调服。

醒脑静注射液

麝香　冰片　黄连　栀子　黄芩　郁金

功用：清热泻火，凉血解毒，开窍醒脑。用于热入营血、内陷心包之高热烦躁、神昏谵语等症。

用法：肌内注射每次 2～4mL，日 1～2 次。静脉滴注每次 10～20mL，用 5%～10% 葡萄糖注射液或氯化钠注射液 250～500mL 稀释后使用。

醒消丸（《外科证治全生集》）

乳香（去油）30g　没药（去油）30g　麝香 4.5g　雄精 15g

先将乳、没、雄三味各研细末，再合麝香共研。煮烂黄米饭 30g，入药末，捣为丸如莱菔子大，晒干，忌烘。

功用：和营通络，消肿止痛。多用于阴证疮疡。

用法：每服 3～6g，热陈酒送下或温开水送下；孕妇忌服。

按：《外科证治全书》醒消丸方中麝香改为 0.9g，可作临床实用参考。

蟾酥丸、蟾酥条、蟾酥饼（《外科正宗》）

蟾酥 6g（酒化）　轻粉 1.5g　麝香 3g　枯矾 3g　寒水石（煅）3g　制乳香 3g　制没药 3g　铜绿 3g　胆矾（绿矾）3g　雄黄 6g　蜗牛 21 个　朱砂 9g

上药各为末。先将蜗牛研烂，加蟾酥，方入其他药末捣匀，做丸如绿豆大，亦可做饼、做条外用。

功用：驱毒发汗。外敷化腐消坚，内服治疗疔疮初起。

用法：每服 3 丸，用葱白嚼烂，包药在内，取热酒 1 杯送下，被盖卧，出汗为效。重证可再进一服。孕妇忌服。

外用时蟾酥条可插入疮口中，蟾酥饼可盖贴疮口上。

蟾酥合剂（5%～10%）（经验方）

酒化蟾酥 3g　腰黄 3g　铜绿 3g　炒绿矾 3g　轻粉 3g　乳香 3g　没药 3g　枯矾 3g　干蜗牛 3g　麝香 1.5g　血竭 1.5g　朱砂 1.5g　煅炉甘石 1.5g　煅寒水石 1.5g　硼砂 1.5g　灯草灰 1.5g

研细末，和匀。蟾酥另以烧酒化开为糊，徐徐和入药末，混合研匀，晒干，研成极细末，收贮备用。

功用：驱毒，消肿，化腐。用于疔疮、白喉、走马牙疳等。

用法：红肿初起时，用上药（亦可用煅石膏为赋形剂，配成 30%～50% 蟾酥合剂）以烧酒调涂患处，外敷贴太乙膏。至红肿消失，腐肉与健康组织起一裂缝时，改用 10% 蟾酥合剂（即上药 1 份，煅石膏 9 份）。至腐肉脱落阶段，再改用 5% 蟾酥合剂（即上药 1 份，煅石膏 9 份，煅炉甘石 5 份，海螵蛸 5 份）。亦可用吹药器将药喷入口腔、咽喉患处。

熨风散（《疡科选粹》）

羌活 3g　防风 3g　白芷 3g　当归 3g　细辛 3g　芫花 3g　白芍 3g　吴茱萸 3g　官桂 3g

共研成细末。

功用：温经祛寒，散风止痛。用于流痰、附骨疽等。

用法：取赤皮葱连须 240g，捣烂，同药末和匀，醋炒热，布包热熨患处。

主要参考书目

［1］顾伯华.实用中医外科学.上海：上海科学技术出版社，1985.

［2］欧阳恒，杨志波.新编中医皮肤病学.北京：人民军医出版社，2002.

［3］陈红风.中医外科学.北京：中国中医药出版社，2005.

［4］陈淑长.实用中医周围血管病学.北京：人民卫生出版社，2005.

［5］陆金根.中西医结合肛肠病.北京：中国中医药出版社，2009.

［6］陆德铭，陆金根.实用中医外科学.2版.上海：上海科学技术出版社，2010.

［7］范瑞强，邓丙戌，杨志波.中医皮肤性病学（临床版）.北京：科学技术文献出版社，2010.

［8］赵辨.中国临床皮肤病学.南京：江苏科学技术出版社，2010.

［9］陈红风.中医外科学.4版.北京：中国中医药出版社，2016.

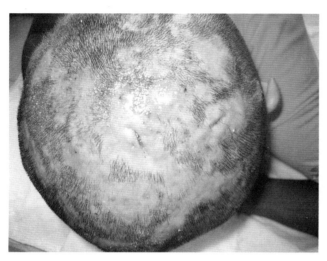

彩图 6-1　蝼蛄疖

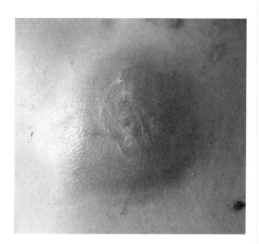

彩图 6-2　有头疽

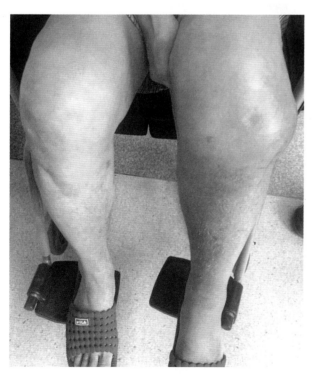

彩图 6-3　流痰

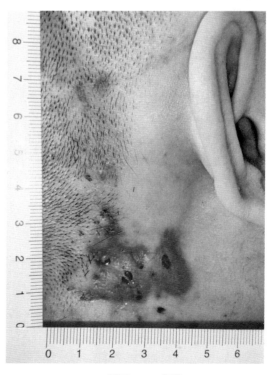

彩图 6-4　瘰疬

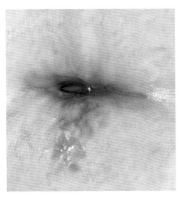

彩图 6-5　窦道

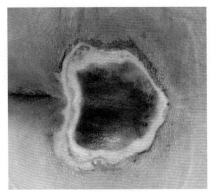

彩图 6-6　褥疮

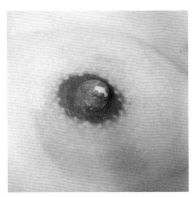

彩图 7-1　乳痈初起

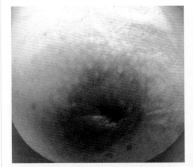

彩图 7-2　粉刺性乳痈

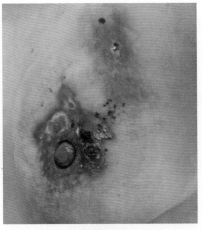

彩图 7-3　粉刺性乳痈

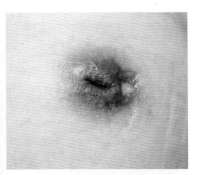

彩图 7-4　粉刺性乳痈

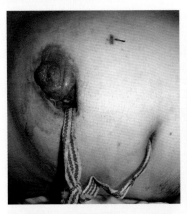

彩图 7-5　粉刺性乳痈拖线法

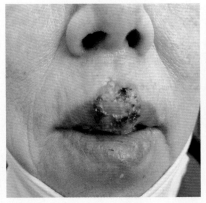

彩图 10-1　热疮

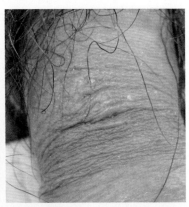

彩图 10-2　生殖器疱疹

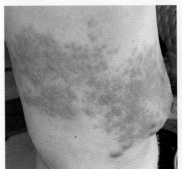

彩图 10-3　蛇串疮

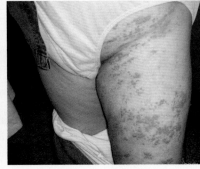

彩图 10-4　蛇串疮

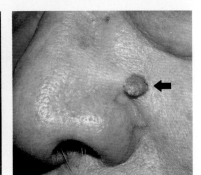

彩图 10-5　疣目

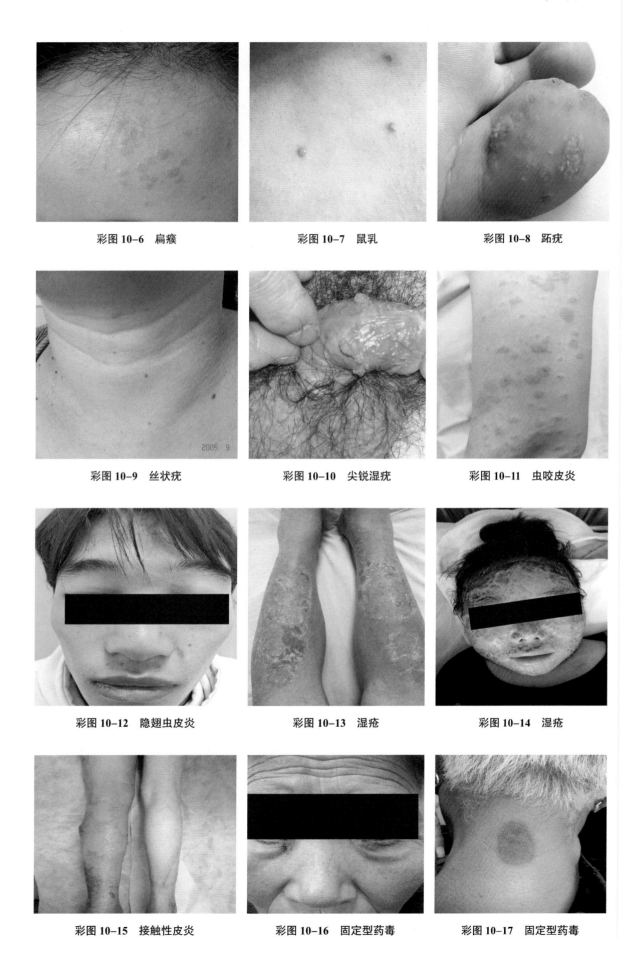

彩图 10-6　扁瘊　　　　　　彩图 10-7　鼠乳　　　　　　彩图 10-8　跖疣

彩图 10-9　丝状疣　　　　　彩图 10-10　尖锐湿疣　　　　彩图 10-11　虫咬皮炎

彩图 10-12　隐翅虫皮炎　　　彩图 10-13　湿疮　　　　　　彩图 10-14　湿疮

彩图 10-15　接触性皮炎　　　彩图 10-16　固定型药毒　　　彩图 10-17　固定型药毒

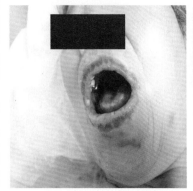

彩图 10-18 多形红斑型药毒

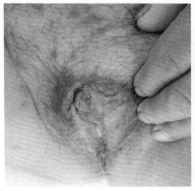

彩图 10-19 多形红斑型药毒

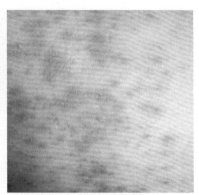

彩图 10-20 多形红斑型药毒

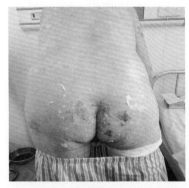

彩图 10-21 大疱性表皮松解型药毒

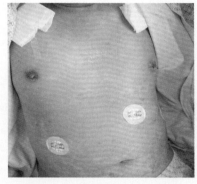

彩图 10-22 大疱性表皮松解型药毒

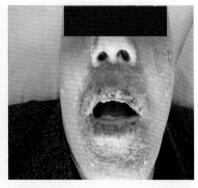

彩图 10-23 大疱性表皮松解型药毒

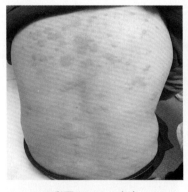

彩图 10-24 瘾疹

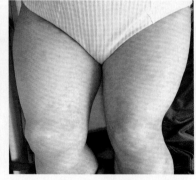

彩图 10-25 瘾疹

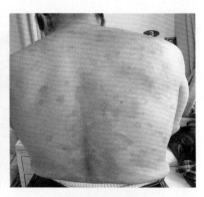

彩图 10-26 瘾疹

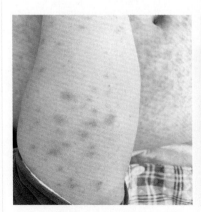

彩图 10-27 猫眼疮

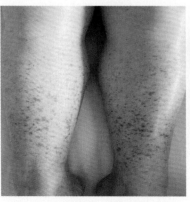

彩图 10-28 葡萄疫

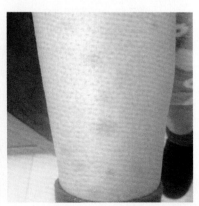

彩图 10-29 瓜藤缠

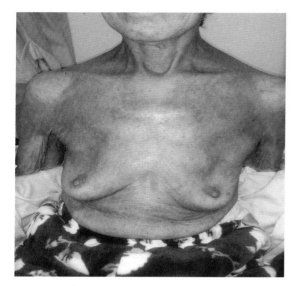

彩图 10-30 风瘙痒

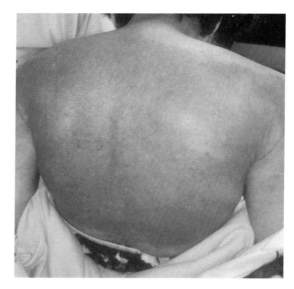

彩图 10-31 风瘙痒

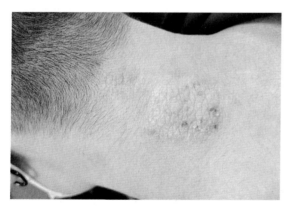

彩图 10-32 牛皮癣

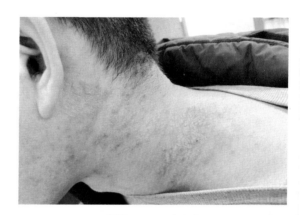

彩图 10-33 牛皮癣

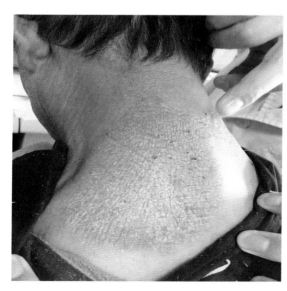

彩图 10-34 牛皮癣

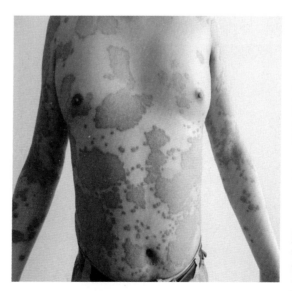

彩图 10-35 寻常型白疕

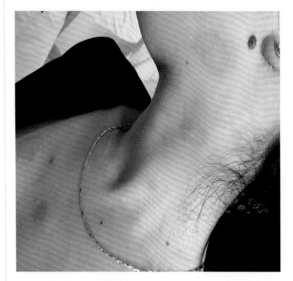

彩图 10-36 风热疮

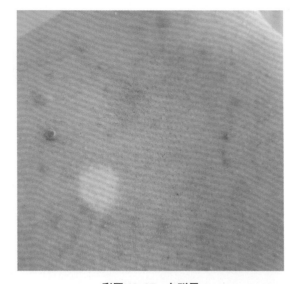

彩图 10-37 白驳风

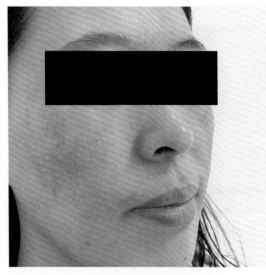

彩图 10-38 黧黑斑

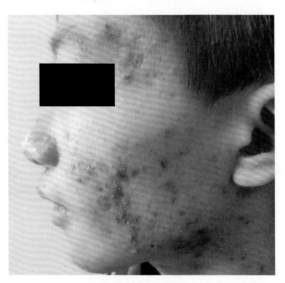

彩图 10-39 粉刺

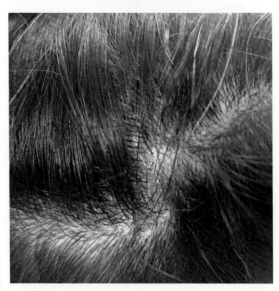

彩图 10-40 白屑风

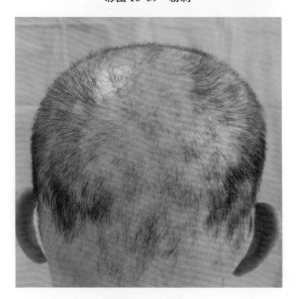

彩图 10-41 油风

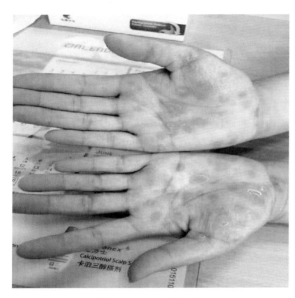

彩图 10-42　二期梅毒疹

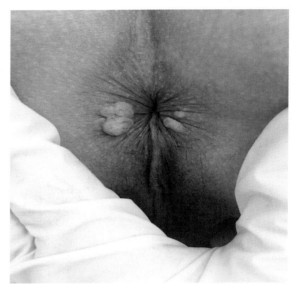

彩图 10-43　扁平湿疣

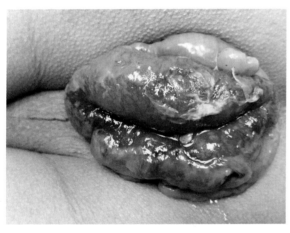

彩图 11-1　Ⅲ期内痔

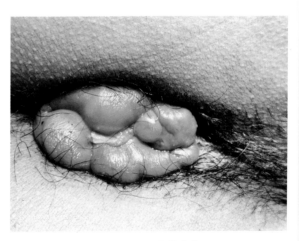

彩图 11-2　炎性外痔

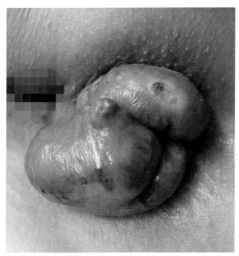

彩图 11-3　血栓性外痔

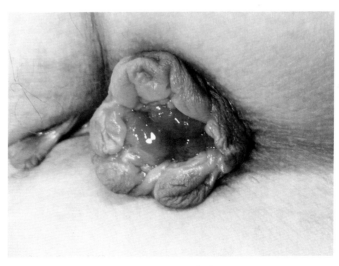

彩图 11-4　混合痔

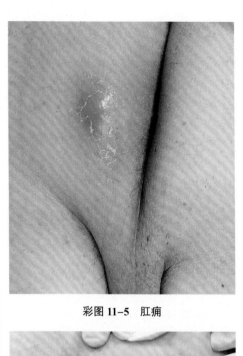

彩图 11-5　肛痈

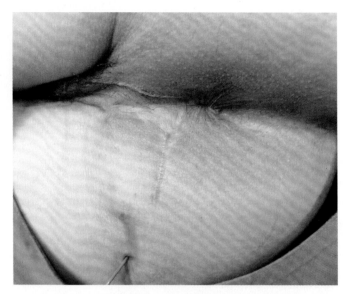

彩图 11-6　高位肛漏

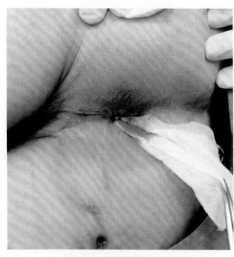

彩图 11-7　亚甲蓝染色检查

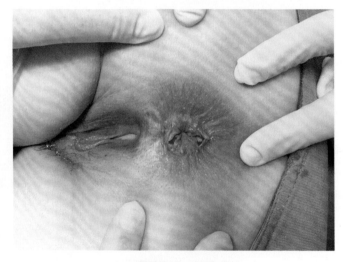

彩图 11-8　肛裂

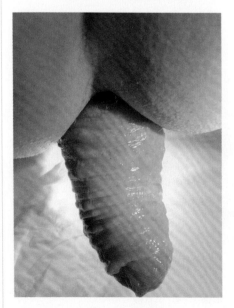

彩图 11-9　脱肛

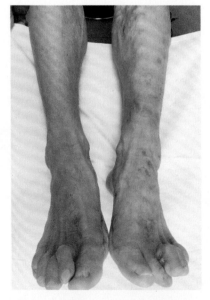

彩图 13-1　筋瘤（单纯性下肢静脉曲张）

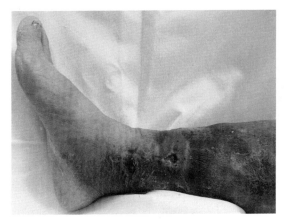

彩图 13-2　臁疮初期

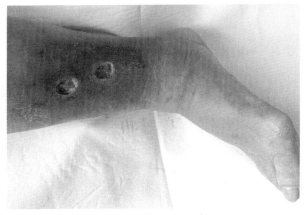

彩图 13-3　臁疮后期

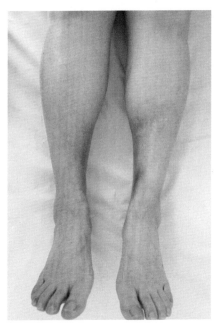

彩图 13-4　青蛇毒初期

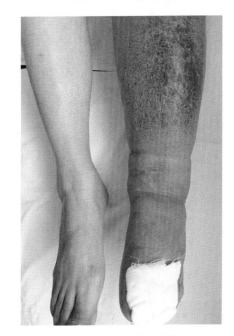

彩图 13-5　青蛇毒后期

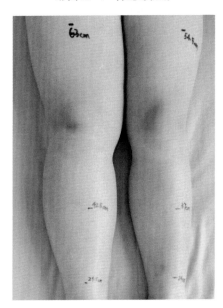

彩图 13-6　混合性深静脉血栓形成

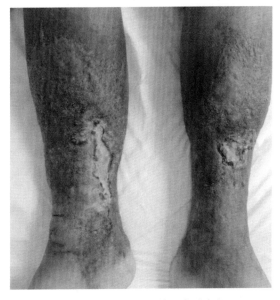

彩图 13-7　深静脉血栓形成后遗症

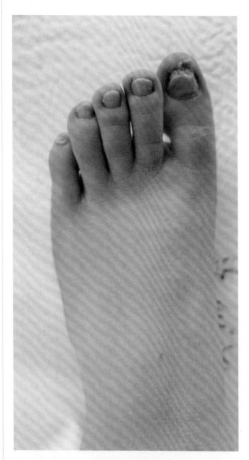

彩图 13-8　脱疽（血栓闭塞性脉管炎）

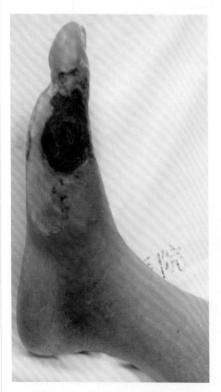

彩图 13-11　脱疽（下肢动脉硬化闭塞症）

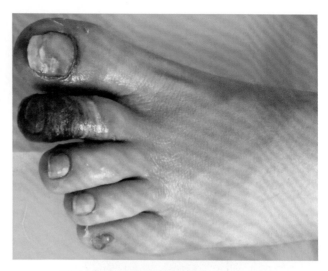

彩图 13-9　血栓闭塞性脉管炎（三期 1 级）

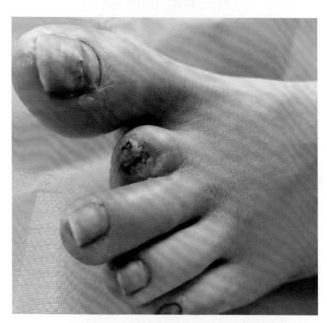

彩图 13-10　血栓闭塞性脉管炎清创术后

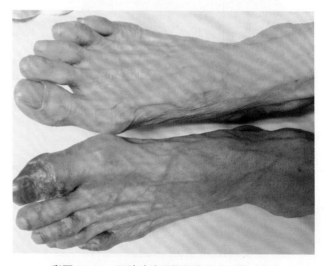

彩图 13-12　下肢动脉硬化闭塞症（三期 1 级）

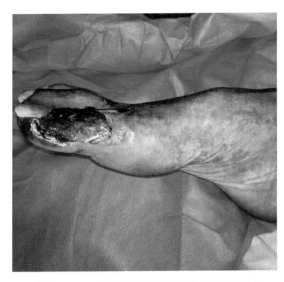

彩图 13-13 下肢动脉硬化闭塞症（三期 2 级）

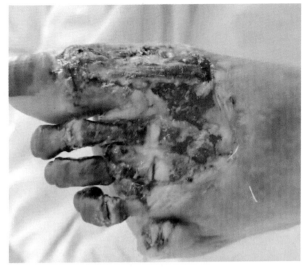

彩图 13-14 下肢动脉硬化闭塞症（三期 3 级）

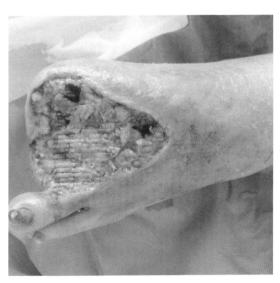

彩图 13-15 下肢动脉硬化闭塞症植皮术

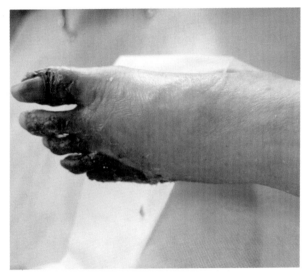

彩图 13-16 脱疽（糖尿病足）

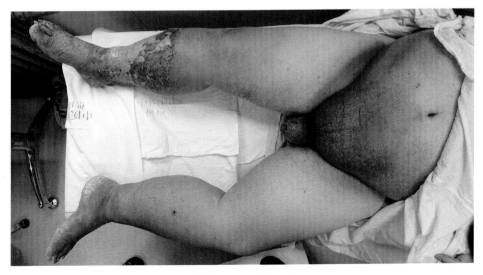

彩图 13-17 淋巴水肿

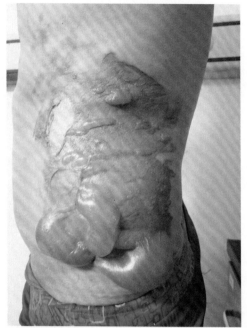

彩图 14-1　浅 II 度烧伤创面

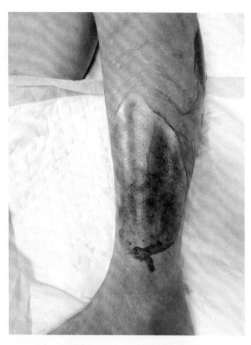

彩图 14-2　III 度烧伤创面

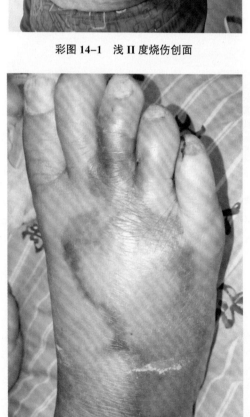

彩图 14-3　五步蛇咬伤

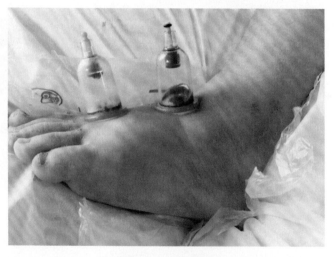

彩图 14-4　蝮蛇咬伤

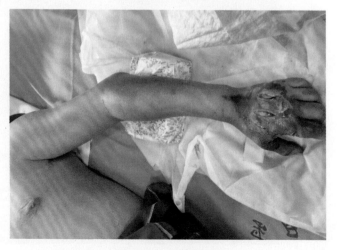

彩图 14-5　眼镜蛇咬伤

全国中医药行业高等教育"十四五"规划教材

全国高等中医药院校规划教材（第十一版）

教材目录（第一批）

注：凡标☆号者为"核心示范教材"。

（一）中医学类专业

序号	书 名	主 编		主编所在单位	
1	中国医学史	郭宏伟	徐江雁	黑龙江中医药大学	河南中医药大学
2	医古文	王育林	李亚军	北京中医药大学	陕西中医药大学
3	大学语文	黄作阵		北京中医药大学	
4	中医基础理论☆	郑洪新	杨 柱	辽宁中医药大学	贵州中医药大学
5	中医诊断学☆	李灿东	方朝义	福建中医药大学	河北中医学院
6	中药学☆	钟赣生	杨柏灿	北京中医药大学	上海中医药大学
7	方剂学☆	李 冀	左铮云	黑龙江中医药大学	江西中医药大学
8	内经选读☆	翟双庆	黎敬波	北京中医药大学	广州中医药大学
9	伤寒论选读☆	王庆国	周春祥	北京中医药大学	南京中医药大学
10	金匮要略☆	范永升	姜德友	浙江中医药大学	黑龙江中医药大学
11	温病学☆	谷晓红	马 健	北京中医药大学	南京中医药大学
12	中医内科学☆	吴勉华	石 岩	南京中医药大学	辽宁中医药大学
13	中医外科学☆	陈红风		上海中医药大学	
14	中医妇科学☆	冯晓玲	张婷婷	黑龙江中医药大学	上海中医药大学
15	中医儿科学☆	赵 霞	李新民	南京中医药大学	天津中医药大学
16	中医骨伤科学☆	黄桂成	王拥军	南京中医药大学	上海中医药大学
17	中医眼科学	彭清华		湖南中医药大学	
18	中医耳鼻咽喉科学	刘 蓬		广州中医药大学	
19	中医急诊学☆	刘清泉	方邦江	首都医科大学	上海中医药大学
20	中医各家学说☆	尚 力	戴 铭	上海中医药大学	广西中医药大学
21	针灸学☆	梁繁荣	王 华	成都中医药大学	湖北中医药大学
22	推拿学☆	房 敏	王金贵	上海中医药大学	天津中医药大学
23	中医养生学	马烈光	章德林	成都中医药大学	江西中医药大学
24	中医药膳学	谢梦洲	朱天民	湖南中医药大学	成都中医药大学
25	中医食疗学	施洪飞	方 泓	南京中医药大学	上海中医药大学
26	中医气功学	章文春	魏玉龙	江西中医药大学	北京中医药大学
27	细胞生物学	赵宗江	高碧珍	北京中医药大学	福建中医药大学

序号	书　名	主　编		主编所在单位	
28	人体解剖学	邵水金		上海中医药大学	
29	组织学与胚胎学	周忠光	汪　涛	黑龙江中医药大学	天津中医药大学
30	生物化学	唐炳华		北京中医药大学	
31	生理学	赵铁建	朱大诚	广西中医药大学	江西中医药大学
32	病理学	刘春英	高维娟	辽宁中医药大学	河北中医学院
33	免疫学基础与病原生物学	袁嘉丽	刘永琦	云南中医药大学	甘肃中医药大学
34	预防医学	史周华		山东中医药大学	
35	药理学	张硕峰	方晓艳	北京中医药大学	河南中医药大学
36	诊断学	詹华奎		成都中医药大学	
37	医学影像学	侯　键	许茂盛	成都中医药大学	浙江中医药大学
38	内科学	潘　涛	戴爱国	南京中医药大学	湖南中医药大学
39	外科学	谢建兴		广州中医药大学	
40	中西医文献检索	林丹红	孙　玲	福建中医药大学	湖北中医药大学
41	中医疫病学	张伯礼	吕文亮	天津中医药大学	湖北中医药大学
42	中医文化学	张其成	臧守虎	北京中医药大学	山东中医药大学

（二）针灸推拿学专业

序号	书　名	主　编		主编所在单位	
43	局部解剖学	姜国华	李义凯	黑龙江中医药大学	南方医科大学
44	经络腧穴学☆	沈雪勇	刘存志	上海中医药大学	北京中医药大学
45	刺法灸法学☆	王富春	岳增辉	长春中医药大学	湖南中医药大学
46	针灸治疗学☆	高树中	冀来喜	山东中医药大学	山西中医药大学
47	各家针灸学说	高希言	王　威	河南中医药大学	辽宁中医药大学
48	针灸医籍选读	常小荣	张建斌	湖南中医药大学	南京中医药大学
49	实验针灸学	郭　义		天津中医药大学	
50	推拿手法学☆	周运峰		河南中医药大学	
51	推拿功法学☆	吕立江		浙江中医药大学	
52	推拿治疗学☆	井夫杰	杨永刚	山东中医药大学	长春中医药大学
53	小儿推拿学	刘明军	邰先桃	长春中医药大学	云南中医药大学

（三）中西医临床医学专业

序号	书　名	主　编		主编所在单位	
54	中外医学史	王振国	徐建云	山东中医药大学	南京中医药大学
55	中西医结合内科学	陈志强	杨文明	河北中医学院	安徽中医药大学
56	中西医结合外科学	何清湖		湖南中医药大学	
57	中西医结合妇产科学	杜惠兰		河北中医学院	
58	中西医结合儿科学	王雪峰	郑　健	辽宁中医药大学	福建中医药大学
59	内西医结合骨伤科学	詹红生	刘　军	上海中医药大学	广州中医药大学
60	中西医结合眼科学	段俊国	毕宏生	成都中医药大学	山东中医药大学
61	中西医结合耳鼻咽喉科学	张勤修	陈文勇	成都中医药大学	广州中医药大学
62	中西医结合口腔科学	谭　劲		湖南中医药大学	

（四）中药学类专业

序号	书名	主编		主编所在单位	
63	中医学基础	陈晶	程海波	黑龙江中医药大学	南京中医药大学
64	高等数学	李秀昌	邵建华	长春中医药大学	上海中医药大学
65	中医药统计学	何雁		江西中医药大学	
66	物理学	章新友	侯俊玲	江西中医药大学	北京中医药大学
67	无机化学	杨怀霞	吴培云	河南中医药大学	安徽中医药大学
68	有机化学	林辉		广州中医药大学	
69	分析化学（上）（化学分析）	张凌		江西中医药大学	
70	分析化学（下）（仪器分析）	王淑美		广东药科大学	
71	物理化学	刘雄	王颖莉	甘肃中医药大学	山西中医药大学
72	临床中药学☆	周祯祥	唐德才	湖北中医药大学	南京中医药大学
73	方剂学	贾波	许二平	成都中医药大学	河南中医药大学
74	中药药剂学☆	杨明		江西中医药大学	
75	中药鉴定学☆	康廷国	闫永红	辽宁中医药大学	北京中医药大学
76	中药药理学☆	彭成		成都中医药大学	
77	中药拉丁语	李峰	马琳	山东中医药大学	天津中医药大学
78	药用植物学☆	刘春生	谷巍	北京中医药大学	南京中医药大学
79	中药炮制学☆	钟凌云		江西中医药大学	
80	中药分析学☆	梁生旺	张彤	广东药科大学	上海中医药大学
81	中药化学☆	匡海学	冯卫生	黑龙江中医药大学	河南中医药大学
82	中药制药工程原理与设备	周长征		山东中医药大学	
83	药事管理学☆	刘红宁		江西中医药大学	
84	本草典籍选读	彭代银	陈仁寿	安徽中医药大学	南京中医药大学
85	中药制药分离工程	朱卫丰		江西中医药大学	
86	中药制药设备与车间设计	李正		天津中医药大学	
87	药用植物栽培学	张永清		山东中医药大学	
88	中药资源学	马云桐		成都中医药大学	
89	中药产品与开发	孟宪生		辽宁中医药大学	
90	中药加工与炮制学	王秋红		广东药科大学	
91	人体形态学	武煜明	游言文	云南中医药大学	河南中医药大学
92	生理学基础	于远望		陕西中医药大学	
93	病理学基础	王谦		北京中医药大学	

（五）护理学专业

序号	书名	主编		主编所在单位	
94	中医护理学基础	徐桂华	胡慧	南京中医药大学	湖北中医药大学
95	护理学导论	穆欣	马小琴	黑龙江中医药大学	浙江中医药大学
96	护理学基础	杨巧菊		河南中医药大学	
97	护理专业英语	刘红霞	刘娅	北京中医药大学	湖北中医药大学
98	护理美学	余雨枫		成都中医药大学	
99	健康评估	阚丽君	张玉芳	黑龙江中医药大学	山东中医药大学

序号	书　名	主　编		主编所在单位	
100	护理心理学	郝玉芳		北京中医药大学	
101	护理伦理学	崔瑞兰		山东中医药大学	
102	内科护理学	陈　燕	孙志岭	湖南中医药大学	南京中医药大学
103	外科护理学	陆静波	蔡恩丽	上海中医药大学	云南中医药大学
104	妇产科护理学	冯　进	王丽芹	湖南中医药大学	黑龙江中医药大学
105	儿科护理学	肖洪玲	陈偶英	安徽中医药大学	湖南中医药大学
106	五官科护理学	喻京生		湖南中医药大学	
107	老年护理学	王　燕	高　静	天津中医药大学	成都中医药大学
108	急救护理学	吕　静	卢根娣	长春中医药大学	上海中医药大学
109	康复护理学	陈锦秀	汤继芹	福建中医药大学	山东中医药大学
110	社区护理学	沈翠珍	王诗源	浙江中医药大学	山东中医药大学
111	中医临床护理学	裘秀月	刘建军	浙江中医药大学	江西中医药大学
112	护理管理学	全小明	柏亚妹	广州中医药大学	南京中医药大学
113	医学营养学	聂　宏	李艳玲	黑龙江中医药大学	天津中医药大学

（六）公共课

序号	书　名	主　编		主编所在单位	
114	中医学概论	储全根	胡志希	安徽中医药大学	湖南中医药大学
115	传统体育	吴志坤	邵玉萍	上海中医药大学	湖北中医药大学
116	科研思路与方法	刘　涛	商洪才	南京中医药大学	北京中医药大学

（七）中医骨伤科学专业

序号	书　名	主　编		主编所在单位	
117	中医骨伤科学基础	李　楠	李　刚	福建中医药大学	山东中医药大学
118	骨伤解剖学	侯德才	姜国华	辽宁中医药大学	黑龙江中医药大学
119	骨伤影像学	栾金红	郭会利	黑龙江中医药大学	河南中医药大学洛阳平乐正骨学院
120	中医正骨学	冷向阳	马　勇	长春中医药大学	南京中医药大学
121	中医筋伤学	周红海	于　栋	广西中医药大学	北京中医药大学
122	中医骨病学	徐展望	郑福增	山东中医药大学	河南中医药大学
123	创伤急救学	毕荣修	李无阴	山东中医药大学	河南中医药大学洛阳平乐正骨学院
124	骨伤手术学	童培建	曾意荣	浙江中医药大学	广州中医药大学

（八）中医养生学专业

序号	书　名	主　编		主编所在单位	
125	中医养生文献学	蒋力生	王　平	江西中医药大学	湖北中医药大学
126	中医治未病学概论	陈涤平		南京中医药大学	